JN245441

JAMT技術教本シリーズ

第2版

超音波検査技術教本

監修 一般社団法人 日本臨床衛生検査技師会

じほう

JAMT 技術教本シリーズについて

　本シリーズは，臨床検査に携わる国家資格者が，医療現場や検査現場における標準的な必要知識をわかりやすく参照でき，実際の業務に活かせるように，との意図をもって発刊されるものです。

　今日，臨床検査技師の職能は，医学・医療の進歩に伴い高度化・専門化するだけでなく，担当すべき業務範囲の拡大により，新たな学習と習得を通じた多能化も求められています。

　"検査技師による検査技師のための実務教本"となるよう，私たちの諸先輩が検査現場で積み上げた「匠の技術・ノウハウ」と最新情報を盛り込みながら，第一線で働く臨床検査技師が中心になって編集と執筆を担当しました。

　卒前・卒後教育は言うに及ばず，職場内ローテーションにより新たな担当業務に携わる際にも，本シリーズが大きな支えとなることを願うとともに，ベテランの検査技師が後進の教育を担当する場合にも活用しやすい内容となるよう配慮しています。さらには，各種の認定制度における基礎テキストとしての役割も有しています。

一般社団法人　日本臨床衛生検査技師会

本書の内容と特徴について

　『超音波検査技術教本』は超音波検査の基礎，心臓，血管，腹部（骨盤腔含む），体表，造影超音波の各領域を掲載し，超音波検査の総合的な書籍として，幅広く活用してもらう目的で構成されています。今回の改訂（第2版）では，現時点での最新のガイドラインや実臨床に即した内容にブラッシュアップしています。基本的な構成として，領域ごとに解剖と検査条件，基本走査と正常像，代表的な疾患について触れています。超音波検査の基礎では，現在の超音波診断に必要となる知識のほぼすべてを網羅しました。造影超音波検査ではタスクシフトに対応する内容も盛り込みました。全体的にイラストや画像を多用し，平易で解りやすい内容を心がけました。本書は入門書の位置づけとして作成しましたが，基本的な内容について非常に充実した内容に仕上がったと感じております。そういった意味で，学生から中堅クラスの検査技師，また教育する立場のベテラン技師の方にも参考になる部分が多いと思います。なお，各領域の症例についての詳細はJAMT技術教本シリーズの「超音波検査症例集」を参考にしていただくと，より理解が深まると思います。

　本書が超音波検査に携わる多くの方々に活用されることを願っています。

「超音波教本」編集部会

編集委員および執筆者一覧

初版 編集委員および執筆者一覧

● 初版（2015年）

編集委員 （*は委員長）

関根　智紀	高梨　　昇	土居　忠文*	戸出　浩之
西田　　睦	岡田　茂治	坂西　　清	土居　　修

執筆者

岡庭　裕貴	関根　智紀	高梨　　昇	土居　忠文
戸出　浩之	西田　　睦	八鍬　恒芳	

［五十音順］

目　次

1章 超音波検査の基礎

SUMMARY

　人の耳に聞こえる音の周波数（可聴域：約20〜20,000Hz）よりも高い音を超音波，低い音を超低音とよぶ。しかし，さまざまな応用がなされるようになり，「超音波とは，聞くことを目的としない音」と定義されている。超音波検査に用いられる周波数は，約1〜30MHzである。超音波は生体を媒質として伝播でき，弱いパワーであれば生体に対し無侵襲である。超音波診断装置では，発信された超音波は生体内を伝播し，音響的に異なる組織間で反射し，一部は透過する。これらのさまざまな深度からの反射波を，発信から受信までの時間から反射源の深さを計算し，また受信した超音波の強さを輝度に変換し映像化する。

　超音波検査では，音波の特性から何もないところに実際に何か存在するかのように偽りのエコーが表示されることがある。これをアーチファクトという。アーチファクトには判読に悪影響を及ぼすものと役立つものがある。アーチファクトと実像を鑑別するには，アーチファクトの発生する原理を理解しておかなければならない。

1.1 ｜ 超音波の原理

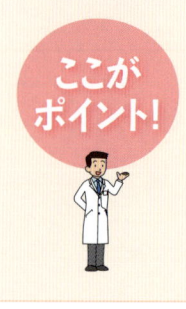

ここがポイント!

・超音波は音響インピーダンスの異なる境界面で反射し，残りが透過する。
・超音波には，連続的に音を出す連続波と断続的に音を出すパルス波がある。
・振動子は，超音波診断装置でつくられる送信パルス電圧を超音波に変換して生体内に送信し，生体内からの反射エコーを電気信号に変換して受信する。
・ドプラ法は，ドプラ効果を用いて血流の速度や方向などを知る方法である。

1.1.1　超音波の性質と物理現象

● 1. 超音波は縦波

波には，図1.1.1に示すように縦波と横波がある。どちらの場合も，波を伝える物質（媒質）自体が移動していくのではなく，その場で振動している。横波は波の伝わる方向とゆれ（振動）の方向が直角である。縦波は波の伝わる方向とゆれの方向が同じであり，媒質の密度が高い部分と低い部分が交互に現れ，これを疎密波とよぶ。音波の伝わり方は縦波であるが，説明は横波でされることが多い。

● 2. 周波数と周期・波長

周波数とは1秒間の振動数（波の数）であり，単位はHzである（1MHz = 10^6Hz）。1Hzは1秒間に1回振動する。周期とは，1振動に要する時間であり，波長とは，1振動の長さをいう（図1.1.2）。周期は物質固有の音速には関係なく，周波数が同じであれば周期は変化しない。波長はその物質固有の音速によって決まり，周波数が同じでも媒質の音速

が異なれば波長は変わる。たとえば5MHzの場合，音速が1,000m/sの波長は0.2mmであるが，音速が1,500m/sの波長は0.3mmである。速度が速いほど波長は長くなり，周波数が高いほど波長は短くなる。

MEMO

周波数と周期，波長に関係する数式
$F = 1/T$　　$F × T = 1$　　　$λ = C/F$　　　$λ = T × C$
F：周波数　T：周期　λ：波長　C：音速

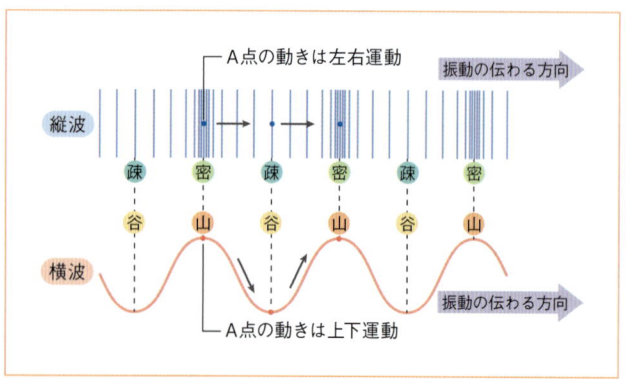

図1.1.1　縦波と横波

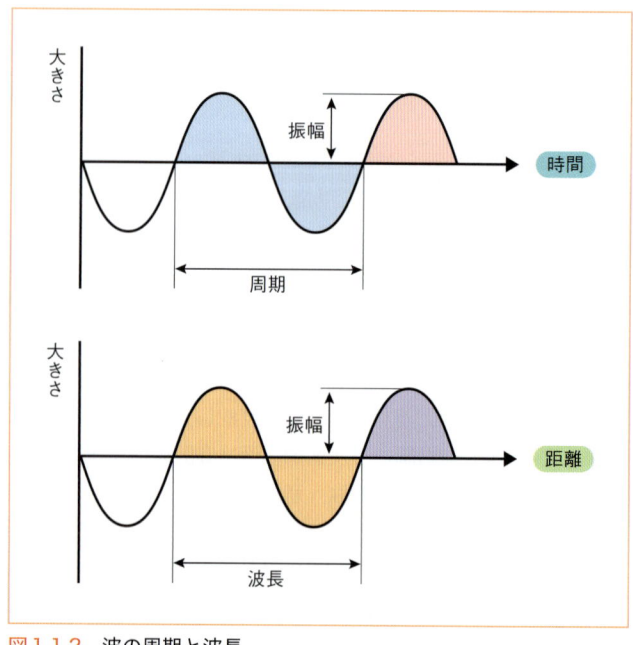

図1.1.2　波の周期と波長

● 3. 反射と散乱

超音波は，媒質の音響インピーダンスの異なる境界面でその一部が反射し，残りは透過する。このとき，入射角・反射角は，超音波ビームと境界に垂直な線との角度をいい，斜め入射での反射角度は，入射角と同じ角度になる（図1.1.3）。音響インピーダンスは媒質の密度（ρ）と音速（c）の積であり，温度により変化する。

MEMO

音響インピーダンスの式

$Z = \rho \times c$

Z：音響インピーダンス　ρ：物質の密度
c：音速

音響インピーダンスの差の大きい境界面ほど強い反射が起こる。たとえば，空気や骨，結石などはほかの組織と音響インピーダンスが大きく異なり，その境界で音波がほとんど反射してしまうため，後方の観察は困難である。

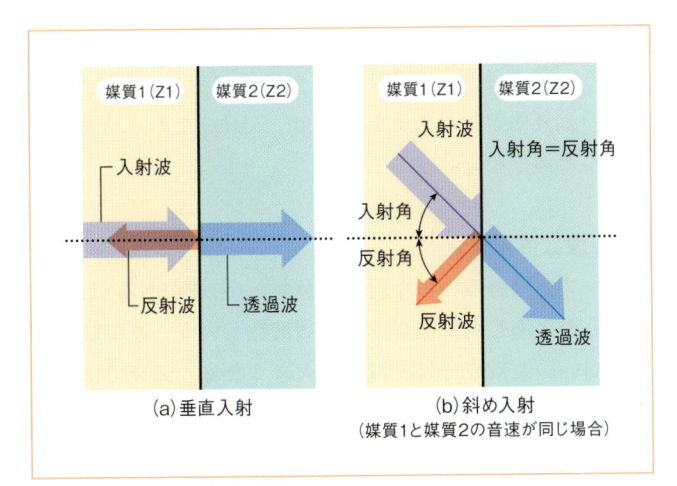

図1.1.3　音波の反射と透過

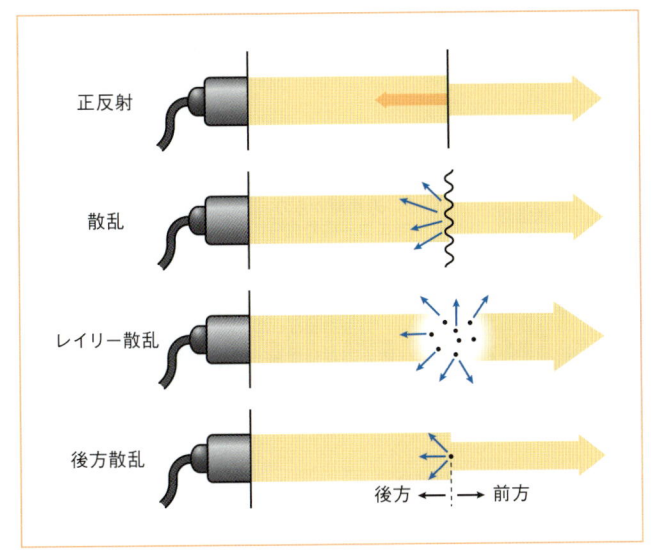

図1.1.4　正反射と散乱

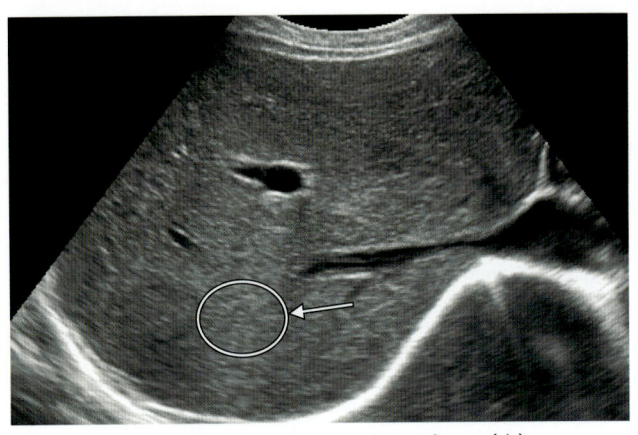

図1.1.5　肝臓の実質でみられるスペックルパターン（↑）

波長に対して境界面が十分に広く平坦な場合の反射を正反射という。散乱とは，超音波が不規則な境界面あるいは微小反射体に当たると四方八方に拡がる現象である。生体内では細胞組織のような不均一で波長より小さなものの集合体により，反射や散乱が起こる。これをレイリー散乱という。また，音波が散乱してプローブ方向に戻る成分を後方散乱という（図1.1.4）。生体中の細胞組織は波長より小さな無数の反射体が集合しており，それぞれから生じる反射波や散乱波が互いに干渉して，白い点状の反射エコーを生じる。この点状のエコー信号は1対1に組織と対応しているものではないが，一つひとつの点の大きさはプローブの周波数やビームの大きさなどとほぼ比例している。これをスペックルパターンまたはスペックルノイズとよぶ（図1.1.5）。

● 4. 干　渉

干渉とは，個々の波がいくつか重なり合わさることによって合成波を生じることをいう。2つの波が重なり合うとき，1波長のずれは同位相となり合成波は強め合う。1/2波長のずれは逆位相となり，合成波は弱め合う（図1.1.6）。

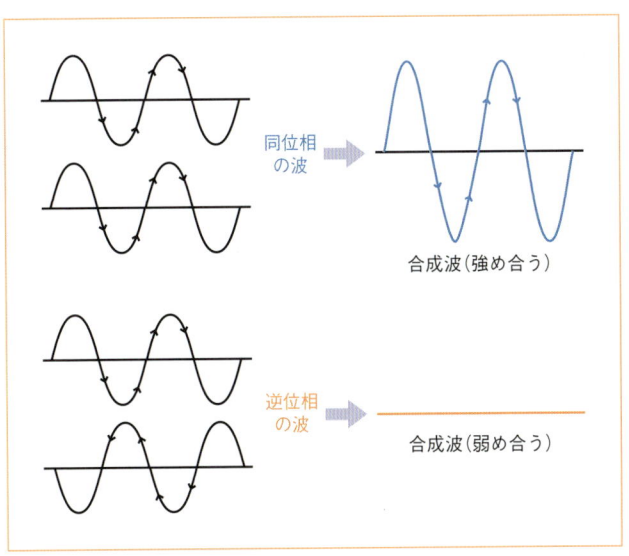

図1.1.6　干渉による合成波

● 5. 屈　折

　超音波は，音速の異なる媒質の境界面に斜めに入射した場合に屈折する。このときの入射角と反射角の関係には，スネル（Snell）の法則がある（図1.1.7）。屈折は反射と異なりそれぞれの媒質の音速のみに関係し，密度には関係しない。屈折による曲がる方向は，遅い方向に曲がる。ビームを太いものとして考えると，運動会の競技のように内側は遅く，外側は速く進むと内側（遅い側）へと曲がる（図1.1.8）。

● 6. 回　折

　回折とは，音波の進行方向に障害物がある場合に，障害物の陰になっている部分にも回り込んで伝わっていく現象をいう（図1.1.9）。障害物に対して波長が同じくらいか，障害物が波長よりも小さい場合により多く回り込む。障害物の大きさが同じであれば，波長が長いほど回り込みが大きくなる。

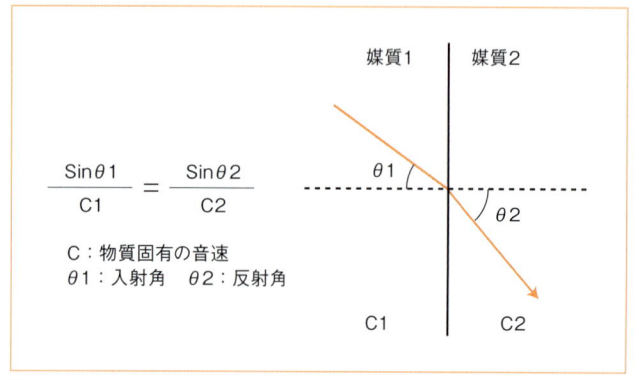

図1.1.7　スネルの法則

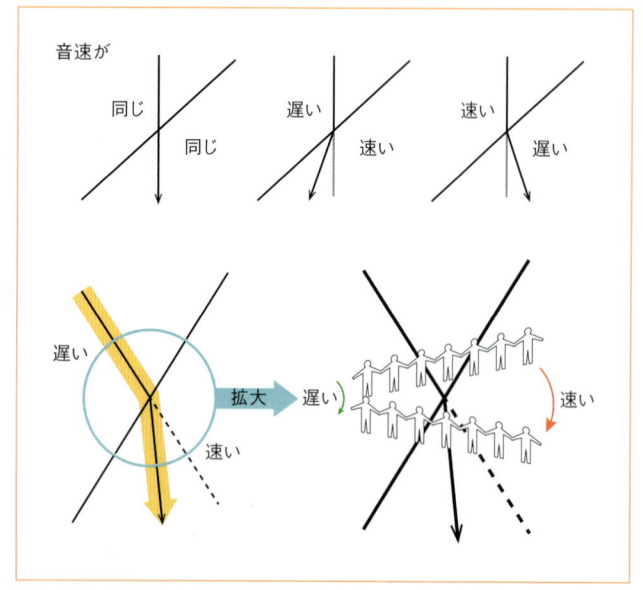

図1.1.8　屈折による曲がる方向

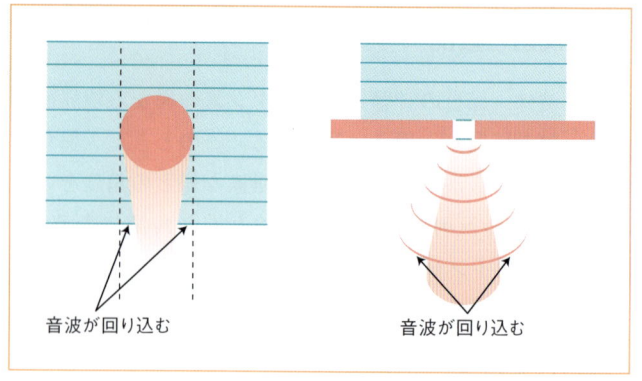

図1.1.9　回　折

● 7. 減　衰

　超音波は生体内を進むにつれ入射波，反射波ともに，次第に音の強度（音圧）が減少する。これを減衰という。減衰は吸収，反射，散乱，屈折，拡散などにより起こる。生体では吸収減衰が最も大きいとされ，吸収された音波のエネルギーは熱に変換される。生体内の減衰は，距離と周波数に比例する。生体軟部組織の減衰係数は，およそ1dB/cm・MHzであり，より遠くなるほど，またより周波数が高くなるほど減衰は大きくなる。減衰係数は媒質によって異なり，肺や骨，結石などは減衰係数が非常に大きい（頭蓋骨の減衰係数はおよそ13dB/cm・MHz）ため，超音波をほとんど通さない。

（1）周波数依存減衰

　パルス波はいろいろな周波数が混在（帯域がある）しており，その平均した周波数を中心周波数という。遠距離ほど，また高い周波数成分ほど減衰が大きくなる。減衰では周波数は変化しないが，高周波成分の振幅が低くなるため，結果的に遠距離からのエコー信号は近距離からのエコー信号に比べ中心周波数が低周波側にシフトする。すなわち，遠距離からの反射エコーの中心周波数は低くなる（図1.1.10）。

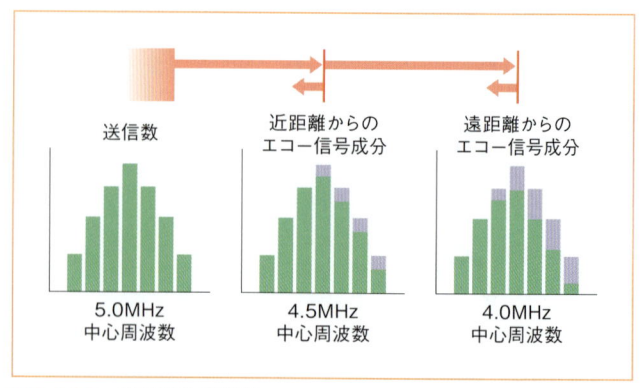

図1.1.10　周波数依存減衰

(2) STC

　STC (sensitivity time control) は，超音波の伝播距離に相当する時間 (深さ) に対して，感度を調整する機能をいう。生体内に同じエコー源があっても，それぞれの深さによって減衰の影響が異なるため，反射エコーの強さが変わってしまう。そこで，深さに応じて減衰相当の補正を行い，同じ輝度で表示されるように調整する (図1.1.11)。

● 8. 音　場

　超音波がある音源から発射されたとき，音が伝わる領域を音場という。無限大の面積をもった平面振動子から発射された超音波は平面波となり直進するが，微小な振動子から発射された超音波は球面波となり拡がっていく (図1.1.12)。超音波診断装置に用いられている振動子の音場はその中間の性質で，振動子の近くではあまり拡がらずに平面的 (平面波) に伝わり，離れた領域では球面状 (球面波) に拡がる。平面的に伝わる領域を近距離音場という。振動子の口径をD，波長をλとすると，音源よりD^2/λの距離から超音波は球面状に拡がり，この領域を遠距離音場という (図1.1.13)。音の強度 (音圧) は，平面波ではほぼ一定であるが，球面波では拡散減衰により距離の2乗に比例して小さくなる。振動子より発射される音波は直進する主極 (メインローブ) 以外に，副極 (サイドローブ) がある。副極の音圧は主極の1/10程度である。

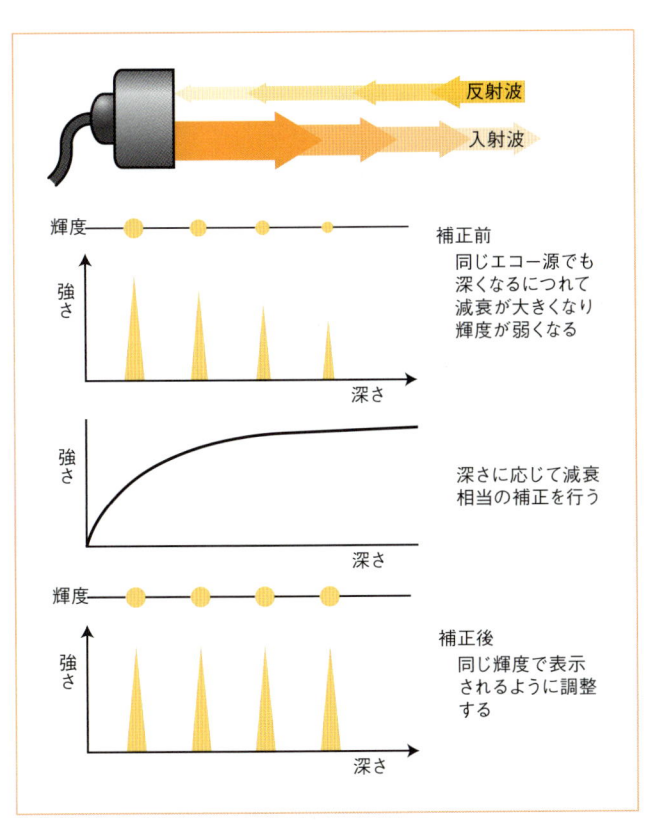

図1.1.11　減衰とSTC

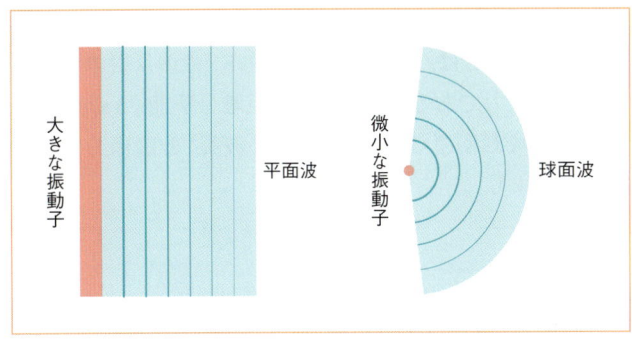

図1.1.12　平面波と球面波

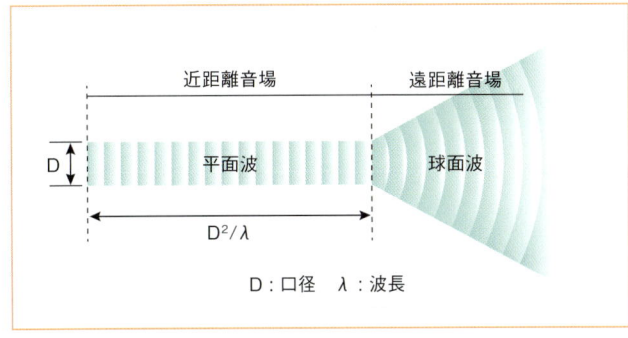

図1.1.13　近距離音場と遠距離音場

● 9. 指向性

　近距離音場においては，超音波ビームはあまり拡がらずに進む。これを指向性がよいという。遠距離音場では球面波として拡がるため，指向性が悪くなる。指向角 (θ) と波長 (λ)，振動子の口径 (D) には$\sin\theta = 1.22\lambda/D$の関係がある (図1.1.14)。周波数が一定であれば振動子の口径が大きいほど超音波ビームは拡散しにくい。口径が一定ならば，波長が短い (周波数が高い) ほど超音波ビームは拡散しにくい。

● 10. 分解能

　近接した2点を分離して表示する能力を分解能という。分解能には距離分解能と方位分解能などがある。

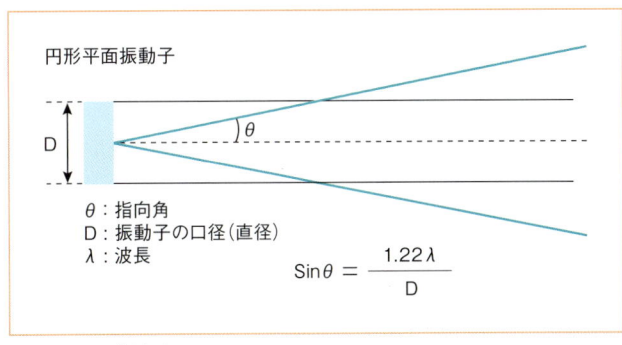

図1.1.14　指向角

(1) 距離分解能

　距離分解能とは，ビーム方向に並ぶ2点の反射エコーを識別する能力である (図1.1.15)。距離分解能 (Δx) は超音波の周波数およびパルス幅 (波数×波長) と関係している (図1.1.16)。

MEMO

距離分解能 (Δx) の式

$$\Delta x = n\lambda /2$$

n：波数　λ：波長　$n\lambda$：パルス幅

　距離分解能を向上させるには，波数が一定の場合は波長を短くする (周波数を高くする)。波長が一定の場合は波数を少なくする。つまり，パルス幅を短くする。

(2) 方位分解能

　方位分解能とは，ビームと直角方向に並ぶ2点の反射エコーを識別する能力である (図1.1.17)。方位分解能は周波数およびビーム幅に関係している。ビーム幅は深さによって異なることから，方位分解能も深さにより異なる。近距離音場ではビーム幅が小さいほど方位分解能は高いが，ビ

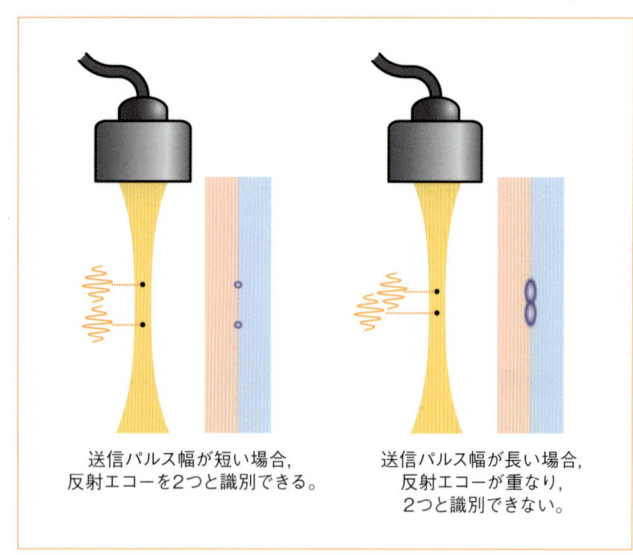

送信パルス幅が短い場合，
反射エコーを2つと識別できる。

送信パルス幅が長い場合，
反射エコーが重なり，
2つと識別できない。

図1.1.15　距離分解能

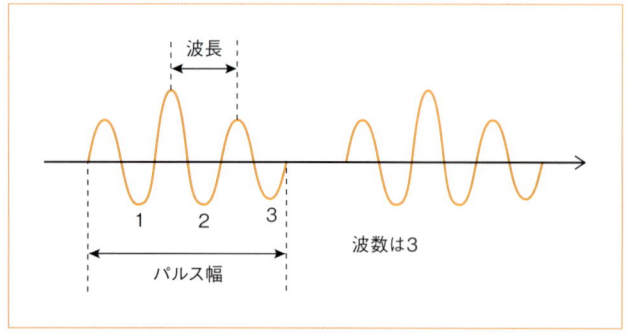

波長

1　2　3

波数は3

パルス幅

図1.1.16　パルス幅

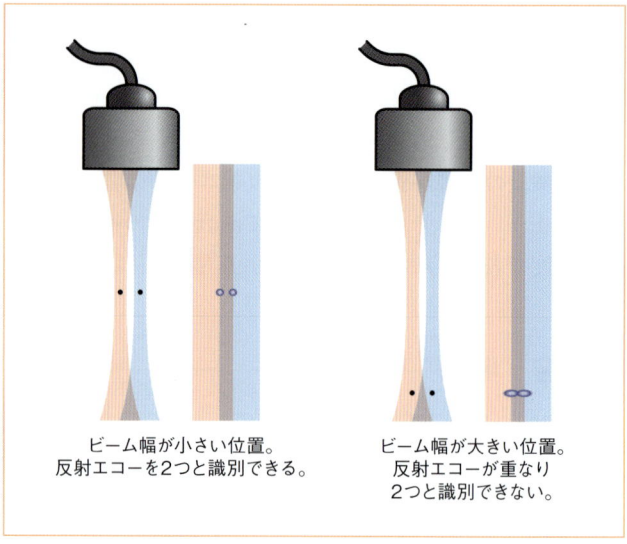

ビーム幅が小さい位置。
反射エコーを2つと識別できる。

ビーム幅が大きい位置。
反射エコーが重なり
2つと識別できない。

図1.1.17　方位分解能

ームの拡がりが速くなってしまい，深部の方位分解能が極端に低下してしまう。

　フォーカス点における方位分解能は，振動子の直径が大きいほど，また，波長が短い (周波数が高い) ほど向上する。

MEMO

フォーカス点における方位分解能 (Δy) の式

$$\Delta y = d/2 \fallingdotseq (1.22\lambda /D) \times X$$

d：ビームの太さ　λ：波長　X：距離
D：振動子の口径 (直径)

● 11. パルス波と連続波

　超音波には，断続的に超音波を出すパルス波 (pulse wave；PW) と連続的に超音波を出す連続波 (continuous wave；CW) がある。

(1) パルス波

　1秒間あたりのパルス波の数をパルスくりかえし周波数 (図1.1.18)，1個のパルス波の長さをパルス幅という。超音波診断装置では，超音波を出して反射して返ってくるまでの時間を測定し，音の伝播速度をかけて2で割ることにより反射源までの距離を決定し，画面上に表示している。断続的に超音波を出し，パルスとパルスの間に反射波のデータ収集が行われる。描出可能な深度はパルスくりかえし周波数により決まる。

(2) 連続波

　連続波では返ってきた超音波がいつ発した反射波であるか同定できないため，反射源までの距離を決定できない。連続波はドプラ法で最大血流速度の測定に用いられる。

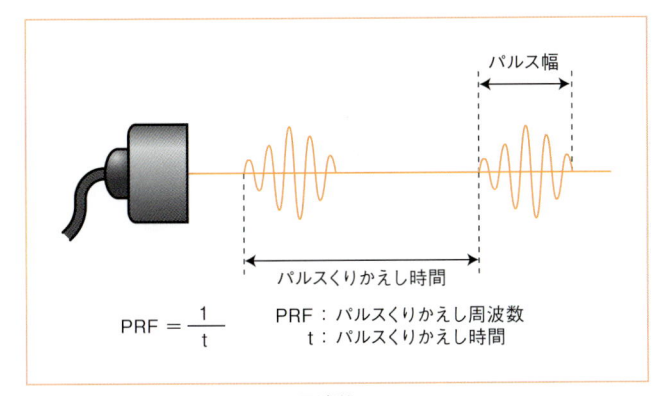

図1.1.18　パルスくりかえし周波数

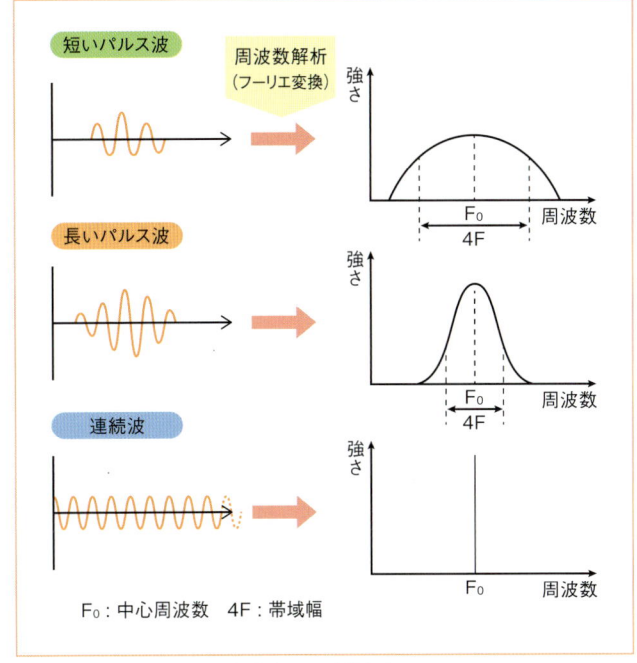

F_0：中心周波数　4F：帯域幅

図1.1.19　パルス波・連続波の周波数解析

(3) 周波数解析

波形は，さまざまな基本周波数を組み合わせることでつくられている。ある波形が，どのような基本周波数を合成してつくられているかを分析して表示したものがスペクトル図であり，横軸に周波数，縦軸に強さで表される（図1.1.19）。

パルス波を周波数解析すると，広い周波数成分を含んでおり帯域幅をもっている。帯域幅とは周波数分布の最大値から$1/\sqrt{2}$となるところの周波数幅をいう。パルス波の中心周波数を帯域幅で除したものをQファクタといい，周波数の分布状態を表す。一般の超音波診断装置のQファクタは10以下である。図1.1.19のようにパルス幅の短い波形は広い周波数成分を含んでおり，帯域幅は広い。パルス幅が短いと距離分解能がよく，断層検査に適する。パル

ス幅の長い波形はその中心周波数近くの周波数成分が多く，帯域幅は狭い。パルス幅が狭い信号は，距離分解能が悪く断層検査には向かないが，ドプラ検査に適している。連続波は一定の周波数の波しか含まれていないので，スペクトル図でもその周波数のみとなり，縦の一直線で表される。

［土居忠文］

1.1.2　探触子（プローブ）

● 1. プローブの構成

プローブは生体側から音響レンズ，音響整合層，振動子，音響吸収材で構成されている（図1.1.20）。

● 2. 振動子（トランスデューサ）

振動子は電気音響交換器であり，圧電効果（ピエゾ効果）により電気信号と機械振動を相互に変換する。発信器よりパルス電圧を振動子に加えると，パルス超音波が発生する。一方，戻ってきた反射波は振動子において電気信号に変換され受信器に送られる。振動子の材料には，圧電セラミックスであるジルコン酸チタン酸鉛（lead zirconate titanate；PZT）や高分子圧電体であるポリフッ化ビニリデン（polyvinilidene difluoride；PVDF）が用いられる。

● 3. 音響整合層（マッチング層）

音響インピーダンスは，振動子＞音響整合層＞音響レンズ＞生体の順に大きく，振動子が最も大きい。振動子を直接生体に置くと，ほとんどの超音波が反射してしまう。数種類の音響インピーダンスをもつ何層かの整合層を振動子前面に置くことにより，音響インピーダンスの差を減少させ，超音波の生体への送受信の効率を向上させている。音響整合層の反射波を干渉で弱めるために，音響整合層は波長の1/4の厚さでつくられている。

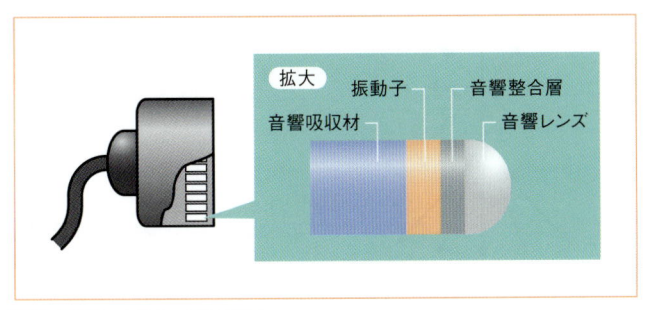

図1.1.20　プローブの構造

● 4. 音響レンズ

　音響レンズは，音速が生体より遅い凸型のシリコンゴムでつくられており，音響レンズの表面でスネルの法則に従って屈折する。音響レンズの中央部分は外側に比べて遅れて生体に入るため，超音波ビームは収束される。電子走査のプローブでは，長軸方向は電子フォーカスにより収束し，短軸方向は音響レンズによりビームの収束が行われる（図1.1.21）。

● 5. 音響吸収材（バッキング・ダンパー）

　振動子の裏側についている吸音材で，振動子に近い音響インピーダンスである。振動子より後方に発射された超音波を吸収することにより，振動子への後方からの反射を防ぐとともに，残響時間を抑えることにより波数を減らしパルス幅を小さくし，距離分解能を向上させている。

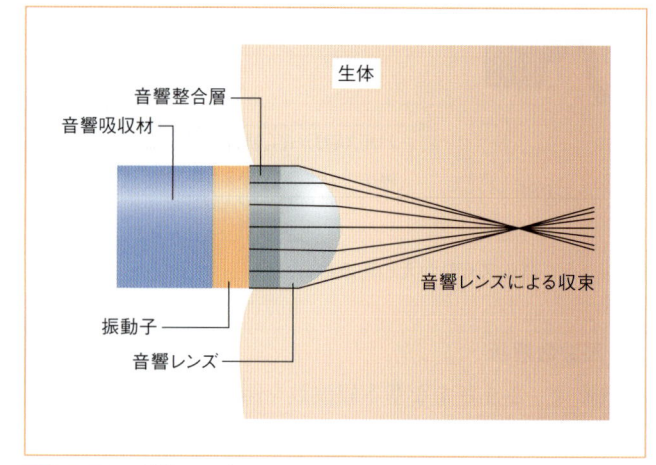

図1.1.21　音響レンズ

1.1.3　Bモード法とMモード法

● 1. Bモード法（Brightness mode）

　Bモード法は，反射エコーの強さの変化を明るさ（輝度；Brightness）に変換（輝度変調）し，画面に表示する。このとき，反射エコーが受信された時間から反射源の深さを計算し，その位置に輝点が表示される。一回の送受信で得られる輝度変調された一直線の情報を走査線という。送信・受信をくりかえしながら超音波ビームの位置を順次移動し，その距離に比例してそれぞれの走査線を画面上で表示する。これをくりかえすことにより，エコー源となるものの位置や形を画像として得ることができる（図1.1.22）。

　生体内においては各臓器により伝播速度は異なるが，一般的に超音波診断装置の音速は1,530m/s（近年では1,540m/sが多い）に設定されている。このため，実際の速度との差により像に微妙なひずみが生じる可能性がある。装置に設定されている基準音速より速い物体は薄く，遅い物体は厚く描出される。

● 2. 走査方式

　主な走査の種類には，リニア走査，セクタ走査，アーク走査，ラジアル走査，オフセットセクタ走査などがある（図1.1.23）。走査方式には手動走査方式，機械走査方式，電子走査方式があり，電子走査方式が多く用いられている。電子走査方式は，短冊状の振動子を先端に多数装着したプローブを用い，振動子を電位スイッチなどにより制御し駆動する。電子走査方式にはリニア電子走査，コンベックス電子走査，セクタ電子走査などがある。

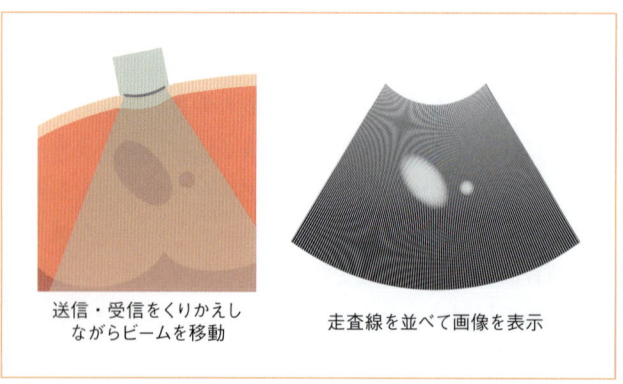

図1.1.22　Bモード法の走査線

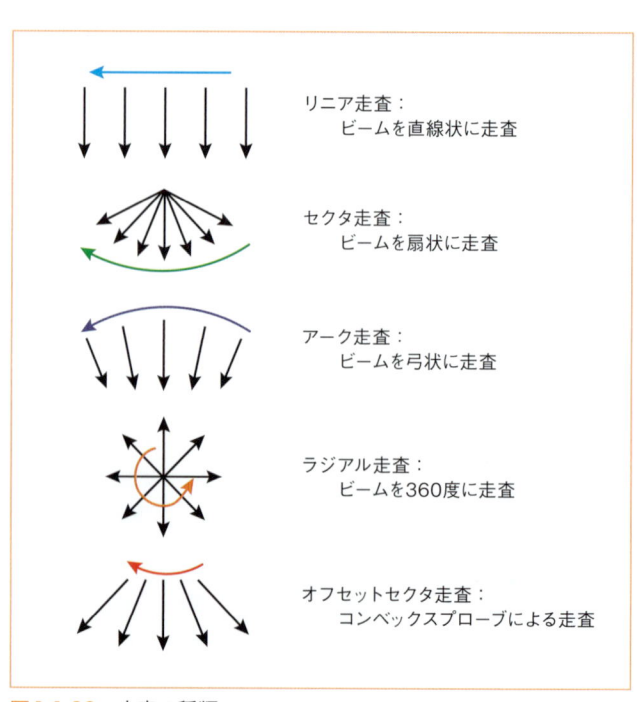

図1.1.23　走査の種類

（1）手動走査方式

振動子を先端に1つだけ装着したプローブを，手で体表に沿わせて走査し，そのプローブの位置や角度をアームの検出機構により検出して，プローブの動きに比例した画像をモニタに表示する（図1.1.24）。

（2）機械走査方式

振動子を先端に1つだけ装着したプローブを機械により動かし，そのプローブの位置や角度を検出機構により検出して，その動きに比例した画像をモニタに表示する。

（3）リニア電子走査・コンベックス電子走査

リニア電子走査とコンベックス電子走査は形状の違いのみで，動作原理はほとんど同じである。振動子の口径が波長に比べ十分に大きくないと，音波は球面状に拡がる。し

かし，数個の振動子に同時にパルス電圧を加え駆動すると，それぞれの振動子からの音波の波面が揃った部分が強め合うように合成され（ホイヘンスの原理），ビームとしての性質をもつようになる（図1.1.25）。このようにして超音波ビームを送受信し，駆動する素子群をずらして走査（スイッチドアレイ方式）することにより，リニア電子走査やコンベックス電子走査を行う（図1.1.26）。

（4）セクタ電子走査

セクタ電子走査では，配列されている素子すべてを常に用いて送受信を行う。振動子の一つひとつに時間差をもたせて駆動し，斜め方向に波面を合成させることにより角度をもったビームが送信される（フェーズドアレイ方式）（図1.1.27）。遅延時間の差を大きく取れば，ビームの角度が大きくなる。

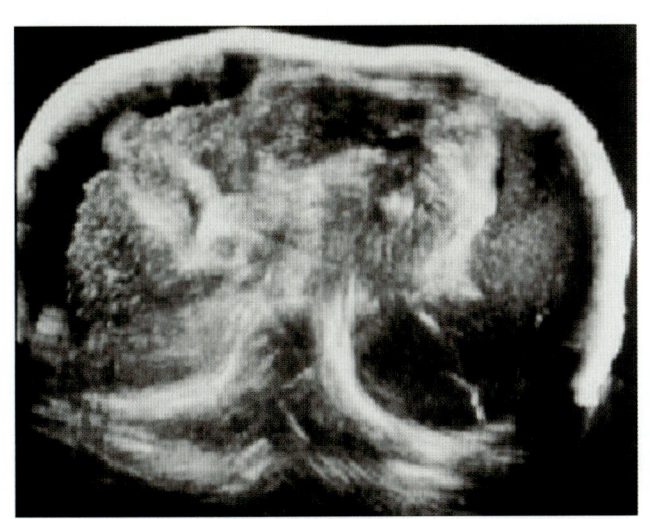

図1.1.24　手動走査方式による超音波画像

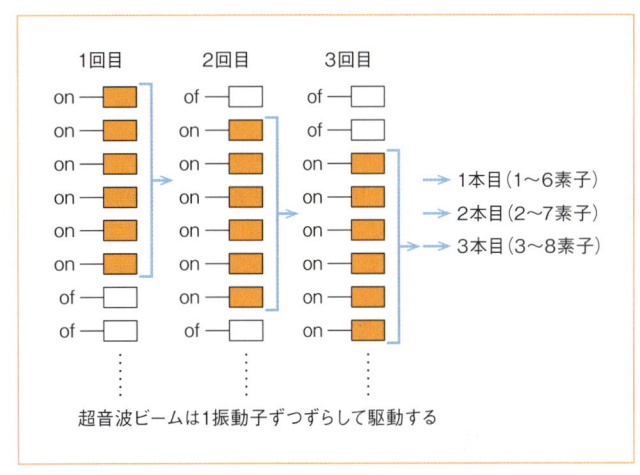

図1.1.26　スイッチドアレイ方式

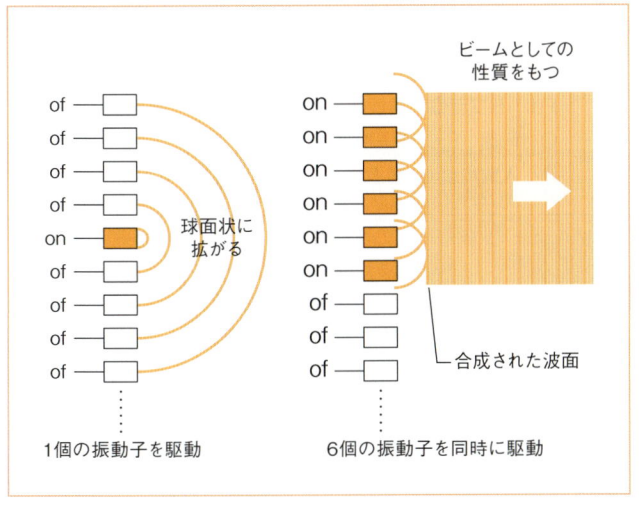

図1.1.25　リニア電子走査

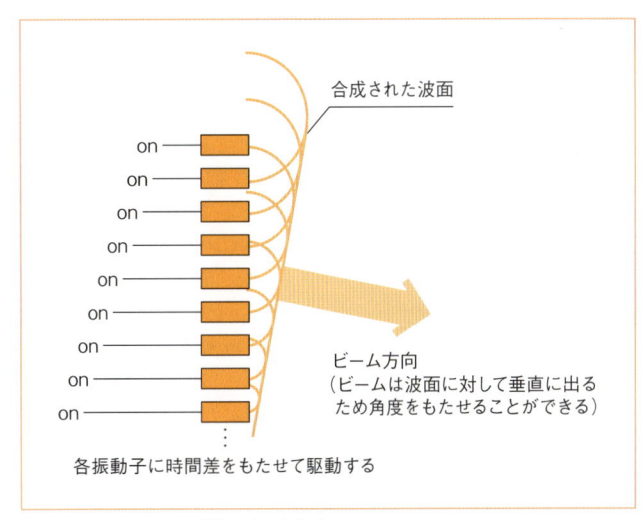

図1.1.27　フェーズドアレイ方式

● 3. Mモード法（Motion mode）

　Mモード法は，Bモード法と同様に反射エコーの強さの変化を輝度変調し画面に表示するが，Bモード法のように走査を行わず，同じ位置で送受信をくりかえしビーム上の時間変化を時間軸で並べる掃引表示を行う。通常の検査では，Bモード法と同時に表示し，Mモード法のビーム方向を示すカーソルを断層画面上で設定しながらMモード法の表示を行う（図1.1.28）。

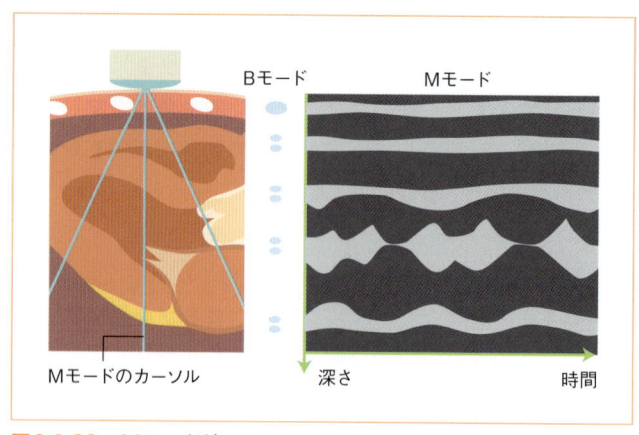

図1.1.28　Mモード法

1.1.4　ドプラ法

● 1. ドプラ法の原理

　光や音波などの周波数は，音源と観測者が近づくときには音源より高い周波数で観測され，音源と観測者が遠ざかるときには音源より低い周波数で観測される。これをドプラ効果といい，オーストリアの物理学者Dopplerによって発見された現象である。

　図1.1.29に示すように，ある周波数（F_0）の超音波を血管に当て，その中を動く赤血球からの反射波の周波数を測定すると，この反射波の周波数（$F_0 + Fd$）はドプラ効果により発信周波数とは異なる。この差をドプラ偏移といい，ドプラ偏移周波数（Fd）は血流速度に比例する。ドプラ偏移を利用して血液の流れの状態（速度，方向など）を知る方法をドプラ法という。ドプラ偏移から求めた血流速度は，

実際の血流速度（V）ではなく装置が感知する見かけ上の速度であり，視線速度（V_0）という。視線速度と実際の血流速度との関係は，$V_0 = V \times \cos\theta$ である。したがって超音波の入射角度（θ）で補正しなければならない。cos90度＝0であるため，血管に超音波が垂直に入射すると血流の測定はできない。血管に斜めに入射しなければならないが，角度が大きくなるにつれ誤差も大きくなり，60度以上では急激に誤差が増えるため，60度以下で入射することが望ましい。

✏️ MEMO

血流速度（V）とドプラ偏移周波数（Fd）の関係

$$Fd = \frac{2 \times V \times \cos\theta}{C} \times F_0$$

$$V = \frac{C}{2 \times \cos\theta} \times \frac{Fd}{F_0}$$

Fd：ドプラ偏移周波数　　V：血流速度
C：音速　　F_0：発信周波数
θ：入射角度（超音波ビームと血管のなす角度）

● 2. パルスドプラ法

　超音波を断続的に発信し，パルス波とパルス波の間に同じ振動子で反射波を受信する。断層画像（Bモード）を同時に使用し，血流の測定領域（サンプルボリューム）を設定し，その特定の部位の反射波の周波数を測定することによりドプラ偏移，さらに血流速度を得ることができる。パルスドプラ法による血流の測定可能深度には制限がある。

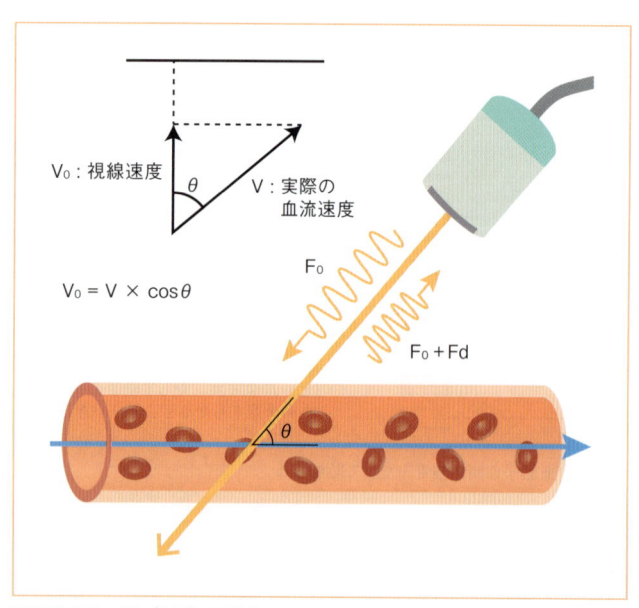

図1.1.29　ドプラ法の原理

MEMO

測定可能深度とパルスくりかえし周波数との関係

$$D \leqq \frac{C}{2PRF}$$

D：測定可能深度　C：音速
PRF：パルスくりかえし周波数

(1) ドプラ偏移（ドプラシフト）と
折り返し現象（エイリアシング）

　測定可能なドプラ偏移周波数には制限があり，ドプラ偏移周波数（Fd）がパルスくりかえし周波数（PRF）の1/2を超えたときに逆向きの移動速度として検出される現象を折り返し現象という（図1.1.30）。

　測定可能な最大偏移周波数は±PRF/2であり，これをナイキスト周波数とよび，これ以上は折り返し現象が起こる。

　たとえば，中心周波数（F₀）=5.0MHz，PRF=8kHz，Fd=4kHz（PRFの1/2）の場合に，5.000MHzに着目したとき，5.004MHzと4.996MHzが受信された。受信した4.996MHzが，元の5.000MHzに対しFd=−0.004MHzシフトしたのか，4.992MHzがFd=+0.004MHzシフトしたのか区別がつかない（図1.1.31）。つまり，PRFの1/2以上は区別がつかない。これが折り返し現象である。

(2) ゼロシフト

　ゼロシフトとは，ドプラ偏移周波数の基線（ゼロライン，ベースライン）を移動させてドプラ波形を合成させる機能である。少しの折り返しであれば，装置のゼロシフト機能を用いて表示上のゼロラインを上下に移動させ，0〜+PRF，0〜−PRFを表示させることができる（図1.1.32）。

● 3. 連続波ドプラ法

　連続波ドプラ法は，絶え間なく連続的に送信・受信を行い，送信を行う振動子と受信を行う振動子を分けて送受信を行っている。発信した超音波と受信した反射波が対応できないため，反射波がどの部位の流速を表しているのか特定できない。連続波ドプラ法は超音波ビーム上のすべてのドプラ偏移を表示する。連続波ドプラ法は，パルスくりかえし送信ではないので，最高検出速度に制限を受けないため，高速な血流測定に適している。

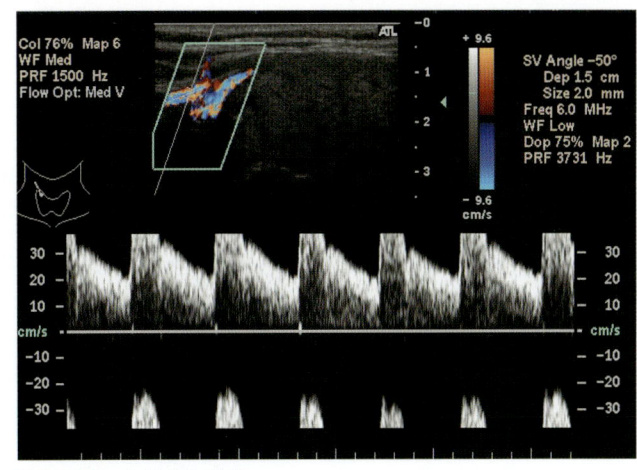

図1.1.30　折り返し現象

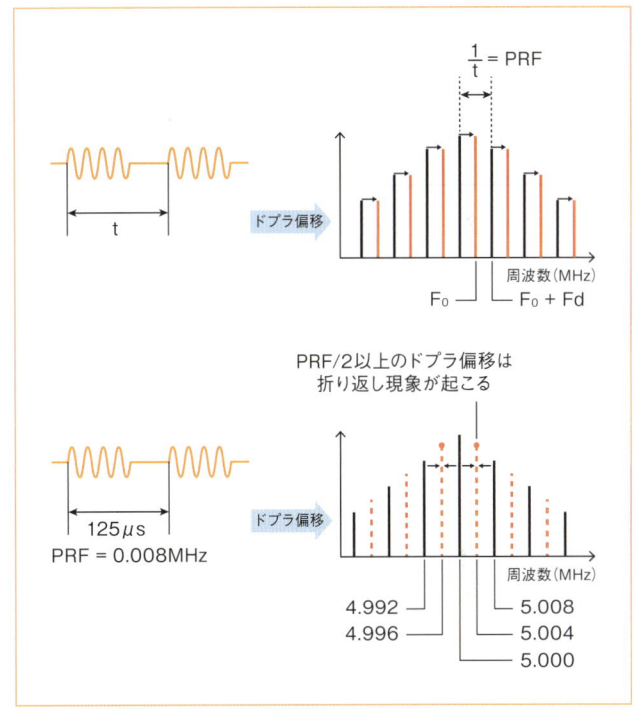

図1.1.31　折り返し現象の例

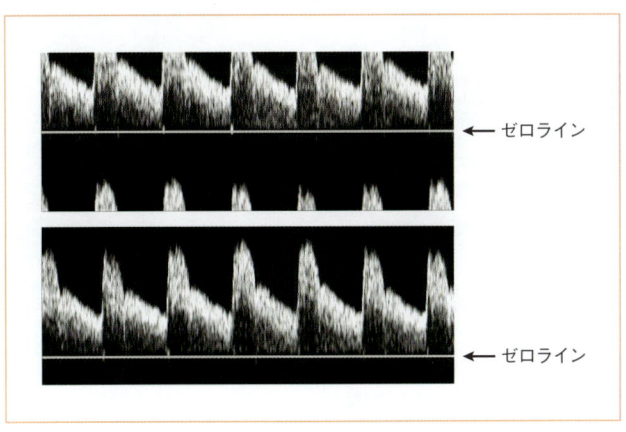

図1.1.32　ゼロシフト

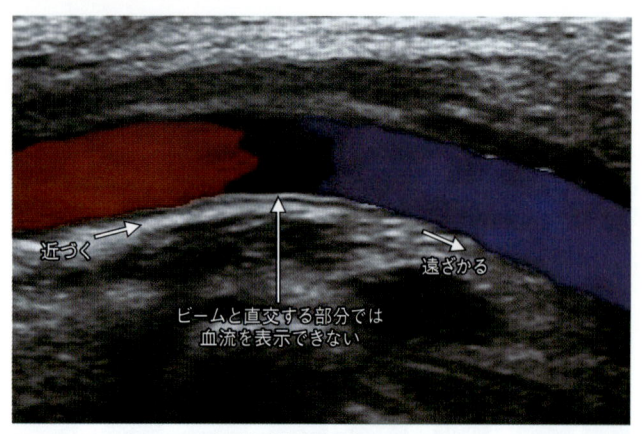

図1.1.33　カラードプラ法 (膝窩動脈)

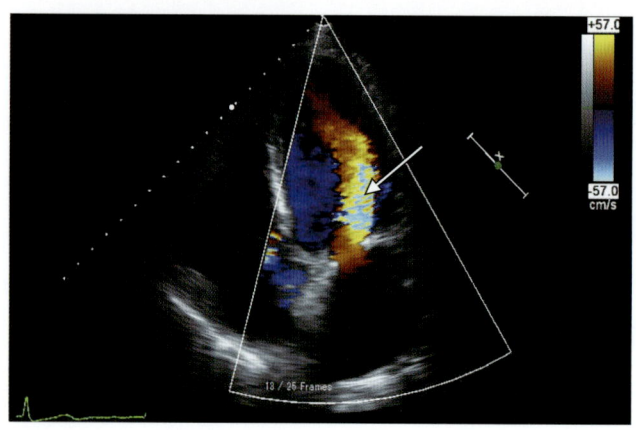

図1.1.34　モザイクエコー (僧帽弁逆流)

● 4. カラードプラ法

　カラードプラ法は，パルスドプラ技術を用い，測定領域内に多数のサンプルボリュームを設定し，得られた平均流速を色としてリアルタイムに表示する方法である。一般的なカラードプラ法は血流の方向を，プローブに近づく血流を赤系統の色で，遠ざかる血流を青系統の色で表示する (図1.1.33)。また，ドプラでの波形の拡がりを分散といい，黄色系統の色を混ぜて表現されるが，腹部領域などでは分散を使用せず，血流方向と血流速度のみの表示を用いることが多い。カラードプラ法では，画面上のあらゆる点での血管に対する角度補正を行うことができないため，角度 $\theta = 0$ 度で画像化している。したがって，カラードプラ法では，血流の定量的な評価はできない。カラードプラ法はパルスドプラ技術を使用しているので，最高検出速度は ±PRF/2 であり，これより速い流速では折り返し現象が起こる。カラードプラ法で折り返し現象が生じると，モザイク状のカラー表示となる (図1.1.34)。

● 5. パワードプラ法

　パワードプラ法は，カラードプラ技術を用いて得られたドプラ偏移信号の強度を単色でカラー化し，ドプラ信号が強い場合は明るく，弱い場合は暗く表示する (図1.1.35)。S/N比がよく微細血流も捉えられ，血管からのはみ出しが少なく細かい血流まで表示できる。欠点としては，動きによるアーチファクトの影響を受けやすい。

● 6. 微細血流イメージング法

　微細血流イメージング法は，信号処理と画像処理を行うことで，高感度，高分解能，深い部位までの血流検出が可能であり，さらに動きによるアーチファクトの影響を少なくすることで，Bモード画像にリアルタイムな微細血流を表示する (図1.1.36)。

　カラードプラ法とは異なり，ビームと直交する中心部の血流の表示も可能である。

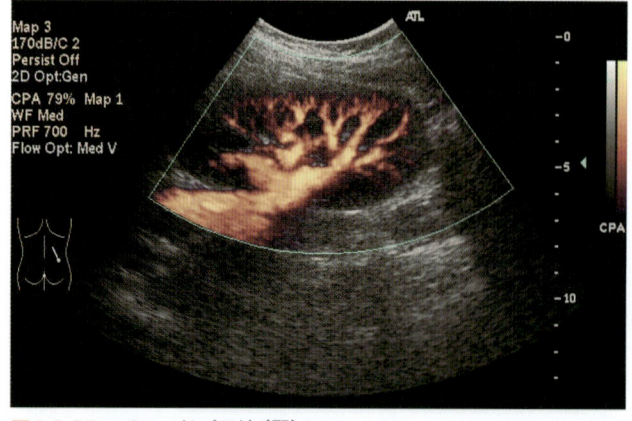

図1.1.35　パワードプラ法 (腎)

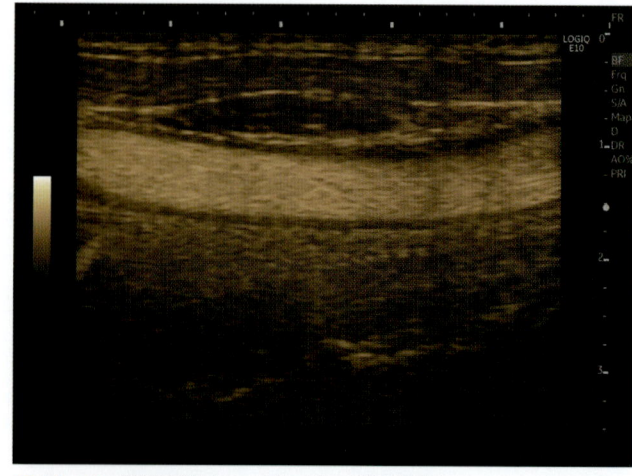

図1.1.36　微細血流イメージング法 (総頸動脈)

［牟田光明］

1.1.5　エラストグラフィ，減衰法

● 1. 超音波エラストグラフィ

　超音波を用いて非侵襲的に組織弾性を評価する技術である。超音波診断装置の進歩と共にエラストグラフィ技術も向上し，現在は，腫瘍の鑑別，組織の硬さの分布，肝線維化を評価するツールとなりつつある。

　大きく分けると組織を加圧した際のひずみ分布を計測して相対的な硬さ分布を画像化する Strain imaging 法と組織を加振した際のせん断波の伝搬速度分布を計測して定量的な硬さ分布を画像化する Shear wave imaging 法がある。超音波エラストグラフィは，**表1.1.1** のように分類される[1]。

(1) Strain imaging 法
① Strain elastography 法

　結節の進行に伴う硬さ分布の変化を評価し，乳腺や甲状腺超音波検査で腫瘍があった際などによく用いられる。超音波プローブで軽く押すことで，組織に小さなひずみ（ス

トレイン）を与え，このひずみの大きさを描出する。同じ力に対して，ひずみがより大きい場所は，より柔らかいことを示し，この様子をカラーマップで映像化する。すなわち ROI（Region of Interest）内で相対的にひずみが小さい部分（相対的に硬い部分）は青色に，平均的ひずみの部分（相対的に平均的な硬さの部分）は緑色に，ひずみが大きい部分（相対的に軟らかい部分）は赤色に 256 階調に色づけされ B モード画像と重畳表示される[2]（**図1.1.37**）。ひずみの大きさは押す力によっても変わるため，定量性に多少欠けるといわれており，良好なエラストグラフィを得るための探触子の扱い方を「no manual compression」，「minimal vibration」，「Significant compression」に分類している[3]（**表1.1.2**）。また，皮下脂肪組織と病変部に ROI を置いてひずみ量を求め，皮下脂肪組織のひずみ量を病変部のひずみ量で除した fat lesion ratio（FLR）が半定量的評価法として使用されている（**図1.1.38**）。

表1.1.1　エラストグラフィー方式による分類

加圧・加振方法	計算される物理量	
	Strain imaging 法（ひずみ）	Shear wave imaging 法（せん断波）
用手的加圧 (Manual compression)	Strain elastography ・No Compression ・Minimal Vibration ・Significant Compression	
音響放射力 (Acoustic radiation force impulse (ARFI))	Acoustic Radiation Force Impulse (ARFI) Imaging	Shear wave elastography ・2D shear wave elastography ・Point shear wave elastography
機械的振動 (Mechanical impulse)		Transient elastography

(Shiina T, Ultrasound MedBiol 41; 1126-1147: 2015 より引用)

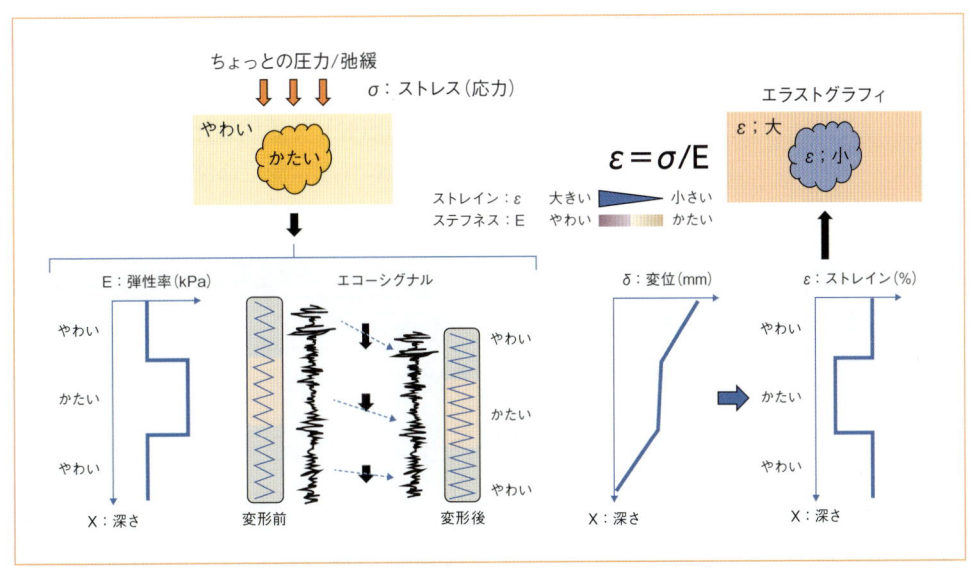

図1.1.37　ストレインエラストグラフィの原理

(Shiina T,; JSUM ultrasound elastography practice guidelines: basics and terminology J Med Ultrasonics (2013) 40: 309-323 より)

表1.1.2　適切な加振・用手的加圧手技

no manual compression	意識的な加振・加圧は一切加えない 手の不随意筋肉収縮による振動，患者自身の筋肉収縮や呼吸などによる振動から振動エネルギーを得る手法で，細やかな画像表示が可能である。振動エネルギーが少なく，深部の病変では不十分なこともある。
minimal vibration	ごく軽度の振動を加える（1mm以下） ゼリーを糊に見立てて探触子で皮膚をつり上げるように，早い周期の極めて細かい振動を加える。比較的浅い部分の病変から中程度深部の病変まで対応できる手技。軟らかい部分（ひずみの大きい部分）の分布も細かく描出可能であり，多くの診断情報を提供してくれる手技である。
significant compression	ある程度しっかりとした圧迫を加える（1～3mm程度） 基本的エラストグラフィ撮像手技である。ある程度大きな腫瘍であれば，ほとんどの深度の病変で十分なエラストグラフィが得られる。「minimal vibration」が推奨されるアプリケーションでも，かなり深い病変を撮像する際には，本法により十分なエラストグラフィが得られることが多い。

いずれも皮膚に対して直角，乳腺に対しても直角に探触子を当てることが重要

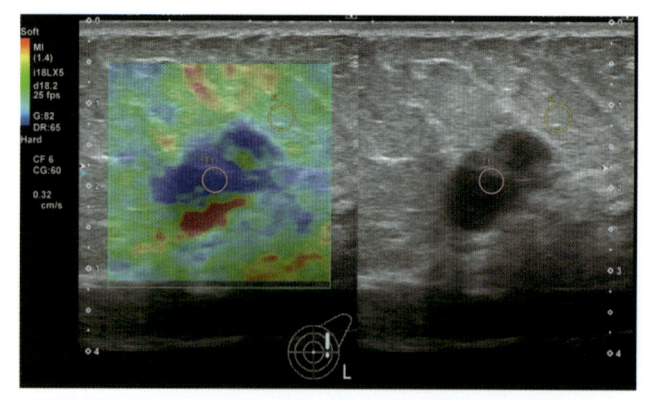

図1.1.38　Strain elastography 法と fat lesion ratio (FLR)
相対的に硬い部分は青色に，平均的な硬さの部分は緑色に，軟らかい部分は赤色に256階調に色づけされBモード画像と重畳表示される。また，皮下脂肪組織と病変部にROIを置いてひずみ量（FLR）を求め，皮下脂肪組織のひずみ量を病変部のひずみ量で除して求めることができる

②Acoustic Radiation Force Impulse（ARFI）imaging：ARFIによる加圧

　生体に超音波を照射するとARFIが生じる。しかし，通常の超音波検査で用いるBモード画像のパルスではARFの加圧は弱いため組織を変形させることは難しい。そこでパルス長の長い超音波を照射することで組織を変形させそのひずみを計測する方法である。音響的作用を利用するためプローブを動かす必要はなく，操作者の手技に依存するところが少ないのが特長とされる。

(2) Shear wave imaging法

　超音波検査による肝臓の硬さの値から肝繊維化ステージの診断が可能になってきている。肝線維化診断において最も広く使用されているのがTransient elastography による硬さの定量的な診断である。また，同じく定量的な硬さ診断が可能なShear wave elastography も用いられるようになってきている。せん断波は硬い物質ほど速く伝播する性質を有し，生体組織を均一な組織（密度）であると仮定すると，$E = 3\rho Vs^2$（E：弾性率［kPa］，ρ：密度［kg/m^3］，Vs：せん断波伝播速度［m/s］）の関係が成り立つ。すなわち，せん断波の伝播速度を測定することで組織の硬さを測定することができる[1]。

①Shear wave elastography

　Shear wave elastographyは音響放射力によって組織を加振させて計測を行う。その手法には2D Shear wave elastography（2DSWE）とPoint shear wave elastography（pSWE）がある（**図1.1.39**）。2DSWEは，ARFI（プッシュパルス）を櫛状に複数回，生体内に照射すると組織はARFIにより後方に押された後，元に戻る際にせん断波（横波）が発生する[1)4)5]（**図1.1.40**）。複数箇所で生じた波面をまとめて処理することで，1回の送信で広範囲または特定関心領域の定量測定を可能としている。一方，pSWEは，ARFIを単回照射して評価を行う。主な特徴としてBモード画像を参照に任意に測定部位の選択が可能な点と，腹水があっ

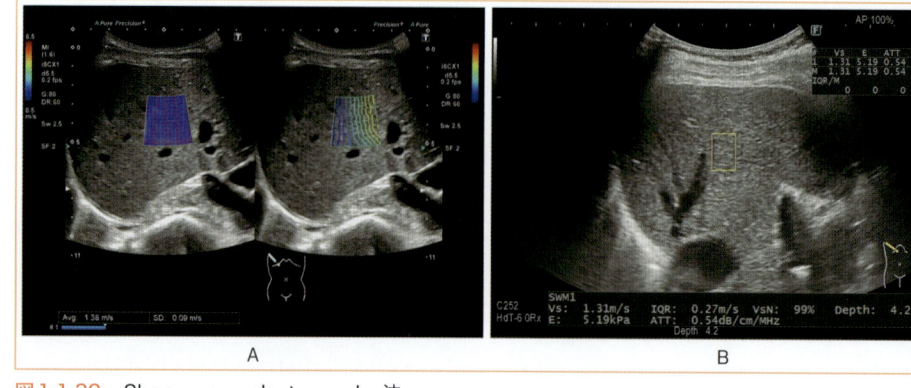

図1.1.39　Shear wave elastography法
A：2DSWE　　B：pSWE

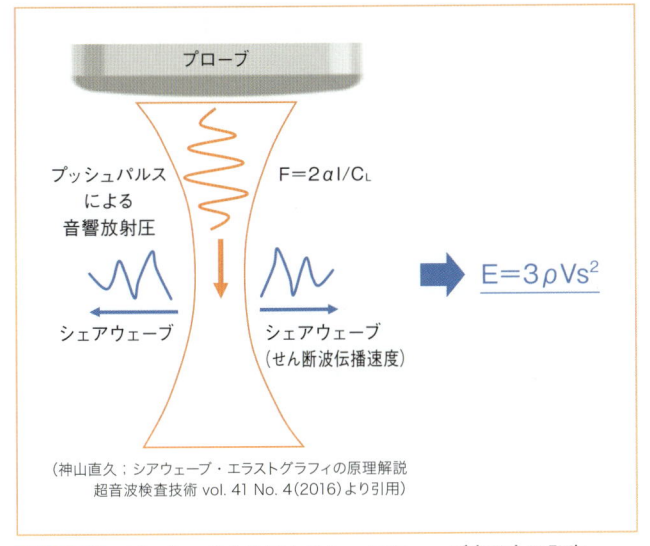

（神山直久；シアウェーブ・エラストグラフィの原理解説
超音波検査技術 vol. 41 No. 4（2016）より引用）

図1.1.40　プッシュパルスによるシェアウェーブ（SW）の発生
音響放射圧の強さFは，媒質の減衰定数α，音速CLおよび送信パルスの時間平均強度Iによって決まる。発生したシェアウェーブより弾性率Eを求める。密度ρ,せん断波伝播速度Vs

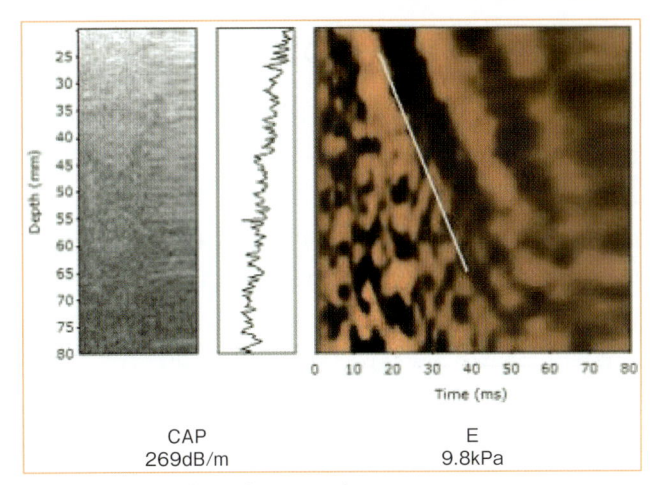

図1.1.41　Transient elastography
FibroScanでは，Transient elastography（E）と同時に脂肪減衰：Controlled Attenuation Parameter（CAP）を計測できる

ても測定可能な点が挙げられる。

② Transient elastography（TE）

　Transient elastographyは機械的な振動によって組織を加振させて計測を行う。加振器を使用し体外から機械的に加振することによりせん断波を発生させ，せん断波の伝播速度を計測する方法である。世界的に最も多く使用されているエラストグラフィである。Bモード画像が欠如しているため測定部位が不明瞭である点，測定領域の肝表に腹水が存在する場合は測定できない点などが指摘されている。また，高度脂肪肝や高度肥満例では，測定値の再現性が低下することが報告されている。超音波ビーム軸上のせん断波速度の平均値を計測しているため，硬さの分布としては計測できない（図1.1.41）。

Q　ARFIとは？

A　音響放射力インパルス（Acoustic Radiation Force Impulse；ARFI）は，超音波の照射によって物体を後方に押しやる力が生じる物理現象のことである。通常の超音波検査中にも発生するが，微弱である。ARFIの効果を積極的に引き出すためには，音響的安全性が確保される範囲で，通常のBモード走査用のパルスよりもパワーの強い超音波パルスが必要になる。

Q　ARFIの生体における安全性は？

A　生体中での温度上昇，組織への影響，出血，造影剤投与後における生体作用の増大などが懸念されるため，日本超音波医学会ではARFIの生体への安全性，特に胎児への安全性が医学的なコンセンサスとして確認されていない現状があり，同学会では胎児にARFI（プッシュパルス）を照射すべきではないものと判断すると勧告している。

● 2. 減衰による肝脂肪化の定量

　生体内を通過する超音波信号は反射・拡散・熱等に吸収されることで次第に減衰していく。脂肪肝は，断層像所見として深部エコー減衰があり，脂肪化の程度が進行するに従いより強い減衰が生じる。この超音波減衰を用いた減衰係数の定量評価が各社の超音波診断装置で可能となった（図1.1.42）。

　減衰の大きさを表す減衰定数 α は，生体組織の場合，周波数fの関数として $\alpha = a/f^{2n}$（dB/cm）として表し（nの値は軟部組織ではほとんど1となる），減衰定数 α の代わりに比例定数a（dB/MHz/cm）として表わすことができる[6]。減衰係数を求める減衰計測法として，異なる周波数を使用する実信号リファレンス方式（2周波法）と既知のテーブルデータを使用するテーブルリファレンス方式がある。現在は，各社テーブルリファレンス方式を採用している場合が多い

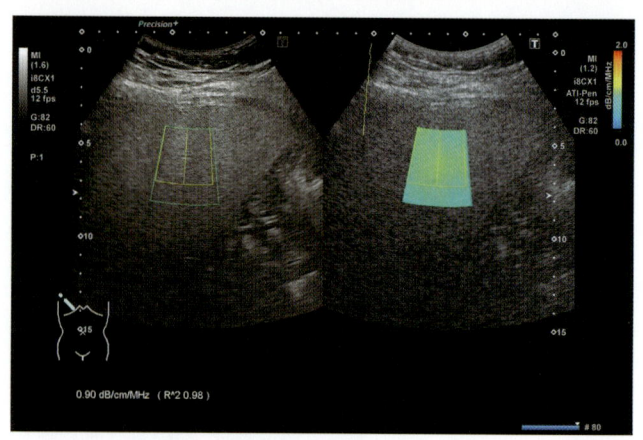

図1.1.42　脂肪肝による減衰量の測定
脂肪肝症例　Bモード断層像では，高度の脂肪肝。減衰係数は0.9dB/cm/MHzと高値を示した。（Attenuation imaging　ATI：キャノンメディカルシステムズ）

が，今後，この分野は，さらに検討されると考えられている[7]（図1.1.43）。

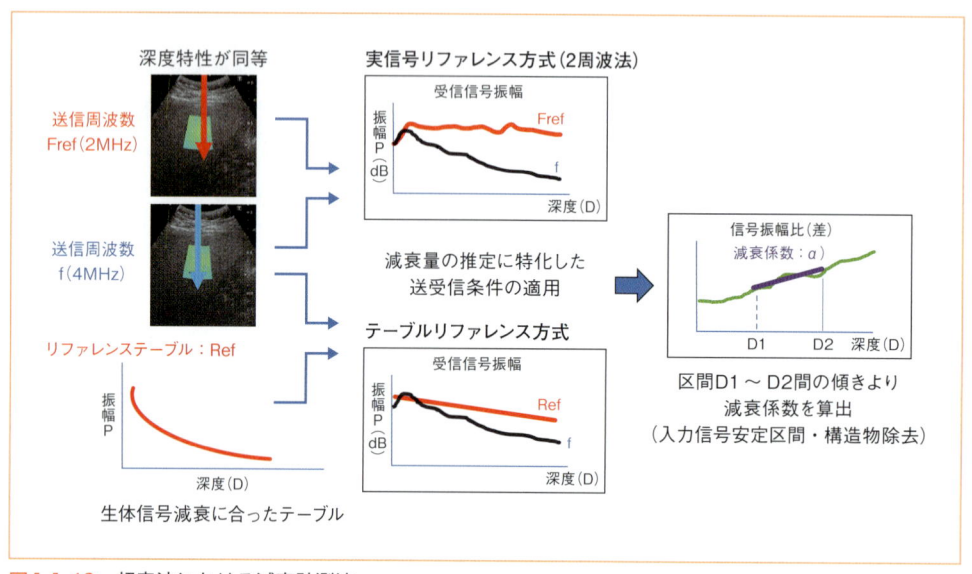

図1.1.43　超音波における減衰計測法

（三戸森祥子；Shear Wave Measurementおよび iATT の原理と特徴超音波検査技術 vol. 47 No. 4 (2022) 407-412 より引用）

［倉重康彦］

📖 参考文献

1) Shiina T, et al: WFUMB guidelines and recommendations for clinical use of ultrasound elastography: Part 1. Basic principles and terminology. Ultrasound MedBiol 41; 1126-1147: 2015
2) Shiina T,: JSUM ultrasound elastography practice guidelines: basics and terminology　J Med Ultrasonics (2013) 40: 309-323
3) Nakashima K,: et al: JSUM ultrasound elastography practice guidelines: breast　J Med Ultrasonics (2013) 40: 359-39
4) 神山直久：シアウェーブ・エラストグラフィの原理解説 超音波検査技術 vol. 41 No. 4 (2016)
5) Kudo M, et al: JSUM ultrasound elastography practice guidelines: liver　J Med Ultrasonics (2013) 40: 325-357
6) 日本超音波医学会用語・診断基準委員会「脂肪肝の超音波診断基準に関する小委員会」編，脂肪肝の超音波診断基準，2021年1月22日公示
7) 三戸森祥子：Shear Wave Measurementおよび iATT の原理と特徴超音波検査技術 vol. 47 No. 4 (2022) 407-412

1.2 | アーチファクト

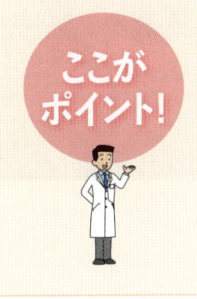

- アーチファクトとは，実際には存在しないものが表示されたり，実際とは形状が違って表示されたりする不自然な画像である。
- アーチファクトには判読に悪影響を及ぼすものと，判読の助けになるものがある。

1.2.1 サイドローブによるアーチファクト

● 1. サイドローブとは

プローブから放射される超音波は図1.2.1に示すように，ビームの中心軸上を主極（メインローブ）といい，それ以外の放射ビームを副極（サイドローブ）という。サイドローブは，メインローブの周りを取り囲むように立体的に放射される。サイドローブの音圧はメインローブに比べ1/10〜1/15と弱いが，強い反射体がサイドローブ上にあると，装置はメインローブとサイドローブの反射信号を識別できないためサイドローブ上の信号もメインローブ上に表示する。その結果，現れるのがサイドローブによる虚像である。虚像の鑑別は多方向からの走査，超音波ビームの入射方向，角度の変化，体位変換による再現性の有無などで行う。

(1) リニア電子走査のサイドローブ

リニア電子走査でサイドローブが発生した場合，図1.2.2に示すように，サイドローブ直下の走査線3と，それに隣接する走査線1・2・4・5上にサイドローブが捉えた強い反射体からのエコーによって，アーチファクトが表示される。各走査線から強い反射体までの距離は，走査線3が最も短く，走査線2，4と1，5は少しずつ長くなる。画像上にはメインローブからの反射体として表示するため，少しずつ深い位置に像を表示し，両端が下がった円弧上のアーチファクトが出現する（図1.2.3）。

![図1.2.1 メインローブとサイドローブ]
図1.2.1 メインローブとサイドローブ

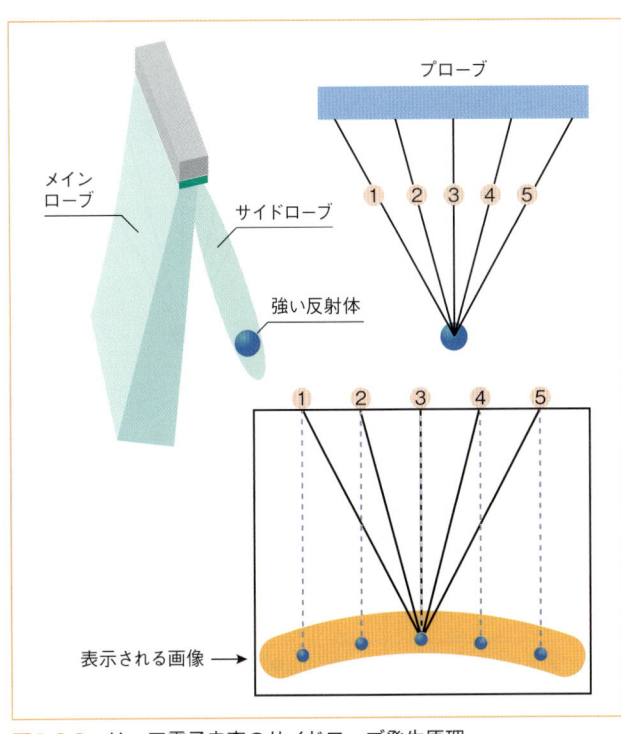

図1.2.2 リニア電子走査のサイドローブ発生原理

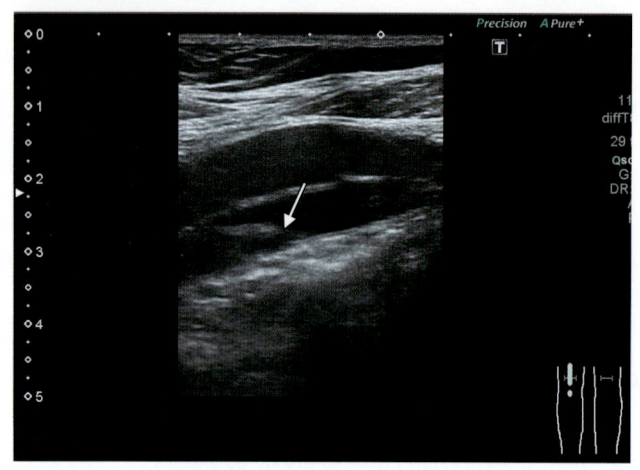

図1.2.3　リニア電子走査のサイドローブ（↑）

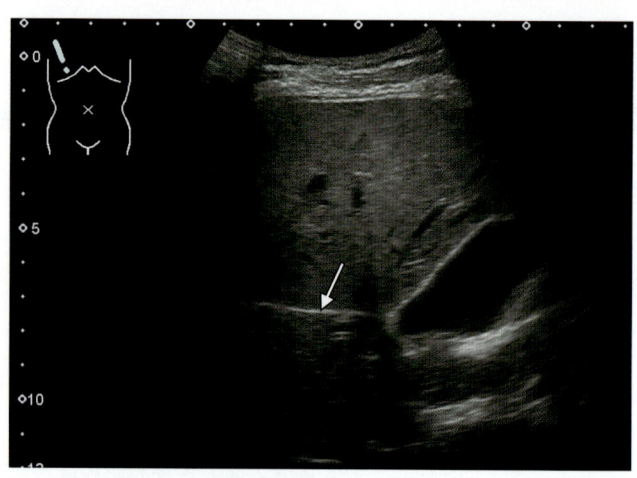

図1.2.5　コンベックス電子走査のサイドローブ（↑）

（2）コンベックス電子走査のサイドローブ

コンベックス電子走査でサイドローブが発生した場合，図1.2.4に示すように，走査線3の直下のサイドローブと，それに隣接する走査線1・2・4・5上にもサイドローブが捉えた強い反射体からのエコーによって，アーチファクトが表示される。各走査線から強い反射体までの距離は，走査線3が最も短く，走査線2，4と1，5は少しずつ長くなる。画像上にはメインローブからの反射体として表示されるが，プローブ面は凹面になっているため，各距離はほぼ一定になる。したがって，超音波画像上では水平方向に像を表示する（図1.2.5）。ただし，コンベックス型プローブの曲率はさまざまであり，曲率が大きくなると両端が下がった円弧状のアーチファクトになり，逆に小さな曲率のマイクロコンベックス型などでは，両端が上がった円弧状のアーチファクトになる。

（3）セクタ電子走査のサイドローブ

セクタ電子走査でサイドローブが発生した場合，図1.2.6に示すように，走査線3の直下のサイドローブに強い反射体があるとき，隣接する走査線1・2・4・5上にもサイドローブが捉えた強い反射体からのエコーによって，アーチファクトが表示される。走査線はすべて同じ位置から放射状に角度を変えて設定されるため，走査線3が強反射体を捉えた距離と，走査線1，2，4，5それぞれのサイドローブが捉える強反射体の距離はすべて等しい。したがって，超音波画像上では両端が上がった円弧上のアーチファクトが出現する（図1.2.7）。

（4）グレーティングローブ

グレーティングローブとは，配列型振動子でメインローブ以外に合成される波面で発生するビームで，サイドロー

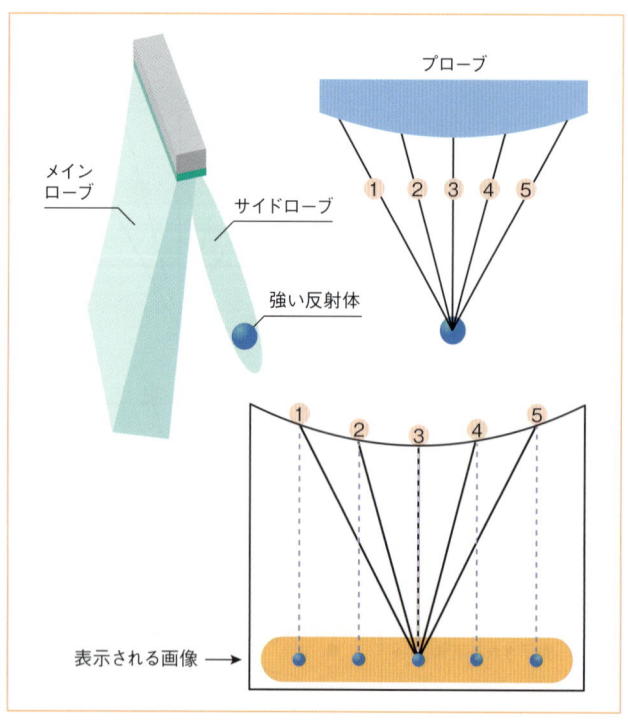

図1.2.4　コンベックス電子走査のサイドローブ発生原理

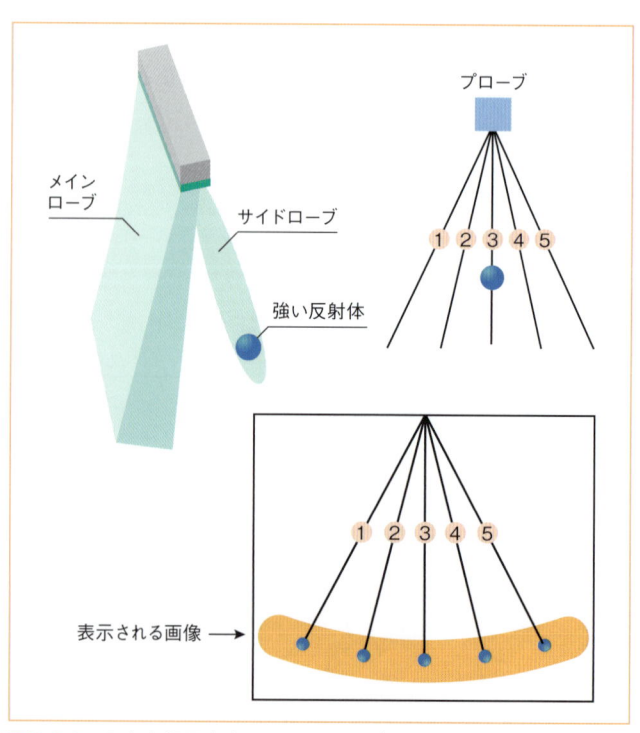

図1.2.6　セクタ電子走査のサイドローブ発生原理

ブの一種である（図1.2.8）。偏向角度が大きいほど発生しやすく，セクタ電子走査，コンベックス電子走査，リニア電子走査の中でセクタ電子走査が最も出現しやすい。コン

ベックス型ではリニア型と比べて隣接する素子が同一平面上にないため現れやすい。グレーティングローブは単一振動子では発生しない。

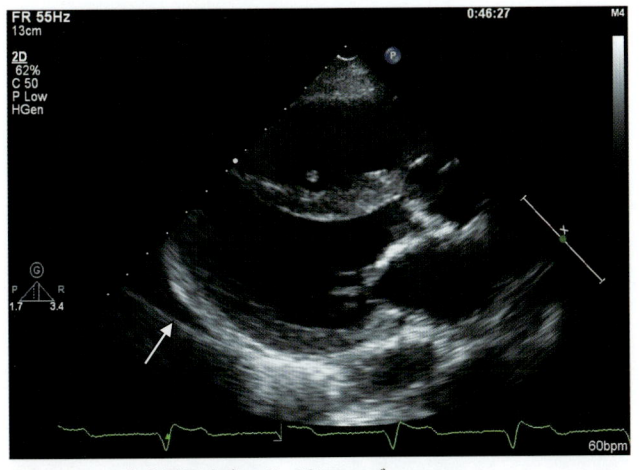

図1.2.7　セクタ電子走査のサイドローブ

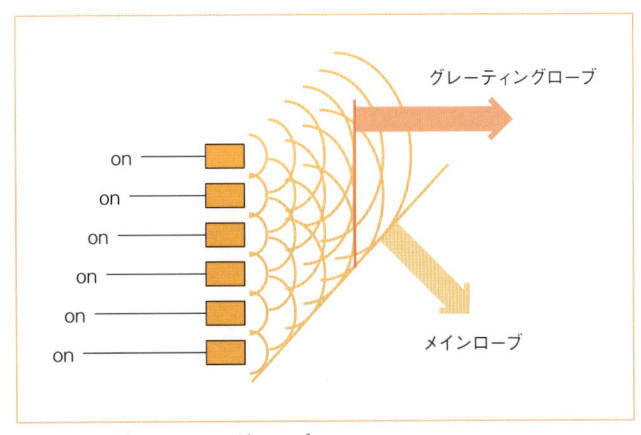

図1.2.8　グレーティングローブ

1.2.2　多重反射

● 1. 多重反射とは

多重反射は超音波を強く反射させる面が平行に向かい合った場合に，それらと垂直に当たる超音波パルスがその間で何度も反射をくりかえすことにより，一度の反射のエコー信号なのか，複数反射の信号なのかを区別できず，探触子への到着時間の長さだけで画像表示するために起こる現象である（図1.2.9）。

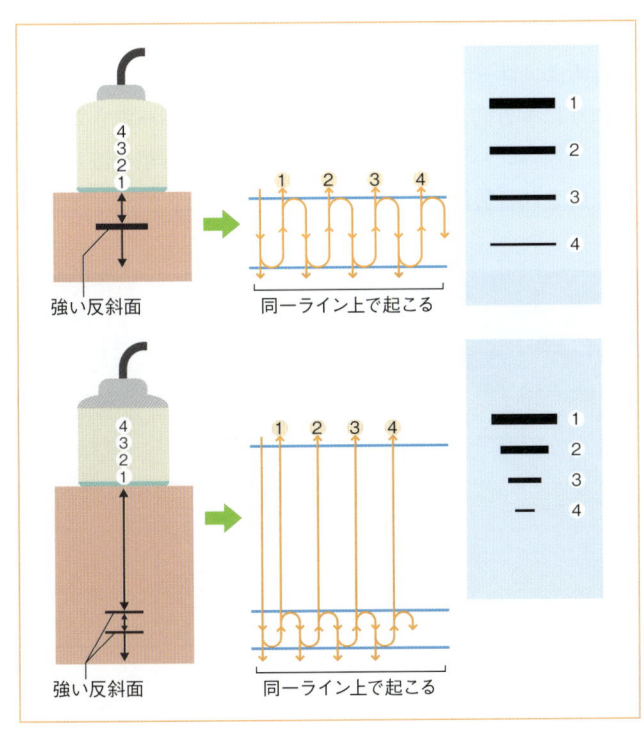

図1.2.9　多重反射の発生原理

● 2. 多重反射の超音波像

多重反射は体表近くに生じやすい。胆嚢や膀胱内部の腹壁側に生じることが多く（図1.2.10），その部位の病変が不明瞭になることや，多重反射を病変と見誤ることがあるので注意する。肝表面近くに生じると，その部位の腫瘍性病変の内部エコーなどの診断に影響する。また，頸動脈など血管内に生じると，プラークや内膜との鑑別が必要である。図1.2.11は頸動脈内にみられた多重反射である。プローブと反射エコー源までの距離と，反射エコー源から多重反射までの距離が等しい間隔で描出されている。

多重反射は，整数倍の距離に発生すること，呼吸性による変化がみられないことなどで見分けられる。多重反射の対処としては，探触子と体表面の角度を変えることにより，

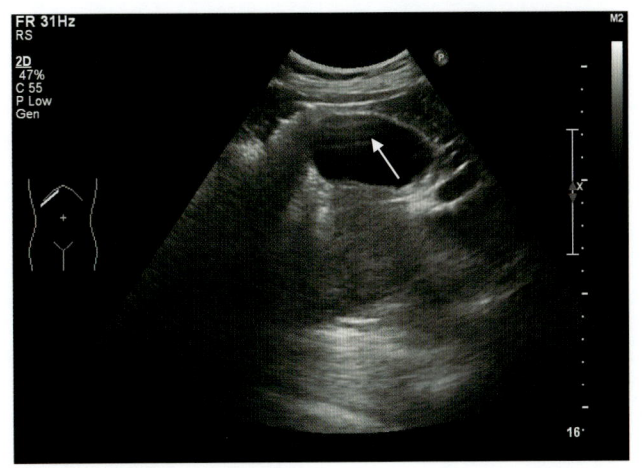

図1.2.10　胆嚢内の多重反射（↑）

強反射面との平行関係を変化させることができる。また圧迫をして距離を変えることで識別し，軽減できる。

● 3. コメット様エコー

生体内に微小な結石や石灰化などが存在した場合，その後方に白い尾を引くようなエコーをみることがある。これは，微小な結石の上面と下面との間で多重反射をくりかえして表示されたもので，2つの境界間の距離が短いために減衰が少なく，何回もの反射がくりかえされ，間隔が狭く連なったエコーとして表示される。これをコメット様エコーとよび，胆嚢腺筋腫症などにみられ診断の助けとなる（図1.2.12）。

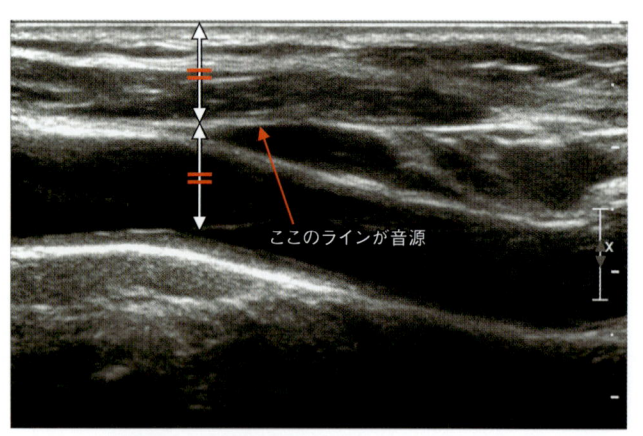

図1.2.11　頸動脈内の多重反射

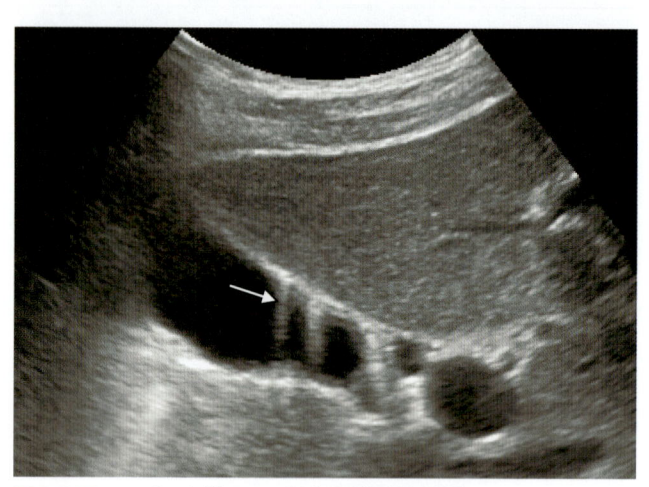

図1.2.12　コメット様エコー（↑）（胆嚢腺筋腫症）

1.2.3　音響陰影

● 1. 音響陰影とは

超音波を強く反射または吸収する物質の後方は，超音波が伝わらないため無エコー帯となる（図1.2.13）。これを音響陰影とよぶ。強い反射体は結石，石灰化，骨などで，強い吸収体はガス，乳腺腫瘍（硬癌）などである。

● 2. 音響陰影の超音波像

音響陰影は結石（図1.2.14），骨，ガス（図1.2.15）などの後方にみられる。音響陰影は診断の障害となることが多いが，音響陰影の有無は結石とポリープの鑑別や，結石の性状診断などに役立ち有用な現象でもある。音響陰影の発生する場所はエコー像が描出できないため死角となる。図1.2.16のように多方向からの走査により死角をカバーできる。近年は空間コンパウンド機能により多方向から超音波ビームが照射され音響陰影が軽減する傾向にある。

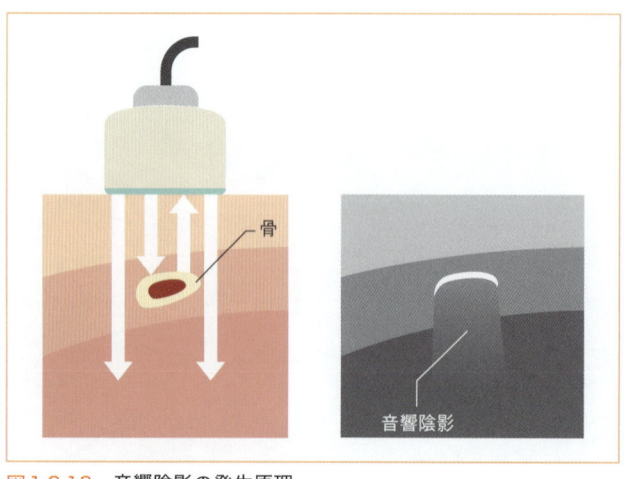

図1.2.13　音響陰影の発生原理

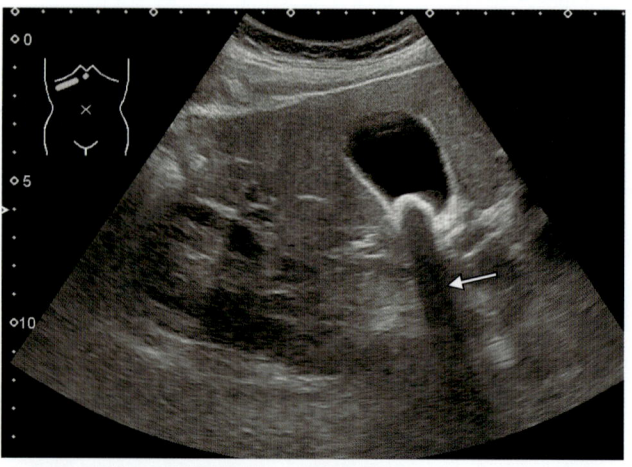

図1.2.14　結石の音響陰影（↑）（胆嚢結石）

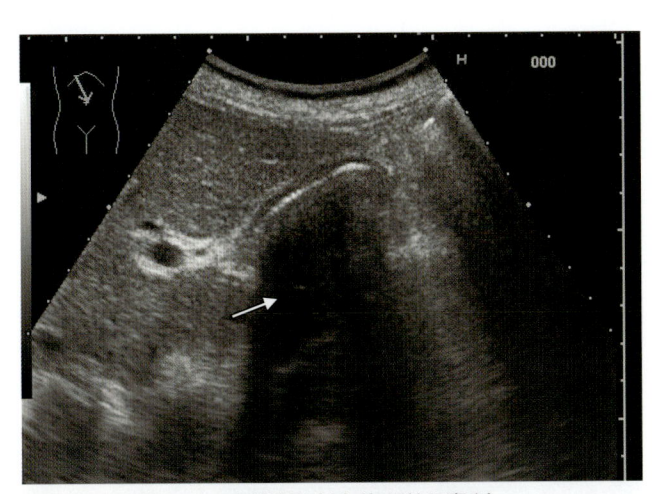

図1.2.15　ガスによる音響陰影（↑）（気腫性胆嚢炎）

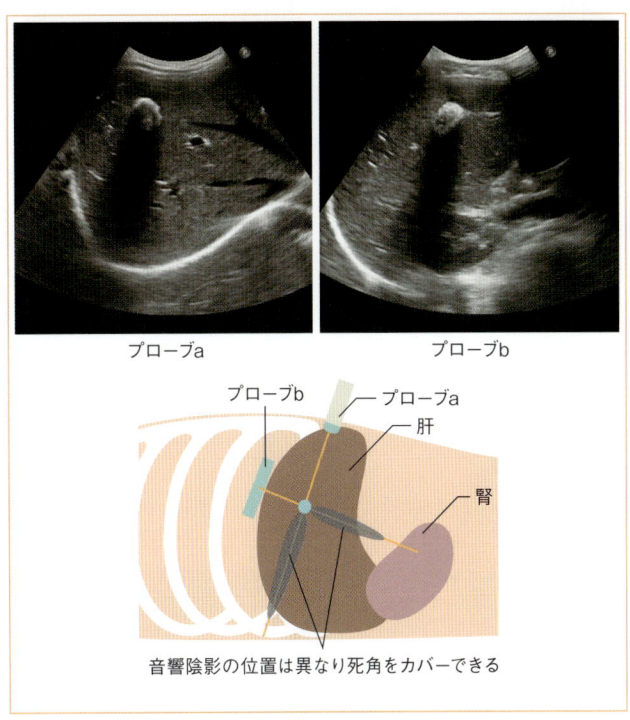

プローブa　　　　　　　　　プローブb

プローブb　　　プローブa
肝
腎
音響陰影の位置は異なり死角をカバーできる

図1.2.16　多方向からの走査（肝奇形腫）

1.2.4　後方エコーの増強

● 1. 後方エコーの増強とは

　超音波は減衰の少ない組織を通過するとき，また音響レンズ効果を生じる構造物の後方では超音波ビームが収束し，より多くの反射波がみられる。超音波を減衰させない物質の後方は周囲に比べて輝度が高く表示され，相対的に高輝度に表示される現象を後方エコーの増強という（図1.2.17）。

● 2. 後方エコーの増強の超音波像

　囊胞，膿瘍，肝細胞癌などの後方ではエコーの増強がみられる（図1.2.18）。後方エコーの増強の有無は，腫瘍の性状診断や囊胞の診断に役立つ。

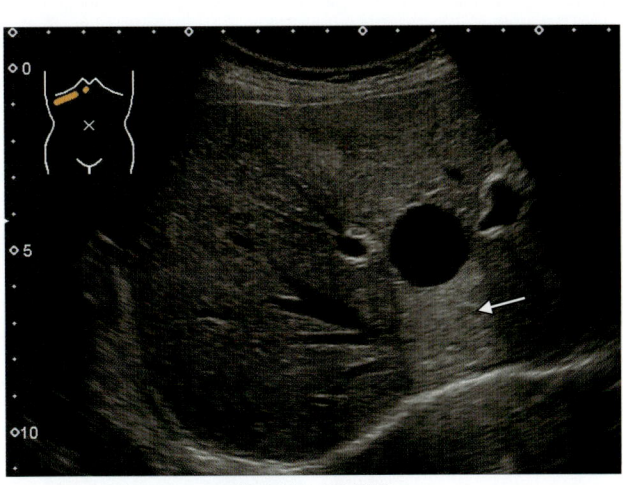

後方エコーの増強

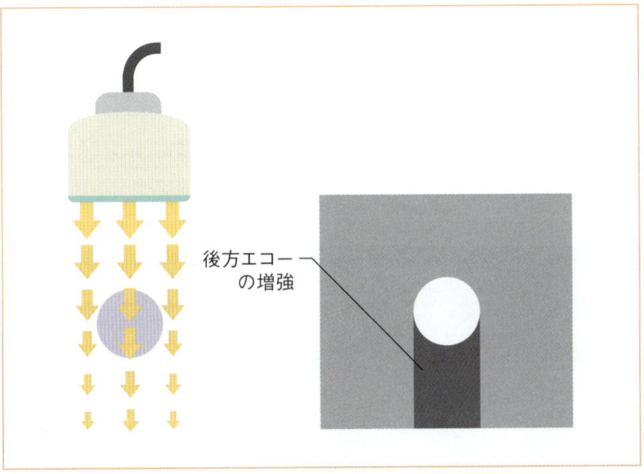

図1.2.17　後方エコーの増強の発生原理

図1.2.18　後方エコーの増強（↑）（肝囊胞）

1.2.5　外側陰影

● 1. 外側陰影とは

　辺縁平滑で周囲と音響インピーダンスの異なる球状組織は，球状組織の側方部で音波の屈折がみられ側方に黒く抜けた像を呈する（図1.2.19）。これを外側陰影とよぶ。

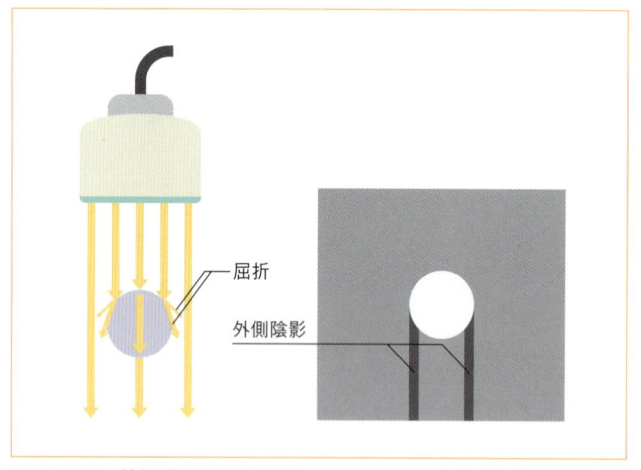

図1.2.19　外側陰影の発生原理

● 2. 外側陰影の超音波像

　腎臓の両端，囊胞の側方部，胆囊壁と肝との境界面，胆囊の屈曲部などに外側陰影がみられる。また，被膜形成を伴う肝細胞癌は辺縁部に低エコー帯を認め，この部分から外側陰影がみられ診断に役立つ（図1.2.20）。

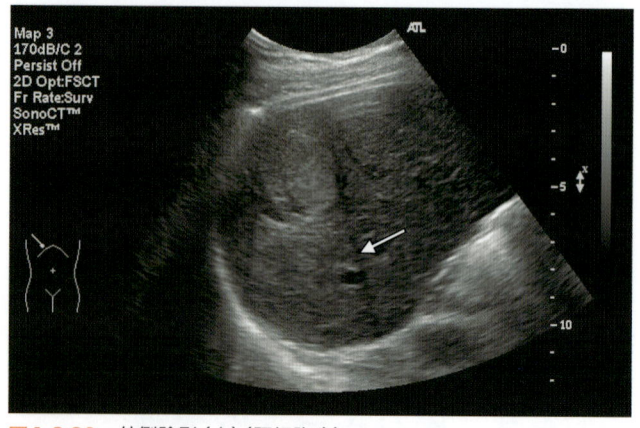

図1.2.20　外側陰影（↑）（肝細胞癌）

1.2.6　屈折によるアーチファクト（レンズ効果）

● 1. レンズ効果とは

　超音波は，音速の異なる媒質の境界面に斜めに入射した場合に，スネルの法則により光と同じように屈折する（図1.2.21）。屈折を生じさせる組織の組み合わせは音響レンズとよばれ，この音響レンズによる音波の屈折をレンズ効果という。

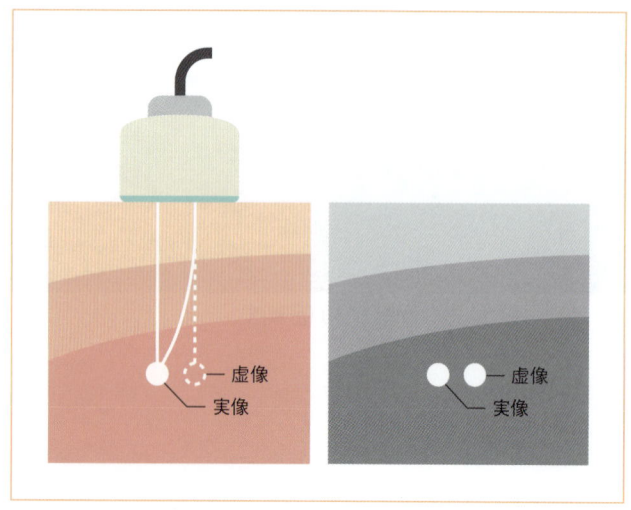

図1.2.21　レンズ効果の発生原理

● 2. レンズ効果の超音波像

　正中腹部の横断走査において，脂肪組織→腹直筋→脂肪組織による音響レンズがつくられる。この音響レンズの効果により，血管などの構造物の二重構造や不連続な段差などがみられる。腹部正中走査では，腹直筋と周囲脂肪組織の入出時の二度の屈折により，図1.2.22のように腹部大動脈が2本あるように見える。対策としては，超音波の入射部位を変えることや，プローブを回転させ，レンズ効果が形成されない走査に変更することなどである。

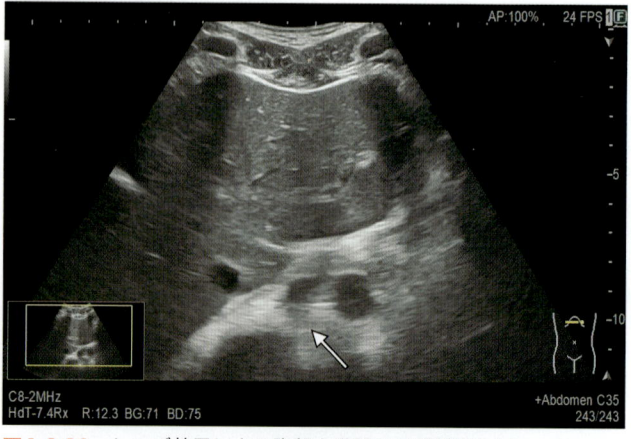

図1.2.22　レンズ効果による腹部大動脈の二重構造（↑）

1.2.7 鏡面現象

● 1. 鏡面現象とは

　超音波の反射角は入射角と同じ角度である。超音波が強い反射体に斜めに入射し，反射された場合，次にある構造物で再び反射されると，入射と同じ経路で反射波がプローブまで戻る。この反射信号の構造物は，入射超音波ビームの延長線上に虚像として表示される。このように超音波が平面で平滑な強い反射体に斜めに当たり，あたかも鏡に当たったかのように反射し，その先からの反射信号を得る現象を鏡面現象という（図1.2.23）。発生した像をミラーイメージとよぶ。

● 2. 鏡面現象の超音波像

　鏡面現象において鏡の役目をする強い反射体は横隔膜や膀胱壁などである。横隔膜で鏡像現象が起こると肝内の構造物が胸腔内に存在するかのように描出される（図1.2.24）。

また，脾臓が横隔膜下（胸腔側）に描出されることもある（図1.2.25）。鏡面現象は，走査方向を変化させることで除去できる。

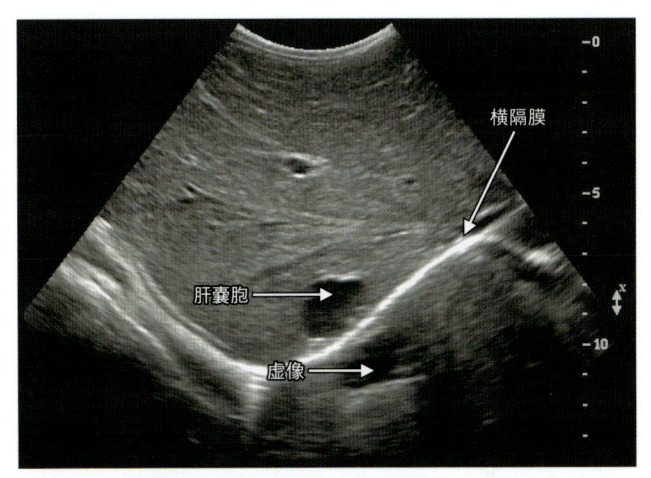

図1.2.24　鏡面現象の超音波像（↑）（肝嚢胞）

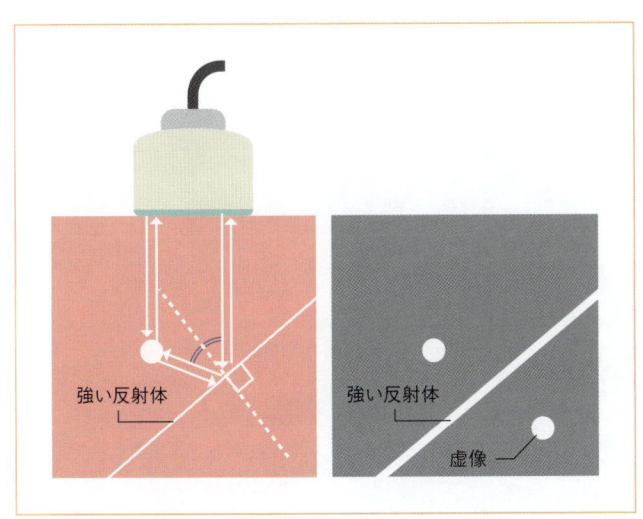

図1.2.23　鏡面現象の発生原理

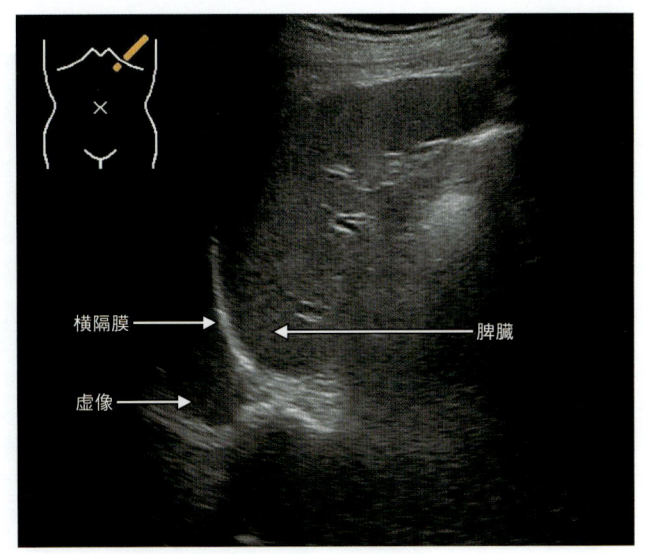

図1.2.25　鏡面現象の超音波像（↑）（脾臓）

1.2.8　ビーム幅によるアーチファクト

● 1. ビーム幅によるアーチファクトとは

　超音波像は，超音波ビームの拡がり（ビーム幅）にあるすべてのエコーが一断面に存在するかのように描出される。この断面像の厚みは，円形振動子の場合ビーム幅に一致し，電子スキャンのような配列型振動子の場合は短軸方向のビーム幅にほぼ等しい。実際のスライス断面から離れた反射体でも，超音波ビーム幅の中にあれば一断面に存在するかのように虚像を生じる（図1.2.26）。

● 2. ビーム幅によるアーチファクトの超音波像

　胆嚢に近接した消化管がビーム幅の内部にあれば，胆嚢内に異常像として描出される（図1.2.27）。また，静脈に近接して動脈が走行している場合，静脈内に動脈壁を虚像として描出することがある。対処法としては，プローブを同じ位置で90度回転させ，直交断面を観察することにより，アーチファクトの鑑別ができる。

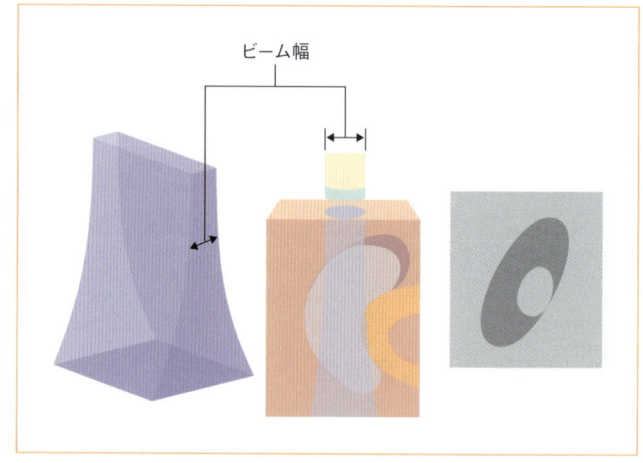

図1.2.26　ビーム幅によるアーチファクトの発生原理

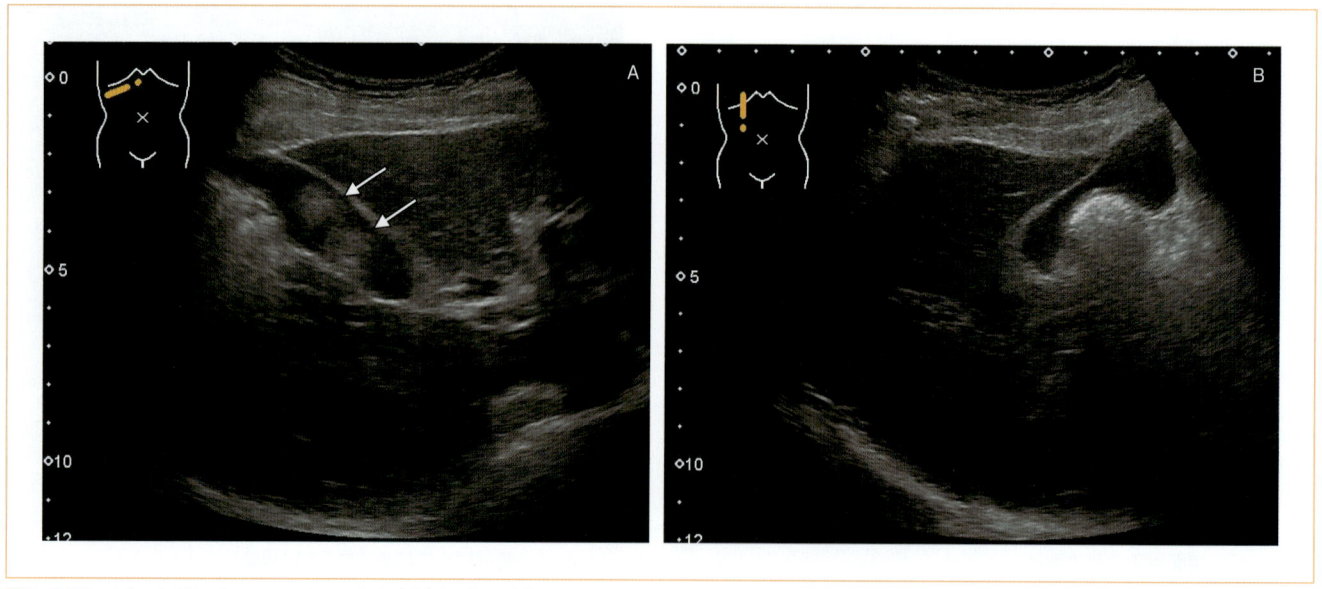

図1.2.27　ビーム幅によるアーチファクト（↑）（正常胆嚢）
A：右季肋部横走査胆嚢内腔にアーチファクトである高エコー像（↑）を認める
B：右季肋部横走査胆嚢内に高エコー像は認めず。胆嚢背側に接する消化管がアーチファクト発生源と考えられる。90度回転させることでAの画像が得られた断面となる

［手嶋敏裕］

📖 **参考文献**

1）　甲子乃人：コンパクト超音波シリーズVol.6 超音波の基礎と装置 改訂版，ベクトル・コア，東京，2006.
2）　大道和也，他：超音波基礎技術テキスト，超音波検査技術 2012；37（7）.
3）　関根智紀：コンパクト超音波シリーズVol.1 腹部アトラス【基本編】改訂版，ベクトル・コア，東京，2002.
4）　大久保善朗，他：臨床検査学講座　生理機能検査学 二訂版，医歯薬出版，東京，2005.

2章 心臓超音波検査

章目次

SUMMARY

　心臓超音波（心エコー）検査は，非侵襲的に心臓の形態，動態，血行動態を把握できることから，あらゆる心疾患において種々の目的で実施される。胸痛や呼吸苦などの胸部症状，心電図異常，心拡大，心雑音などの他検査や理学所見の異常などで依頼されるスクリーニング検査，各種心疾患において内科的治療中の経過観察，外科手術の手術時期や術式の決定，術後の経過観察など，臨床のあらゆる場面で心エコー検査は欠かすことができない。また，心機能を評価できることから，非心臓疾患においても術前のスクリーニングなどに利用される。各疾患の病態により，心臓ばかりでなく，心臓から起始する大動脈および肺動脈，右房へ接続する下大静脈などの周囲血管も検査の対象となる。

2.1 ｜ 心臓超音波検査総論

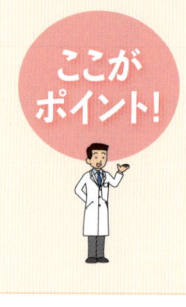

ここがポイント!

- ・心臓超音波（心エコー）検査は，非侵襲的に心臓の形態，動態，血行動態を把握できることから，あらゆる心疾患においてさまざまな目的で実施される。
- ・心エコー検査は，骨と肺の隙間から心臓を観察するため，通常はビームを扇型に照射するセクタ走査型プローブを使用する。
- ・心エコー検査のアプローチ部位は，胸骨左縁第2〜4肋間および心尖部が中心となる。
- ・心エコー検査では，検査前に検査の目的をしっかり理解しておくことが重要である。

2.1.1　心臓の解剖

● 1. 心臓の解剖

　心臓は縦隔内にあり，250〜300gの握りこぶし大の臓器である。両大血管が起始する心基部が右背上方に，心尖が左前下方に向く。左右の心房および心室の4つの腔からなり，右心系は左心系の右前方に位置する。房室弁として左房・左室間に僧帽弁が，右房・右室間に三尖弁があり，半月弁として大動脈基部の大動脈弁と肺動脈基部の肺動脈弁がある。右室から起始した肺動脈と左室から起始した大動脈は交差する。肺動脈は大動脈の左で後方進展し左右に分岐する。大動脈は弓部を形成し，3分枝分岐後に脊椎左方を下降する（図2.1.1）。

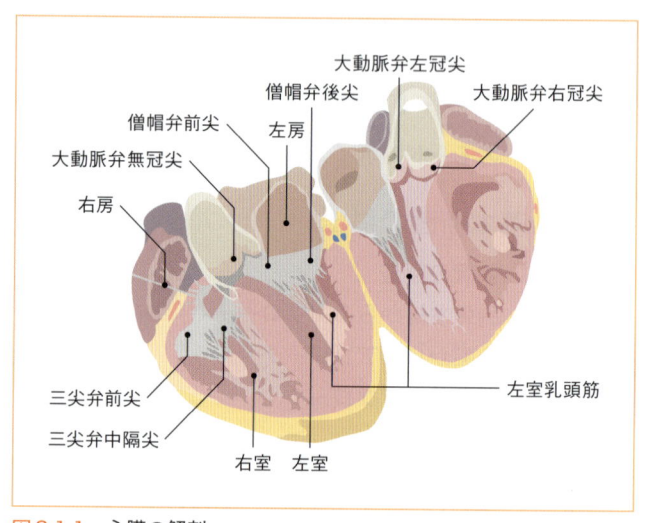

図2.1.1　心臓の解剖

2.1.2　プローブの選択

● 1. プローブの選択

　心臓は，胸骨や肋骨，肺に囲まれた縦隔内にある（図2.1.2）。骨は超音波のすべてを反射するため，その後方は観察できない。また，肺内の空気は超音波を散乱させ，同様に後方の組織は観察できない。すなわち，心臓は超音波検査の対象としては必ずしも理想的な位置には存在せず，経胸壁心エコー検査では骨と肺の隙間から心臓に超音波を照射できるようセクタ走査型プローブを使用する。セクタ走査は，超音波ビームを扇形に移動させるもので，現在の装置の大部分は並列した複数の振動子を電子的に時間差をつけて振動させることで，超音波の干渉作用を利用して扇

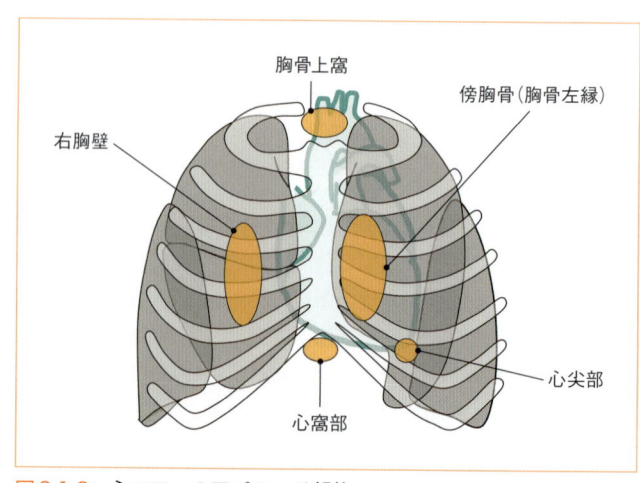

図2.1.2　心エコーのアプローチ部位

状に走査する。小さな接触面から比較的広い視野を得られる（図2.1.3）。それでも心臓を捉えられる部分（エコーウィンドウ）は限られており，プローブを置いてアプローチできる部位は，胸骨左縁の第2〜4肋間，心尖部，心窩部（剣状突起下），特殊なアプローチとして右胸壁，胸骨上窩などがある（図2.1.2）。

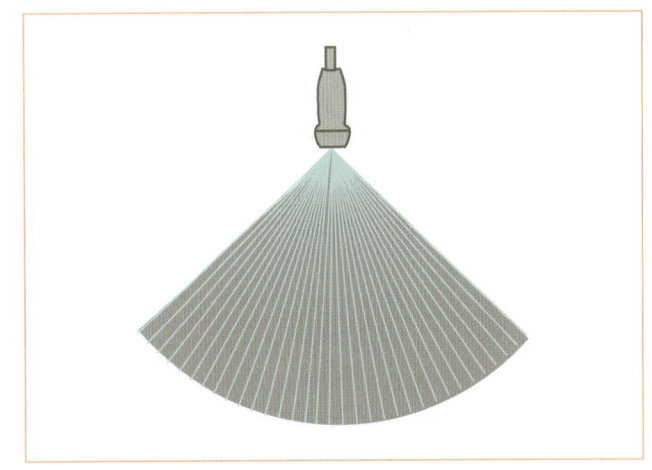

図2.1.3　セクタ走査法

2.1.3　検査前の準備と検査の流れ

● 1. 検査前の準備

検査を実施する前に，検査依頼目的を十分に理解しておく必要がある。依頼書の記載情報だけでなく，カルテで主訴や病歴，他検査の結果などを確認し，考えられる疾患を想定する。患者を検査室に呼び入れた際には，患者確認をしながら呼吸苦などの患者の状態を観察し，必要に応じて問診や聴診，触診などでさらなる情報を引き出すことも必要である。可能であれば上半身裸で左側臥位になってもらい，タオルなどで必要ない部分を覆い体温調節を図る。心電図は必ず装着する。

原則として患者を左側臥位とし，左腕を外転拳上することでエコーウィンドウを広げることができる。患者の呼吸は，軽度呼気止めにて記録を行うことが多いが，心尖部アプローチでは吸気時に明瞭な画像を得ることも少なくない。深い呼吸は血行動態に影響を与えるため避ける必要がある。

● 2. 検査の流れ

検査の手順は各施設で異なるが，それぞれで基本的な手順を決めておくとよい。とくに緊急時や重症例などでは，重要な所見の記録に気を取られて基本計測の一部を忘れたりすることがあるため，手順に沿って検査を進めることが重要である。

心エコー検査は，胸骨左縁アプローチ，心尖部アプローチが中心で，断層像による形態と動態の観察および計測，Mモード法による計測，カラードプラ法による異常血流の検索，パルスおよび連続波ドプラ法による血流波形の記録と計測の手順で検査を進める。必要に応じて，心窩部（剣状突起下），右胸壁，胸骨上窩アプローチを行う。

疾患や検査目的に合わせて種々の計測を行う。主な計測項目は，左室の内径と壁の厚さ，左室容積と左室駆出率などによる収縮能評価，左室流入血流速波形の解析による左室拡張能評価，狭窄弁の弁口面積や圧較差，逆流弁の逆流量や有効逆流弁口面積，短絡疾患の肺体血流量比，右室収縮期圧や左室拡張末期圧などの推定である。

📖 参考文献

1）Jae K Oh, et al : The Echo Manual, 3rd ed, Lippincott Williams & Wilkins, Philadelphia, 2006.
2）増田喜一，遠田栄一：心臓超音波テキスト 第2版，医歯薬出版，東京，2009.
3）竹中 克，戸出浩之：心エコーハンドブック 基礎と撮り方，金芳堂，京都，2012.
4）吉川純一：臨床心エコー図学 第3版，文光堂，東京，2008.
5）木下安弘，他（訳）：ファイゲンバウム心エコー図学，医学書院MYW，東京，129-171，1995.

2.2 ｜ 各モードの理解

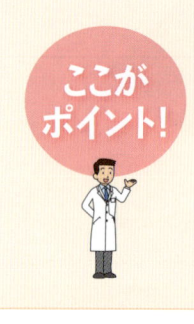

**ここが
ポイント!**

- 心エコー検査は，断層法（Bモード法），Mモード法，ドプラ法に大別され，さらにドプラ法には
カラードプラ法，パルスドプラ法，連続波ドプラ法がある。
- 断層法は，心臓の大きさや壁，弁などの形態と動態を同時に観察できる。
- Mモード法は，心腔径や壁厚の計測，時相分析，微細な動きの観察に適している。
- ドプラ法は，血流の方向と速度を表示する方法である。
- カラードプラ法は異常血流の有無やその広がりの観察に，パルスドプラ法は任意の限られた領域
の血流計測に，連続波ドプラ法は高速血流の計測に用いられる。

2.2.1　各モードのポイント

● 1. 心エコー検査のモード

心エコー検査は，断層法（Bモード法），Mモード法，ド
プラ法の3つのモードがあり，各モードの特徴を活かして
これらを組み合わせながら検査を実施する（表2.2.1）。

● 2. 断層法（Bモード法）

断層法は，心臓の任意の断層像をリアルタイムに表示す
る方法で，心内腔や壁，弁などの形態と動態を評価する。
内腔径や壁厚などの計測にも使用することができ，検査手
技のうえでも診断上も心エコー検査の中心をなす（図2.2.1）。

● 3. Mモード法

Mモード法は，1本の超音波ビーム上の構造物の動きを
時間軸に表示する方法で，断層像上の任意の一方向へM

モードカーソルを設置し記録する（図2.2.2）。Mモード法
は距離分解能に優れるため，内腔径や壁厚などの計測に用

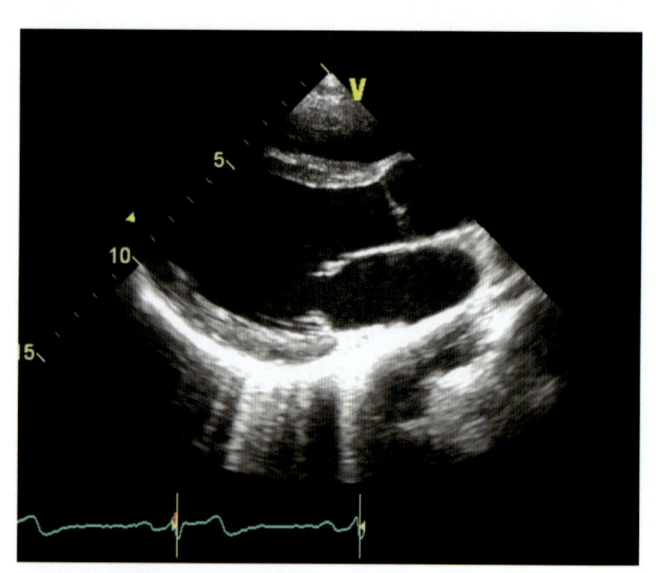

図2.2.1　断層法（Bモード法）

表2.2.1　心エコー検査各モードの特徴と主な適応

モード		特徴	主な適応
断層法（Bモード法）		・任意の断層面の動画像，静止画像を観察できる ・心内腔径や壁厚，構造物の大きさなどを計測できる	・弁膜症，心筋心膜症，先天性心疾患，虚血性心疾患など の形態異常・動態異常を示す疾患 ・心膜液貯留や異常構造物（血栓，腫瘍など）の診断 ・心内腔容積，心筋重量などの計測
Mモード法		・距離分解能，時間分解能に優れている ・1本のMモードビームに平行な動きしか観察できない	・左室内径の計測による心機能評価 ・時相分析
ド プ ラ 法	カラードプラ法	・血流情報を断層像上にカラー表示する ・表示速度に限界がある	・異常血流の検出 ・弁逆流，短絡血流の評価
	パルスドプラ法	・距離分解能があり，任意の限られた領域の流速測定が可能 ・血流の時相分析が容易 ・速い血流の測定は困難（折り返し現象）	・心機能評価 ・血流量の測定
	連続波ドプラ法	・速い血流の測定が可能 ・距離分解能がないため，血流測定部位の同定が困難	・簡易ベルヌーイ式による圧較差や心内圧推定
	パルス組織ドプラ法	・パルスドプラ法を組織の動きに応用	・僧帽弁輪運動速度の測定

いられる。また，時間分解能にも優れるため，時相分析や弁の細かい振動などの微細な動きを客観的に表示できる（図2.2.3）。

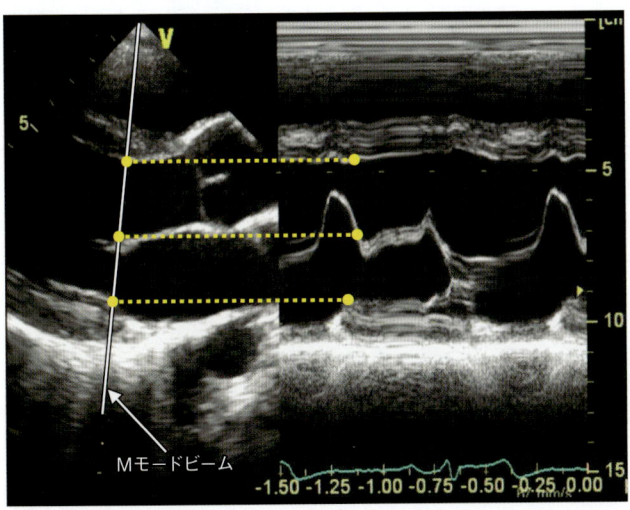

図2.2.2 Mモード法
断層上に設置したMモードビームが横切った構造物の動きが右側にMモードとして表示されている。

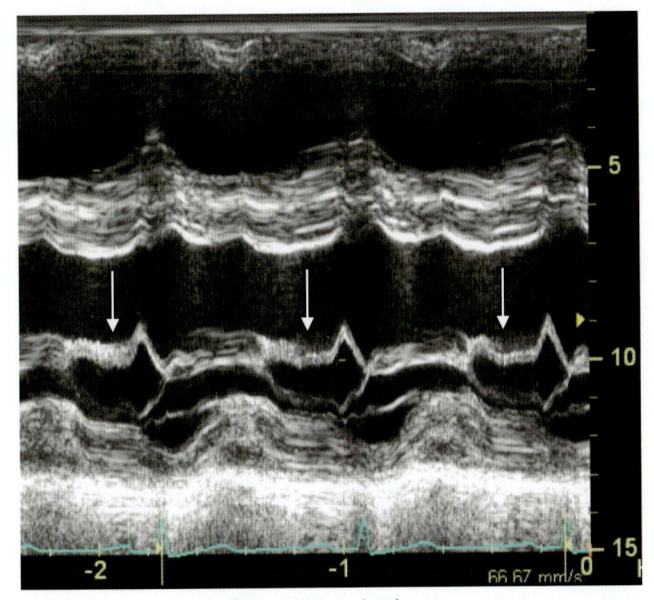

図2.2.3 Mモード法（細かい動きの表示）
僧帽弁前尖が大動脈弁逆流により拡張期に細かく振動する様子（fluttering）が観察される（↑）。このような細かい動きはMモード法により客観的に表示できる。

● 4. ドプラ法

ドプラ法はドプラ効果を利用した方法で，血管内の血球で反射した超音波が，血流の速度に比例して周波数偏移する現象を利用したもので，基本的には血流の方向と速度を知る方法である。ドプラ法は，さらにカラードプラ法，パルスドプラ法，連続波ドプラ法の3つに分類される。

（1）カラードプラ法

カラードプラ法は，断層像上に血流情報をカラー表示する方法で，一般にプローブに近づく成分の血流を赤色（暖色）系で，遠ざかる成分の血流を青色（寒色）系で表示する。弁逆流などの心腔内の異常血流の存在診断（スクリーニング）に適している（図2.2.4）。

（2）パルスドプラ法

パルスドプラ法は，断層上の任意の限られた領域（サンプルボリューム）を通過する血流の情報を血流波形として表示する方法である（図2.2.5）。パルスドプラ法は，心拍出量の測定や左室流入血流の解析などに利用される。パルスドプラ法は血流を観察する方法であるが，これを組織の運動に応用したパルス組織ドプラ法があり，基本的な原理は同様である。パルス組織ドプラ法は左室拡張能や充満圧の指標の1つである僧帽弁輪運動速度の測定に利用される。

（3）連続波ドプラ法

連続波ドプラ法は，1本の超音波ビーム上の情報のすべてを血流波形として表示する方法で，パルスドプラ法では測定できない高速血流の流速測定が可能である。狭窄や弁逆流，高速の短絡血流の流速測定に用いられ，得られた流速から前後の腔の圧較差の推定に応用される（図2.2.6）。

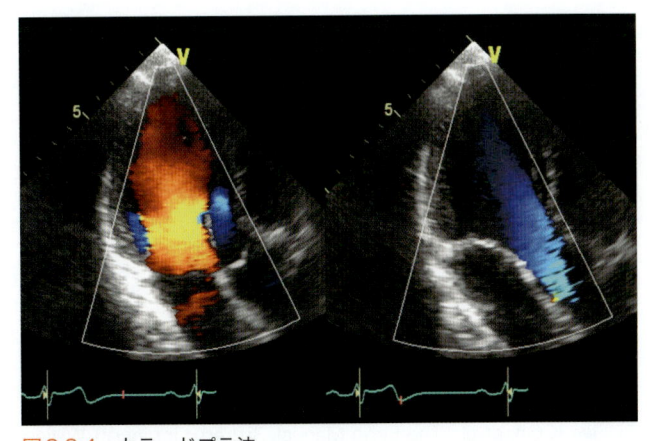

図2.2.4 カラードプラ法
プローブに近づく成分の血流を赤色（暖色）系で，遠ざかる成分の血流を青色（寒色）系で表示する。

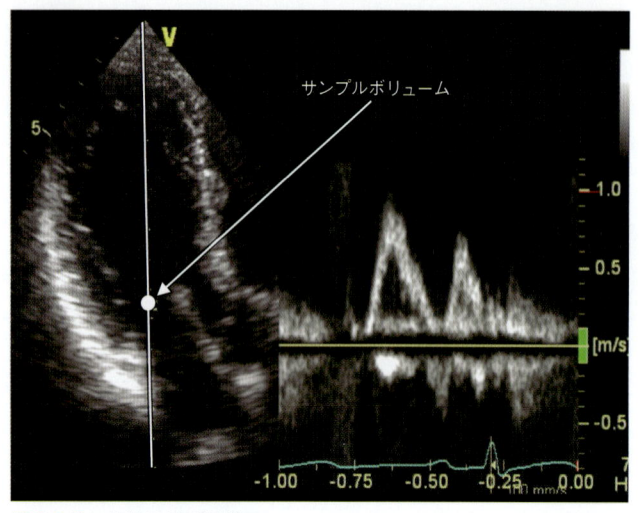

図2.2.5　パルスドプラ法
断層上に設置したサンプルボリュームを通過する血流の情報が右側に波形として表示されている。

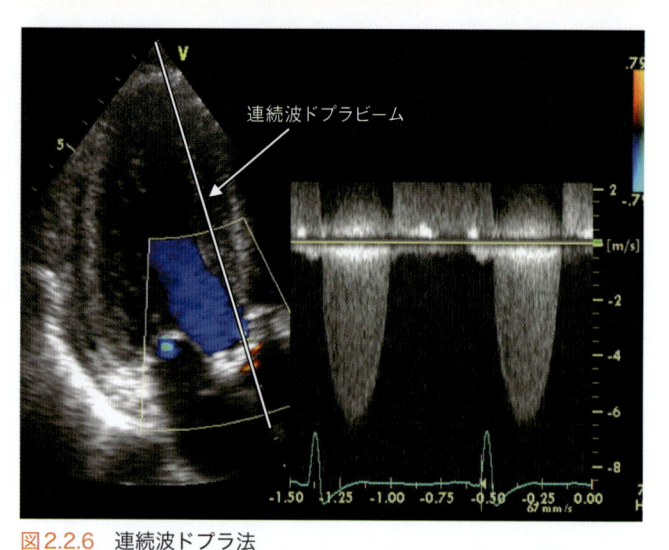

図2.2.6　連続波ドプラ法
断層上に設置した連続波ドプラビームが捉える血流のすべての情報が右側に連続波ドプラ波形として表示されている。本症例は大動脈弁狭窄症で，狭窄した弁口を通過する血流の最大流速は6m/s（右側の目盛り）であることがわかる。このような高速血流はパルスドプラ法では測定できない。

Q ドプラ法のモードはカラー，パルス，連続波の3種類だけですか？

A HPRF（high pulse repetition frequency）ドプラ法という機能を備えた装置がある。

　パルスドプラ法は測定可能な最大血流速度に限界があり，連続波ドプラ法は任意の部位の血流を選択的に表示することができない。HPRFドプラ法は両者の欠点を補い，任意の部位の高速血流の流速測定ができる。

📖 **参考文献**

1）Jae K Oh, et al：The Echo Manual, 3rd ed, Lippincott Williams & Wilkins, Philadelphia, 2006.
2）増田喜一，遠田栄一：心臓超音波テキスト 第2版，医歯薬出版，東京，2009.
3）竹中 克，戸出浩之：心エコーハンドブック 基礎と撮り方，金芳堂，京都，2012.
4）吉川純一：臨床心エコー図学 第3版，文光堂，東京，2008.
5）木下安弘，他（訳）：ファイゲンバウム心エコー図学，医学書院MYW，東京，129-171，1995.

2.3 | 基本断面の描出

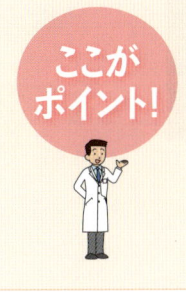

ここがポイント!

・心エコー検査において，検査技術の中心をなすのは断層法である。
・明瞭な断層像の描出のためには装置のきめ細かい調整が不可欠である。
・ほぼすべての症例で必要となる断面は，胸骨左縁（傍胸骨）アプローチによる長軸断面，短軸断面，右室流入路長軸断面，右室流出路長軸断面，心尖部アプローチによる3断面である。

2.3.1 装置の調整

● 1. 装置の調整

2.2「各モードの理解」で述べたように，心エコー検査は断層法（Bモード法），Mモード法，ドプラ法の3つのモードを組み合わせて検査を進める。しかし実際の検査においては，断層像のガイド下にMモードやドプラ波形を記録し，カラードプラでは断層像にカラー血流情報が重ね合わせて表示される。したがって，心エコー検査技術の中心をなすのは断層法である。もちろん，断層像だけでも実に多くの情報が得られることはいうまでもない。本節では，基本的断面の描出方法について述べる。前述したように，プローブを置いてアプローチできる部位は，胸骨左縁の第2〜4肋間，心尖部，心窩部（剣状突起下），特殊なアプローチとして右胸壁，胸骨上窩がある。

明瞭な断層像やドプラ波形を得るためには，きめ細かい装置の調整が不可欠である。検査中に行うべきとくに重要な装置調整として，ゲイン（図2.3.1），TGC（time gain compensation）（図2.3.2）もしくはSTC（sensitivity time control），観測深度，フォーカス（図2.3.3）などがある。

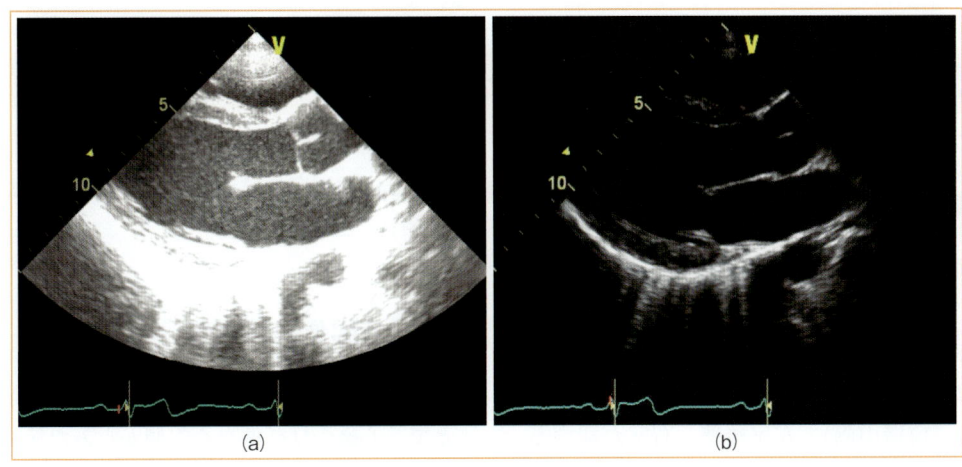

図2.3.1　ゲインの調整
(a) はゲイン過剰で心腔内にノイズが出現し，壁や弁の組織の像は飽和している。
(b) はゲイン不足で本来ある壁や弁などが描出されていない。

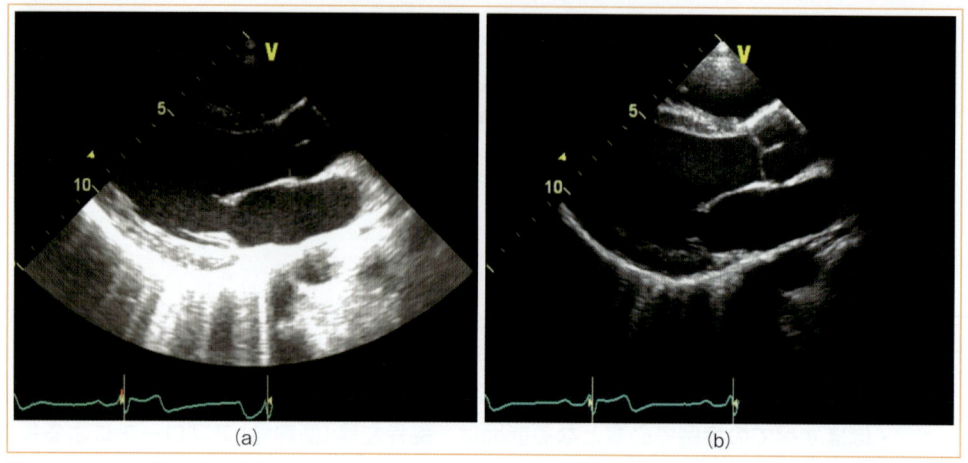

図2.3.2　TGC（STC）の調整
(a)は深部のゲイン過剰なのに対し浅部はゲイン不足である。(b)は深部のゲインが不足している。TGC機能を利用して壁などの構造物を強調，心腔内のノイズを減弱させて，メリハリのある断層像を得る。

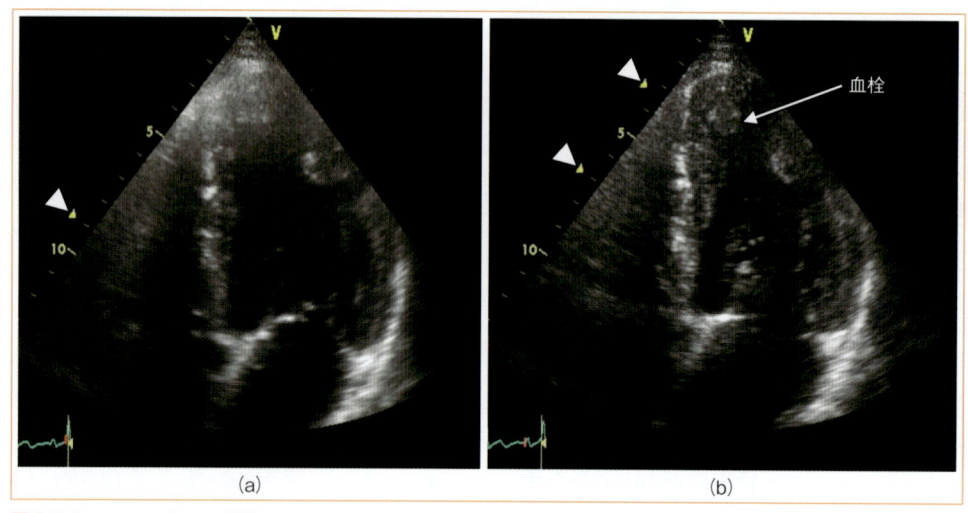

血栓

図2.3.3　フォーカスの調整
心尖部の壁在血栓。(a)の通常のフォーカス位置（△）では心尖部血栓はノイズに埋もれ確認できない。(b)のようにフォーカス位置を浅くすることで血栓の確認が容易になる。この症例では通常の1点フォーカスから2点フォーカスにすることで，血栓がより鮮明になった。

2.3.2　胸骨左縁からのアプローチ

● 1. 傍胸骨長軸断面

　傍胸骨長軸断面は最も基本的な断面であり，心軸に沿って心臓を縦切りにした断面である（図2.3.4）。傍胸骨長軸断面は，心基部を画面の右に，心尖部を画面の左に描出する。この断面では，左室，左房，大動脈基部，僧帽弁，大動脈弁，心室中隔（前壁中隔），左室後壁，右室が観察される。

　僧帽弁は前尖と後尖の2枚の弁尖からなり，傍胸骨長軸断面では大きく前方に開く前尖と，後方へ開く後尖が観察される。大動脈弁は3尖からなるが，本断面では通常，前方に開く右冠尖と，後方へ開く無冠尖が観察される。

　プローブを右内側に傾けると，僧帽弁の後交連部と腱索・後乳頭筋のつながりを，反対にプローブを左外側に傾けると，僧帽弁の前交連部と腱索・前乳頭筋のつながりを観察することができる。

● 2. 傍胸骨短軸断面

　傍胸骨長軸断面からプローブを90度時計回転させることで，心臓の横断像を心尖側からみた傍胸骨短軸断面を得ることができる（図2.3.5）。左室短軸ができる限り正円になるよう注意する。心基部から心尖部までを走査することで，心臓の種々の高さの短軸断面を得ることができる。

（1）大動脈弁レベル短軸断面

　大動脈弁レベル短軸断面では，大動脈基部の輪切りと，その内部で開閉する大動脈弁の3尖を観察することができ

る。大動脈の後方には左房の横断像が，画面左方には右房・三尖弁が，大動脈前方に右室流出路が，画面右方には肺動脈弁および主肺動脈が観察される。

(2) 僧帽弁レベル短軸断面

僧帽弁レベル短軸断面では，僧帽弁の弁口部の開閉が観察され，前尖と後尖の全体像を捉えることができる。後尖は，側方 (lateral scallop)，中央 (middle scallop)，内方 (medial scallop) の3つの部分に分けられ，僧帽弁レベル短軸断面により3つのscallopを観察することができる。

(3) 腱索レベル，乳頭筋レベル短軸断面

腱索レベル短軸断面および乳頭筋レベル短軸断面では，左室壁の全周の壁厚や運動を捉えることができ，それぞれ腱索および前乳頭筋・後乳頭筋を観察することができる。

(4) 心尖部短軸断面

心尖部短軸断面は，通常，腱索レベルや乳頭筋レベルの短軸断面から，プローブを心尖側に移動させて描出する。心尖部の壁運動や壁肥厚を見落としなく観察するためには不可欠な断面である。

● 3. 右室流入路長軸断面

傍胸骨長軸断面を得た位置よりもプローブを少し左側方に移動させ，大きく右内側に傾けると，右室流入路長軸断面が描出される。右房，右室，三尖弁が同時に観察できる (図2.3.6.a)。

● 4. 右室流出路長軸断面

傍胸骨長軸断面を左外方に傾けながら少し時計回転し，被検者の身体に対しほぼ矢状方向の断面を描出すると，右室流出路長軸断面が描出される (図2.3.6.b)。右室流出路から主肺動脈の観察に利用される。

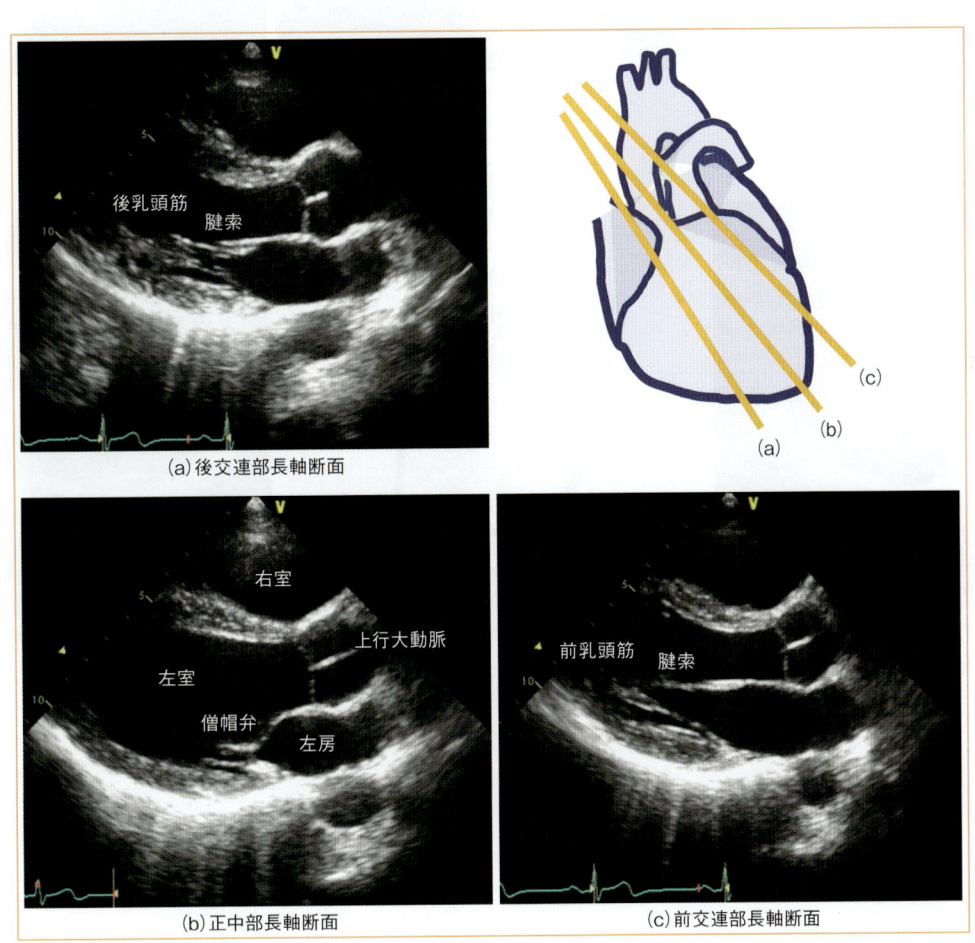

(a) 後交連部長軸断面

(b) 正中部長軸断面

(c) 前交連部長軸断面

図2.3.4　傍胸骨長軸断面

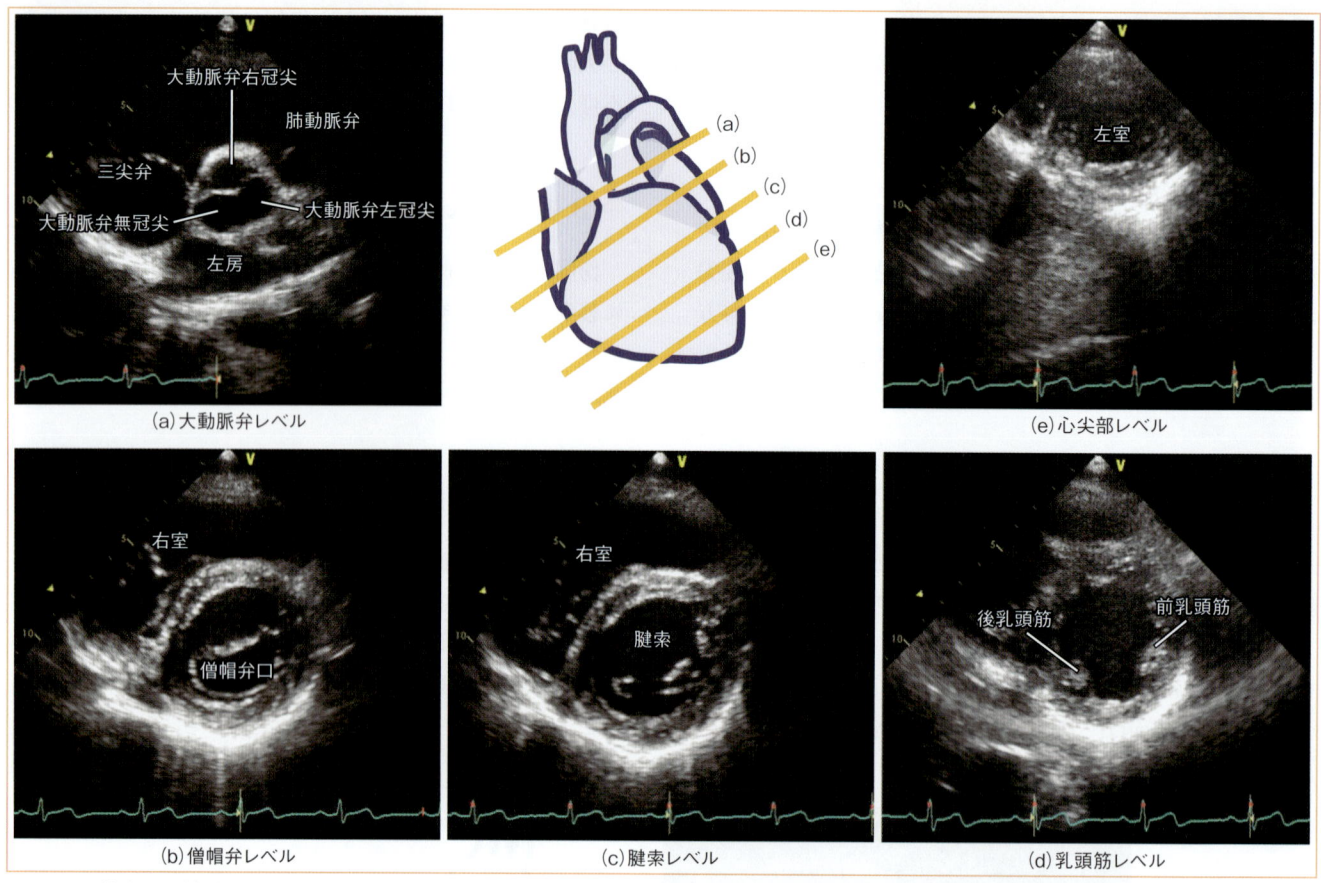

図2.3.5 傍胸骨短軸断面

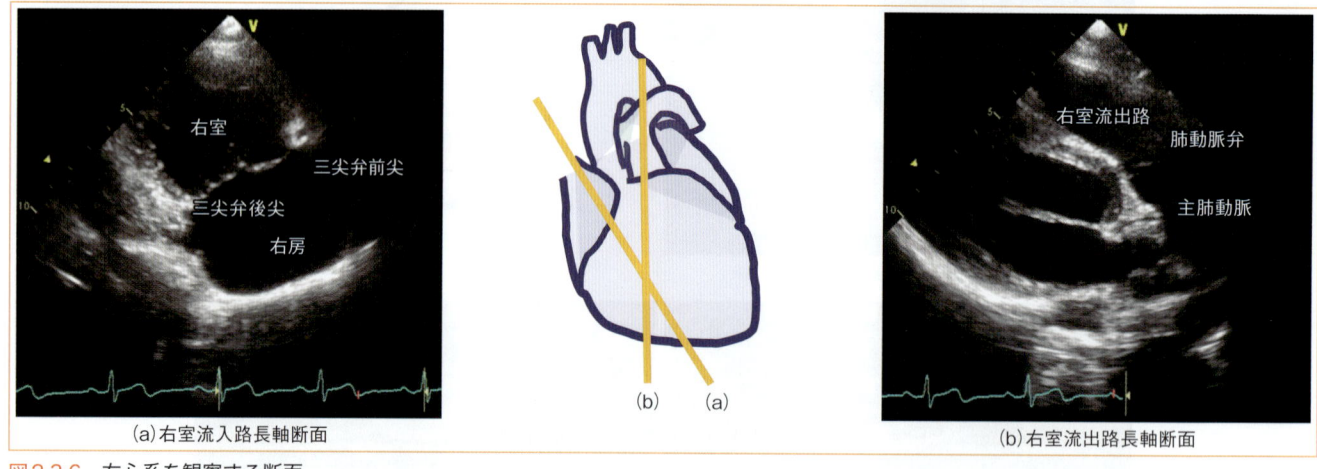

図2.3.6 右心系を観察する断面

2.3.3　心尖からのアプローチ

● 1. はじめに

　プローブを心尖（心尖拍動がふれる場合にはその近傍）に置き，被検者の右肩方向にビームを向けると，心腔が縦の長軸像として描出される。その位置でプローブを回転して以下の断面を得ることができる。

● 2. 心尖部四腔断面

　心臓の4つの腔が同時に描出される断面で，両心房，両心室，房室弁，心室中隔，心房中隔を観察することができる。ここで観察できる左室壁は後部心室中隔と側壁，および心尖部である（図2.3.7.a）。心房中隔は超音波ビームと平行になるため，しばしば脱落して描出されることがあるので注意を要する。

● 3. 心尖部二腔断面

　心尖部四腔断面からプローブを90度反時計回転させると，心尖部二腔断面を得ることができる。左室の前壁と下壁および心尖部が観察される（図2.3.7.b）。

● 4. 心尖部長軸断面

　心尖部二腔断面からプローブをさらに約30度反時計回りに回転すると，心尖部長軸断面を得ることができる。基本的には傍胸骨長軸断面を縦に描出した断面で，前壁中隔と後壁が観察される（図2.3.7.c）。この断面は左室の流入路と流出路を同時に観察するため，血流の三次元的な広がりを把握しやすく，かつ血流と超音波ビームが平行になるため，しばしばドプラ法に利用される。

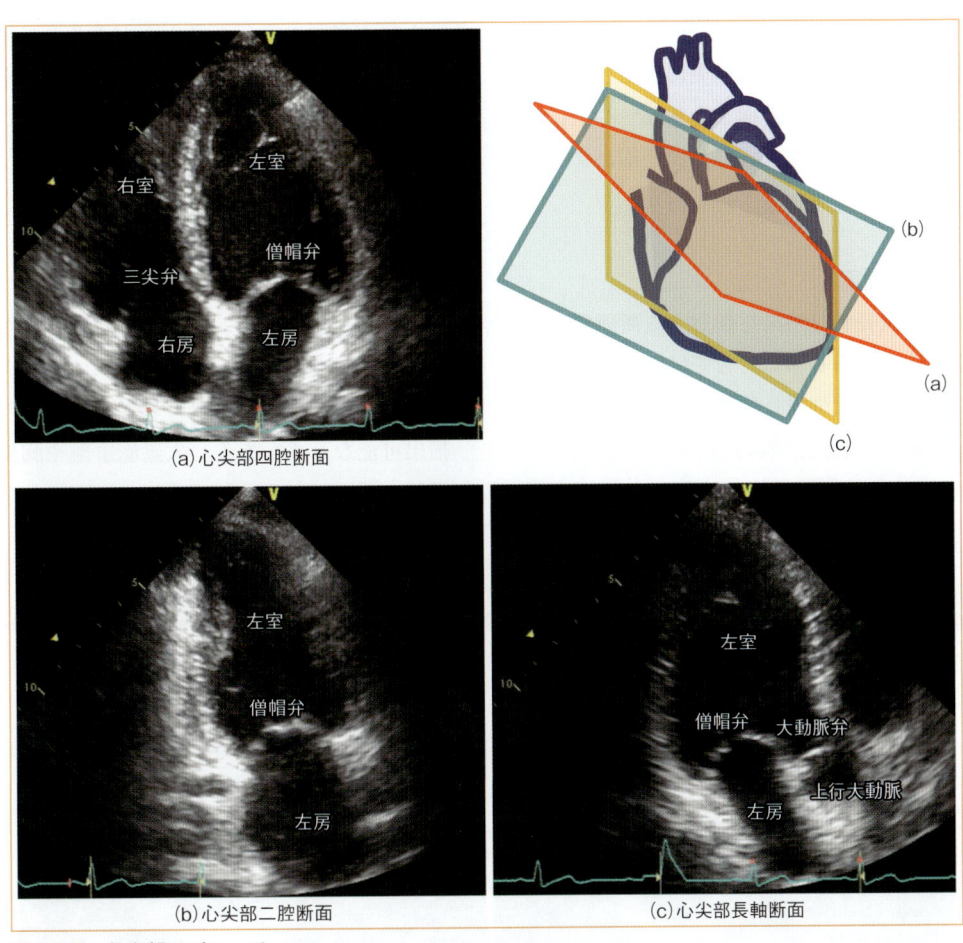

(a)心尖部四腔断面

(b)心尖部二腔断面

(c)心尖部長軸断面

図2.3.7　心尖部アプローチ

2.3.4　その他のアプローチ

● 1. 心窩部（剣状突起下）アプローチ

　肝臓を介して心臓を観察する断面である。患者を仰臥位とし，心窩部（剣状突起下）にプローブを置き，超音波ビームを患者の頭側に向けて見上げるように傾ける。腹壁の緊張が強い場合には，両膝を立てて緊張を和らげるとよい。肺気腫などで傍胸骨アプローチが不可能な場合にも有用である。

（1）心窩部四腔断面

　心臓の長軸方向の断面であり，4つの心腔と僧帽弁，三尖弁が観察される（図2.3.8.a）。4つの腔が最大に描出され，僧帽弁，三尖弁の開閉が明瞭に観察されるようにプローブの傾斜や回転角度を調節する。

（2）心窩部短軸断面

　心窩部四腔断面からプローブを反時計回りに90度回転させた断面である。左室短軸を画面の中央に描出し，できる限り正円になるよう注意する。断面を心基部〜心尖に傾けることで，大動脈基部短軸〜左室短軸断面を描出することができる（図2.3.8.b）。

（3）下大静脈長軸・短軸断面

　肝臓を介して下大静脈長軸，短軸を観察する断面である。下大静脈の走行を考えながら身体に対してほぼ矢状方向の断面を描出することで，下大静脈長軸断面が得られる。画像の右を頭側（心臓側），左を足側に描出する。下大静脈長軸断面からプローブを90度時計回転することで下大静脈短軸断面を得ることができる。下大静脈の観察は右房圧の推定や脱水状態を把握する際などに多用される。ただし，消化管ガスの影響により心窩部アプローチで下大静脈が明瞭に描出できないときは，右肋間アプローチを用いることもある。また，心窩部アプローチ下大静脈長軸断面からビームを左側に傾けると腹部大動脈長軸断面が得られる。

● 2. 右胸壁アプローチ

　患者を右側臥位とし，右腕を挙上させる。右胸壁にプローブを置き，心臓の矢状断面および上行大動脈長軸断面を描出することができる。

　心臓の矢状断面では，右房‐心房中隔‐左房が描出され，右房に流入する上大静脈が画面右に，下大静脈が画面左に観察される。静脈洞型心房中隔欠損の診断に有用な断面である（図2.3.9.a）。

　上行大動脈の走行を考えながらその長軸像を描出できる。この断面は連続波ドプラ法で大動脈弁狭窄症の弁口部血流を測定する際に有用である。

● 3. 胸骨上窩アプローチ

　胸骨上窩アプローチにより大動脈弓部の長軸，短軸を描出することができる。血管の走行を考えながらプローブの向きや傾斜を調節する。本アプローチで大動脈弓部の描出が不良な場合には，胸骨左縁第1肋間からのアプローチで描出可能なときもある。大動脈解離や胸部大動脈瘤などで必須の断面である（図2.3.9.b）。

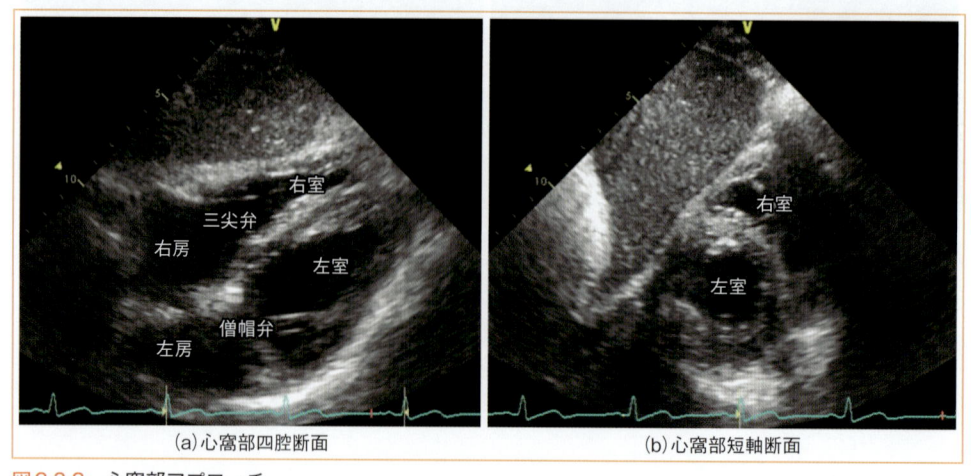

| (a) 心窩部四腔断面 | (b) 心窩部短軸断面 |

図2.3.8　心窩部アプローチ

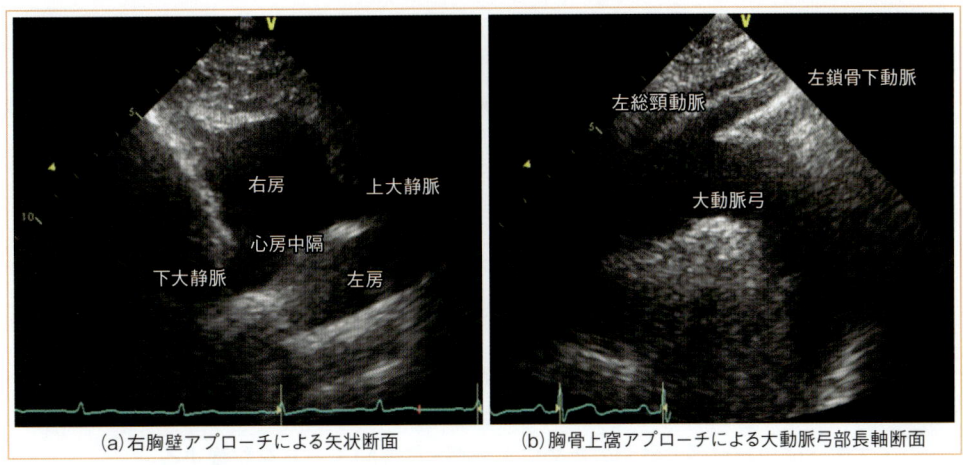

(a) 右胸壁アプローチによる矢状断面　（b) 胸骨上窩アプローチによる大動脈弓部長軸断面

図2.3.9　その他の特殊アプローチ

Q　ゲインとTGCの違いは？

A　両者とも受信感度を調節するが，調節の対象が異なる。

　TGCはSTC（sencitivity time control）とよぶ装置もある。TGCは受信エコー全体の感度を調節するもので，TGCやSTCはプローブからの距離ごとの受信感度を調節するものである。

📖 **参考文献**

1）Jae K Oh, et al : The Echo Manual, 3rd ed, Lippincott Williams & Wilkins, Philadelphia, 2006.
2）増田喜一，遠田栄一：心臓超音波テキスト 第2版，医歯薬出版，東京，2009.
3）竹中 克，戸出浩之：心エコーハンドブック 基礎と撮り方，金芳堂，京都，2012.
4）吉川純一：臨床心エコー図学 第3版，文光堂，東京，2008.
5）木下安弘，他（訳）：ファイゲンバウム心エコー図学，医学書院MYW，東京，129-171，1995.

2.4 ｜ Mモード法の記録

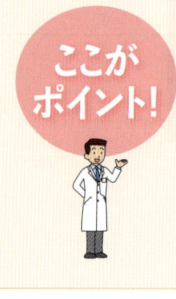

ここが
ポイント！

- ・Mモード法は，断層像上にMモードカーソルを設置して記録する。
- ・Mモード法は，心腔径や壁厚の計測，時相分析，微細な動きの表現に用いられる。
- ・左室径や左室壁厚の計測のために左室Mモードを記録する。
- ・大動脈径や左房径の計測のために大動脈−左房Mモードを記録する。
- ・Mモード法による心機能評価は問題点が多いため実施しない施設もある。

2.4.1　左室Mモードと大動脈−左房Mモード

● 1. 左室Mモード

　傍胸骨長軸断面または腱索レベル短軸断面において，Mモードカーソルを左室中央（腱索レベル）に設置し記録する（図2.4.1.a）。本Mモードは，左室内腔サイズや壁厚計測に用いられ（図2.4.2），左室収縮能評価に応用されるため，ビーム方向に十分な注意が必要である。心室中隔および左室後壁に対してMモードカーソルが直角に設置されることが重要で，長軸断面，短軸断面の両者を観察しながら適切な断面設定を行う。Mモードカーソルが左室を斜めに横切ったり，左室中央に設置されない場合は大きな計測誤差を生むため十分な注意が必要である。

● 2. 大動脈−左房Mモード

　傍胸骨長軸断面または大動脈弁レベル短軸断面において，Mモードカーソルを大動脈（バルサルバ洞）および左房を横切るように設置し記録する（図2.4.1.b）。大動脈径や左房径の計測に用いるため，Mモードカーソルが各壁に直交するよう注意する必要がある。

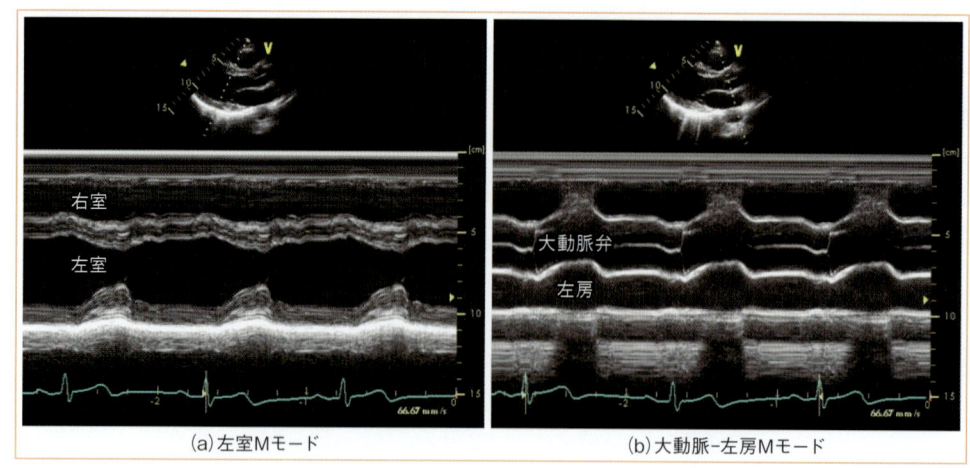

| (a) 左室Mモード | (b) 大動脈−左房Mモード |

図2.4.1　Mモードの記録

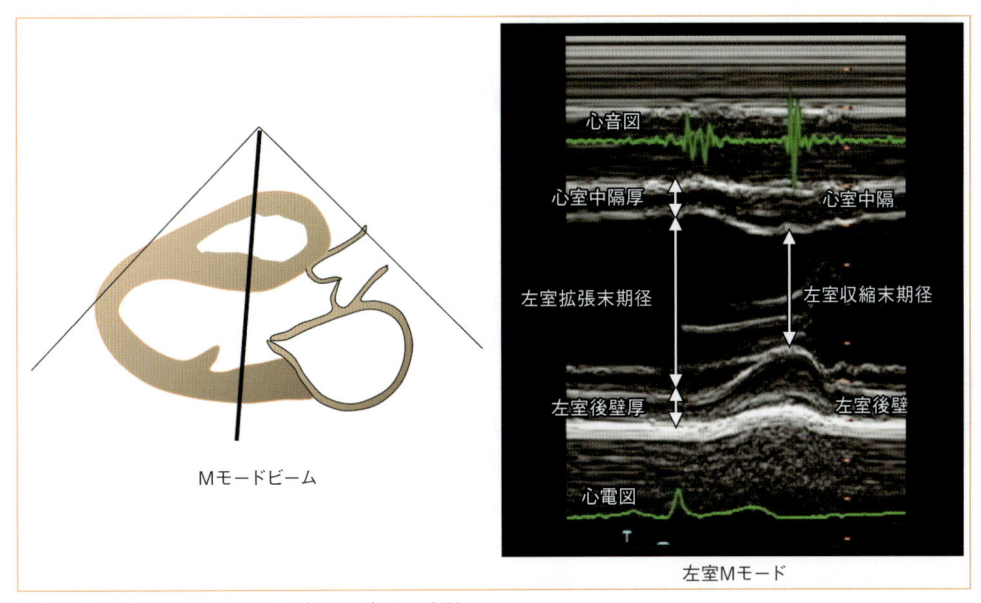

図2.4.2　Mモードによる左室内径と壁厚の計測
左室Mモードで左室拡張末期径（LVDd），左室収縮末期径（LVDs）を，左室壁厚は拡張末期の心室中隔壁厚（IVST）と左室後壁厚（PWT）を計測する。

Q Mモードに計測以外の用途はありますか？

A Mモードは細かい動きを客観的に表示することに優れる。

　Mモードは，心臓の内腔径や壁厚の計測を行うことができるが，時間分解能に優れるため細かい動きを客観的に表示することにも適している。たとえば，大動脈弁逆流が僧帽弁前尖に衝突することで生じる僧帽弁前尖の細かい振動（fluttering）の表示はMモードが適している。

📖 参考文献

1）Jae K Oh, et al：The Echo Manual, 3rd ed, Lippincott Williams & Wilkins, Philadelphia, 2006.
2）増田喜一，遠田栄一：心臓超音波テキスト 第2版，医歯薬出版，東京，2009.
3）竹中 克，戸出浩之：心エコーハンドブック 基礎と撮り方，金芳堂，京都，2012.
4）吉川純一：臨床心エコー図学 第3版，文光堂，東京，2008.
5）木下安弘，他（訳）：ファイゲンバウム心エコー図学，医学書院MYW，東京，129-171，1995.

2.5 ｜ ドプラ法の記録

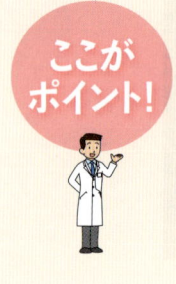

ここがポイント！

- ドプラ法は角度依存性があり，超音波ビームと血流の方向に十分な注意が必要である。
- カラードプラ法は，多方向・多断面により観察し，目的血流が明瞭に大きく描出される断面で評価する。
- パルスドプラ法は，任意の部位の血流の流速測定や時相分析に用いる。
- 拡張能機能に用いられる左室流入血流速波形の記録はパルスドプラ法を用い，心尖部アプローチにて開放寸前の僧帽弁尖先端の位置にサンプルボリュームを設置する。
- 左室駆出血流速波形の記録はパルスドプラ法を用い，心尖部アプローチにて大動脈弁直下の左室流出路にサンプルボリュームを設置する。
- 連続波ドプラ法は狭窄血流や逆流などの高速血流の流速測定に用いられ，簡易ベルヌーイ式を利用することで圧較差を求めることができる。
- パルスドプラ法を心臓壁に応用したパルス組織ドプラ法により壁運動速度や時相を解析することが可能で，僧帽弁輪運動速度は左室拡張能や充満圧の一指標としても用いられる。

2.5.1　カラードプラ法

● 1. カラードプラ法の特徴

　カラードプラ法は，断層像上に重ね合わせて血流情報をカラー表示するため，明瞭な断面が描出されていることが重要である。ドプラ情報は，血球からの弱い反射を対象としているため，断層像が明瞭でない記録，すなわちS/N比の悪い記録ではドプラ情報は当然のことながら明瞭に描出されない。

　これに加え，ドプラ法には超音波ビームと血流方向の角度の問題がある。両者が平行になった場合に最もドプラ効果が大きく，理論的には血流情報も明瞭となる。したがって，カラードプラ法の記録の際にも血流方向を考えてアプローチ部位を決定する必要があるが，目的血流が断面の深部に位置したりすると，前述のS/N比が悪くなってビーム方向がよくても血流を明瞭に捉えられないこともある。

　以上のことから，カラードプラ法による血流観察は多方向・多断面によるアプローチを行い，目的血流のカラーシグナルが大きく，明瞭に描出された断面で評価すべきである。

2.5.2　パルスドプラ法

● 1. パルスドプラ法の特徴

　パルスドプラ法は，断層像上の目的血流の部位にサンプルボリュームを設置して記録する。本項では，左室流入血流速波形および左室駆出血流速波形の記録について述べる。パルスドプラ法は，血流の時相分析や血流速度の計測に用いるため，超音波ビームと血流方向が可能な限り平行になるアプローチ部位を選択することが重要である。

● 2. 左室流入血流速波形の記録

　明瞭な心尖部長軸断面または心尖部四腔断面を描出し，カラードプラ像もガイドにしながら，開放寸前の僧帽弁尖先端の位置にサンプルボリュームを設置し，血流速波形を記録する（図2.5.1）。洞調律例では，心尖方向へ向かう拡張早期のE波と心房収縮期のA波の2峰性の血流速波形が記録される。これらは，左室拡張能評価に利用される。

● 3. 左室駆出血流速波形の記録

　明瞭な心尖部長軸断面を描出し，カラードプラ像もガイドにしながら，大動脈弁直下の左室流出路にサンプルボリュームを設置し，血流速波形を記録する（図2.5.2）。収縮期に左室から大動脈へ向かう血流速波形が得られ，左室一回拍出量（心拍出量）の計測などに用いられる。

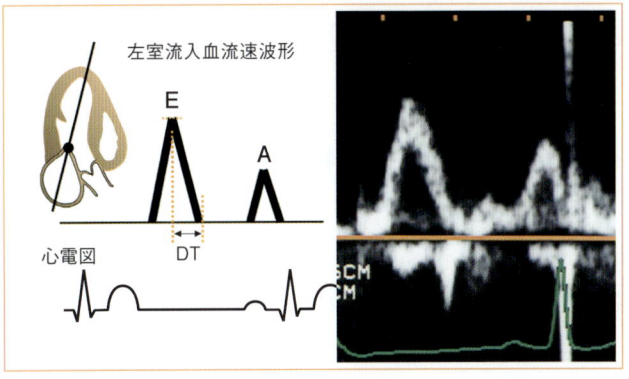

図2.5.1　左室流入血流速波形
パルスドプラ法により記録する左室流入血流速波形は，左室拡張能評価の基本である。洞調律では拡張早期のE波と心房収縮期のA波からなり，E波とA波の最高速度の比（E/A）やE波の減速に要する時間（deceleration time；DT）が左室拡張機能を評価する指標になる。

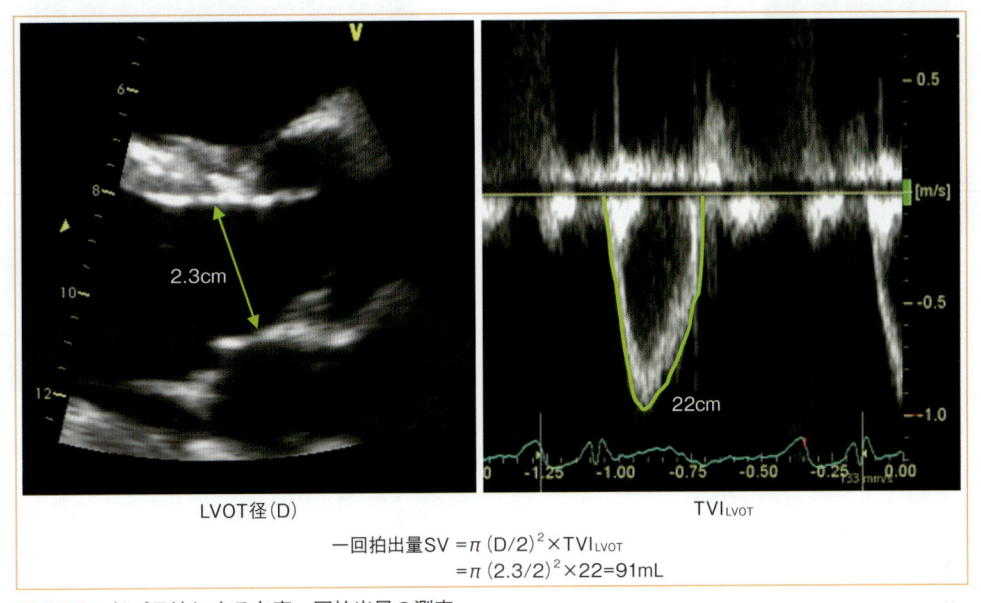

$$一回拍出量 SV = \pi\,(D/2)^2 \times TVI_{LVOT}$$
$$= \pi\,(2.3/2)^2 \times 22 = 91\,mL$$

図2.5.2　ドプラ法による左室一回拍出量の測定
左室流出路の径から断面積を計算し，同部で記録した血流速波形の時間速度積分値（TVI）をかけることで一回拍出量を計測できる。

2.5.3　連続波ドプラ法

● 1. 連続波ドプラ法の特徴

　連続波ドプラ法は，パルスドプラ法では計測できない高速の血流速度計測に用いられる。狭窄弁の弁口部血流，弁逆流や短絡血流の速度計測に応用される。カラードプラ像もガイドにしながら，連続波ドプラビームを示すカーソルを目的血流に平行に設置し，血流速波形を記録する。

　パルスドプラ法と同様に超音波ビームと血流方向が可能な限り平行になるアプローチ部位を選択することが極めて重要である。とくに連続波ドプラ法は高速血流が対象なため，角度による誤差が大きく影響し，得られた計測値を後述する簡易ベルヌーイ式に代入して圧較差を求めることも多く，少しの計測誤差が2乗の誤差を生むことになる。連続波ドプラ法の記録はとくにビーム方向に注意しなければならない（図2.5.3，2.5.4）。

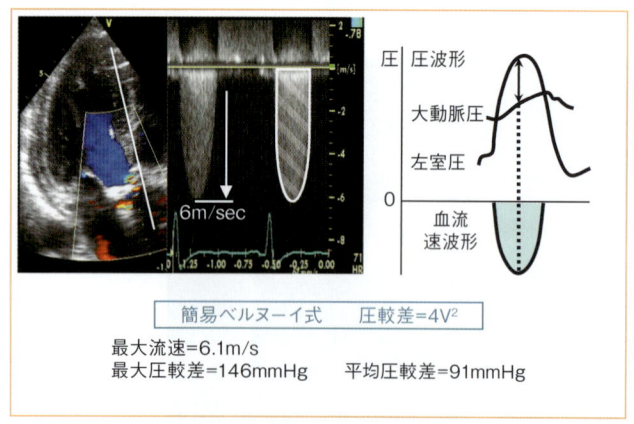

図2.5.3　大動脈弁狭窄の圧較差
簡易ベルヌーイ式により，連続波ドプラ法で記録した大動脈弁口部の血流速波形の最大流速から左室 – 大動脈の最大圧較差を，波形をトレースして平均圧較差を求めることができる。本症例の最大流速は6.1m/sで最大圧較差146mmHg，平均圧較差は91mmHgと計測された。

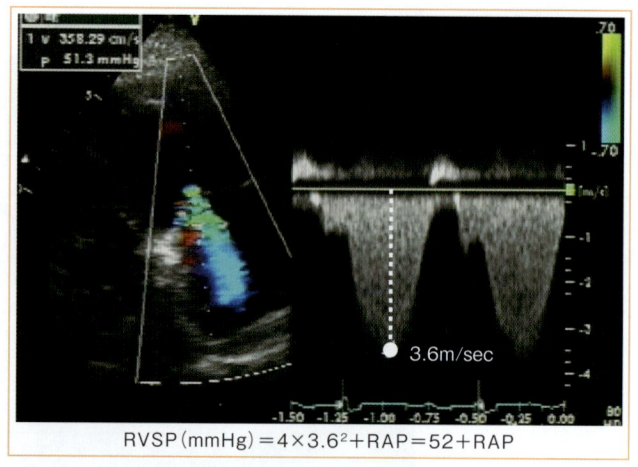

図2.5.4　三尖弁逆流による右室収縮期圧の推定
三尖弁逆流の最大流速を測定し，簡易ベルヌーイ式に代入して右室 – 右房圧較差を計算する。これに右房圧を加えることで右室収縮期圧（RVSP）を求めることができる。本症例の右室 – 右房圧較差は52mmHgであり，右房圧を10mmHgと仮定すると右室収縮期圧は62mmHgと推定された。

2.5.4　パルス組織ドプラ法

● 1. パルス組織ドプラ法の特徴

　パルス組織ドプラ法は，左室拡張能や充満圧の指標の1つである僧帽弁輪部運動速波形の記録に用いられる（図2.5.5）。組織ドプラのモードが搭載されている装置では，そのモードに切り替えたうえで，心尖部四腔断面の僧帽弁輪部にサンプルボリュームを設置して運動速波形を記録する。側壁側弁輪，中隔側弁輪で運動速度が異なるため，記録部位や評価方法は施設で統一する必要がある。

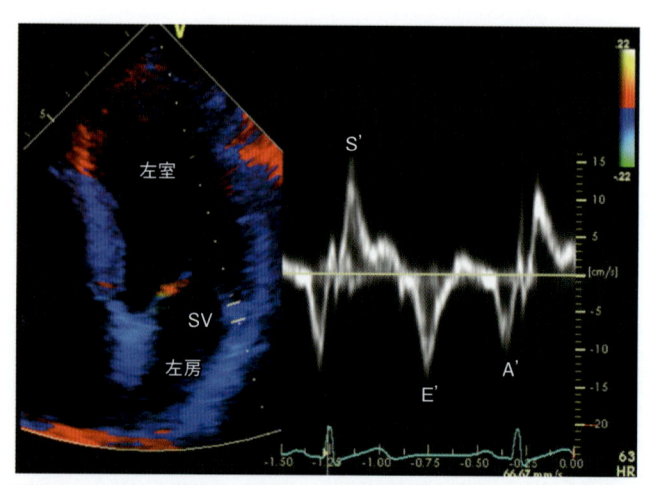

図2.5.5　パルス組織ドプラ法による僧帽弁輪部運動速波形の記録
心尖部四腔断面の左室側壁側僧帽弁輪部にサンプルボリューム（SV）を設置し記録した運動速波形。収縮期のS'波，拡張早期のE'波，心房収縮期のA'波が観察される。

> ## Q 左室流入血流速波形や左室駆出血流速波形の記録に連続波ドプラ法は使用できませんか？
>
> ## A 心機能評価目的では使用しない。
>
> 　連続波ドプラ法は2m/sを超えるような高速血流の流速測定の際に使用する。左室拡張機能評価や一回拍出量測定のための左室流入血流速波形や左室駆出血流速波形の記録は，目的とする局所の血流を選択的に計測できるパルスドプラ法を使用する。

📖 参考文献

1）Jae K Oh, et al : The Echo Manual, 3rd ed, Lippincott Williams & Wilkins, Philadelphia, 2006.
2）増田喜一，遠田栄一：心臓超音波テキスト 第2版，医歯薬出版，東京，2009.
3）竹中 克，戸出浩之：心エコーハンドブック 基礎と撮り方，金芳堂，京都，2012.
4）吉川純一：臨床心エコー図学 第3版，文光堂，東京，2008.
5）木下安弘，他（訳）：ファイゲンバウム心エコー図学，医学書院MYW，東京．129-171，1995.

2.6 ｜ スペックルトラッキング法による2Dストレイン法の記録

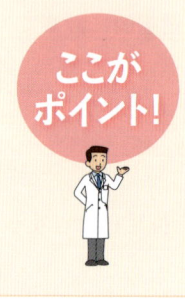

ここがポイント！

・スペックルトラッキング法は角度依存性がない。
・解析精度は，至適断面の描出とフレームレートに依存する。

2.6.1　スペックルトラッキング法の特徴

　ストレインとは心筋の歪みであり，2Dストレイン法は，2点の心筋間の距離の変化を追跡しその変化率を評価する方法である。ストレイン解析にはいくつかの方法があるが，スペックルトラッキング法は，断層画像上のエコー・スペックルパターンを認識しフレームごとに追従することにより，局所心筋のストレインを解析する方法である（図2.6.1）。この方法は角度依存性がなく，左室壁運動異常や心機能評価が可能である。

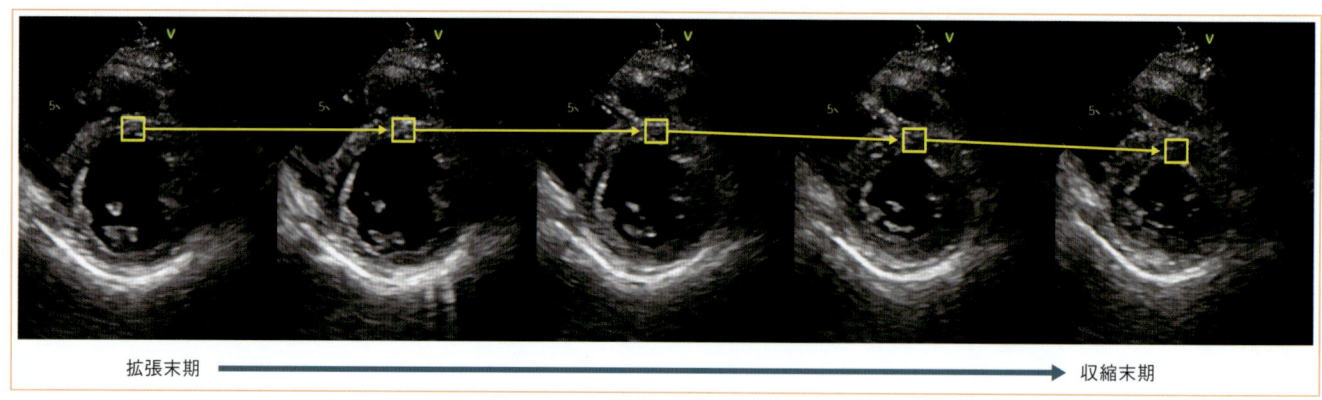

拡張末期　　　　　　　　　　　　　　　　　　　　　　　　収縮末期

図2.6.1　スペックルトラッキング法
断層画像上のエコー・スペックルパターンを認識しフレームごとに追従することにより，局所心筋のストレインを解析する方法である

 MEMO

ストレイン＝（L－L0）/L0×100（%）
L0：ストレイン物体の変形前の長さ，L：変形後の長さ
　左室心筋ストレインには，左室心尖断面における長軸方向の伸縮を表す「longitudinal strain」，左室短軸断面における壁厚変化を表す「radial strain」，左室短軸断面における円周方向の伸縮を表す「circumferential strain」の3つの成分がある（図2.6.2）。

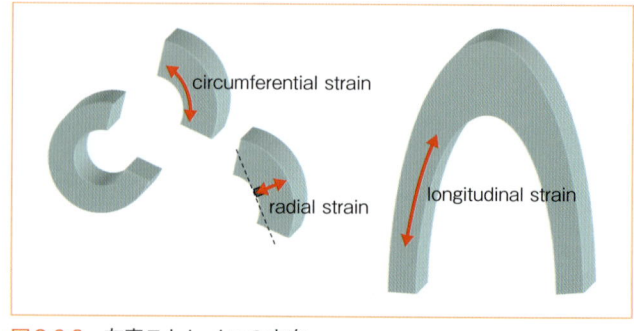

図2.6.2　左室ストレインの方向

📖 **参考文献**

1）種村 正，髙橋秀一：心臓超音波テキスト第3版，医歯薬出版，東京，2021.

2.7 | 計測法

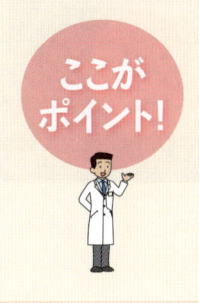

ここがポイント！

- 心エコー検査は，内腔サイズや壁厚，血流速波形の解析，流量や圧較差などの血行動態の計測項目があり，各疾患においてそれぞれに有用な項目を計測する。
- 心エコー検査の心機能計測は，収縮能評価は駆出率が，拡張能評価は左室流入血流速波形の計測が基本となる。
- 血流量は，流路断面積に血流速波形の速度時間積分値を乗ずることで求められる。
- 簡易ベルヌーイ式を用いることで狭窄弁口の圧較差を求めたり，収縮期右室圧を推定したりすることができる。

2.7.1 心機能の計測

● 1. 左室収縮能評価

心エコー法による左室収縮能の指標には多くのものがあるが，日常検査では駆出率（ejection fraction；EF）が一般的であり，左室の拡張末期容積（end diastolic volume；EDV）および収縮末期容積（end systolic volume；ESV）より算出される。

MEMO

左室収縮能評価

$$EF(\%) = 100 \times (EDV - ESV) / EDV$$

左室容積（EDV および ESV）は，M モード法および断層法により求められるが，M モード法は多くの問題点があるため，断層法（Modified Simpson 法または Area Length 法）が推奨されている（図2.7.1，2.7.2）。

EF による左室収縮能評価で注意すべき点は，左室にかかる前負荷や後負荷などに影響され，EF が必ずしも真の左室の収縮性能を表していない場合があることである。EF による左室収縮能は，病態をよく考え，それらに修飾されている可能性があることを理解したうえで評価すべきである。

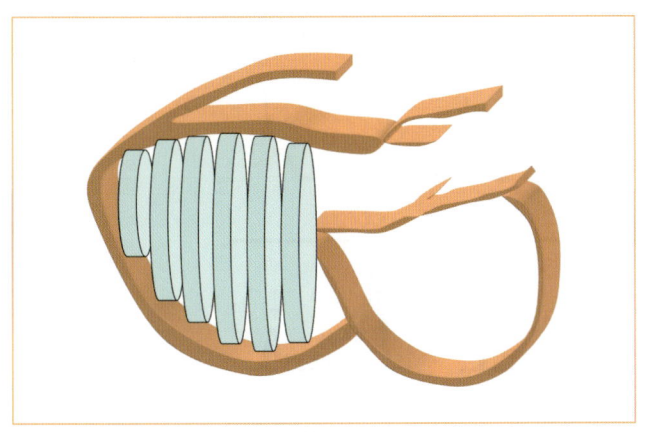

図2.7.1　Modified Simpson法
Modified Simpson 法は，左室を20枚のディスクの積み重ねとして仮定し，各ディスクの体積を求めて，その総和として左室容積を算出する。

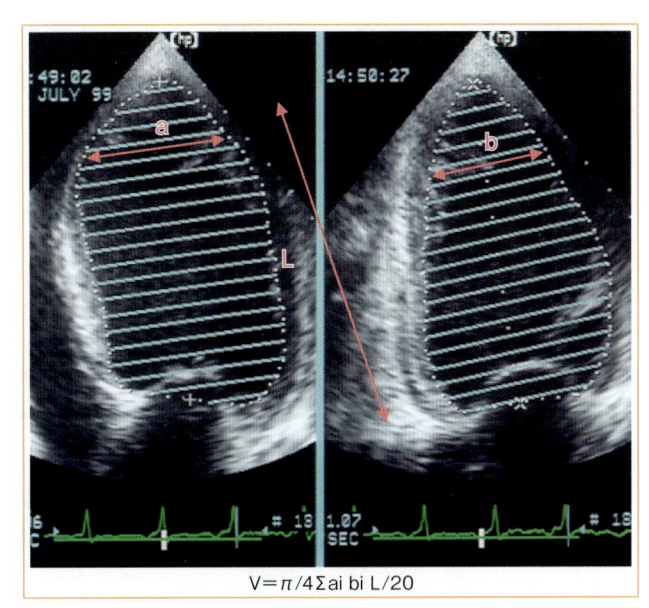

$$V = \pi/4 \Sigma ai\ bi\ L/20$$

図2.7.2　biplane Modified Simpson法の実際
biplane Modified Simpson 法は，心尖四腔像および心尖二腔像の左室内膜面をトレースし，僧帽弁輪中央部と心尖部を結ぶ軸（長径）を決定することで，左室容積が自動算出される。

● 2. GLS計測

左室 global longitudinal strain（GLS）は，左室17分画の longitudinal strain の平均値であり，心尖部3断面のストレイン解析をすることで算出することができる（図2.7.3）。GLSは，左室駆出率（left ventricular ejection fraction：LVEF）と比べ，前負荷，後負荷の影響が少ないとされており，LVEFで評価困難な多くの心疾患の評価に適応される[1]。現在，複数のメーカーからGLS解析が可能な超音波診断装置が販売されているが，メーカーごとに解析アルゴリズムが異なることから基準値が異なる点に注意する。

● 3. 左室拡張能評価

左室の拡張は複雑な過程を有しており，拡張能を評価するには，左室の"弛緩"と"硬さ（スティフネス）"に分けて考える必要がある。左室弛緩は，心筋が収縮を終了した直後に心筋自らが能動的に拡張する特性であり，拡張早期の比較的短時間に起こる。一方，それに続く左室拡張の大部分は，血液の流入により左室が押し広げられる拡張，すなわち受動的拡張である。受動的拡張においては左室の"硬さ"というべき特性が重要になってくる。

(1) 左室流入血流

左室拡張能の評価としては，パルスドプラ法による左室流入血流速波形の解析が基本となる。左室流入血流速波形は，洞調律では拡張早期のE波と心房収縮期のA波の2峰性を呈し，正常型，弛緩異常型，偽正常型，および拘束型の4つに分類されている（図2.7.4）。

すなわち，左室拡張障害のない健常者の左室流入血流速波形は，E波のピークはA波より速く，速やかな加速と減速を呈する（正常型）。左室拡張能が軽度に低下した症例は，E波が減高しA波が増高する（弛緩異常型）。拡張障害が進

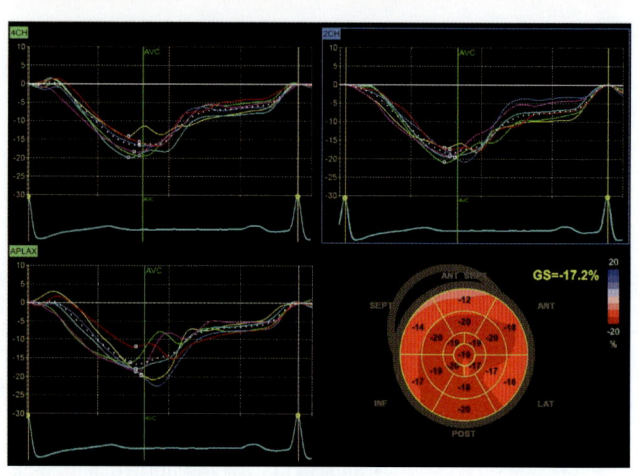

図2.7.3　GLS：global longitudinal strain
心尖部3断面のストレイン解析をすることで算出することができる

行すると，左室拡張期圧・左室充満圧が上昇し，拡張早期の左房−左室間圧較差が増大するため，E波は再び増高し，正常型と類似した波形パターンを取る（偽正常型）。拡張障害がさらに進行し左室拡張末期圧や左房圧が高度に上昇すると，E波はさらに増高，A波はさらに減高する（拘束型）。

(2) 拡張早期僧帽弁輪壁運動速度およびE/e'

パルス組織ドプラ法にて僧帽弁輪にサンプルポイントを置くと，収縮期波（s'波），拡張早期波（e'波），心房収縮期波（a'波）が得られる。このうちe'が拡張能評価に用いられる。左室流入血流のE波は左室弛緩能の低下により減高し，左室充満圧（左房圧）の上昇により増高するのに対し，e'波は左室弛緩能の低下により減高するが左室充満圧の変化を受けにくいことから，両者の比（E/e'）をとると左房圧の上昇を反映する指標となる。

しかし，左室拡張能評価はこれだけでは不十分で，左房容積，三尖弁通過血流速度，肺静脈血流速波形などほかの指標も組み合わせて評価しなければならない。

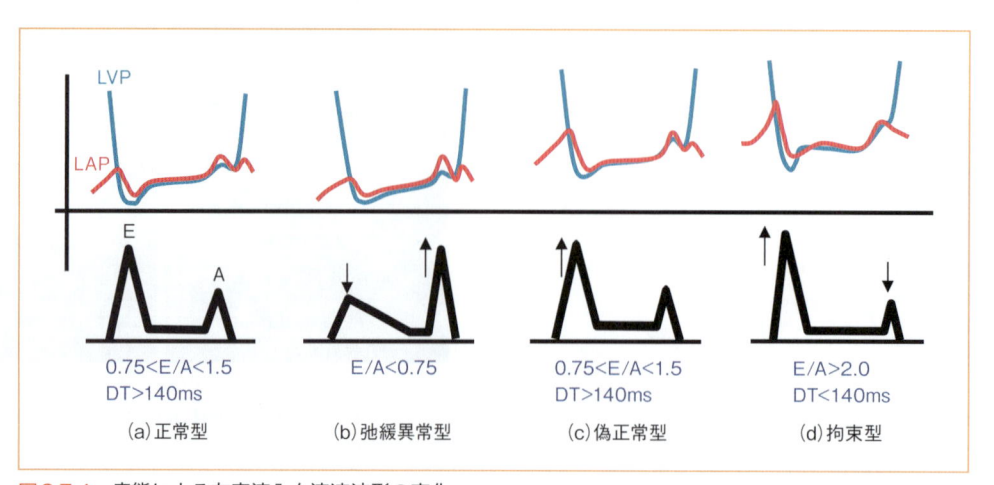

図2.7.4　病態による左室流入血流速波形の変化
左室流入血流速波形は，左室弛緩能や左房圧，左室充満圧の影響を受けて変化し，正常型，弛緩異常型，偽正常型，拘束型に分類される。

2.7.2　血流量の計測

● 1. 血流量の計測

　血流量（mL = cm³）は，流路の断面積（cm²）に平均流速（cm/s）を乗じて求められる。心臓は拍動するため，平均流速の代わりに血流速波形の時間速度積分値（cm）を用いる。

　たとえば，左室一回拍出量は一般に左室流出路で計測するが，傍胸骨長軸断面の流出路拡大像で大動脈弁直下の流出路径（D cm）を計測し，同部の断面を正円と仮定して流路断面積（CSA_LVOT）を求める。また，パルスドプラ法にて心尖部長軸断面の大動脈弁直下左室流出路にサンプルボリ ュームを設置して左室駆出血流速波形を記録し，得られた波形をトレースして時間速度積分値（TVI_LVOT cm）を求める。次式により一回拍出量，心拍出量が求められる。

MEMO

左室流出路断面積（CSA_LVOT） = $\pi \times (D/2)^2$
一回拍出量（SV）mL = CSA_LVOT × TVI_LVOT
心拍出量 L/min = SV × HR（心拍数）/1,000

2.7.3　圧較差の計測

● 1. 圧較差の計測

　血液の流れる心腔内や血管内に狭窄部が存在すると，狭窄部の前後で圧較差が生じる。連続波ドプラ法で狭窄部血流を記録してその最大流速（V）を求め，ベルヌーイの定理から導き出した簡易ベルヌーイ式に代入することにより，圧較差（ΔP）を推定することができる。

　狭窄弁の弁口部圧較差や右室圧推定のための右室・右房圧較差などの推定に用いられる。

MEMO

圧較差の推定

ΔP（mmHg） = $4 \times V^2$（m/s）

Q **パルスドプラ法で正常者の左室駆出血流の流速を測定し，簡易ベルヌーイ式に代入すれば左室と大動脈の圧較差を求めることができますか？**

A **正常の血流では簡易ベルヌーイ式はなり立たない。**
　簡易ベルヌーイ式は，質量保存則にもとづくベルヌーイの定理を，心臓や血管のある程度高度の狭窄部血流や弁逆流などに限定することで式を簡略化したものである。したがって，正常の血流では簡易ベルヌーイ式はなり立たない。

📖 **参考文献**

1) Jae K Oh, et al : The Echo Manual, 3rd ed, Lippincott Williams & Wilkins, Philadelphia, 2006.
2) 増田喜一，遠田栄一：心臓超音波テキスト 第2版，医歯薬出版，東京，2009.
3) 竹中 克，戸出浩之：心エコーハンドブック 基礎と撮り方，金芳堂，京都，2012.
4) 吉川純一：臨床心エコー図学 第3版，文光堂，東京，2008.
5) 木下安弘，他（訳）：ファイゲンバウム心エコー図学，医学書院MYW，東京，129-171，1995.
6) 種村 正，髙橋秀一：心臓超音波テキスト第3版，医歯薬出版，東京，2021.

2.8 │ 疾患例

2.8.1 僧帽弁狭窄症

● 1. 疾患の特徴

　リウマチ熱によるリウマチ変性や動脈硬化などにより，僧帽弁が肥厚・石灰化し弁口面積が狭くなる疾患である (図2.8.1)。リウマチ性では炎症性変化により，弁膜は次第に肥厚し，交連部の癒合，弁下組織の肥厚・短縮が生じる。一方，動脈硬化では，弁輪部より変性が始まり弁尖部へと波及していく。左室は左室流入障害より狭小化し一回心拍出量が低下する。また，血液のうっ滞により左房は拡大し，左房圧，肺動脈楔入圧の上昇から肺高血圧を招く。

● 2. 超音波検査所見

　断層法では，僧帽弁の肥厚や石灰化，可動性低下がみられる。とくにリウマチ性では交連部の癒合や前尖のdomingが認められる。カラードプラ法では，拡張期に左房から左室に流入するモザイクシグナルが観察される。また，左房拡大や肺高血圧症を合併している症例も少なくなく，とくに左房拡大し内部にモヤモヤエコーが観察される場合には，血栓が形成されているか否か左心耳を中心に注意深く観察する必要がある。

● 3. 重症度評価

(1) 弁口面積
①planimetry 法 (図2.8.2)
　僧帽弁レベル短軸断面にて僧帽弁を拡大表示し弁口内膜面をトレースすることにより，弁口面積が得られる。
②圧半減時間 (pressure half time；PHT) 法 (図2.8.3)
　カラードプラ法をガイド下に連続波ドプラ法にて僧帽弁通過血流速波形を記録する。血流速度が最大速度の$1/\sqrt{2}$になるまでの時間 (PHT) を求め次式に代入することにより，弁口面積を推定することができる。

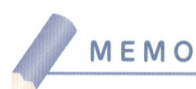

MEMO

　僧帽弁口面積 $(cm^2) = 220/PHT$

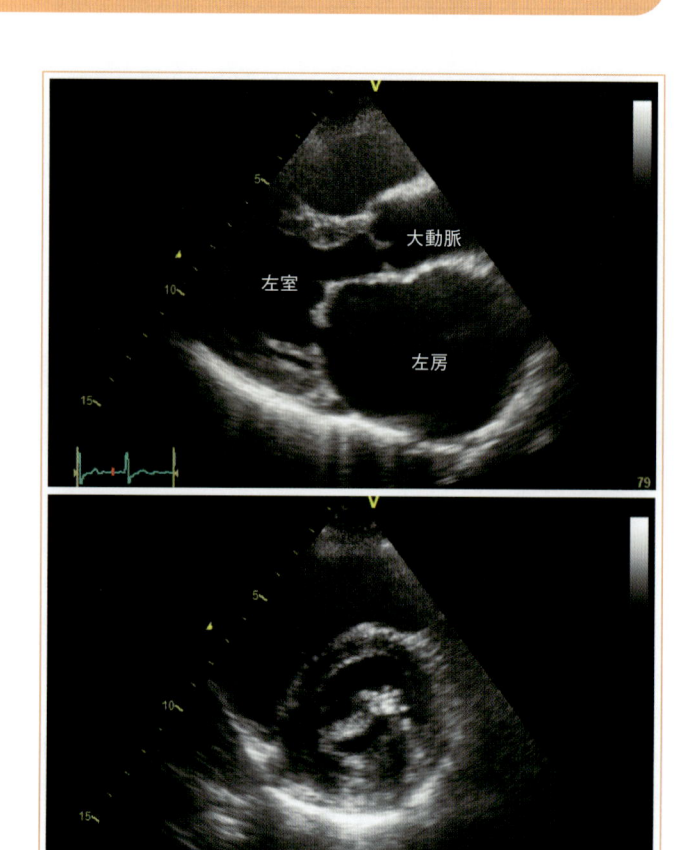

図2.8.1　僧帽弁狭窄症
僧帽弁は肥厚し，可動性が低下している。また，前尖のdomingと左房拡大を認める。
両交連部は癒合し前交連部では前尖の石灰化も伴う。左房は著明に拡大している。

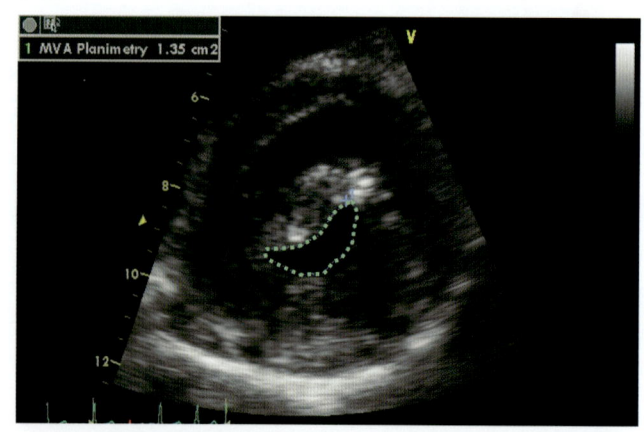

図2.8.2　僧帽弁口面積の計測 (planimetry 法)
僧帽弁レベル短軸断面を描出し，左房を拡大表示する。シネループ機能を用いて僧帽弁が最も大きく解放した時相で，弁口内膜面をトレースすると，僧帽弁口面積を計測できる。

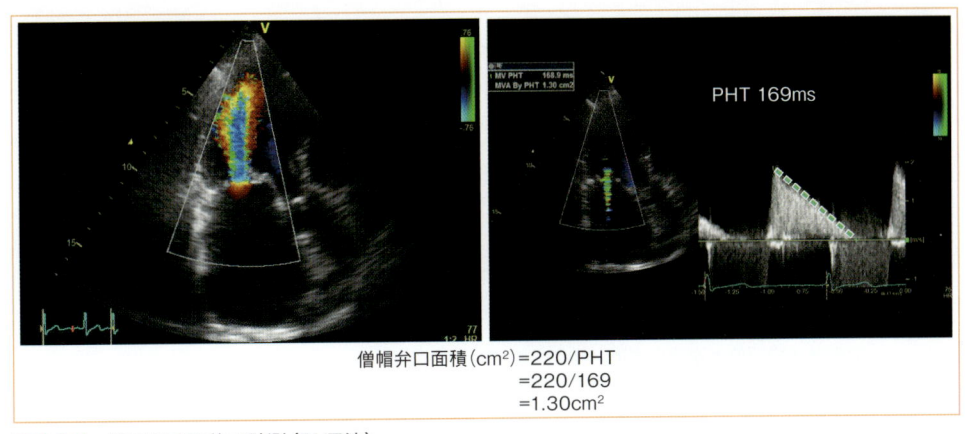

図2.8.3　僧帽弁口面積の計測 (PHT法)
心尖部長軸断面もしくは心尖部四腔断面を描出する。左室流入血流速波形に連続波ドプラ法を投入し，左室流入血流速波形を記録する。得られた左室流入血流よりPHTを計測する。

2.8.2　僧帽弁閉鎖不全症

● 1. 疾患の特徴

リウマチ変性，弁膜・腱索の粘液変性による僧帽弁逸脱，腱索断裂，感染性心内膜炎など弁自体の変性や，左室拡大や僧帽弁輪拡大などにより僧帽弁逆流が生じた病態である (図2.8.4)。リウマチ熱では僧帽弁狭窄を合併することが多く，僧帽弁逸脱や腱索断裂では，僧帽弁弁尖部が僧帽弁輪を超えて左房側に逸脱する。慢性の閉鎖不全症では，容量負荷により左房・左室が拡大するが，感染性心内膜炎や急性心筋梗塞に合併した乳頭筋断裂など急性の場合には，左房・左室は拡大せず，左室壁は過剰運動する。また，左房圧の急峻な上昇により，肺うっ血を来す。

● 2. 超音波検査所見

カラードプラ法にて収縮期に左室から左房に逆流する異常血流が観察される。僧帽弁逸脱症では，逸脱した弁尖が僧帽弁輪を越えて左房側に落ち込み，僧帽弁逆流は逸脱した弁尖の反対方向に出現する (図2.8.5)。一方，左室拡大に伴う逆流では，左房中心部に向かう逆流ジェットが観察される。また，中等度以上の僧帽弁逆流では，逆流発生部位の左室側に吸い込み血流 (acceleration flow) を生じる。

● 3. 重症度評価

重症度は一般に到達距離や左房面積に占める割合などで評価される。しかし，この方法は逆流時間が考慮されていない点や逆流方向により評価が異なることなどから，逆流弁口の下流に形成される逆流シグナルの最小幅 (vena contracta) や acceleration flow を用いた定量評価 (PISA法)，左室流入路を通過する一回拍出量と左室流出路での一回拍出量の差分から逆流量を算出する方法 (volumetric法) などを加えて評価する。

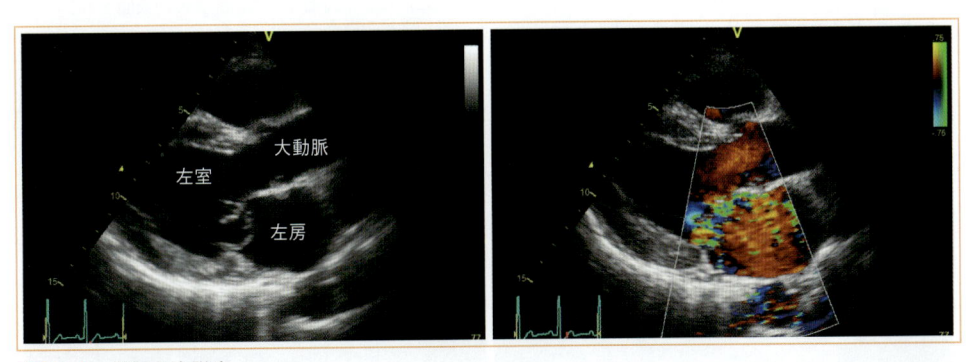

図2.8.4　僧帽弁逸脱症
僧帽弁後尖が逸脱し，左房前壁に向かう僧帽弁逆流が観察される。また逸脱した弁尖は，左房内腔に反転し，僧帽弁逸脱の原因は腱索断裂によるものと判断される。

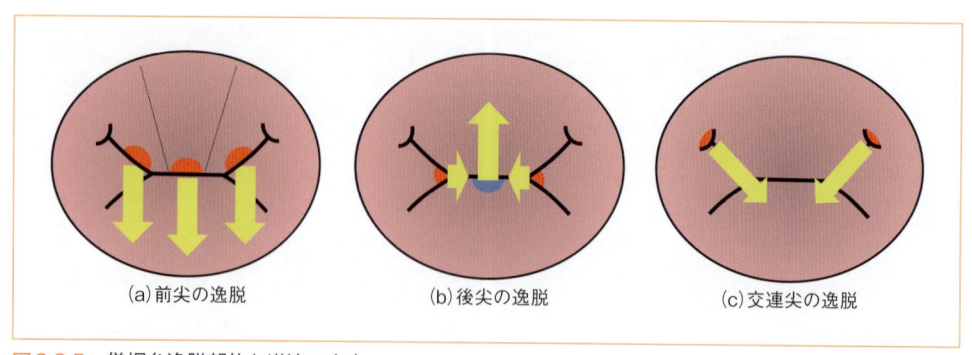

図2.8.5　僧帽弁逸脱部位と逆流の方向
僧帽弁逸脱症の逆流ジェットは逸脱した弁尖の逆方向に向かって吹く。

2.8.3　大動脈弁狭窄症

● 1. 疾患の特徴

　リウマチ熱によるリウマチ変性，加齢に伴う弁の石灰化，先天性二尖弁などにより大動脈弁に変性を来し，弁口面積が狭くなる疾患である。リウマチ変性は，交連部から癒合が生じ，弁尖・弁腹部へと波及する。やがては硬化・石灰化して弁機能障害が生じる。加齢に伴う弁石灰化では，弁腹・基部から肥厚・硬化が始まり，弁尖端に向かって進行する。先天性大動脈二尖弁は，本来3枚の半月弁が不完全に分葉したもので，若年（40〜50歳代）で弁の変性を来し弁機能障害を引き起こす。

　大動脈弁狭窄症の進行に伴い，左室大動脈間圧較差は増大するが，圧負荷に対する代償として左室が肥大（求心性肥大）することにより左室機能は維持されている。しかし，弁口狭小化に伴う圧負荷がさらに増大すると，代償機転が破綻し左室収縮能が低下し，遠心性の肥大と心拍出量の低下をもたらす。

● 2. 超音波検査所見

　断層法では，大動脈弁の肥厚や石灰化，可動性低下，交連部の癒合が認められる（図2.8.6）。また求心性肥大によ

る左室の肥大や，狭窄後拡張による上行大動脈の拡張の評価も重要な所見である。

● 3. 重症度評価

（1）左室大動脈圧較差の推定

　カラードプラ法にて大動脈弁口通過血流を観察すると異常なモザイクシグナルが認められる。この血流に連続波ド

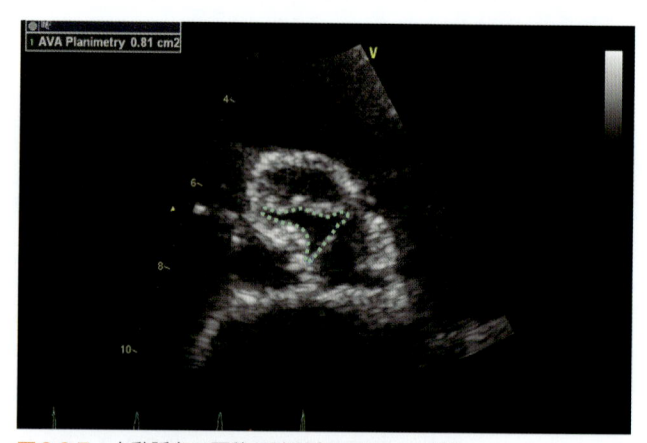

図2.8.7　大動脈弁口面積の計測（planimetry法）
大動脈弁レベル短軸断面を描出し大動脈弁を拡大表示する。大動脈弁が最大に解放した時相で，大動脈弁の内膜面をトレースすることにより大動脈弁口面積を得ることができる。

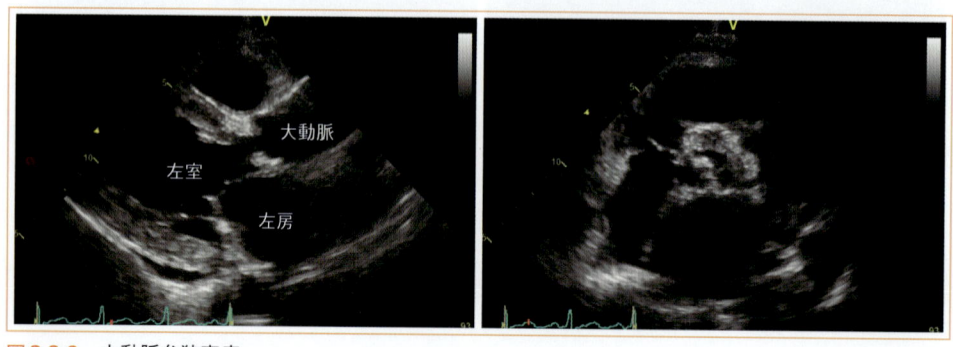

図2.8.6　大動脈弁狭窄症
大動脈弁が肥厚・石灰化し解放制限する。左室は求心性に肥大し左室後方には少量の心膜腔液も認められる。

プラ法を適用すると，狭窄部を通過する最大血流速度が得られ，簡易ベルヌーイ式に代入すると左室大動脈間の最大圧較差を推定することができる。また，血流速波形の辺縁をトレースすることにより平均圧較差を推定することができる。

(2) 弁口面積

①planimetry法（図2.8.7）

大動脈弁レベル短軸断面にて大動脈弁を拡大表示し弁口内膜面をトレースすることにより，弁口面積が得られる。

②連続の式（図2.8.8, 2.8.9）

血流量は，流路断面積と同部を通過する血流速の時間速度積分値の積から求めることができる。そこで，流体の質量保存の法則「左室流出路通過血流量（左室一回拍出量）と大動脈弁位通過血流量は等しい」という仮定のもとに，左室流出路通過血流量（左室流出路時間速度積分値×左室流出路断面積）を大動脈弁位の時間速度積分値で除することで大動脈弁口面積を算出することができる（図2.8.9）。

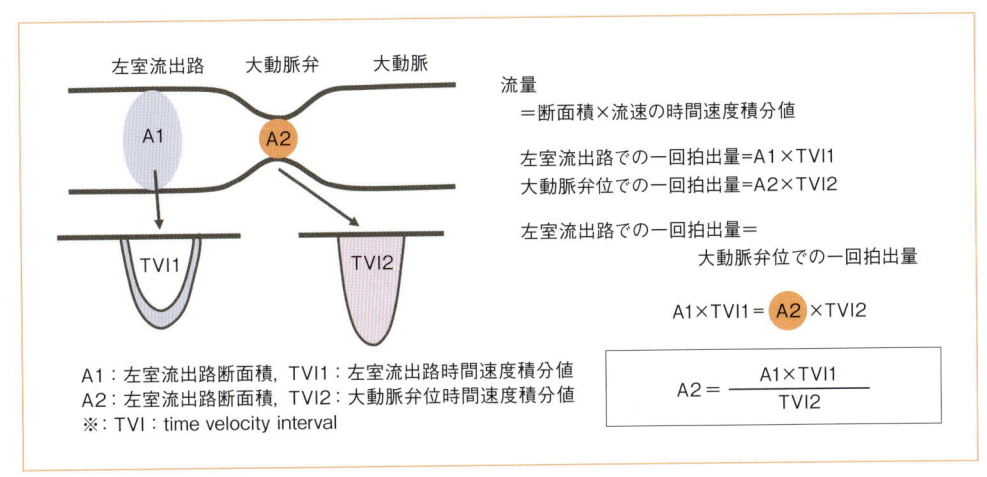

図2.8.8　大動脈弁口面積（連続の式）
左室流出路を正円形と仮定し，左室流出路径から左室流出路の断面積（A1）を得ることができる。これに左室流出路血流速波形をトレースして得られる時間速度積分値（TVI1）をかけることにより左室流出路での一回拍出量が算出される。これを，大動脈弁位での時間速度積分値（TVI2）で除することで，大動脈弁口面積（A2）を得ることができる。

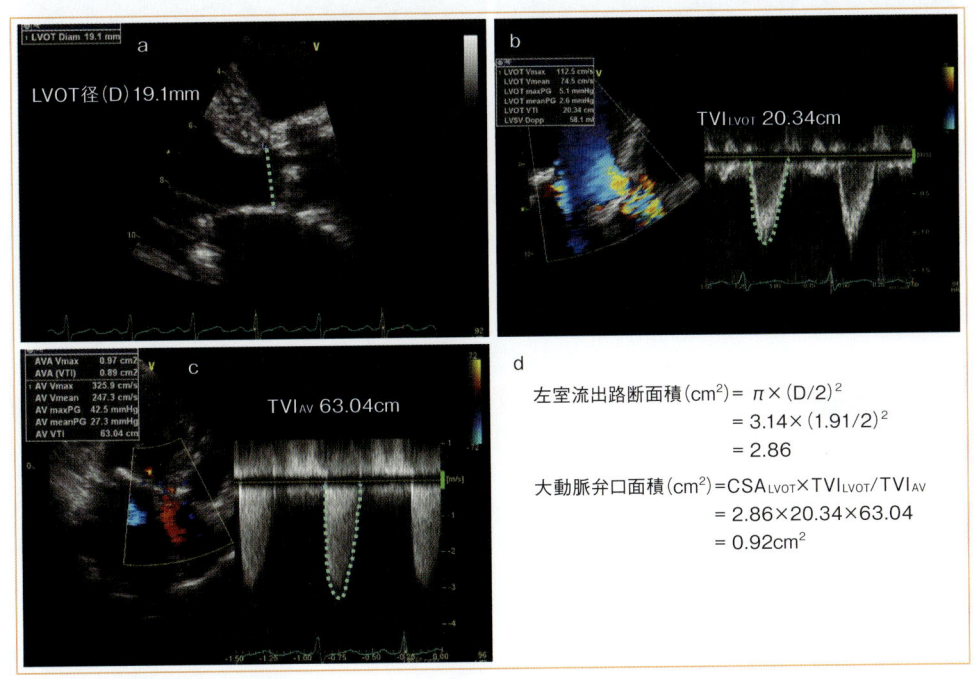

図2.8.9　連続の式の計測方法
a：傍胸骨長軸断面の流出路拡大像で大動脈弁直下の左室流出路径を計測する。同部の断面を正円と仮定して流路断面積を求める。
b：パルスドプラ法にて心尖部長軸断面の大動脈弁直下左室流出路にサンプルボリュームを設置して，左室流出路血流速波形を記録する。得られた波形の辺縁をトレースして左室流出路時間速度積分値（TVILVOT）を求める。
c：連続波ドプラ法にて心尖部長軸断面もしくは心尖部五腔断面などから大動脈弁通過血流速波形を記録する。得られた波形の辺縁をトレースし大動脈弁位時間速度積分値（TVIAV）を求める。
d：得られた値を下記の式に代入することにより，弁口面積を算出することができる。
　　大動脈弁口面積（cm²）＝CSALVOT×TVILVOT/TVIAV
　　本症例では，大動脈弁口面積0.92cm²と計測された。

2.8.4　大動脈弁閉鎖不全症

● 1. 疾患の特徴

　リウマチ変性，加齢に伴う石灰化，先天性二尖弁，感染性心内膜炎など弁自体の変性や，大動脈炎，大動脈弁輪拡張症，上行大動脈解離など大動脈弁支持組織の異常により大動脈弁逆流が生じた病態である（図2.8.10）。

　慢性大動脈弁閉鎖不全症では，容量負荷に伴い左室は球状に拡大する。また，増大した一回拍出量を大動脈に駆出するため，左室圧負荷も加わり壁の肥厚も認められる。しかし，非代償期になると，左室壁運動の低下や左室拡張末期圧・左房圧が上昇し，肺高血圧を生じる。一方，感染性心内膜炎による弁破壊や大動脈解離など急性閉鎖不全症では，左室は拡大せずに過剰運動する。また，大量の逆流により左室拡張末期圧が急激に上昇し，心不全に陥る。

● 2. 超音波検査所見

　カラードプラ法にて拡張期に大動脈弁より左室内に逆流する異常血流が観察される。逆流方向は大動脈弁の石灰化や大動脈弁輪の拡張の場合は左室中心部に向かう逆流ジェットが観察される。大動脈二尖弁では，raphe（縫線）を有する大きな弁尖の逸脱により逆流ジェットの方向が偏移することがある。

● 3. 重症度評価

　重症度は，一般に到達距離により評価されるが，この方法は僧帽弁逆流と同様，逆流時間や逆流方向による影響があるため，大動脈弁逆流の圧半減時間（PHT），下行・腹部大動脈の拡張期逆流の有無，逆流弁口の下流に形成される逆流シグナルの最小幅（vena contracta）など，ほかの評価項目と併せて評価する。また，左室流出路を通過する一回拍出量と左室流入路での一回拍出量の差分から逆流量を算出し，定量的に評価する方法（volumetric法）もある。

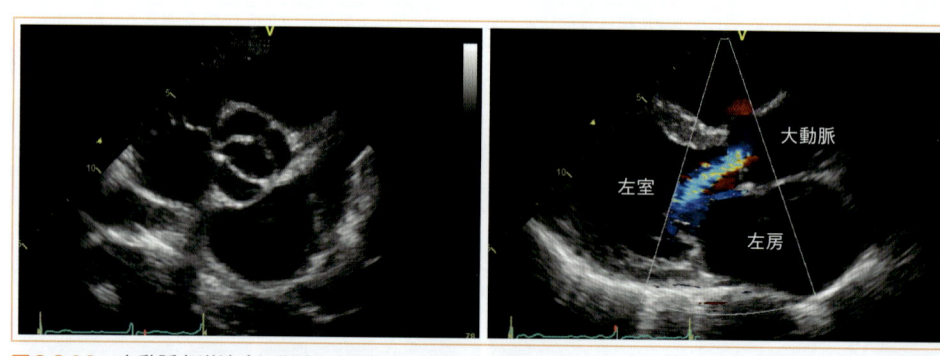

図2.8.10　大動脈弁逆流（大動脈二尖弁）
カラードプラ法にて弁接合部より生じる大動脈弁逆流が観察される。
短軸像で観察すると大動脈弁は右冠尖と左冠尖が癒合した大動脈二尖弁であった。

2.8.5　心筋梗塞

● 1. 疾患の特徴

　虚血性心疾患は，冠動脈の狭窄や閉塞などによる心筋に対する酸素供給不足によって生じる（図2.8.11，2.8.12）。心筋虚血の進行は，代謝障害→壁運動障害（拡張障害→収縮障害）→電気生理学的変化→臨床症状（胸痛）の順に出現するため，心筋が虚血に陥った場合には，心電図変化に先行して壁運動異常が認められる。また，虚血の状態が長時間続くと，心筋は不可逆的壊死を生じ心筋梗塞となる。

● 2. 超音波検査所見

　断層心エコー検査における壁運動評価は，収縮期の心内膜の内方運動の低下（もしくは消失），壁厚増加（thickening）の低下（もしくは消失），心内膜の収縮期外方運動の有無などにより判断される。また，心筋梗塞により壊死し線維化した心筋はエコー輝度が上昇することから，エコー輝度の変化も陳旧性心筋梗塞を判断するのに有用な所見となる。一方，心筋虚血による壁運動異常は，冠動脈の走行と合致して出現するため，冠動脈の支配領域に沿って判断する必

要があり，実際には左室壁を16分節に分割して評価する　　方法が広く用いられている。

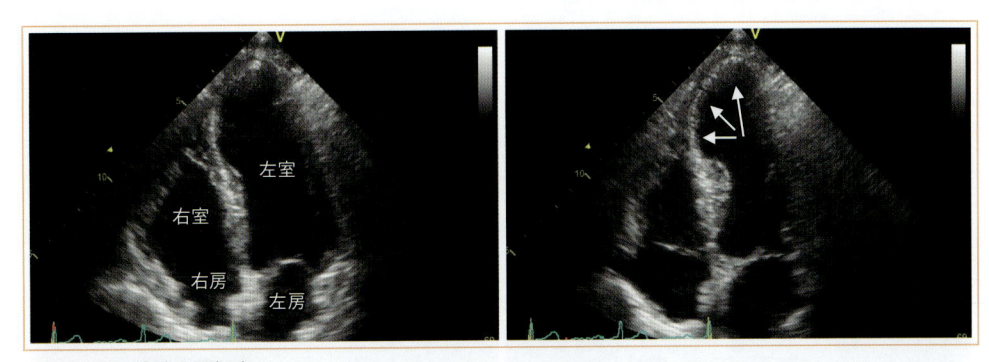

図2.8.11　前壁中隔梗塞
左前下行枝の支配領域である心室中隔中位～心尖部全体が，壁菲薄化（↑）しthickeningが消失している。

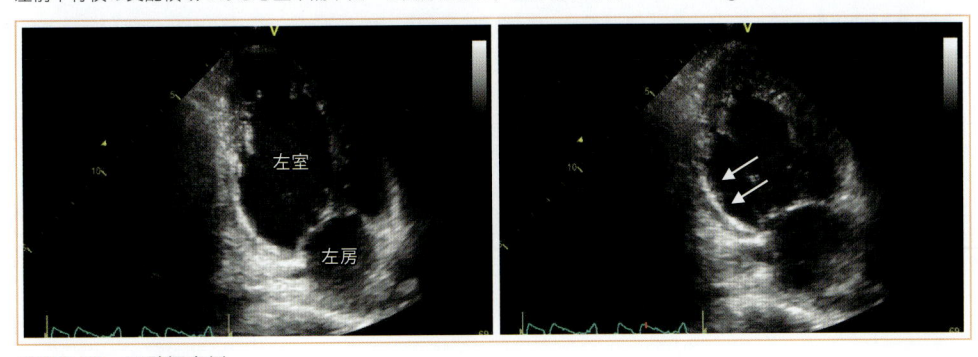

図2.8.12　下壁梗塞例
右冠動脈の支配領域である下壁基部のエコー輝度が上昇し（↑），thickeningが消失している。

2.8.6　肥大型心筋症

● 1. 疾患の特徴

　高血圧や弁膜症などがなく，左室もしくは両室が不均一に肥厚する疾患である（図2.8.13，2.8.14）。肥大の有無により閉塞性と非閉塞性に大別され，閉塞性は閉塞の部位より，非対称性心室中隔肥大型，心室中部閉塞型，心尖部肥大型に分かれる。また，肥厚形式により，4型に分類するMaronの分類もある（図2.8.15）。

MEMO

Maronの分類
Ⅰ型：肥大が心室中隔の前半分に限局（心室中隔前1/3）
Ⅱ型：肥大が心室中隔の全体にみられる（心室中隔前1/3＋後2/3）
Ⅲ型：肥大が心室中隔・前壁・側壁に認められ後壁のみ肥大を免れている
Ⅳ型：心室中隔前半部・前壁・後壁以外の肥大（心尖部肥大型心筋症をⅤ型として分類する場合もあるが，本来この分類には属さない）

● 2. 超音波検査所見

(1) 形態による超音波所見
①非対称性心室中隔肥大型

　心室中隔が後壁の1.3倍以上に肥厚した疾患。心室中隔基部の肥厚が強い例では，左室流出路が狭小化し，僧帽弁とその支持組織が収縮期に前方に移動（僧帽弁収縮期前方運動；systolic anterior movement；SAM）し，左室流出路狭窄を生じる。その結果，収縮中期～後期では，駆出量が減少し大動脈弁収縮期半閉鎖が生じる。

②心尖部肥大型

　心尖部に限局して肥大した疾患。肥厚の強い例では，収縮期に内腔が狭小化し圧較差を生じる。この場合，パルスドプラ法にて狭窄部の血流シグナルの波形パターンを観察すると，通常収縮後期にピークを有する1峰性の波形が示されるが，2峰性の波形が認められた場合には，心尖部に瘤が形成されている可能性がある。

(2) その他の所見

　肥大型心筋症の基本病変はコンプライアンスの低下を主徴とする左室の拡張障害であり，左室収縮能は保たれてい

る。しかし遠隔期になると，左室壁が薄くなり左室収縮力の低下と左室内腔拡大を来し，拡張型心筋症類似の病態を呈する症例が存在する（拡張相肥大型心筋症）。

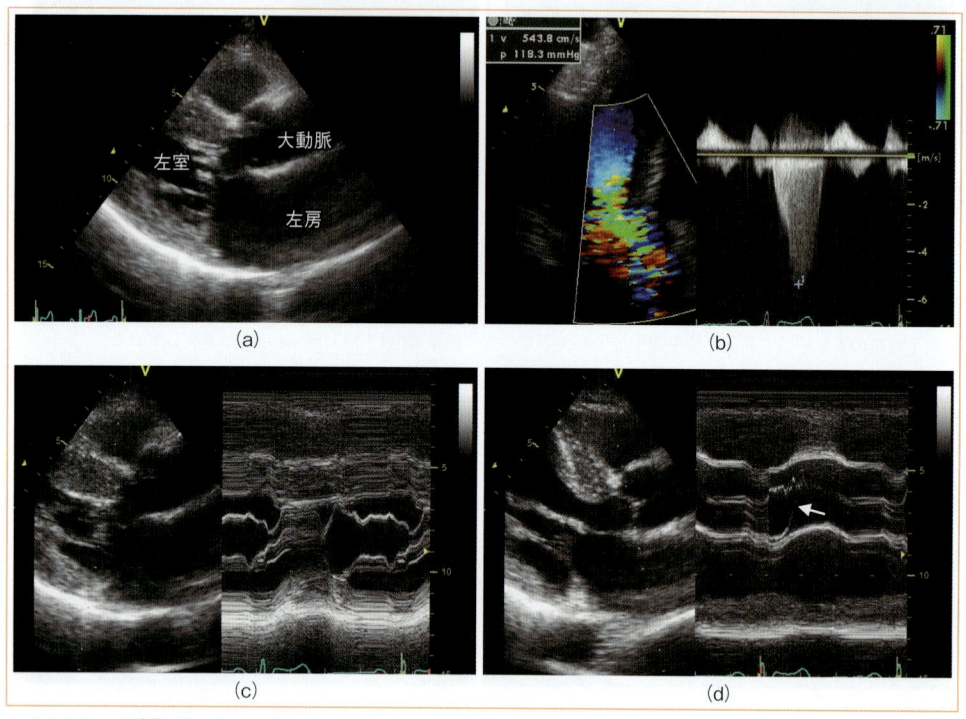

図2.8.13　閉塞性肥大型心筋症

心室中隔に限局して肥厚し（a），左室駆出血流は5.4m/sと上昇している（b）。左室流出路は狭小化し，収縮期に僧帽弁前方運動が観察される（c）。また大動脈には，収縮期半閉鎖も観察される（d：↑）。

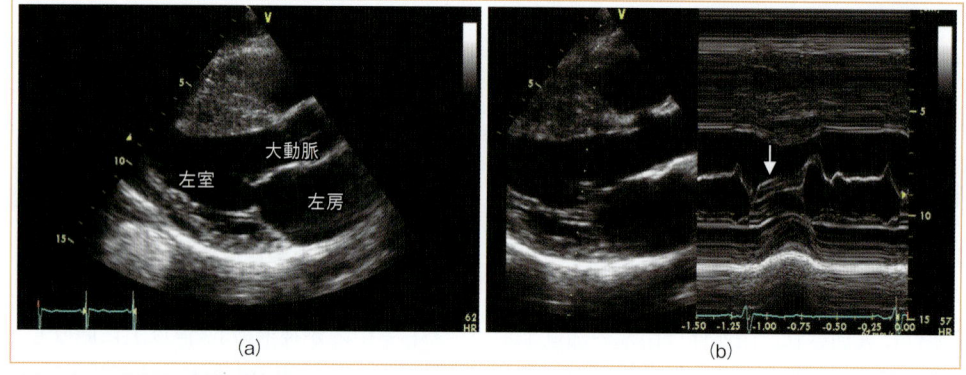

図2.8.14　非閉塞性肥大型心筋症

心室中隔に限局した肥厚を認める（a）が，収縮期僧帽弁前方運動は観察されない（b：↑）。

分類	Ⅰ型	Ⅱ型	Ⅲ型	Ⅳ型
形態	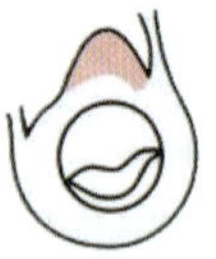	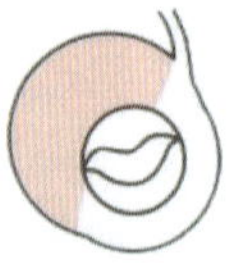	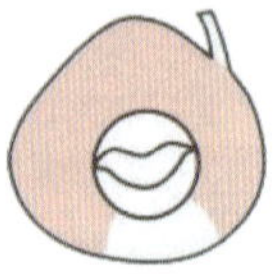	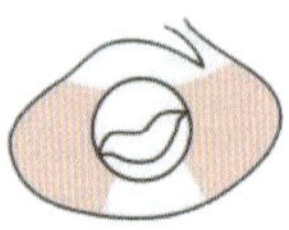
部位	心室中隔前半部に限局	心室中隔全体	後壁のみ肥大を免れている	心室中隔後半部・前壁・側壁

図2.8.15　Maronの分類　肥大形式よる肥大型心筋症の分類

僧帽弁レベル短軸像における肥大形式より分類する方法。

（日本超音波検査学会 監修：心臓超音波テキスト 第2版，医歯薬出版，2009年を参考に作成）

2.8.7　拡張型心筋症

● 1. 疾患の特徴

　冠動脈疾患や弁膜症など，基礎疾患がないにもかかわらず，左室が拡大しびまん性に壁運動が低下する病態である（図2.8.16）。多くは，心拍出量の低下や左室内圧上昇に伴う心不全徴候を契機に発見される。

● 2. 超音波検査所見

　超音波検査所見の基本は，左室の著明な拡大と左室壁運動の低下である。壁運動低下はびまん性の低下であるが，局所性の壁運動異常を有することもある。中には心室同期不全（dyssynchrony）を呈する症例もしばしば認められる。左室壁は正常〜菲薄化し輝度上昇を伴う場合もある。また，本症では僧帽弁逆流や左室内血栓，三尖弁逆流，肺高血圧などを合併していることが多く，左室の拡大や壁運動低下だけでなく，心全体を評価する必要がある。

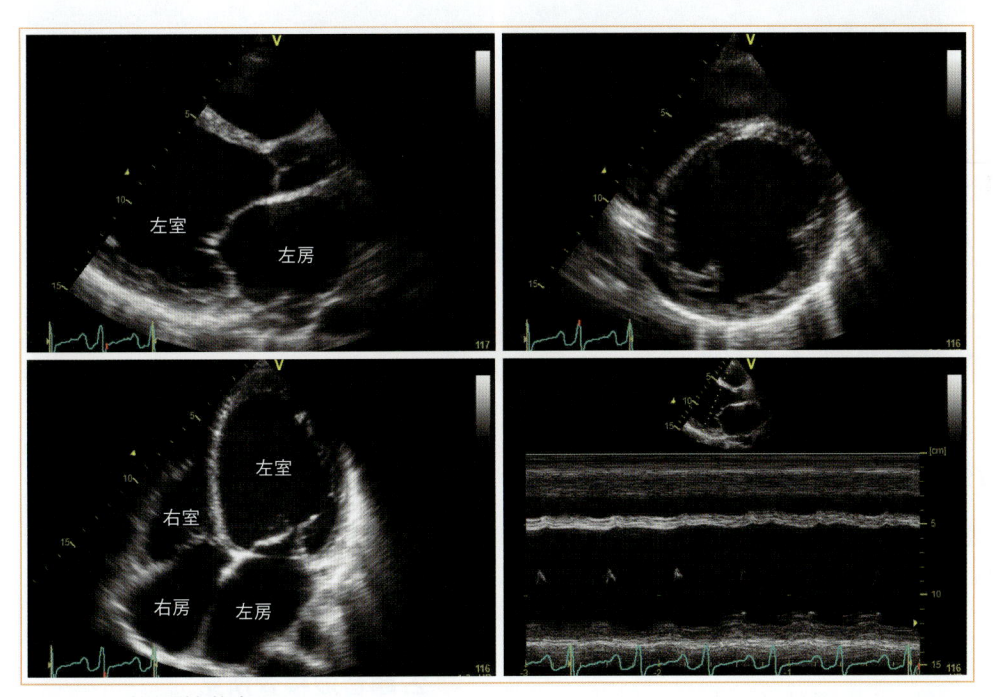

図2.8.16　拡張型心筋症
左室は拡大し，びまん性に壁運動は低下している。

2.8.8　心膜腔液貯留

● 1. 疾患の特徴

　心膜心筋炎や心筋梗塞による心破裂，大動脈解離などにより心腔から流出した液が心膜腔内に貯留した状態である（図2.8.17）。心膜腔液は，貯留量よりも貯留速度が重要であり，心破裂などにより急激に貯留する場合は，たとえ少量であっても心タンポナーデに陥ることがある。

● 2. 超音波所見

　心膜腔液は，超音波検査では心囊内の低輝度なecho free spaceとして観察され，心膜の癒着などがなければ，通常左室後壁の外方から始まり，貯留量の増加に伴って，右室前面，心尖部方向へと広がる。

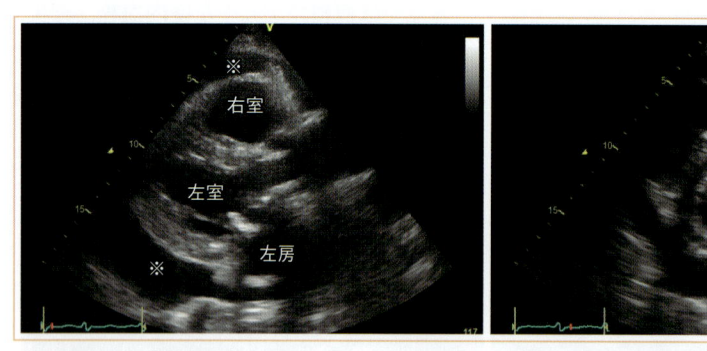

図2.8.17　心膜腔液貯留
僧帽弁置換術後。心全周に貯留する多量の心膜腔液（心囊液）を認める（※）。

2.8.9　心房中隔欠損症

● 1. 疾患の特徴

　心房中隔の形成不全に起因し，心房中隔の一部が欠損した病態である（図2.8.18）。欠損部位により，一次孔欠損型，二次孔欠損型，上位静脈洞欠損型，下位静脈洞欠損型，冠静脈洞欠損型に分類されるが，二次孔欠損が大半を占める。短絡血流により肺循環血液量が増加し，右房右室は容量負荷より拡大する。さらに，肺血流の増加により，肺血管壁の繊維性肥厚など肺血管変性が進行すると，右左短絡を生じEisenmenger化する。短絡血流の重症度は，右室駆出血流量（肺血流量：Qp）を左室駆出血流量（体血流量：Qs）で除した，肺体血流量比（Qp/Qs）で評価される。健常人では，Qp/Qsは1.0前後であるが，左右短絡により肺循環血液量が増加するとこの数値は大きくなり，Qp/Qsが1.5を超えると，外科的治療またはカテーテル治療の対象となりうる。

● 2. 超音波検査所見

　心エコー検査では，断層法における心房中隔の欠損と，カラードプラ法にて欠損孔を通過する左右短絡を検出することで診断がなされる。右室右房は拡大し，右室壁運動は正常〜軽度低下する。心室中隔は，右心系の容量負荷を反映し，拡張期に右室より圧排され扁平化する。

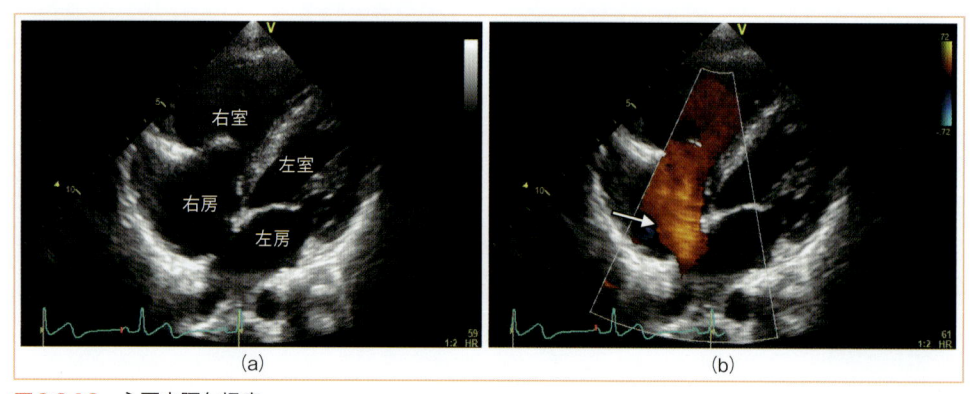

(a)　　　　　　　　　(b)

図2.8.18　心房中隔欠損症
心房中隔に欠損孔を認め（a），同部を通過する左-右短絡が観察される（b：↑）。

2.8.10　急性肺血栓塞栓症

● 1. 疾患の特徴

　長期臥床（ちょうきがしょう）などにより，下肢静脈などに形成された血栓が遊離し，肺動脈に塞栓症を起こした病態である（図2.8.19）。血栓の大きさ，患者の心肺予備能，肺梗塞の有無などにより，発現する臨床症状の程度が異なる。

● 2. 超音波検査所見

　右房や右室，肺動脈に血栓が存在する場合，浮遊する実質エコー像として観察されるが，血栓そのものが検出されることはまれであり，心エコー検査では，肺塞栓の結果生じる肺高血圧や右室拡大・壁運動異常などの評価が中心と

なる。肺動脈圧は，肺動脈弁狭窄症がなければ収縮期右室圧と等しく，収縮期右室圧は，三尖弁逆流から推定することができる。連続波ドプラ法を用いて三尖弁逆流速波形の最大流速を計測し，簡易ベルヌーイ式に代入することにより収縮期の右室－右房間圧較差を推定することができる。この右室－右房間圧較差に下大静脈より推定される右房圧を加えることで収縮期右室圧を推定することができる。

MEMO

収縮期右室圧（収縮期肺動脈圧）＝
　　　　$4 \times$（三尖弁逆流速）^{2} ＋右房圧

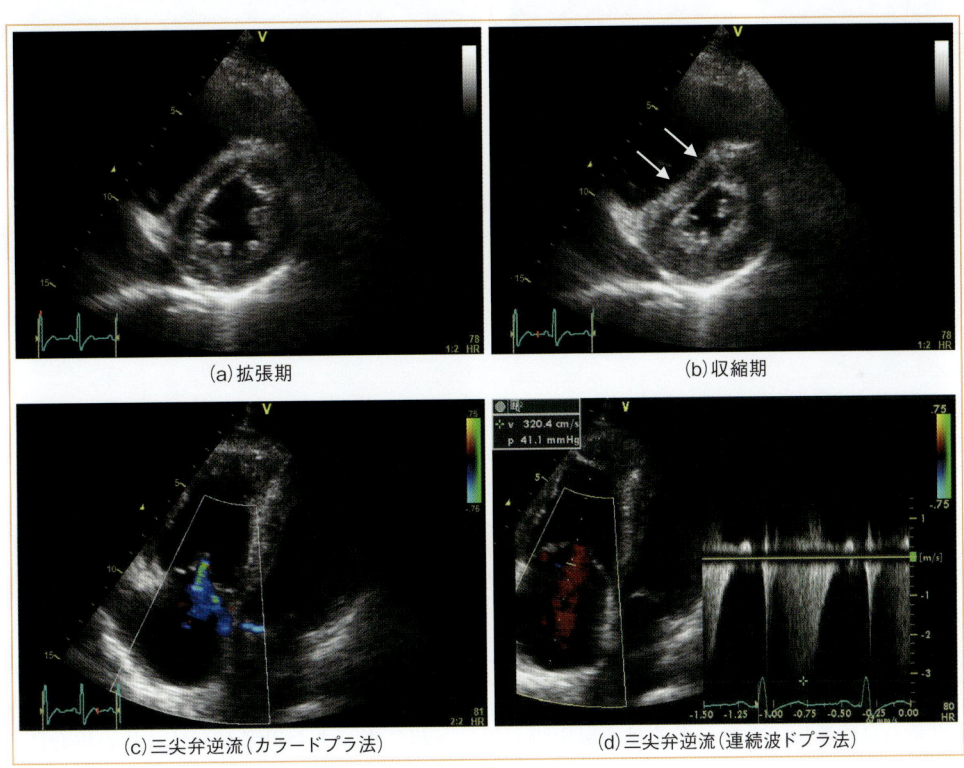

(a) 拡張期　　　　　　　　　　(b) 収縮期

(c) 三尖弁逆流（カラードプラ法）　　(d) 三尖弁逆流（連続波ドプラ法）

図2.8.19　急性肺血栓塞栓症
右室は拡大し壁運動が低下している。心室中隔は全周期を通じて右室より圧排され扁平化している（b：↑）。三尖弁逆流は軽度であったが（c），三尖弁逆流の最高血流速より推定される収縮期右室圧は，56mmHg（右房圧を15mmHgとして算出）と上昇している（d）。

2.8.11　感染性心内膜炎

● 1. 疾患の特徴

　抜歯や外科的手術後などを契機として菌血症に陥り，その炎症が心内膜に波及した病態である（図2.8.20）。一般に感染性心内膜炎を発症する背景には，心室中隔欠損症，動脈管開存，大動脈二尖弁，僧帽弁逸脱症など，何らかの基礎疾患がある場合が多く，血流ジェットにより損傷された心内膜に菌が付着・増殖し疣腫を形成する。弁膜に付着した場合には，弁が破壊され逆流を主体とした弁機能不全を起こす。疣腫は，弁尖などに付着するやや高輝度な可動性に富む塊状エコーとして描出され，Mモード法で観察すると細かく細動するshaggy echoが認められる（図2.8.21）。

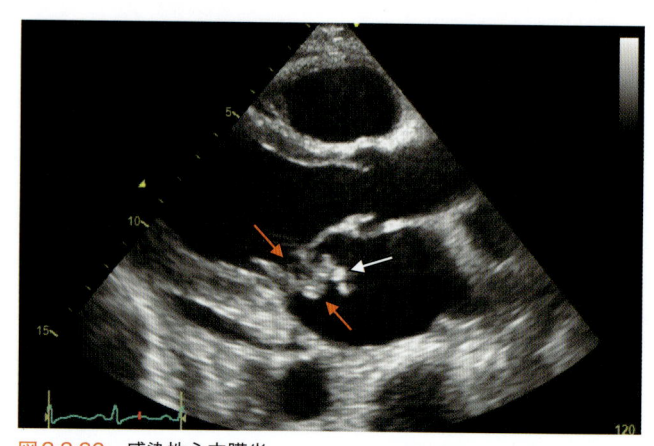

図2.8.20　感染性心内膜炎
43歳，男性。抜歯後，発熱と心雑音にて当院紹介。僧帽弁に付着する疣腫を認める（白↑）。また僧帽弁は細菌感染により破壊され，穿孔している（赤↑）。

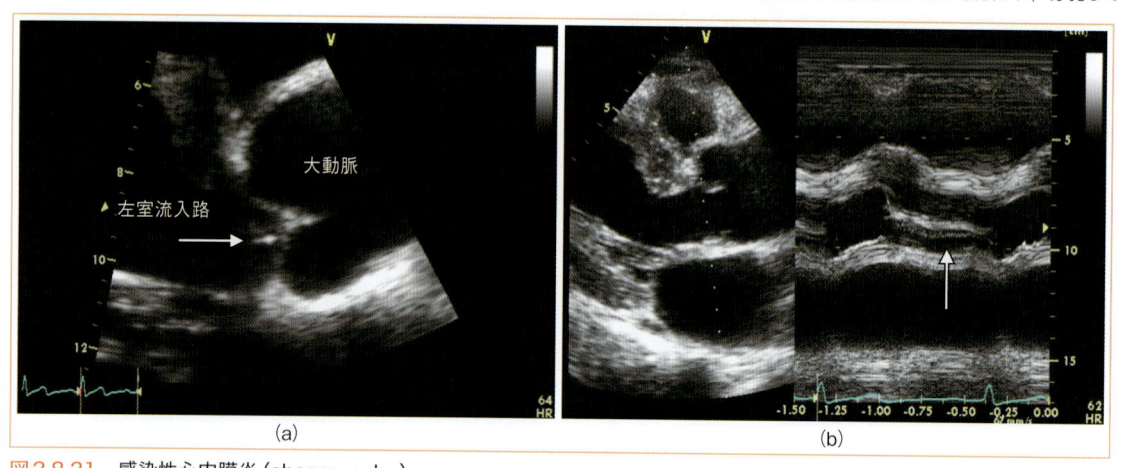

図2.8.21　感染性心内膜炎 (shaggy echo)
大動脈弁尖部に付着し，左室流出路内の突出する高輝度な索状エコーが認められる（a：↑）。
Mモード法にて観察する規則正しく細動するshaggy echoを認めた（b：↑）。

2.8.12　粘液腫

● 1. 疾患の特徴

　粘液腫は，心臓原発の良性腫瘍であり，多くは心房中隔に茎を有し左房内に発生する（図2.8.22）。可動性を有する場合，拡張期に腫瘍塊が僧帽弁口に陥頓することにより左室流入障害を来し，僧帽弁狭窄症と似た血行動態異常を引き起こす。また辺縁がゼリー状の場合には，その一部が剥離し塞栓症を引き起こすことがある。

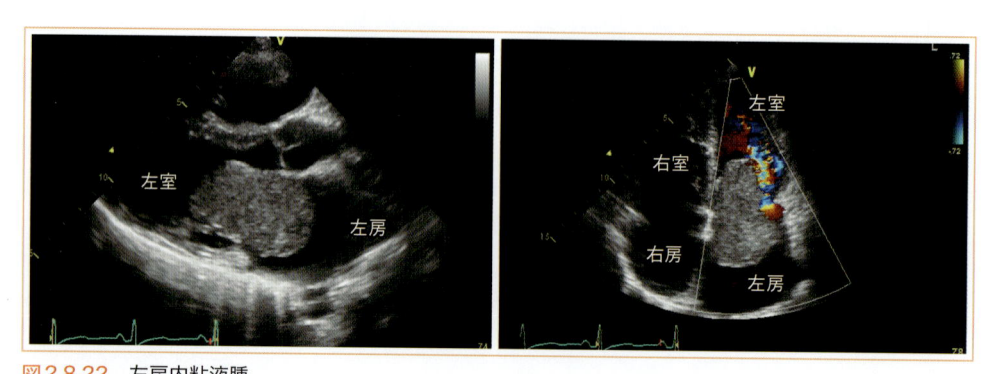

図2.8.22　左房内粘液腫
左房内に約35×50mm大の実質エコーを認め，拡張期には僧帽弁口に陥頓している。
腫瘍は心房中隔に付着し，洞調律であることから左房内粘液腫が疑われる。

2.8.13　心内血栓

● 1. 疾患の特徴

　心房細動など，血液がうっ滞した病態では心腔内に血栓が生じる（図2.8.23）。一般的に，心房細動時には左心耳内に，心室瘤を形成する病態では瘤内に血栓を生じることが多い。血栓のエコー性状は，経時的に異なり，器質化した血栓はエコー輝度が高く，新鮮な血栓では低輝度として抽出される。また，可動性に富む血栓は塞栓症を発症しやすいため，発見した場合には即時に医師に伝える必要がある。

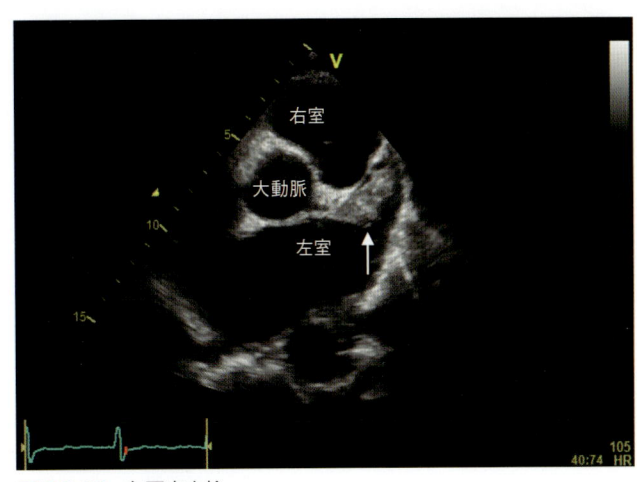

図2.8.23　左房内血栓
左心耳内に境界明瞭な血栓を認める（↑）。

2.8.14　大動脈解離

● 1. 疾患の特徴

　大動脈壁に亀裂が生じ，そこに血液が流入（entry）することにより，大動脈壁が2層に剥離した状態である（図2.8.24）。大動脈は，剥離した内膜（flap）により本来の内腔（真腔；true lumen）と新たに生じた内腔（偽腔；false lumen）に分割される。心エコー図検査では，この大動脈内の隔離内膜（flap）を検出することが診断の糸口となる。上行大動脈が解離した場合，心タンポナーゼや急性大動脈弁逆流を併発することが多く，解離が冠動脈に波及した場合には，急性冠症候群に酷似した臨床所見・検査所見を呈することもある。

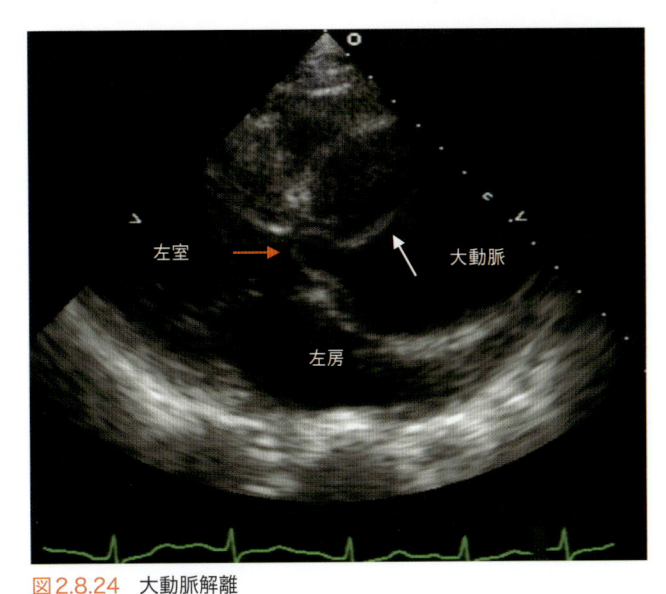

図2.8.24　大動脈解離
上行大動脈は拡大し，内部に剥離内膜（flap）が観察される（白↑）。flapの辺縁は左室流出路に陥頓している（赤↑）。

［岡庭裕貴］

📖 参考文献

1）日本超音波検査学会 監修：心臓超音波テキスト 第2版，医歯薬出版，東京，2009.

3章 血管超音波検査

SUMMARY

　血管超音波検査は，体表面から腹部血管までさまざまな深さの血管を明瞭に描出するテクニックが必要である。検査を始める際にも，患者の理解を深め，より協力的に検査に参加していただくために，わかりやすい検査説明や体位変換，身体所見を得ることへの協力をお願いすることは，検査の精度と効率を高めるために重要である。本章では，前処置や検査を行ううえでの基本事項，プローブ選択や基本的な血管観察のコツを習得し，頸動脈，下肢静脈，下肢動脈，大動脈，腎動脈それぞれで必要になるポイントを解説する。

3.1 ｜ 血管超音波検査総論

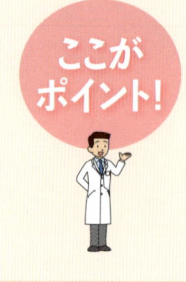

ここがポイント!

・血管領域の超音波検査は，体表面から腹部血管まで，さまざまな部位の血管を描出するテクニックが必要となる。

・検査の精度と効率を高めるため，患者への十分な説明により協力を得る。

・前処置や検査を行ううえでの基本事項やプローブ選択のコツを会得する。

3.1.1　前処置，プローブの選択，検査前準備など

● 1. 前処置

血管超音波検査の種別により，前処置は若干異なる（表3.1.1）。

● 2. 検査前に行っておくこと

（1）検査室の室温は一定に保つ

超音波検査に限らず，血管の検査は室温の影響を受ける。とくに下肢末梢血管などは血流波形が変化するので，「暑すぎず，寒すぎず」の適温にする（25℃前後）。

（2）検査着の着用など

頸動脈では頸窩（胸骨柄の上方にあるくぼみ）や鎖骨付近が露出しやすい服装にしてもらう（図3.1.1）。下股血管ではディスポーザブルのトランクスなどを使用する。

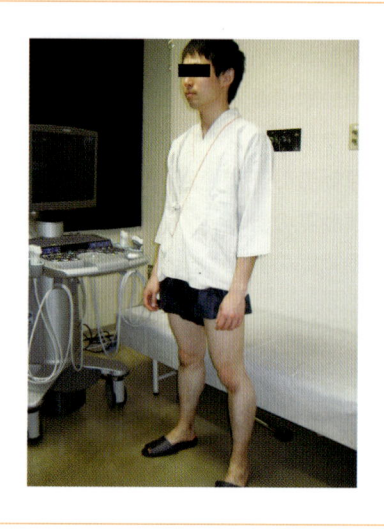

図3.1.1　検査着の例（下肢血管検査時）
ディスポーザブルのトランクスや下肢が露出しやすい服装。

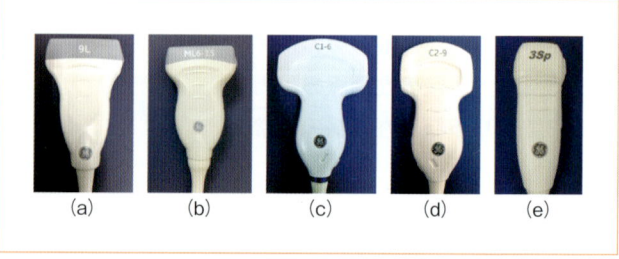

図3.1.2　主なプローブの種類と至適使用法
(a)：リニア型プローブ（8〜10MHz）
　　至適観察深度は5cm程度まで。頸動脈，大腿部以下の下肢，バスキュラーアクセスなど。血管領域では幅広い用途に使用可能。
(b)：高周波リニア型プローブ（12〜18MHz）
　　皮静脈や静脈瘤，側頭動脈など。深さ2〜3cm以内の表層血管。
(c)：コンベックス型プローブ（3.5〜6MHz）
　　至適観察深度16cm程度まで。腹部血管など。
(d)：高周波コンベックス型プローブ（6〜9MHz）
　　至適観察深度は9cm以内まで。下腿の全体像把握など，観察面積が広い。
(e)：セクタ型プローブ（2.5〜5MHz）
　　至適観察深度は20cm程度まで。頭蓋内，鎖骨下，胸部などの観察困難部位に使用。

表3.1.1　前処置法

領域	前処置	備考
頸動脈	頸部伸展の説明，頸部を露出しやすい服装の説明	頸部伸展が可能かを確認。めまいなどの症状を確認。
下肢静脈	トランクスなどを用意（できればディスポーザブルのトランクスなどを施設側で用意）	座位で検査を行う場合があることを説明。めまいの有無などを確認
下肢動脈	トランクスなどを用意（できればディスポーザブルのトランクスなどを施設側で用意）	血管内治療（ステント）の有無などを確認
大動脈	絶食が理想的（腹部超音波検査に準ずる）	大動脈瘤の有無などを事前に確認
腎動脈	絶食が理想的（腹部超音波検査に準ずる）	腎機能の確認。高血圧の有無を確認

● 3. プローブの選択

図3.1.2に主なプローブの種類と用途を示す。血管超音波検査では，プローブは描出部位によって使い分ける。プローブ選択のポイントは「観察する部位の深さに至適のプローブ」である（表3.1.2）。以下にその要旨を述べる。

①観察深度4〜5cmまでは領域に関係なく9MHz前後の高周波リニア型プローブを用いる。

②さらに2cm以内のものでは10MHz以上の高周波プローブを使用するのもよい。

③コンベックス型プローブ，セクタ型プローブは観察深度が深い場合，また周波数を低めて高速血流の流速計測を行う際にも用いる。セクタ型プローブは連続波ドプラを使用できるので，狭窄による高速血流を捉えるのに適している。

表3.1.2 プローブの使い分け

領域	頭部表在	頭蓋内	頸動脈	上肢，鎖骨下，腕頭	内胸動脈	胸部付近（上大静脈，上行大動脈，弓部など）	腹部，腸骨領域	腎動脈	大腿〜膝窩	下腿
観察深度（cm，目安）	0.2〜1.0	2〜10	0.5〜4	0.2〜4	1〜3	3〜8	2〜12	2〜12	1〜6	0.2〜6
至適中心周波数（MHz，目安）	10.0以上	3.0前後	9.0前後	3.0〜9.0	9.0前後	3.0〜5.0	3.0〜6.0	3.0〜6.0	9.0前後	9.0前後
主なプローブの種類	リニア	セクタ	リニア，マイクロコンベックス	リニア，コンベックス，セクタ	リニア，コンベックス（高周波コンベックス）	セクタ，コンベックス	コンベックス，セクタ，リニア	コンベックス，セクタ，リニア	リニア，コンベックス（高周波コンベックス）	リニア，コンベックス（高周波コンベックス）
アーチファクトの原因となりやすいもの		骨		鎖骨下，腕頭は骨など	骨	肺，骨	消化管ガス，深部減衰	消化管ガス，深部減衰		血管壁石灰化

領域ごとで通常よく使用されるプローブ（体上部からの順）

［八鍬恒芳］

3.2 ｜ 頸動脈

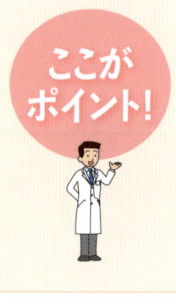

- 頸部血管病変の診断には超音波検査が有用である。
- 全身の動脈硬化度の評価として広く行われている。
- 内膜剥離術や頸動脈ステント留置術 (carotid artery stenting；CAS) などの術後経過観察に有用である。

3.2.1　頸動脈の解剖

● 1. はじめに

　大動脈弓では中枢から順に腕頭動脈，左総頸動脈，左鎖骨下動脈が分岐する。腕頭動脈から，右鎖骨下動脈と右総頸動脈とに分岐する。右鎖骨下動脈からは右椎骨動脈が分岐する。左鎖骨下動脈からは，左椎骨動脈が分岐する (図3.2.1)。正常変異としては，腕頭動脈と左総頸動脈は最初1本で大動脈弓から分岐し，すぐに腕頭動脈と左総頸動脈が分岐するパターンがある。

　また，左椎骨動脈が直接大動脈弓から分岐するパターンもある。両側の総頸動脈は末梢側に進むと圧受容体が存在する頸動脈洞 (carotid bulb；CB) となる。その後，第4頸椎レベル付近 (おおよそ甲状軟骨付近) で内頸動脈 (internal carotid artery；ICA) と外頸動脈 (external carotid artery；ECA) に分岐する。内頸動脈は脳硬膜を貫いた直後に頭蓋内での最初の枝である眼動脈が分枝する。さらに頭蓋内で中大脳動脈 (middle cerebral artery；MCA) と前大脳動脈 (anterior cerebral artery；ACA) に分かれ脳血流を養う。

　左右の椎骨動脈 (vertebral artery；VA) は，頸部後方で椎骨横突孔を貫きながら上行し，大後頭孔を通り頭蓋内に入る。頭蓋内では左右の椎骨動脈は合流し，脳底動脈 (basilar artery；BA) を形成する。外頸動脈からは上甲状腺動脈，顔面動脈，浅側頭動脈などが分岐する。

● 2. 動脈の構造

　動脈は内腔側から内膜，中膜，外膜の3層構造よりなる (図3.2.2)。動脈の構成成分は，内皮細胞，平滑筋細胞，弾性線維，コラーゲン，酸性ムコ多糖を含む細胞外マトリックスである。内膜と中膜は内弾性板で，中膜と外膜は薄い外弾性板で仕切られている。内膜は1層の内皮細胞が敷き詰められ，内皮下組織と基底膜よりなる。動脈は，構造

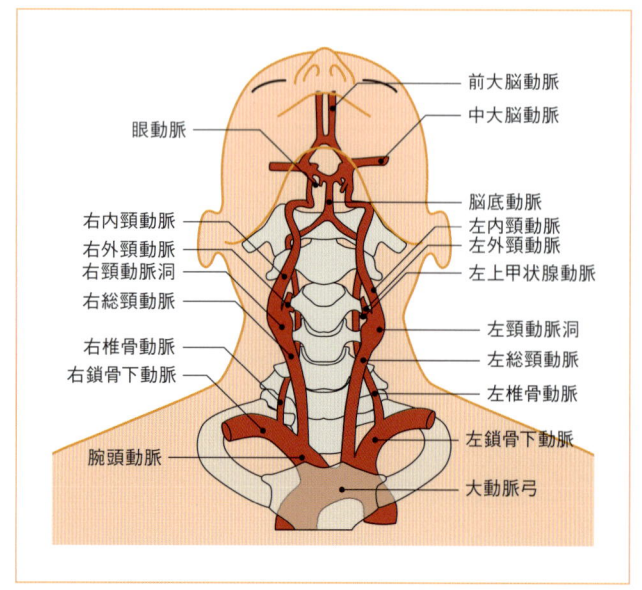

図3.2.1　頸動脈

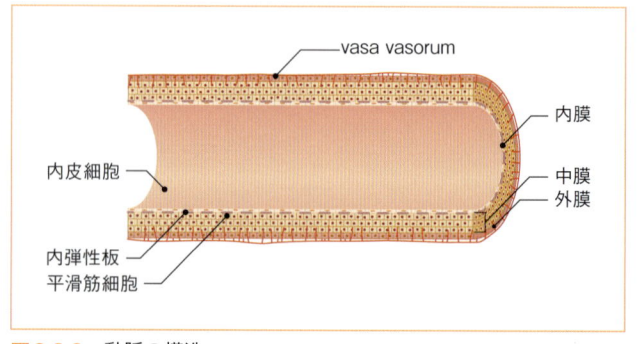

図3.2.2　動脈の構造

と機能の面から弾性型動脈，筋型動脈および細小動脈の3種類に分けられる。弾性型動脈には，大動脈と大動脈から直接分岐する動脈が含まれ，頸部付近の血管では腕頭動脈，鎖骨下動脈，総頸動脈などが弾性型動脈である。

弾性型動脈はふいご作用的機能をもち，心臓からの間欠的拍出を連続的な流れにする機能を有している。一方，筋型動脈は機能的には血流分配を司る。構造的には内弾性板と外弾性板がよく発達し，中膜は主に平滑筋細胞で構成され，弾性線維が乏しい。細小動脈は100～300μm径の動脈で，筋型動脈と同様に主に平滑筋細胞からなる中膜構造を有する。血流分配に関与するだけでなく，抵抗血管として作用し，ここでは急激な血圧下降が起こる。

● 3. 動脈硬化の機序

動脈硬化には，アテローム性動脈硬化（粥状動脈硬化），細動脈硬化，中膜石灰化硬化（メンケベルグ硬化）の3つのタイプが存在する。頸動脈では，アテローム性動脈硬化が生じやすい。以下に，アテローム性動脈硬化の機序を述べる。

血管は高血圧，ストレス，耐糖能異常，喫煙などの危険因子により内皮細胞が障害され，内皮細胞に接着分子が発現し，血液中の単球が内皮細胞に接着した後内皮下へ遊走，浸入するようになる。血中に過剰のLDLが存在すると，内皮下に進入した単球はマクロファージ（貪食細胞）へと

分化し，マクロファージが酸化LDLを取り込み，最終的に泡沫細胞となり，コレステロールが蓄積されることでアテローム（粥状）プラークが形成されていく。また，血小板由来増殖因子（platelet-derived growth factor；PDGF）などが内膜側から与えられると，平滑筋細胞は内弾性板を越えて内膜に遊走し，増殖しながら周囲に結合組織を分泌し，内膜肥厚をつくりあげる。こうして形成されたプラークは，さらに赤血球や白血球，血小板などが付着し発達（厚く）していき，狭窄，閉塞を引き起こす。さらにアテロームは塞栓源になるため，破綻すると頸動脈の場合は脳梗塞の原因となる。ずり応力が不整な血管分岐部付近では血管内皮障害が生じやすく，アテローム性動脈硬化が発生しやすい（図3.2.3）。そのため，頸動脈では内頸動脈起始部などの分岐部で狭窄・閉塞病変が多い。

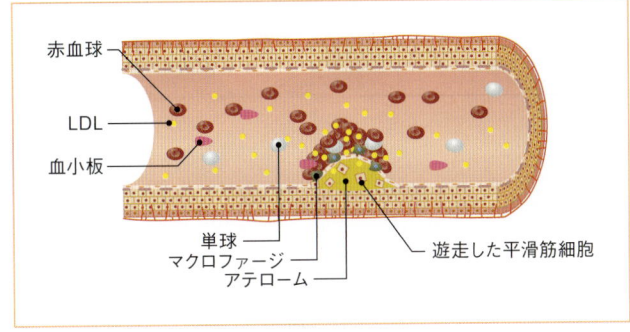

図3.2.3　アテローム性動脈硬化の模式図

3.2.2　頸動脈の基本走査法

● 1. 使用プローブ

頸動脈では中心周波数8MHz前後のリニア型プローブを使用するのが一般的である。鎖骨動脈付近や内頸動脈の遠位部を観察する場合は，腹部エコーで使用される5MHz前後のコンベックス型プローブや心臓用のセクタ型プローブを使用する。

● 2. 頸動脈の基本走査法

日本超音波医学会より公示された「超音波による頸動脈病変の標準的評価法2017」を参考にする。

(1) 観察体位

最も一般的な検査時の体位は仰臥位で，通常の腹部エコーと同じような位置（機器がベッドに対し左上方に位置し，被検者が仰臥位）で行う（図3.2.4）。そのほかには，頭が逆で検者が患者の頭部上方から観察したり，座位で行ったりする施設もある。

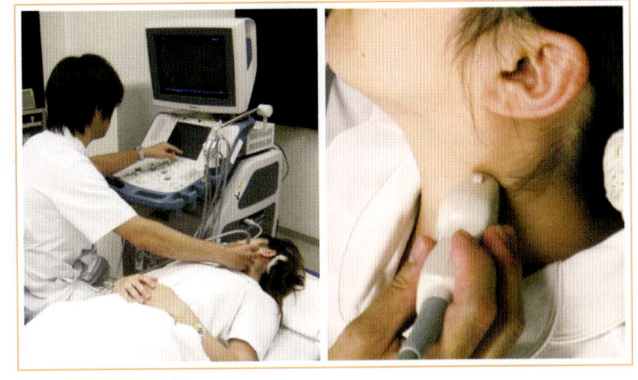

図3.2.4　観察体位

仰臥位で行う場合は，肩に低めの枕やタオルを巻いたものなどを置き，頸部を無理なく伸展した状態で行う。

(2) 標準的な断層像の位置関係

頸動脈の短軸像では，基本的に下から見上げるスライス像が一般的である。長軸像では，心臓側（中枢側：足側）が画面の右側になるようなスライス像が一般的である（図3.2.5）。

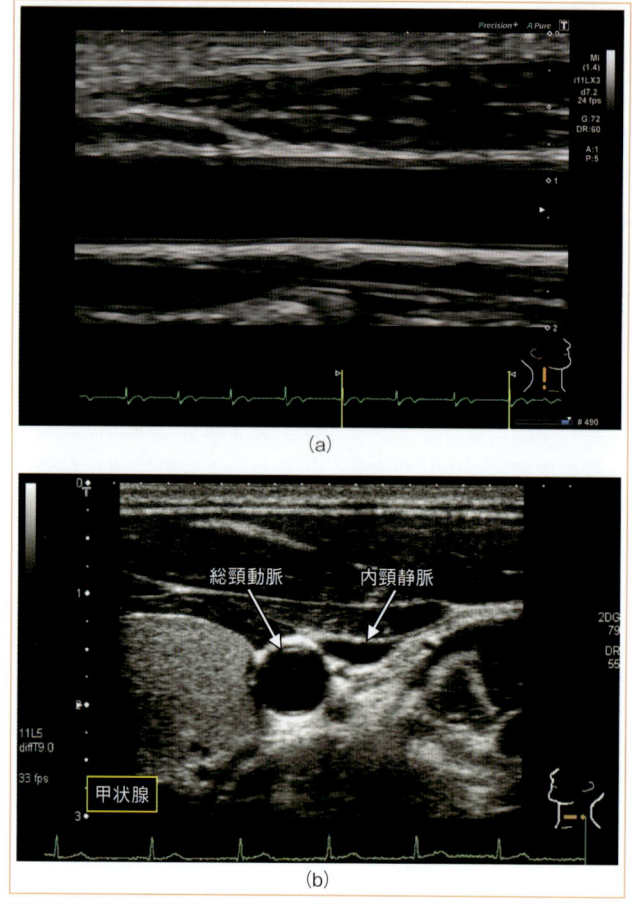

図3.2.5　頸動脈描出法
(a)：縦断像は心臓側（中枢側：足側）を画面右に描出するのが一般的。
(b)：横断像は通常の超音波検査同様，下から観た断面。

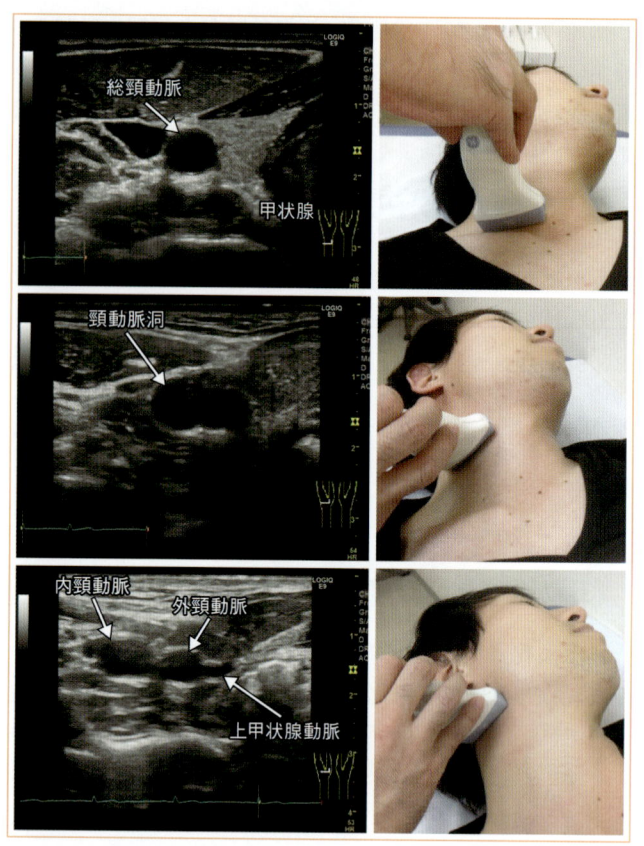

図3.2.6　頸動脈短軸像での基本走査法

(3) 頸動脈短軸像での基本走査法 (図3.2.6)

　下（中枢側）から観察する場合，鎖骨上にプローブを置き，プローブを下側に傾け，なるべく総頸動脈基部付近から総頸動脈短軸像を得る。正円を保つように短軸像を描出しながら，そのまま上方に移動していく。総頸動脈上端付近で血管は徐々に膨隆し，頸動脈洞に至る。さらに上方に走査すると内頸動脈，外頸動脈へと分岐する。通常，外頸動脈は内側，内頸動脈は外側にまず分岐する。ただし，分岐方向が逆の場合やスライス方向の関係から，前後に分岐する場合もある。内頸動脈と外頸動脈分岐後はプローブを上方に傾けながら，内頸動脈末梢側を短軸像で，できる限り観察できる末梢まで走査していく。

　短軸像では，血管の左右側面は直交断面を得られないため，明瞭に描出されない。短軸像での観察は上からの断面だけではなく，頸部外側から，内側に向かう断面でも観察することが肝要である。

(4) 頸動脈長軸像での基本走査法 (図3.2.7)

　総頸動脈長軸像を描出し，徐々に上方に走査していく。上方に走査していくと，やがて頸動脈洞の長軸像が描出され，プローブを通常よりやや外側に傾けると内頸動脈が，内側に傾けると外頸動脈が描出される。外頸動脈では，上

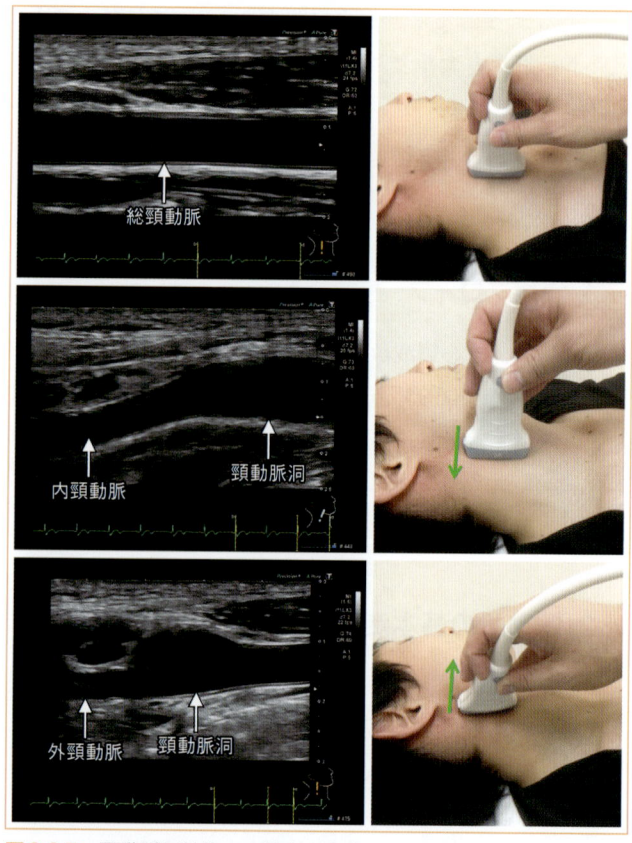

図3.2.7　頸動脈長軸像での基本走査法

甲状腺動脈などの分岐血管が描出されれば外頸動脈と同定でき，内頸動脈との鑑別がつく。内頸動脈は頸部内に分岐血管は基本的に存在しない。

総頸動脈長軸像では，正常であれば，内中膜複合体（intima-media complex；IMC）が明瞭かつ直線的に描出される。IMCの厚さを内中膜厚（intima-media thickness；IMT）とよぶ（図3.2.8）。IMTの厚さは動脈硬化に関連し，厚いほど動脈硬化が進行している。IMTの計測はとくに超音波の反射が明瞭である血管内腔遠位壁（far wall）で得られる内膜と血管内腔の境界面（leading edge）と中膜と外膜の境界面（leading edge）で計測すると，より正確で再現性が高い。

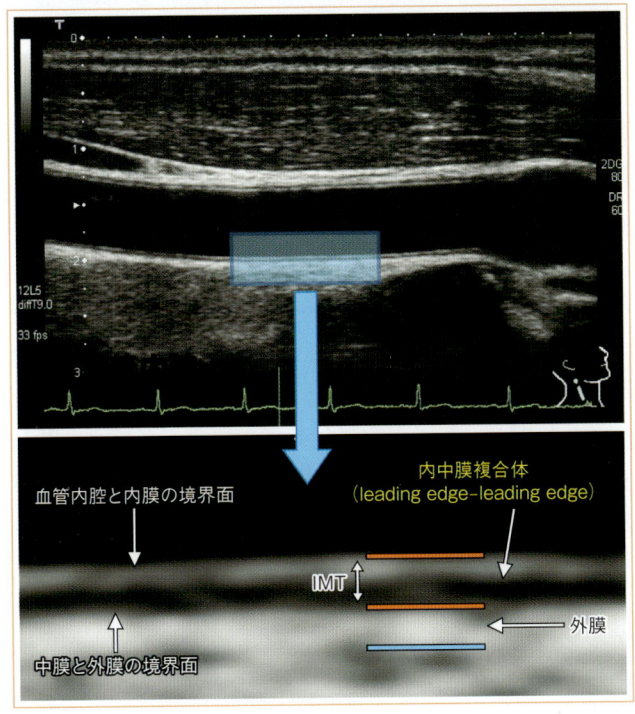

図3.2.8　内中膜厚（IMT）

MEMO

IMCとは

エコーでは，内膜のような極めて薄い（内膜の厚みは正常で30μm程度）成分は分解能の問題から画像化できない。したがって，エコーで頸動脈などの太い動脈を観察すると，血管内腔の無エコー成分と血管壁境界面の高輝度成分が血管壁の1層目として描出され，これは内膜成分も含まれているが，中膜成分も含まれている部分である。さらに2層目は中膜成分主体のやや低輝度な層が描出され，これら1層と2層を合わせて内中膜複合体（intima-media complex；IMC）とよぶ。

（5）椎骨動脈の基本走査法（図3.2.9）

総頸動脈を長軸像にて描出した後，プローブをやや外側に傾けていくと連続して椎骨横突孔が描出される。椎骨横突孔は高輝度で音響陰影を伴うことで認識される。椎骨動脈は椎骨横突孔を貫くように描出されるので，椎骨横突孔

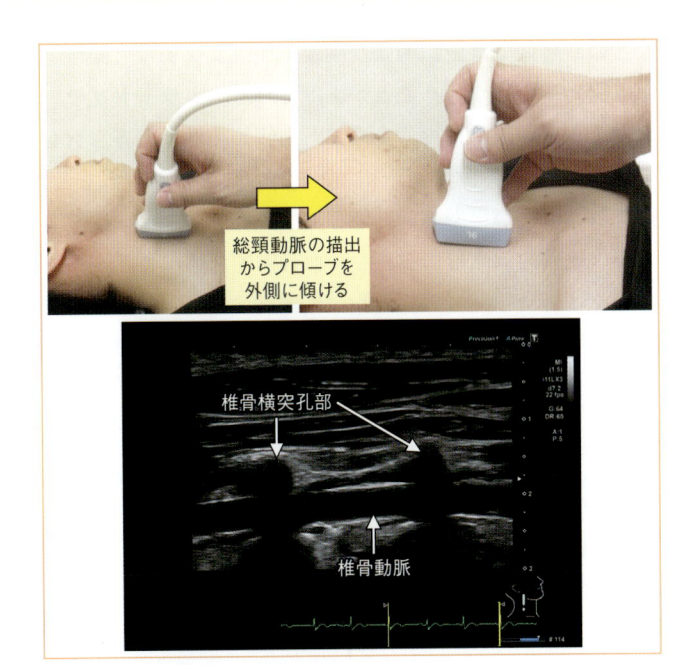

図3.2.9　椎骨動脈の基本走査法

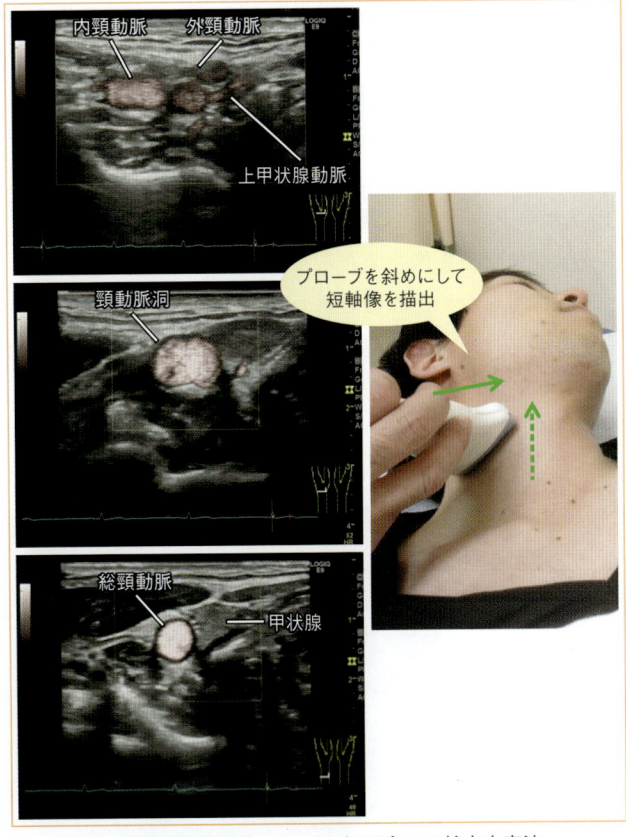

図3.2.10　頸動脈短軸像（パワードプラ下）での基本走査法

部分は描出できない。椎骨静脈は椎骨動脈の前面に描出される。

（6）カラードプラによる頸動脈短軸像での基本走査法（図3.2.10）

カラードプラ，もしくはパワードプラや微細血流イメージングなどで頸動脈短軸像を観察する。カラードプラにおける頸動脈エコー観察目的の1つとして，低輝度プラーク

などの断層像では認識困難な病変を血流シグナル欠損像として捉えるために行うことがあげられる。カラードプラのシグナルを効果的に得るために，血管短軸像は上方，もしくは下方の傾けやすいほうにやや斜めにスライスすると，血流シグナルが得やすい。さらに，カラードプラの流速レンジは比較的低流速に設定し，血管内腔全体にカラードプラシグナルが得られる程度の流速レンジ（10〜20cm/s程度）に調整する。流速レンジを下げすぎると，血管外に血流シグナルがはみ出し（ブルーミング），低輝度プラークが存在してもカラードプラシグナルに隠れてしまうため，流速レンジとカラーゲインの調整は精密に行う必要がある。

(7) パルスドプラでの血流波形計測 (図3.2.11)

基本的に総頸動脈長軸像での血流波形をパルスドプラにて得る。このとき，パルスドプラのビームはスラント機能を使用し，かつカラードプラでの観察と同様，血管を斜めに描出する。サンプルボリュームは血管内腔径とほぼ同等〜少なくとも血管内腔径の2/3程度の幅にして血流波形を得る。角度補正は60度以下を保つように，スラント機能ならびに血管の斜め描出を駆使して，60度以内になるように走査する。

(8) カラードプラによる頸動脈長軸像での観察 (図3.2.12)

まず，血管長軸像をできるだけ血管がドプラビームに沿うようにするため，血管を斜めに描出する。右斜め上もしくは左斜め上のどちらでもよい。さらにカラードプラのROI（region of interest）にスラントをかけるとカラーシグナルは得やすくなるが，スラントが強すぎるとカラー感度

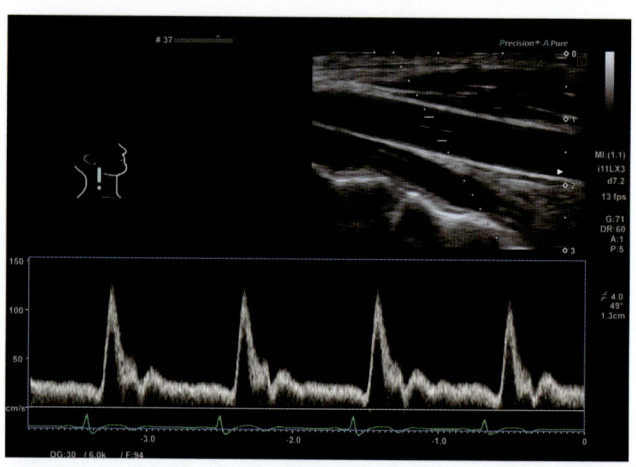

図3.2.11　パルスドプラでの血流波形計測

の低下を招くので，適宜調整する。長軸像では狭窄・閉塞病変を検出するのがカラードプラでの観察目的である。そのため，カラードプラ流速レンジは短軸像でのカラードプラ観察と違い，流速レンジは低めの設定ではなく，血管中心が明るめの色で，血管壁近くがやや暗めの色になる程度の流速レンジとする。また，（5）の手順から，総頸動脈の収縮期最大流速（peak systolic velocity；PSV）が事前にわかっていれば，PSVの約半分程度のカラードプラ流速レンジに設定するとよい。こうすることで，通常の流れではほぼ同系色のカラーシグナルとなり，狭窄による高速血流部はカラードプラの折り返し現象によるモザイクシグナルが生じ，鑑別しやすい。カラードプラでの観察中，カラーゲインの調整（ゲイン大）を行っても血流シグナルが欠損するような場合は閉塞が疑われるので，流速レンジを低くして，真の閉塞か否かを鑑別する。

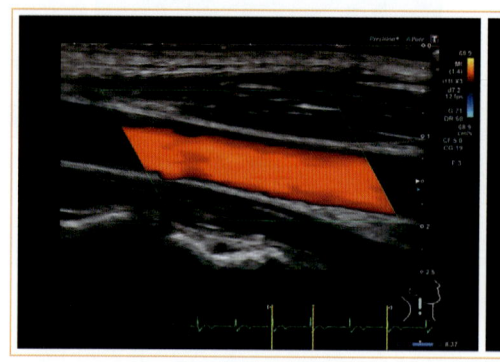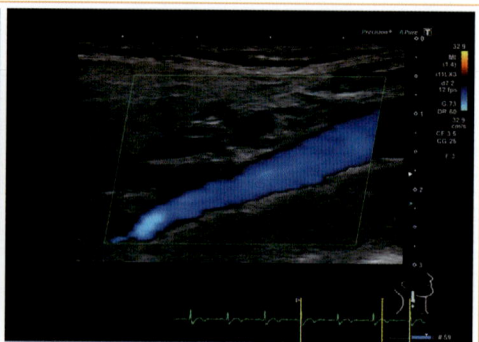

図3.2.12　頸動脈長軸像（カラードプラ下）での走査

Q 鎖骨下動脈付近や，左総頸動脈基部など，中枢側の血管を描出するコツは？

A 心臓用のセクタ型プローブや，腹部用のコンベックス型プローブ，マイクロコンベックス型プローブで観察する。

　左総頸動脈基部など，大動脈弓付近の頸動脈は通常の高周波リニア型プローブで描出するのは困難である。心臓用のセクタ型プローブや，腹部用のコンベックス型プローブ，マイクロコンベックス型プローブで観察するとよい。

　左総頸動脈・左鎖骨下動脈の分岐部は左側胸鎖乳突筋胸骨頭直上の陥凹部から下方にプローブを下にえぐるように観察していく。近傍の左総頸動脈や左鎖骨下動脈を目印に観察していくと，やがて左総頸動脈，左鎖骨下動脈が接近し，2本が大動脈弓から起始している部分が観察される。また，右側胸鎖乳突筋胸骨頭直上の陥凹部から下方にアプローチすると，大動脈弓および腕頭動脈の分岐が観察できる (図3.2.13)。

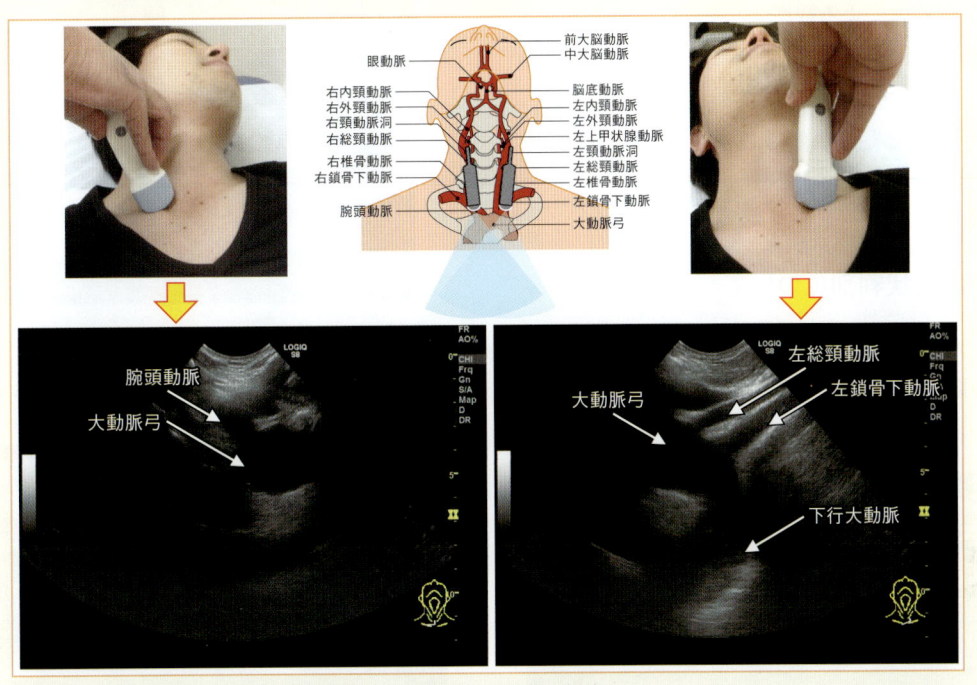

図3.2.13　腕頭動脈，左総頸動脈基部，左鎖骨下動脈基部の描出

3.2.3　スクリーニングの流れ

● 1. 観察範囲

　両側の総頸動脈，内頸動脈，椎骨動脈，外頸動脈を観察範囲とする。

(1) 断層像での観察（短軸像および長軸像）

　短軸像および長軸像を駆使し，総頸動脈～内頸動脈，外頸動脈を観察する。IMTの肥厚や頸動脈内プラークの有無，狭窄が疑われる部分などの病変の有無を観察する（図3.2.14）。

(2) カラードプラ短軸像による観察

　総頸動脈～内頸動脈，外頸動脈を短軸像にて，カラードプラもしくはパワードプラなどで観察する。低輝度プラーク（血流シグナル欠損として表示される）や狭窄が疑われる部分などの病変を観察する（図3.2.15）。

● 2. プラークの性状判別について

　プラークは，アテローム性動脈硬化による変化であり，血管壁内腔面の限局性隆起性病変やvascular remodeling

とよばれる部分である。プラークの性状を判別することで，動脈硬化の程度や，脳梗塞発症の可能性などを推測することができる。

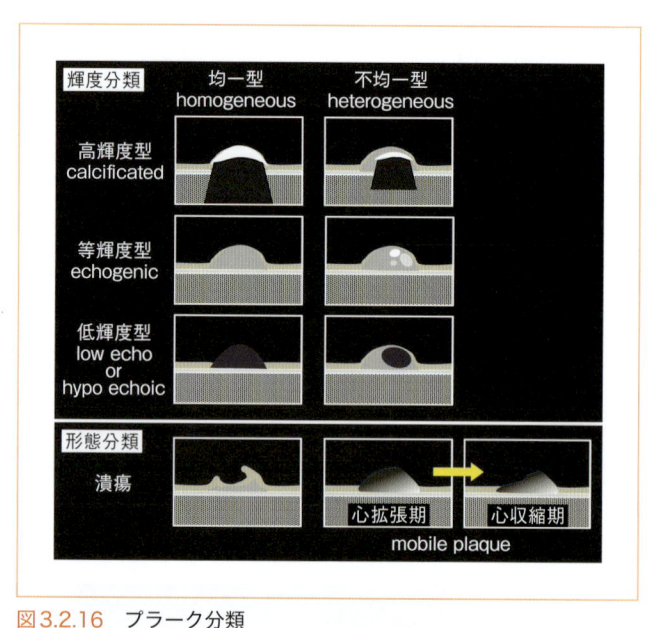

図3.2.16　プラーク分類
(廣岡芳樹，他：診断基準委員会，超音波による頸動脈病変の標準的評価法2017，超音波医学を参考に作成)

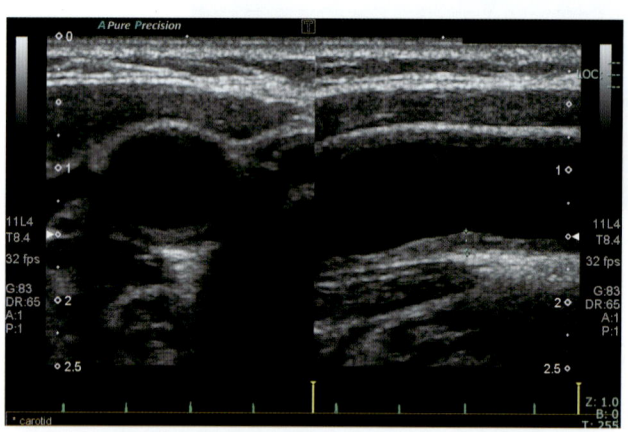

図3.2.14　断層像での観察（短軸像および長軸像，等輝度プラーク例）

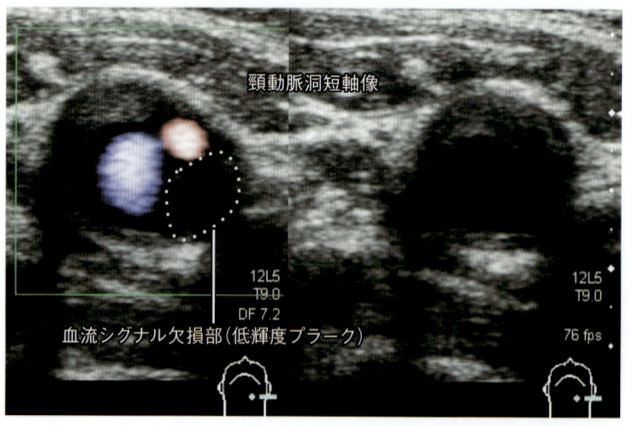

図3.2.15　カラードプラ短軸像による病変有無の確認（低輝度プラーク例）

頸動脈洞短軸像

血流シグナル欠損部（低輝度プラーク）

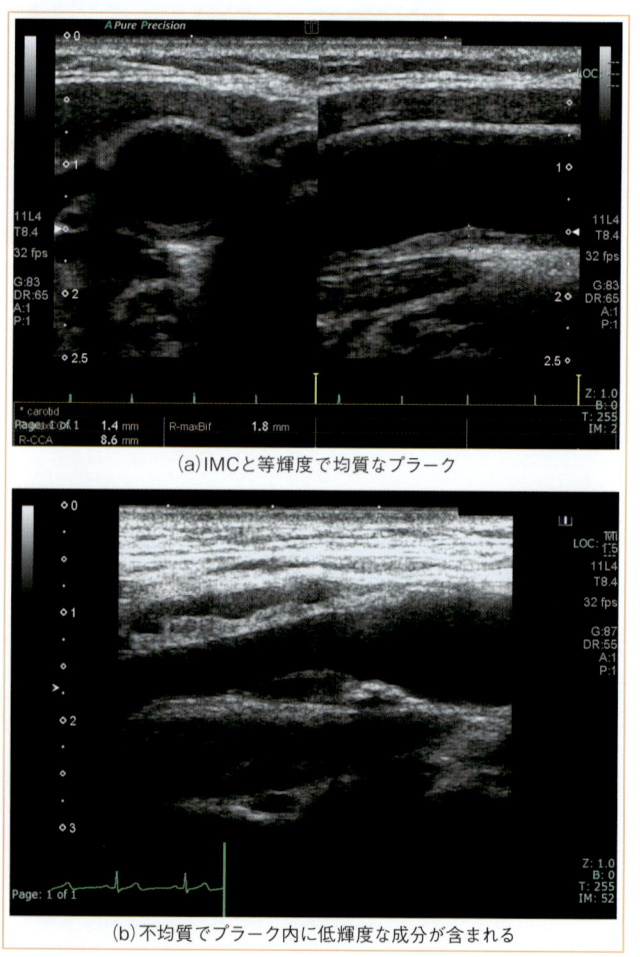

(a)IMCと等輝度で均質なプラーク

(b)不均質でプラーク内に低輝度な成分が含まれる

図3.2.17　プラーク例

プラークは輝度，形状，均質性などで分類される。とくに低輝度プラークや潰瘍性プラークの性質を含むプラークは脳梗塞発症との関連が示唆される。また，jellyfish signとよばれるような，血流変動により形状が変動するようなプラーク（mobile plaque）は脳梗塞発症のリスクが高く，注意深い観察が必要である。プラークの輝度は，周囲のIMCが基準となり（基本的に同側のIMC），IMCと比較して輝度分類を行う。また，プラーク内の均質性，形状により分類できる（図3.2.16，3.2.17）。

MEMO

vascular remodelingとは

　動脈硬化による血管壁の肥厚に伴う内腔狭窄に対して，血管内腔を維持し血液を効率的に供給する適応現象である。図3.2.18はvascular remodelingの典型像である。血管内腔面（黄色のライン）への隆起はほとんど検出されないが，病変部は外膜面（ピンクのライン）への限局性の突出として観察される。vascular remodelingも，プラークとして定義されている。

● 3. プラークも含めたIMTを計測する

　IMTの計測を行う。IMT計測を行う際，一般的な計測指標は下記のとおりである。すべての指標が必須項目とはいえないので，施設ごとに計測項目を統一しておく。

（1）max-IMTの計測

　プラークを含めたIMTをmax-IMTとして動脈硬化の指標の1つとする。左右ともに総頸動脈（CCA），頸動脈洞（CB），および内頸動脈（ICA）とし，左右それぞれの観

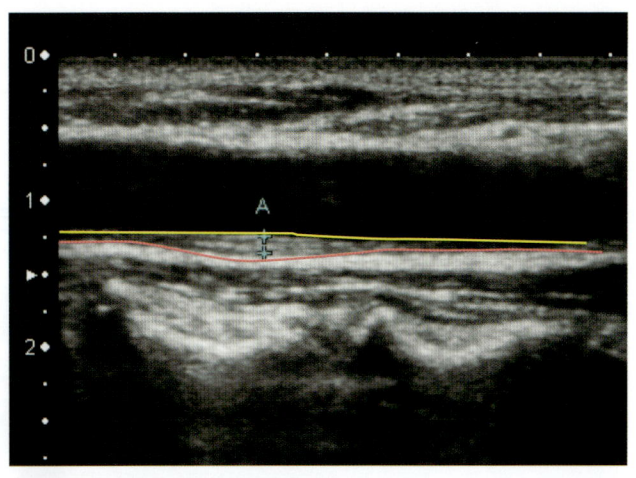

図3.2.18　vascular remodeling

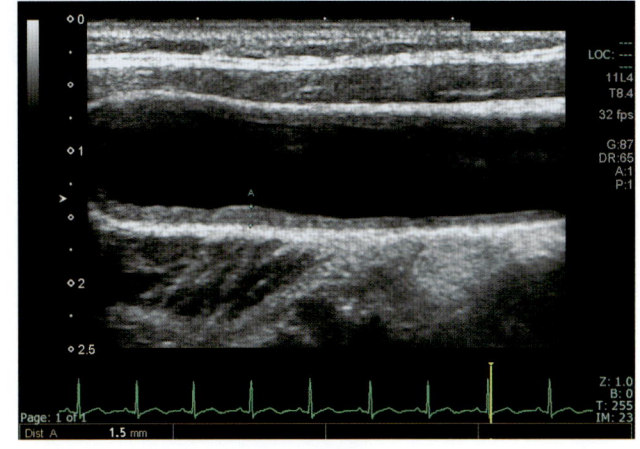

図3.2.19　CCAでのmax-IMT計測例

察可能な領域で最大の値を測定する。石灰化で減衰してしまうプラークでは計測は行わない。また，血管内腔遠位壁（far wall）での計測は再現性が高いが，血管内腔近位壁（near wall）にmax-IMTが存在する場合は再現性が低下する（図3.2.19）。

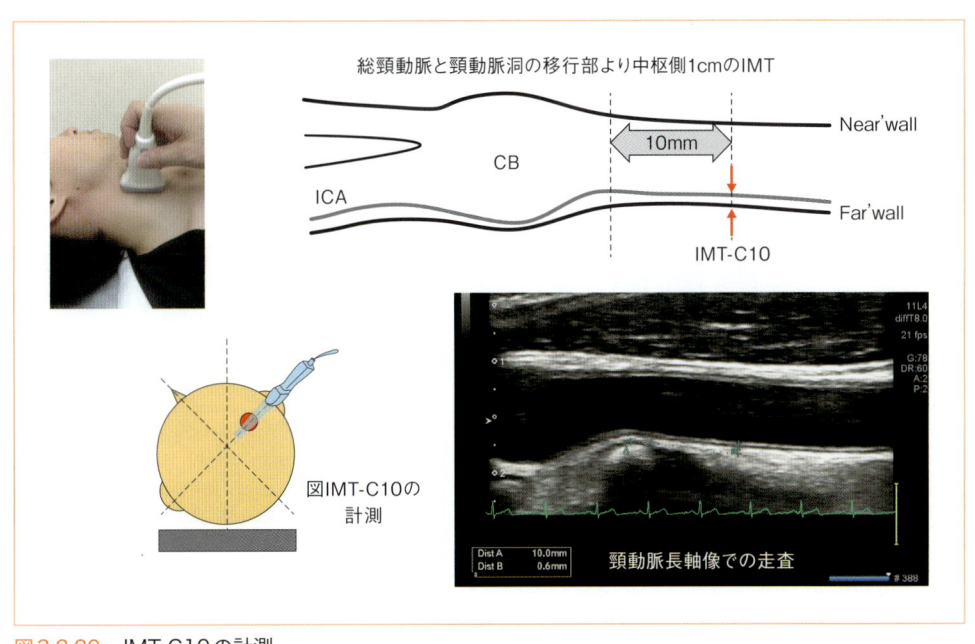

図3.2.20　IMT-C10の計測

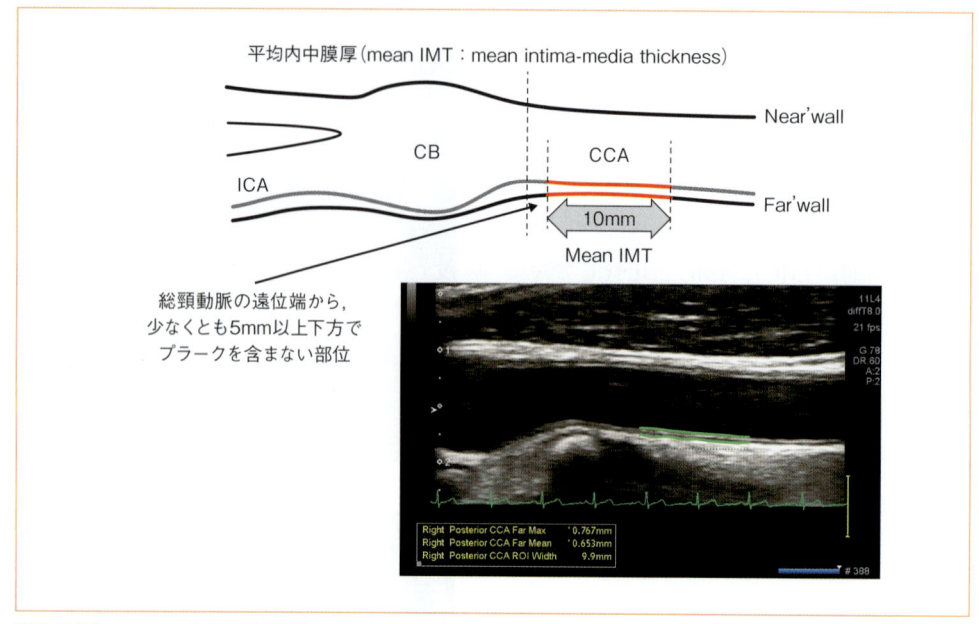

図3.2.21　mean IMTの計測例
総頸動脈の遠位端から5mm以上中枢側で，プラーク病変は含まない明瞭な二重エコーライン（IMC）が確認できる遠位壁で，10mm長の自動トレースによる計測（緑ライン）

(2) IMT-C10，mean IMTの計測

　左右の総頸動脈で計測する。基本的に頸部は計測側の対側に45度傾け，プローブは同側に約45度傾けた状態でCCAのIMTを長軸像で描出した状態で行う（図3.2.20）。IMT-C10は頸動脈洞より10mm中枢側のfar wallで計測したIMTである。mean IMTの計測法はさまざまなものがあるが，現時点で一般的なものは，総頸動脈の遠位端から少なくとも5mm中枢側で，プラーク病変は含まない明瞭な2重エコーラインが確認できる遠位壁（far wall）で，10mm長の領域で100点以上の計測を行う自動トレース法が用いられている（図3.2.21）。

(3) IMTの評価

　IMTの増大は健常成人では0.009mm/年程度であり，年代別基準値も報告されている（図3.2.22）。

MEMO

正確なmax-IMTの計測には

　max-IMTなどの壁肥厚部は，血管壁側面や，血管が斜めに走行する部分に存在する場合もある。長軸像，短軸像のみならず，さまざまな方向から壁肥厚部を観察し，肥厚部の直交断面が得られる像を描出することが肝要である。プラークなどに斜めに超音波ビームが入射すると，大抵の場合計測値は大となり，過大評価してしまう（図3.2.23，3.2.24）。

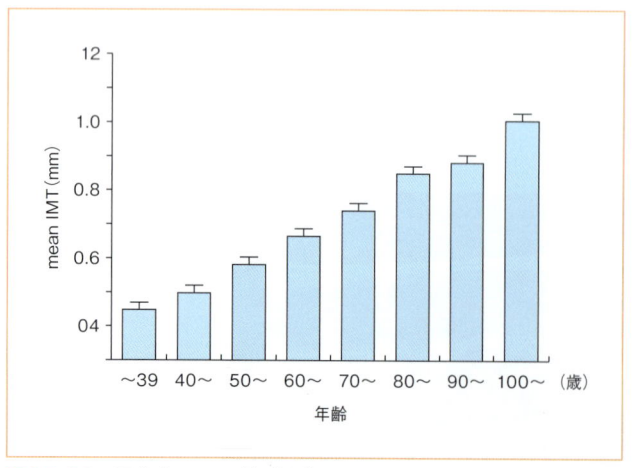

図3.2.22　日本人のIMT（年代別）
Homma S, Hirose N, Ishida H, Ishii T and Araki G. Carotid plaque and intima-media thickness assessed by b-mode ultrasonography in subjects ranging from young adults to centenarians. Stroke. 2001; 32:830-5. から引用

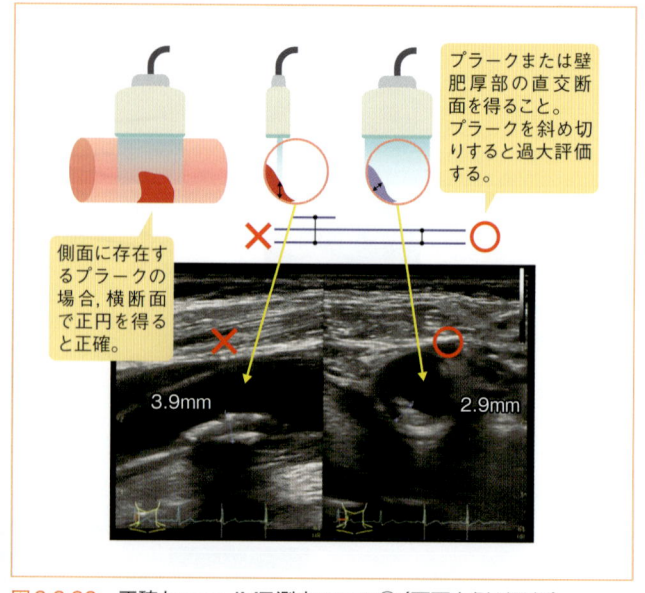

図3.2.23　正確なmax-IMT測定のコツ①（画面右側が頭側）

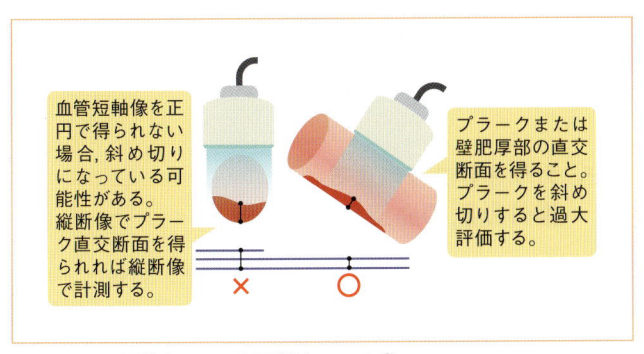

血管短軸像を正円で得られない場合，斜め切りになっている可能性がある。縦断像でプラーク直交断面を得られれば縦断像で計測する。

プラークまたは壁肥厚部の直交断面を得ること。プラークを斜め切りすると過大評価する。

図3.2.24 正確なmax–IMT測定のコツ②

● 4. パルスドプラによる頸動脈血流波形計測

パルスドプラにて頸動脈の血流波形を得る。とくに総頸動脈の血流波形は左右差をみることで末梢の血流異常を類推する指標にもなるので，必須の計測項目である。また，内頸動脈や椎骨動脈は，血流量の多い脳循環に直接還流し

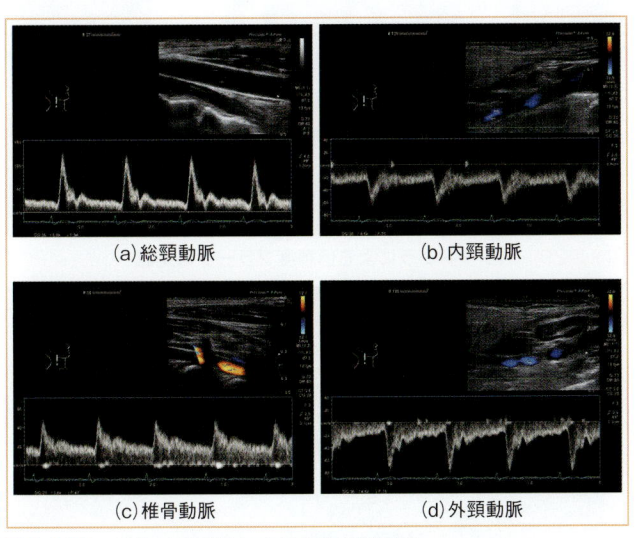

(a)総頸動脈　　(b)内頸動脈
(c)椎骨動脈　　(d)外頸動脈

図3.2.25 パルスドプラによる血流波形解析
内頸動脈，椎骨動脈は拡張期血流速がなだらかに下降していくパターン→血流量の多い脳内に行く血管であり，末梢血管抵抗が少ないこと意味している。

ていくので，拡張期はなだらかに血流速が下降していく末梢血管抵抗が低いパターンであるのに対し，外頸動脈は循環量の少ない還流路であるため，拡張期に血流が急峻に下降する末梢血管抵抗が高い波形パターンとなる。総頸動脈の血流波形は，内頸動脈と外頸動脈の波形をミックスしたような波形となる（図3.2.25）。

● 5. カラードプラによる血流異常の確認

3.2.2「頸動脈の基本走査法」(6)「カラードプラによる頸動脈長軸像での観察」を参考に，カラードプラ流速レンジを調整し，血管長軸像で狭窄血流や閉塞がないかを確認する（図3.2.26）。

● 6. 病変部の観察

狭窄部では，狭窄部のパルスドプラによる血流波形解析を行う。必要に応じて，面積法やNASCET法，ECST法での狭窄率を求める。

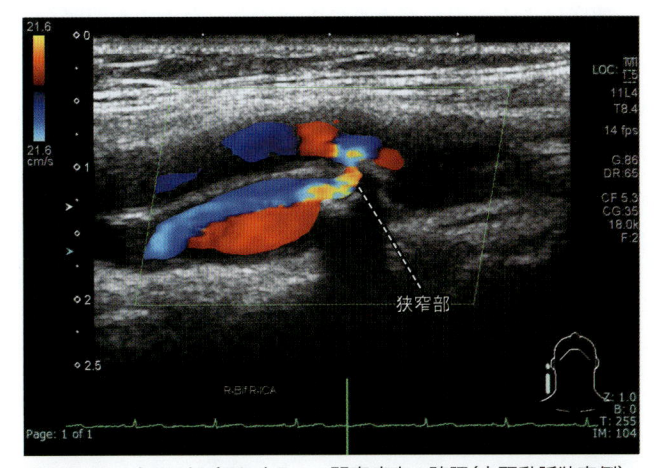

狭窄部

図3.2.26 カラードプラによる　・閉塞病変の確認（内頸動脈狭窄例）

3.2.4　頸動脈の正常像

● 1. 総頸動脈のIMT計測

IMTの肥厚がなく，プラークも認めない（図3.2.27）。

● 2. 内頸動脈長軸像

プラークを認めず，内腔狭小化を認めない（図3.2.28）。

● 3. 短軸像のカラー（パワー）ドプラ像による低輝度プラークの存在否定

カラー（パワー）ドプラで内腔に血流シグナルが満たされており，シグナル欠損像による低輝度プラークの存在は否定できる（図3.2.29）。

● 4. 長軸像による内頸動脈カラードプラ像

狭窄による血流シグナルのモザイクシグナルや閉塞（血流シグナルの欠損）を認めない（図3.2.30）。

● 5. カラードプラによる椎骨動脈の血流シグナル像

椎骨動脈は順行性の血流シグナルを認め，狭窄によるモザイクシグナルや，閉塞を認めない（図3.2.31）。

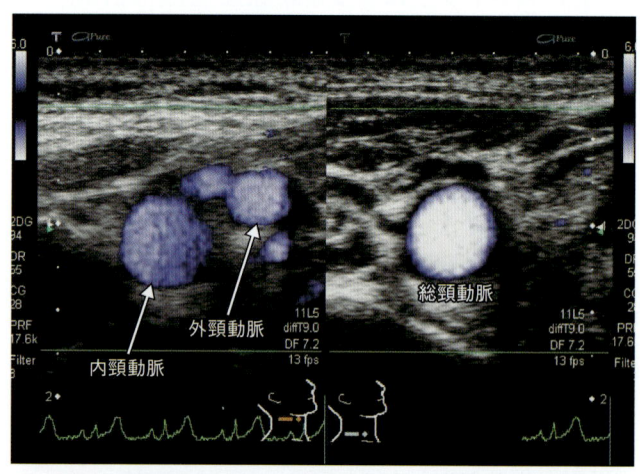

図3.2.29　パワードプラによる低輝度プラークの確認

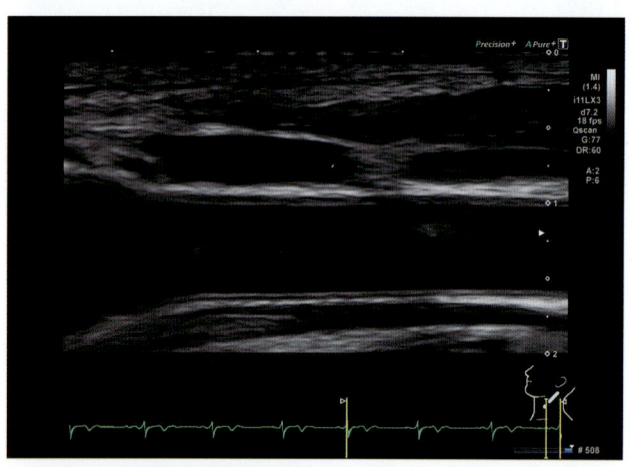

図3.2.27　総頸動脈の長軸断層像

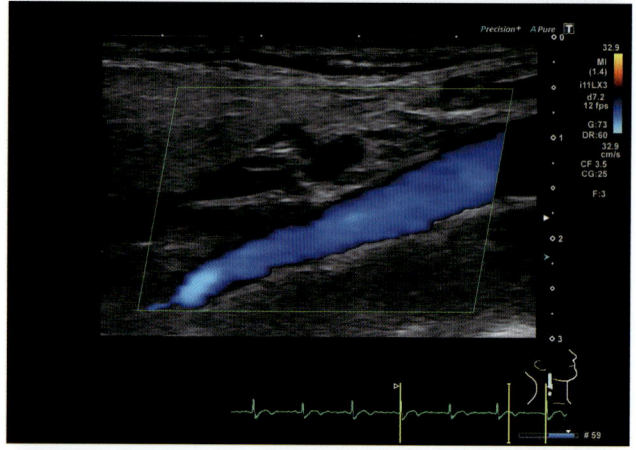

図3.2.30　カラードプラによる内頸動脈血流シグナル（狭窄・閉塞なし）

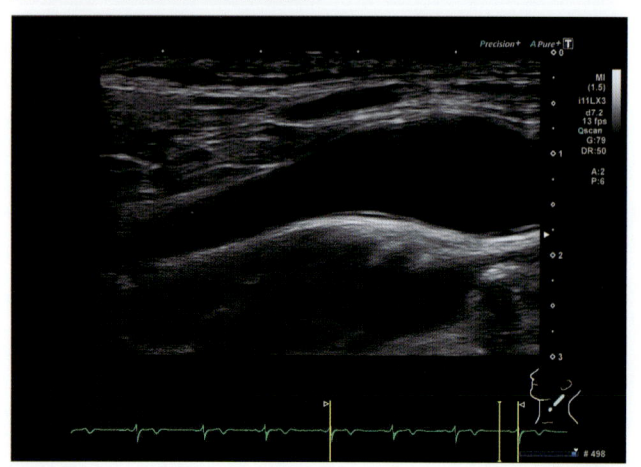

図3.2.28　頸動脈洞および内頸動脈

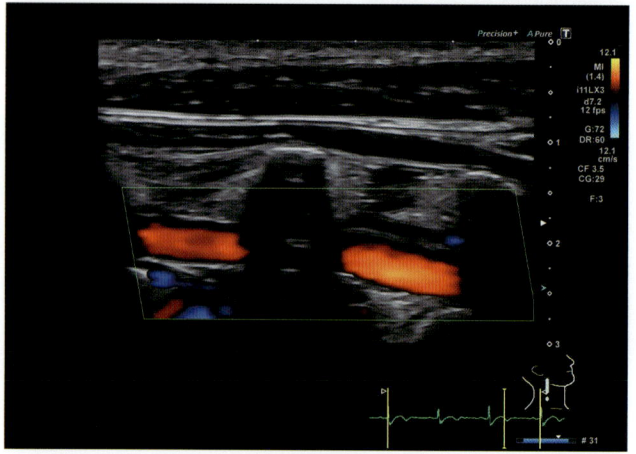

図3.2.31　カラードプラによる椎骨動脈血流シグナル（狭窄・閉塞なし）

3.2.5　頸動脈の計測

● 1. はじめに

　IMTの計測などは前述したので，ここでは狭窄率計測および血管径の計測について述べる。

● 2. 狭窄率の計測

(1) PSVによる狭窄率推定

　内頸動脈の有意狭窄率推定には，最も基本的なものとしてパルスドプラによる血流波形解析がある。狭窄部のPSVが，125cm/sを超える場合はNASCET狭窄率で50%以上，さらにPSVが200cm/s以上はNASCET狭窄率で70%以上の狭窄が疑われる。また，総頸動脈（CCA）のPSVと比較して，内頸動脈狭窄部のPSVが2倍以上であれば50%以上の狭窄，4倍以上であれば70%以上の狭窄といった指標もある（図3.2.32）。

(2) 径狭窄率，面積狭窄率による内頸動脈狭窄率計測

　NASCET狭窄率，ECST狭窄率はともに，血管造影像での計測が基本である。面積狭窄率は通常，NASCET法やECST法に比べ狭窄率は大となる。NASCET法は，末梢の血管径が安定した内頸動脈の口径を計測する必要があるのでできる限り内頸動脈末梢側の口径安定部を描出するよう留意する。場合によっては，コンベックス型プローブなどのより深部が描出しやすいプローブで末梢の内頸動脈口径を計測する（図3.2.33，3.2.34）。

● 3. 血管径の計測

　正常血管径を計測する。心拡張時相（動脈収縮時相）で行い，外膜間距離や内膜間距離が基本となる（図3.2.35）。

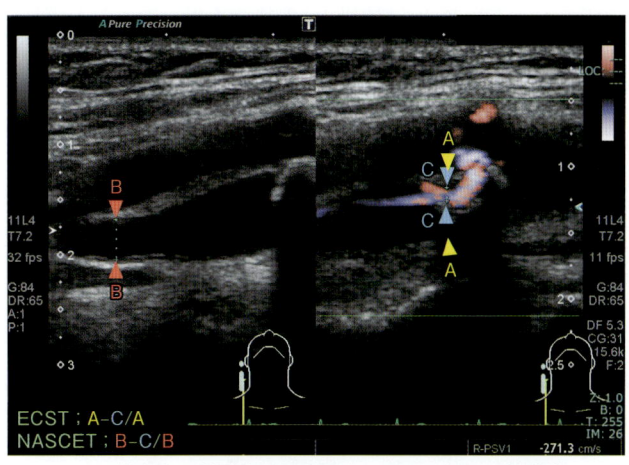

図3.2.33　狭窄率の計測（NASCET法，ECST法での計測例）

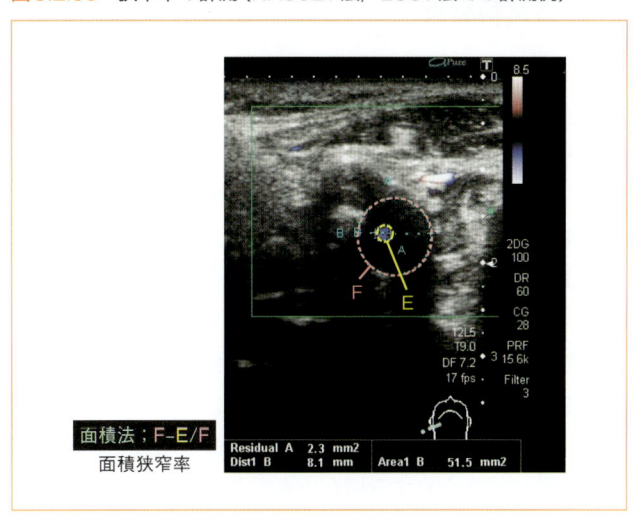

図3.2.34　狭窄率の計測（面積法での計測例）

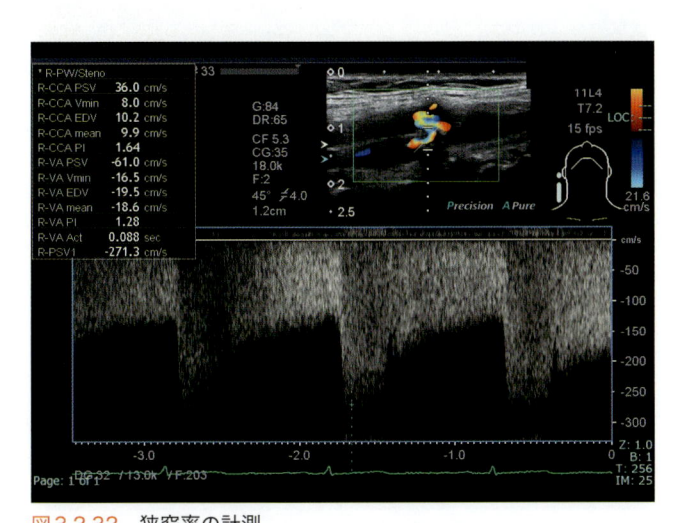

図3.2.32　狭窄率の計測
パルスドプラによる狭窄部の血流波形計測内頸動脈狭窄例。
PSV＝271cm/s

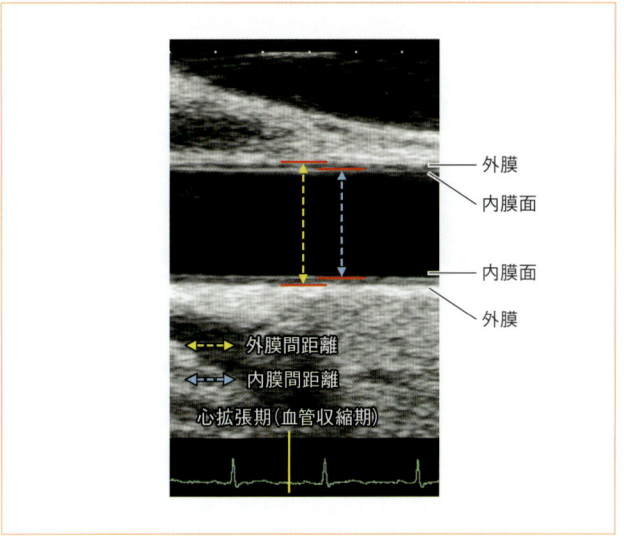

図3.2.35　血管径の計測

3.2.6　頸動脈の異常像

● 1. 内頸動脈狭窄

　内頸動脈に狭小化を認め，カラードプラによるモザイクシグナルを認める (図3.2.36)。モザイクシグナル部分のPSVは，264cm/sで総頸動脈のPSV (32cm/s) に比し8.25倍の流速であり，70%以上 (4倍以上) の狭窄を疑った。NASCETの狭窄率では82%狭窄であり，血管造影像の狭窄率と一致した。

● 2. 内頸動脈閉塞

　断層像では不明瞭であるが，わずかに内頸動脈内に充満する低輝度な充実成分を認めた。カラードプラでは，内頸動脈は血流シグナルがまったく得られず完全閉塞と診断した (図3.2.37)。

● 3. 高安動脈炎

　弾性型動脈である大動脈およびその基幹動脈，冠動脈，肺動脈に生ずる大血管炎である (図3.2.38)。平滑筋細胞の壊死や弾力線維の破壊と線維化を伴い，中膜〜外膜の炎症性肥厚を主体とする。肥厚が強いと，内腔狭小化や血栓閉塞を来し，鎖骨下動脈などの病変では，上肢血管の血流障害により脈が触れなくなるため「脈無し病」ともよばれている。若年女性に多い疾患である。

　頸動脈エコーでは弾性血管である総頸動脈に全周性の壁肥厚を来し，特徴的なマカロニサインを呈する。ただし，マカロニサインは，高齢者に発症する「巨細胞動脈炎」が総頸動脈に病変を有する場合でも生じるので注意が必要である。

● 4. 動脈解離 (大動脈解離が頸動脈にも解離が及んだもの)

　大動脈解離において，stanford A型の大動脈解離では頸動脈にも解離が及ぶことがある。解離により，脳血流障害を生じる。頸動脈エコーでは，解離により生じたフラップ像に隔てられた真腔と偽腔が抽出される。急性期の解離であれば，偽腔側の血管壁は血管壁の剥離によりプラークなどの存在がなく，真腔・偽腔の鑑別となる (図3.2.39)。

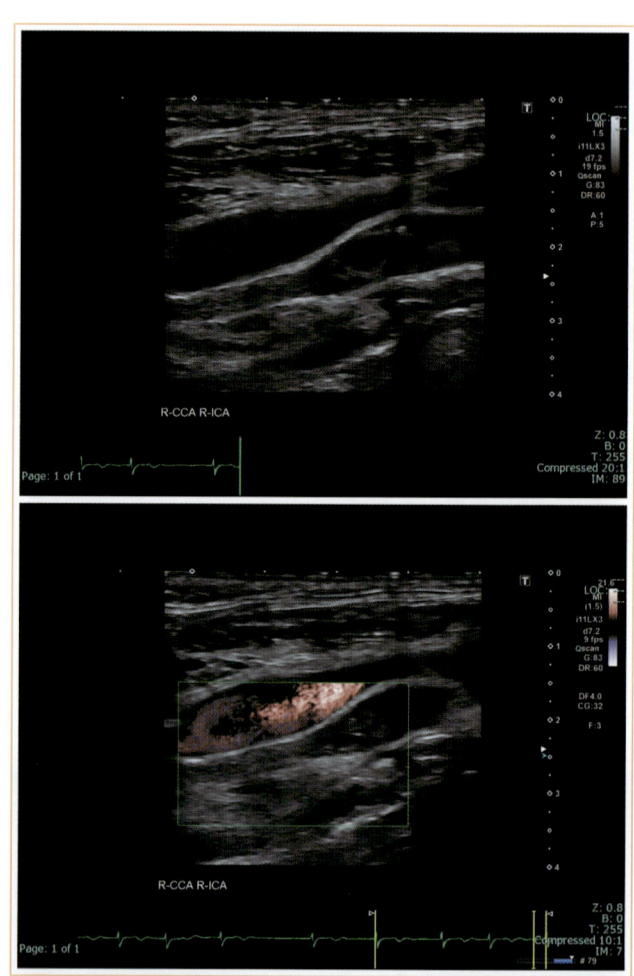

図 3.2.37　内頸動脈閉塞

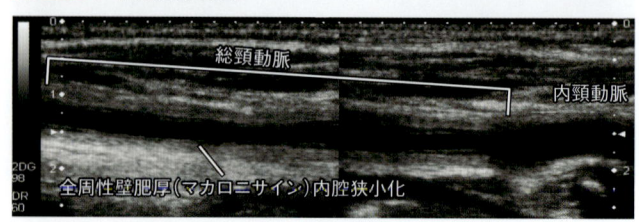

図 3.2.38　高安動脈炎 (画面右側が頭側)

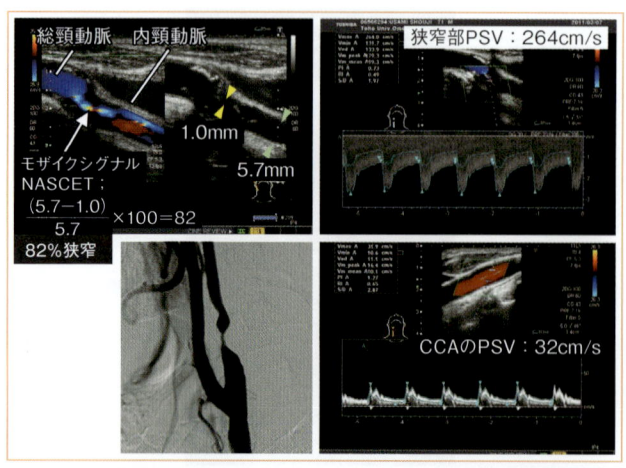

図 3.2.36　有意狭窄検索例 (内頸動脈狭窄，画面右側が頭側)

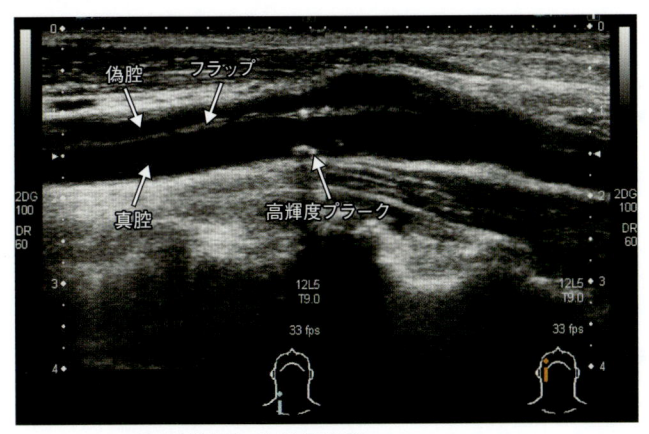

図3.2.39　動脈解離（画面右側が頭側）

● 5. 鎖骨下動脈盗血現象

　椎骨動脈分岐前の鎖骨下動脈に狭窄・閉塞病変が存在すると，患側の椎骨動脈や上腕動脈は血流障害により圧が低下する。そのため対側の椎骨動脈の還流が脳底動脈を介し，患側の椎骨動脈に逆行性に還流するような側副路を形成する。完全に逆流する場合もあるが，狭窄の程度により，心収縮期のみ逆行性に還流するタイプなどがある。鎖骨下動脈盗血症候群は，上肢の運動などで上肢還流が上昇すると，脳血流が低下し，めまいや一時的な失神などを引き起こす状態をいう（図3.2.40，3.2.41）。

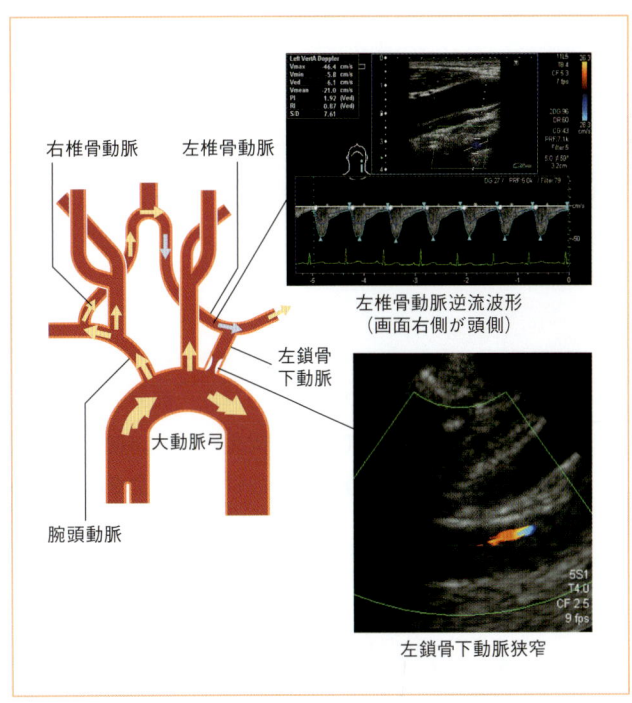

図3.2.40　鎖骨下動脈盗血現象

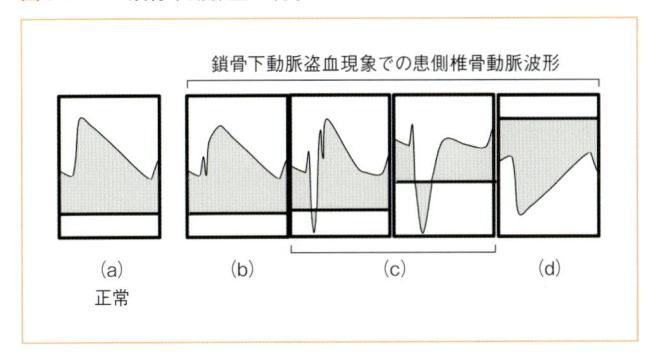

図3.2.41　鎖骨下動脈盗血現象での患側椎骨動脈血流波形パターン

［住ノ江功夫］

📖 参考文献

1）廣岡芳樹，他：超音波による頸動脈病変の標準的評価法2017，超音波医学．

2）Homma S, Hirose N, Ishida H, Ishii T and Araki G. Carotid plaque and intima-media thickness assessed by b-mode ultrasonography in subjects ranging from young adults to centenarians. Stroke. 2001; 32: 830-5.

3）尾崎俊也：頸動脈病変の診断　臨床のための頸動脈エコー測定法，32-9　山崎義光，松尾 汎。矢坂正弘，他（編），日本医事新報社，東京，2005.

4）Schila Sabeti, MD et al: Quantification of internal carotid artery stenosis with duplex US: comparative analysis of different flow velocity criteria Radiology 2004; 232 (2): 431-9.

5）Ultrasound Diagnosis of Cerebrovascular Disease: Doppler Sonography of the Extra and Intracranial Arteries, Duplex Scanning, Gerhard-Michael Von Reutern, Hans Joachim Von Budingen.

3.3 | 下肢静脈

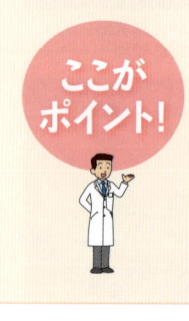

ここがポイント!

・身体所見や血液データと照合し，血栓像との関連性を判断する。
・プローブの選択，観察法のコツを習得し，効率よい検査を行う。
・血栓像を捉えたなら，血栓の性状や塞栓源となり得る血栓かを判断する。
・静脈瘤における弁不全を鑑別する。

3.3.1　下肢静脈の解剖

● 1. 下肢静脈解剖の要点

　下肢静脈の解剖図を図3.3.1，3.3.2に示す。

①膝窩静脈は膝関節付近の腓腹筋静脈合流部付近で分枝している（下側は2本だが上側は1本になる）。また，大腿静脈も途中で2本存在する場合がある。

②下腿静脈は2本ずつ存在し，ひらめ静脈が合流する。ひらめ静脈は中央枝，内側枝，外側枝などに便宜上分けられるが，個人差や血管の太さにより明瞭に描出されない場合もある。前脛骨静脈には太いひらめ静脈は合流しない。ひらめ静脈は血栓の発生しやすい血管であり，合流する腓骨静脈，後脛骨静脈は連続して血栓が存在することが多いが，上記理由から前脛骨静脈単独で血栓が発生することは比較的少ない。

③各血管の合流部には2葉の弁が存在する。

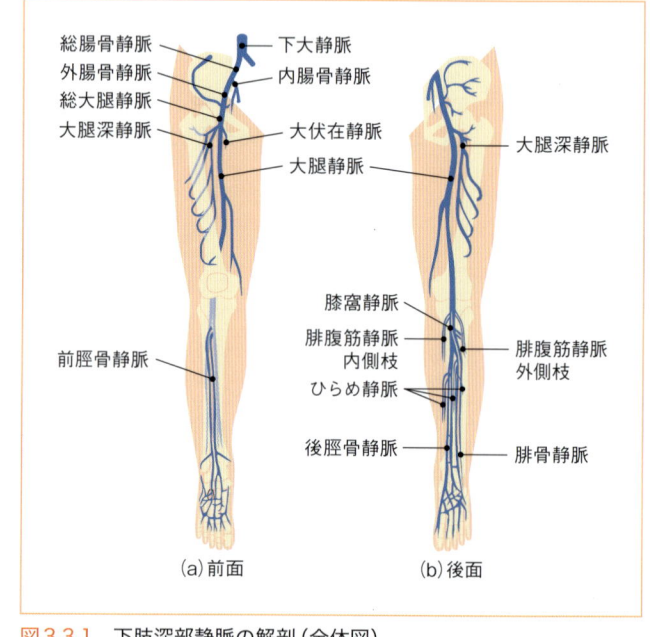

図3.3.1　下肢深部静脈の解剖（全体図）

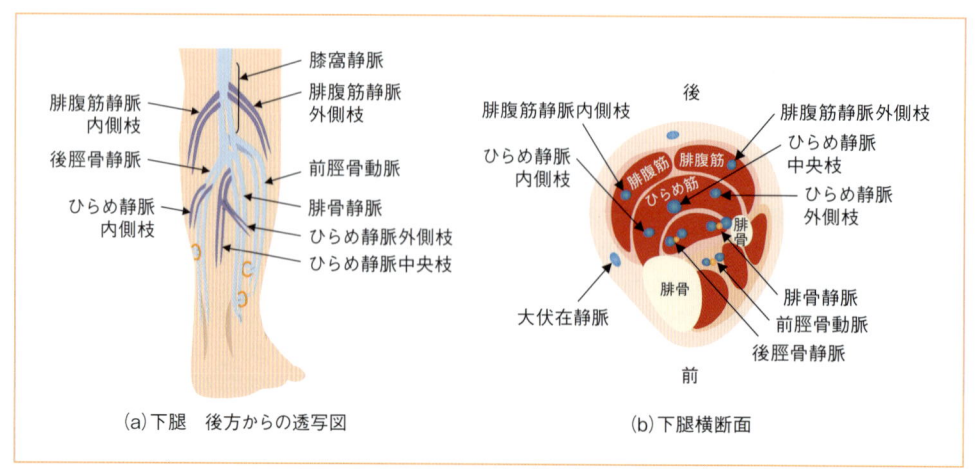

図3.3.2　下肢深部静脈の解剖（下腿領域）

④左総腸骨静脈基部は右総腸骨動脈と脊柱で圧迫される，iliac compressionとよばれる部位であり，うっ血しやす

いことから血栓形成の起点となる場合がある（図3.3.3）。

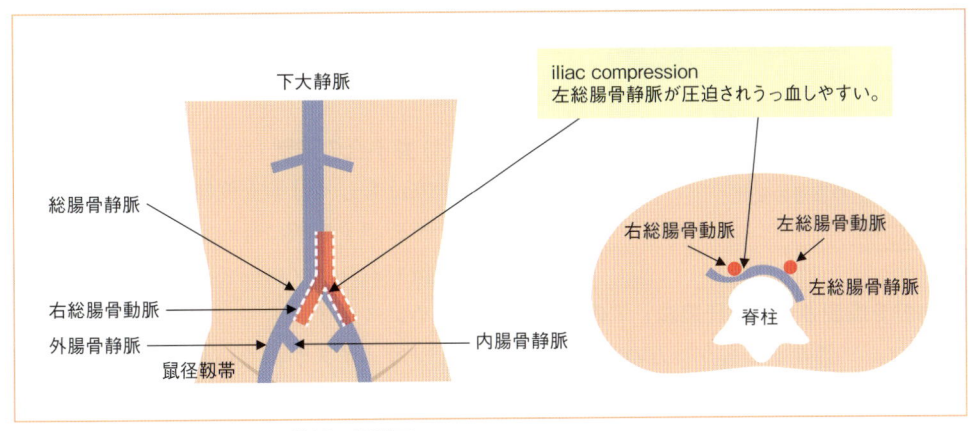

図3.3.3 iliac compression付近の解剖図

3.3.2 下肢静脈の基本走査法

● 1. 使用プローブ

大腿部以下の血管は中心周波数9MHz前後のリニア型プローブを主に使用し，下大静脈～腸骨静脈ではコンベックス型プローブを使用するのが基本となる。静脈瘤の原因となる表在静脈の弁不全を観察するときには，中心周波数10MHz以上の高周波リニア型プローブがあればそれを使用してもよい。

● 2. 深部静脈血栓症の スクリーニング時における基本走査法

(1) 大腿静脈でのパルスドプラによる呼吸性血流変動の有無

基本的に仰臥位で行う。中枢側の，血栓閉塞などのうっ滞状況を間接的に推測する方法である。腹式呼吸による深吸気を行ってもらうと，正常であれば腹腔内圧および胸腔内圧の上昇により，下大静脈以下の静脈はうっ血する。この状況を鼠径部付近の総大腿静脈において，パルスドプラ下で観察する。正常であれば深吸気時に総大腿静脈の血流シグナルはほぼ途絶するが，総大腿静脈より中枢側に血栓閉塞などの閉塞所見が存在すると，呼吸性血流変動が末梢側に伝わらず，血流の途絶が認められない（図3.3.4）。

(2) 血管短軸像での通常走査法

静脈の短軸断面において，基本的に上から下へと走査し，血栓の有無を鑑別する（図3.3.5）。仰臥位が基本だが，下腿は座位で行うと静脈が拡張し観察が容易になる。また，下肢を外転することで総大腿静脈は拡張し観察しやすくなる（図3.3.6）。

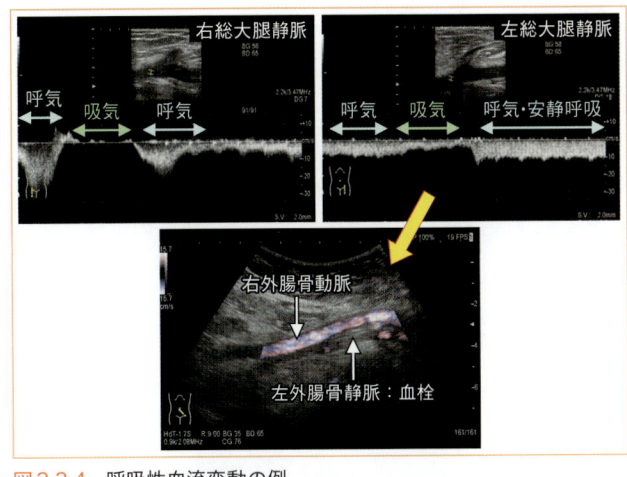

図3.3.4 呼吸性血流変動の例
右総大腿静脈腹式呼吸（お腹を膨らます）の吸気にて，血流シグナルがほぼ途絶。
左総大腿静脈腹式呼吸の吸気時，血流シグナルが残存（左外腸骨静脈に血栓の存在を認めた）。

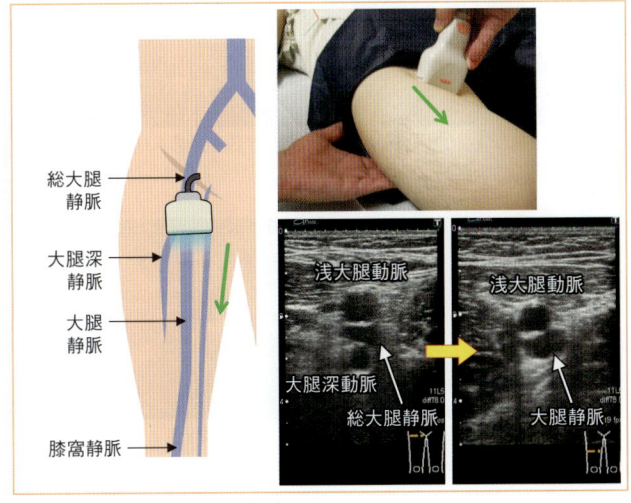

図3.3.5 大腿～膝窩部の観察

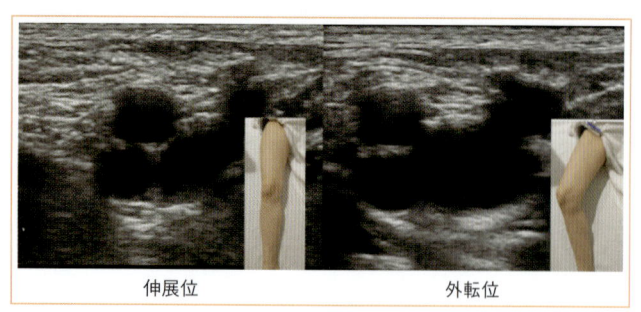
図3.3.6　下肢外転による総大腿静脈径の変化

伸展位　　　　　　　　外転位

（3）血管を圧迫して内腔を虚脱させる「圧迫法」での観察

　短軸像にて静脈をプローブ側の手ともう一方の手で挟むように圧迫し，静脈内腔を虚脱させ血栓の有無を鑑別する方法。

　通常は（2）「血管短軸像での通常走査法」と併用して行う。

　血栓が存在しなければ，静脈内腔は完全に虚脱し血管像が消失する。十分に圧迫しているにもかかわらず血管像（血管内腔像）が残存する場合に，血栓の存在を疑う（図3.3.7）。

　圧迫法は，大腿部では仰臥位が基本であるが，下腿は座位で行うと観察が容易になる。

（4）カラードプラによる血管内腔血流シグナルの有無を観察

　とくに下大静脈～腸骨静脈領域では，腹腔の深部に血管が位置するため，圧迫法による血栓鑑別は行えない。カラードプラにて，血管内腔に血流シグナルが充満するかを確認する（図3.3.8）。

● 3. 静脈瘤の原因鑑別における基本走査法

（1）弁不全の鑑別（カラードプラによる）

　立位もしくは半立位にて行う。静脈瘤の原因となる弁不全を確認する際に行う。大伏在静脈などの表在静脈を，短軸像であればプローブを血管に対して垂直ではなく，やや斜めにスライスする。この状態でカラードプラ下（流速レンジはノイズが出ない程度に下げる）に観察部位よりも末梢側をミルキングすることで血流を惹起し，ミルキング圧解除後の弁逆流の有無を観察する。伏在静脈や穿通枝において，0.5秒超の弁逆流が存在すれば「弁不全」と診断する（図3.3.9）。

（2）弁不全の鑑別（パルスドプラによる）

　立位もしくは半立位にて行う。パルスドプラ下に，前述のカラードプラによる弁不全鑑別と同様にミルキングし，圧解除時の弁逆流をドプラ波形にて記録する。パルスドプラでは波形解析から，逆流時間や逆流最大流速を計測できる（図3.3.10）。

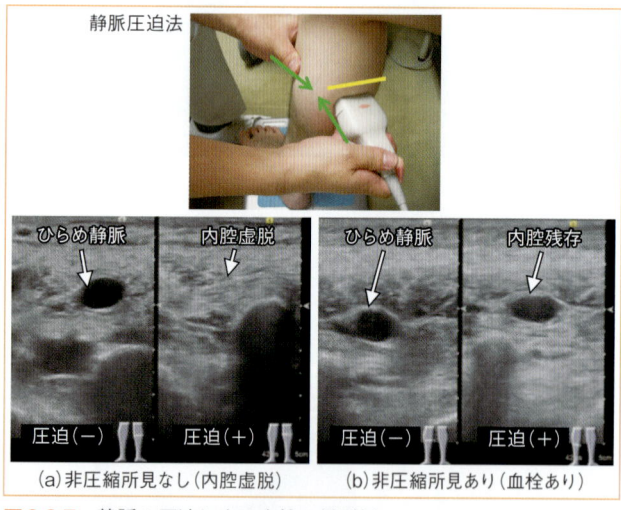
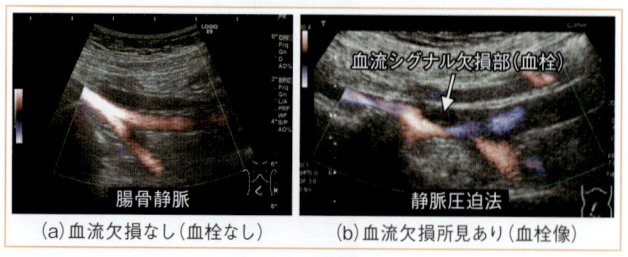
図3.3.7　静脈の圧迫による血栓の鑑別例

静脈圧迫法

ひらめ静脈　　内腔虚脱　　ひらめ静脈　　内腔残存

圧迫（－）　　圧迫（＋）　　圧迫（－）　　圧迫（＋）

（a）非圧縮所見なし（内腔虚脱）　　（b）非圧縮所見あり（血栓あり）

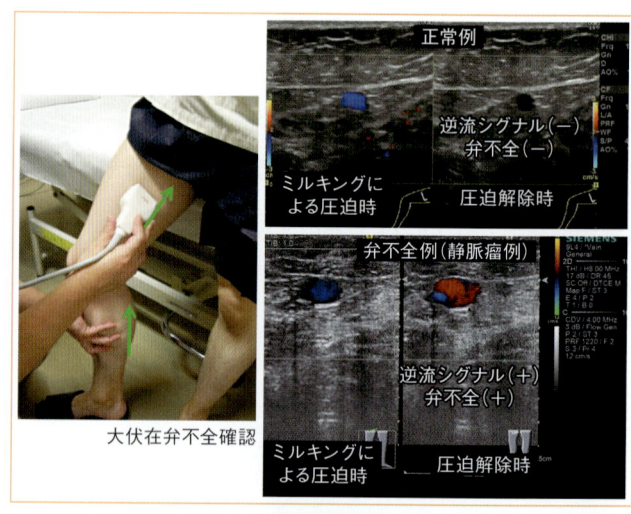
図3.3.9　静脈瘤における弁不全確認（カラードプラ）

正常例

逆流シグナル（－）
弁不全（－）

ミルキングによる圧迫時　　圧迫解除時

弁不全例（静脈瘤例）

逆流シグナル（＋）
弁不全（＋）

ミルキングによる圧迫時　　圧迫解除時

大伏在弁不全確認

図3.3.8　カラードプラ法による血栓鑑別例

血流シグナル欠損部（血栓）

腸骨静脈　　　　静脈圧迫法

（a）血流欠損なし（血栓なし）　　（b）血流欠損所見あり（血栓像）

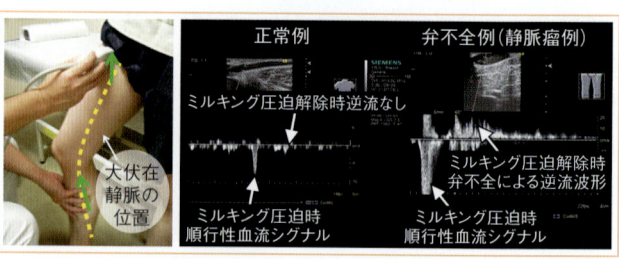
図3.3.10　大伏在弁不全確認例

正常例　　　　　弁不全例（静脈瘤例）

ミルキング圧迫解除時逆流なし

ミルキング圧迫解除時弁不全による逆流波形

大伏在静脈の位置

ミルキング圧迫時順行性血流シグナル　　ミルキング圧迫時順行性血流シグナル

Q 下腿を観察する際，患者の状態などが原因で座位による観察ができない場合はどうすればよいですか？

A 膝を立てる，膝裏付近を圧迫するなど。

膝を立てることができれば，ある程度下腿の血管がうっ滞し太くなるので観察しやすい。まったく下肢を動かすことができなくても，充満するような新鮮血栓は仰臥位のみの観察でも捉えることができる。また，膝裏付近をプローブを持っていない方の手で圧迫しながら観察する方法もある（図3.3.11）。

Q 膝上付近など，断層像が明瞭に描出されない部分の観察は？

A カラードプラを併用しながら血管内腔の血流シグナル欠損の有無を観察する。

断層像が不明瞭な場合は圧迫法による血管内腔虚脱像も不明瞭で観察しづらい。圧迫法と同じ断面で，カラードプラを併用しながら血管内腔の血流シグナル欠損の有無を観察するとよい。ただし，カラードプラ法での血栓検索は血流シグナルのブルーミングが影響し，血栓が判別しにくいこともあるため十分な検索法ではないことに留意する必要がある。

Q 呼吸性血流変動をみるとき，うまく呼吸コントロールができない場合は？

A 「息を吸ってください」ではなく，「お腹を膨らましてください」と指示する。または臍部を手全体で圧迫する。

お腹で息を吸ってくださいなどと指示しても，うまくできない患者もいる。単純に「お腹を膨らましてください」が「鼻をすするように」と指示したほうがうまくできる場合がある。また，臍部付近をプローブを持っていない方の手でゆっくりと圧迫すると，呼吸性血流変動とほぼ同様の効果が得られる（図3.3.12）。

▶**参考情報**

膝上付近は大腿部が全体に太いと血管が深部に位置するため，高周波リニア型プローブでは描出困難な場合もある。その場合は，コンベックス型プローブでの観察を試みる。

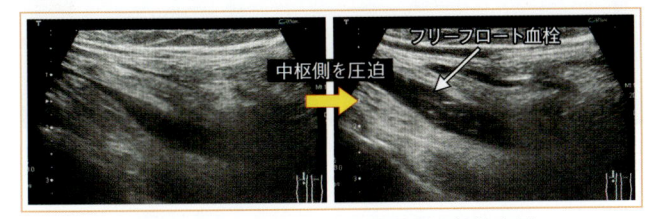

図3.3.11　膝窩部中枢側圧迫による膝窩静脈血栓検出例
膝窩部中枢側を自分の手で圧迫し，末梢側の膝窩静脈を拡張させフリーフロート血栓を描出する。

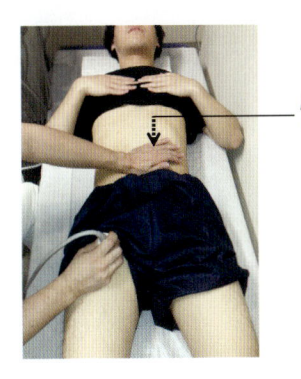

図3.3.12　臍部圧迫による血流変動の確認

Q 圧迫法のコツは？

A とくに下腿は，座位にて両手で圧迫することが大事。

　圧迫法はプローブのみで行うと思われがちだが，とくに下腿は座位にて，両手で圧迫することが大事である。両手を必ず同じ高さにおいて，血管を挟む感覚で圧迫する。また，血管が骨よりも前面に位置するようにプローブを操作し描出すると，圧迫する際，骨の硬さを利用できるので，より圧迫は容易になる（図3.3.13，3.3.14）。

☞ 図3.3.7

Q 圧迫法で注意すべき点は？

A 必ず通常の断層像やカラードプラでの血栓検索を行ってから，注意を払って行う。

　圧迫法は血管を圧迫して情報を得ている。すなわち負荷法であり，新鮮血栓が存在する場合に血栓を遊離させてしまう危険性がある。やみくもに圧迫を行うのではなく，必ず圧迫していない状態での血栓検索を行ってから，最大限の注意を払って圧迫を行うように心がける。

Q 弁不全の検査はどのような場合に行うのですか？

A レーザー焼灼術などの治療を前提に行う。

　主に静脈瘤の症例で，レーザー焼灼術やストリッピング術の治療を前提に行う。通常の深部静脈血栓症検索では行わない。

☞ 図3.3.9

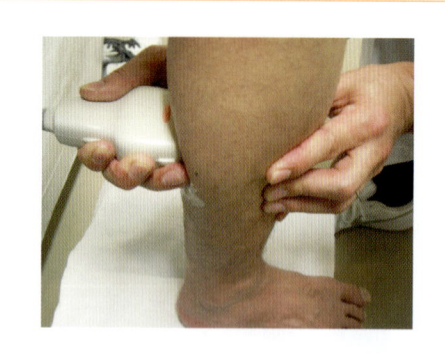

図3.3.13　圧迫法のコツ①
プローブと同じ高さの対側に手を添えて，血管を挟み込む感覚で圧迫する。

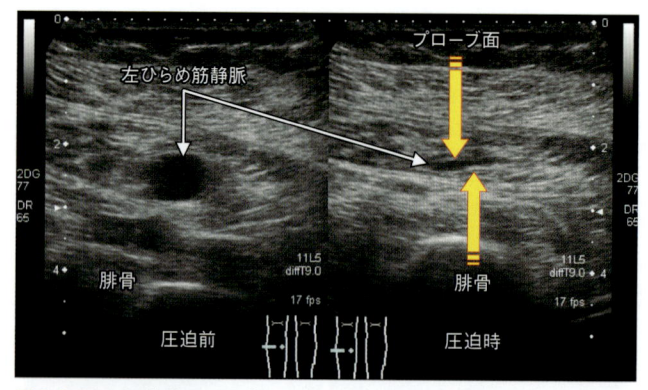

図3.3.14　圧迫法のコツ②
骨が血管の後面にくるように描出すると圧迫はより容易になる。

3.3.3　下肢深部静脈（深部静脈血栓症）検査の流れ

● 1. 超音波検査を行う際の事前準備

　検査室では下肢を露出してもらうので，トランクスなどに着替えてもらう。さらに，身体所見として浮腫の程度や皮膚の色調を確認する。必ず部屋を明るくした状態で行う。

● 2. 観察範囲

　深部静脈血栓症の検索には，基本的に下大静脈〜下腿までを観察範囲とする。補足だが，救急診療では，2〜3点（鼠径部や膝窩部）に限定した圧迫法で簡易的に中枢側の血栓検索を行う手法（proximal compression ultrasonography）もある。

● 3. 深部静脈血栓症検索手順

(1) 呼吸性血流変動を確認（仰臥位）
　総大腿静脈にて呼吸性血流変動を確認する（仰臥位）（図3.3.15）。

(2) 大腿静脈〜膝窩静脈の観察（仰臥位）
　血管短軸像を基本として，①血管内腔を描出させ血栓の有無を確認し，②血栓の存在を安静時では認めない場合は圧迫法による血管内腔虚脱を確認する。①〜②の動作を同一断面で行いながら総大腿静脈〜大腿静脈〜膝窩静脈へと連続的に観察していく（図3.3.16）。

(3) 下大静脈〜腸骨静脈の観察（仰臥位）
　カラードプラにて静脈内腔血流欠損の有無を観察する。下大静脈は短軸を斜めにスライスするような描出法で行うとドプラシグナルが得られやすい（図3.3.17）。
　腸骨静脈は血管長軸像で血流シグナルが得られれば充満する血栓は除外できる。長軸像の場合，血流方向をなるべくドプラビームに近づけるように描出するとよりドプラシグナルが得られやすい（図3.3.18）。

(4) 下腿の静脈（可能であれば座位）
　座位，もしくは膝を立てるなどして，下腿部を血管短軸像にて観察する。まずは下腿全体を圧迫せずに観察し，血栓の存在が確認できなければ圧迫し，血管内腔虚脱像を観察していく（図3.3.19）。

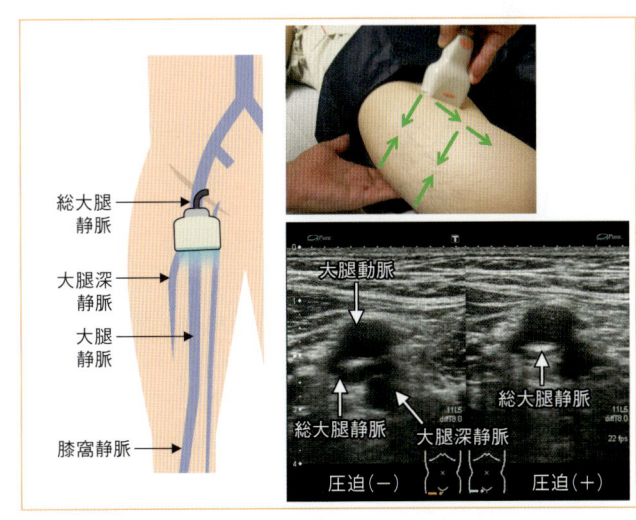

図3.3.16　大腿静脈〜膝窩静脈の観察

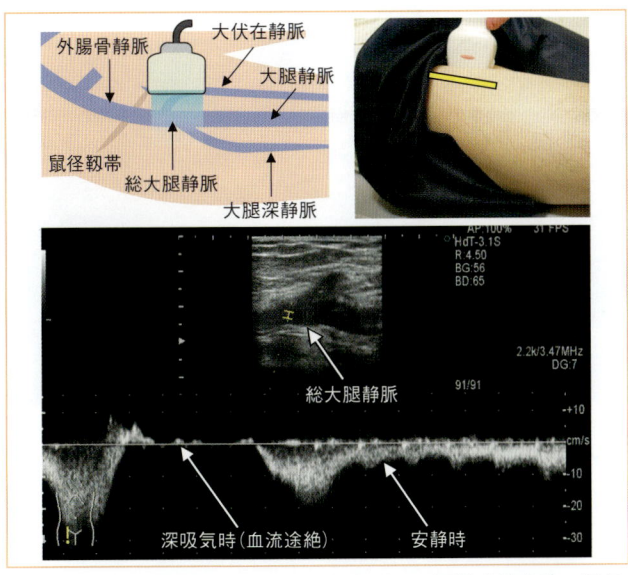

図3.3.15　総大腿静脈：パルスドプラによる呼吸性血流変動の観察

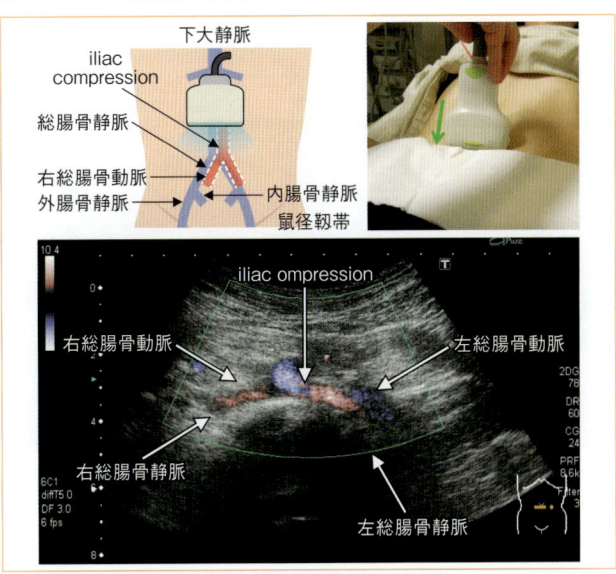

図3.3.17　下大静脈〜腸骨静脈の観察（iliac compression 付近）
短軸を斜めにスライスするような描出法で行うと，ドプラシグナルが得られやすい。

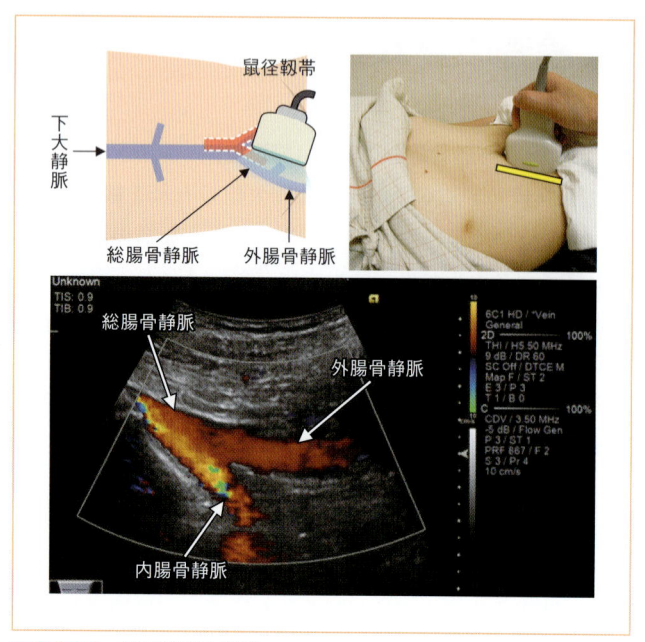

図3.3.18　腸骨静脈の観察

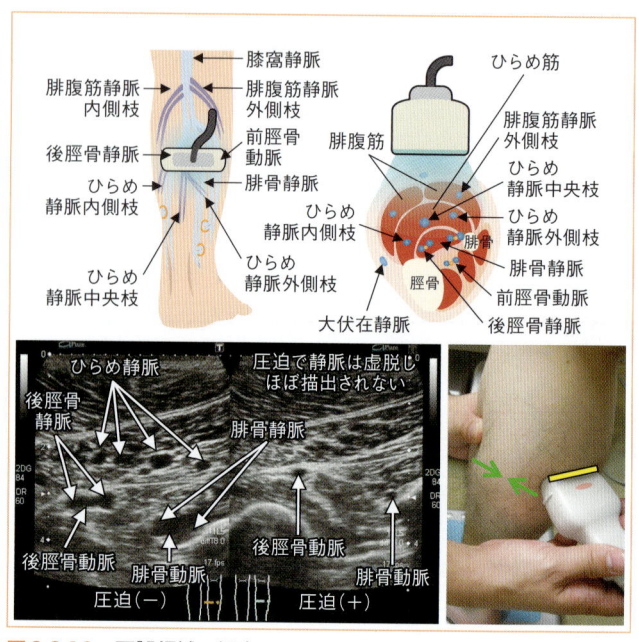

図3.3.19　下腿領域の観察

3.3.4　下肢深部静脈の正常像

● 1. 深部静脈血栓検索時

①総大腿静脈呼吸性血流変動像（図3.3.20）
②総大腿静脈圧迫法による内腔虚脱像（図3.3.21）
③下大静脈内血流シグナル充満像（図3.3.22）
④ iliac compression付近の総腸骨静脈血流シグナル像（図3.2.23）
⑤腸骨静脈付近の血流シグナル像（図3.3.24）
⑥膝窩静脈の圧迫法による血管内腔虚脱像（図3.3.25）
⑦下腿の静脈圧迫による血管内腔虚脱像（図3.3.26）

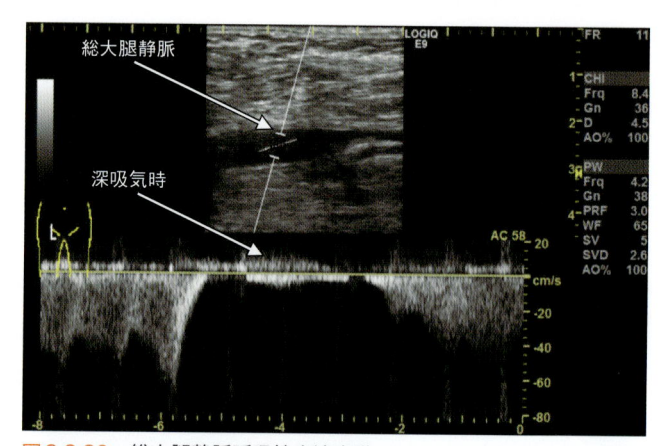

図3.3.20　総大腿静脈呼吸性血流変動
深吸気時に血流がほぼ途絶している。

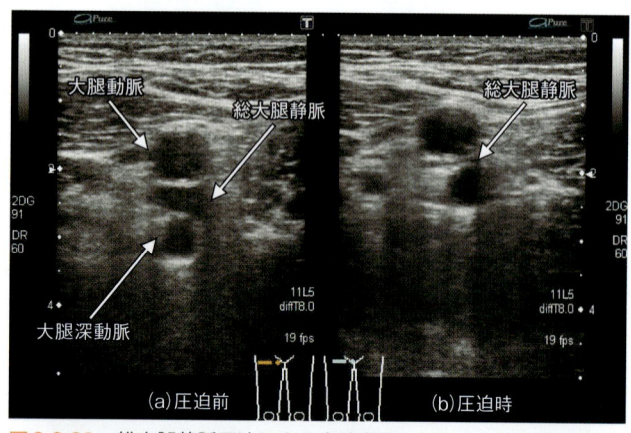

図3.3.21　総大腿静脈圧迫による内腔虚脱
圧迫時（b）に血管内腔が虚脱している。

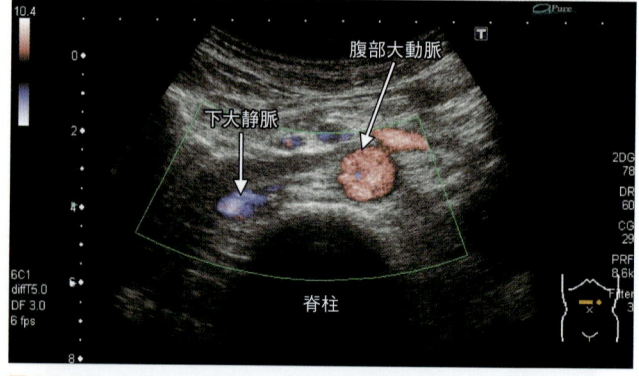

図3.3.22　カラードプラ法による下大静脈血流シグナル像
下大静脈内腔全体が血流シグナルで満たされている。

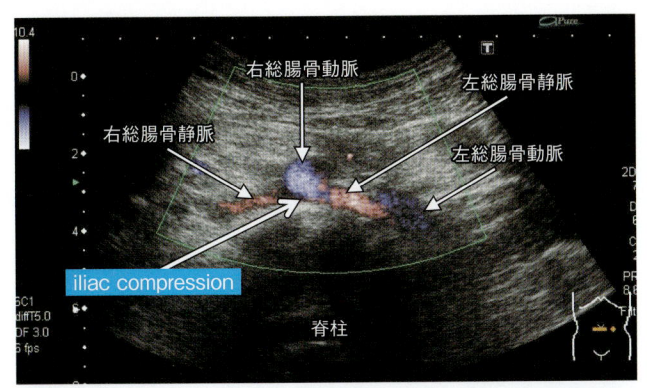

図3.3.23　カラードプラ法による総腸骨静脈血流シグナル
iliac compressionによる左総腸骨静脈の内腔狭小化を認めるものの，血流シグナルは描出され血栓の存在は否定できる。

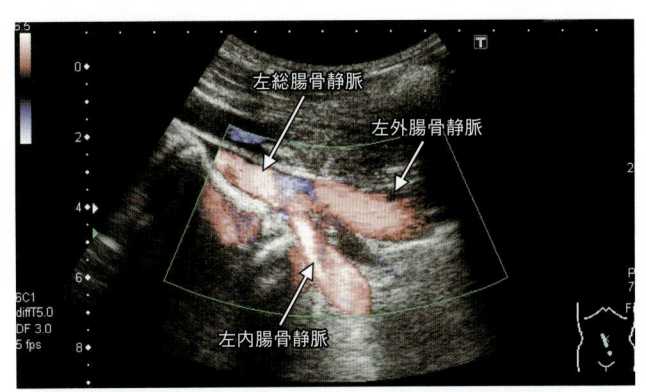

図3.3.24　カラードプラ法による腸骨静脈血流シグナル
腸骨静脈内腔に血流シグナルが充満しており，血栓の存在は否定的である。

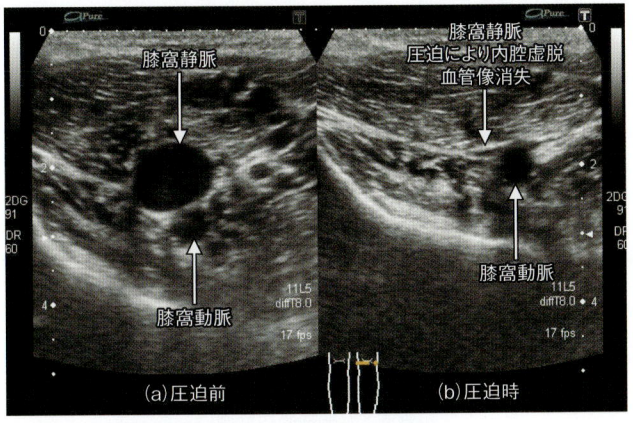

図3.3.25　膝窩静脈圧迫による血管内腔虚脱像
膝窩静脈は圧迫により内腔虚脱し，血管像そのものがほぼ消失しており，血栓の存在は否定できる。

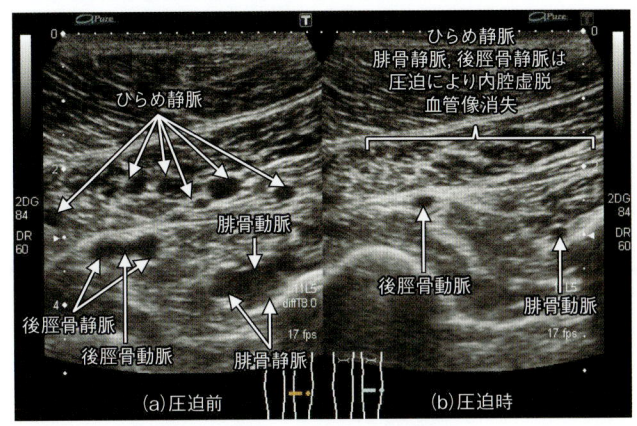

図3.3.26　下腿の静脈圧迫による血管内腔虚脱像
圧迫により血管内腔は完全虚脱し，血管像そのものが消失した。

3.3.5　下肢深部静脈の計測

● 1. 深部静脈血栓検索時

(1) 血管径の計測

　ひらめ静脈，もしくは腓腹筋静脈の口径が短径φ9mm以上で血栓形成を来しやすいといった報告がある。また，口径がφ7mm以上のひらめ静脈に血栓が形成された場合に，血栓が中枢側に進展し，ひいては肺血栓塞栓症の塞栓源になり得るといった報告がある。ひらめ静脈の口径が通常より太い場合は血管径を計測しておく（図3.3.27）。

(2) 血栓の計測
①太さの計測

　血栓が発見されたなら，圧迫していない状態で血栓の太さ（厚さ）を計測する。血栓の太さは，経過観察で客観的な指標となる（陳旧性になると徐々に細くなっていく）。観察される血栓像で最大となる太さの部分を計測する。計測する場合は短軸像・長軸像のどちらでもかまわない。経過観察時に同じ断面で計測できるように，わかりやすい断面で記録しておく（図3.3.28）。

②長さの計測

　血栓の長さは，一画面で血栓の長軸像が得られない場合は計測困難である。また，血栓が細い場合も計測困難である。血栓が明瞭に描出され，かつ一画面に収まるのであれば計測する（図3.3.29）。

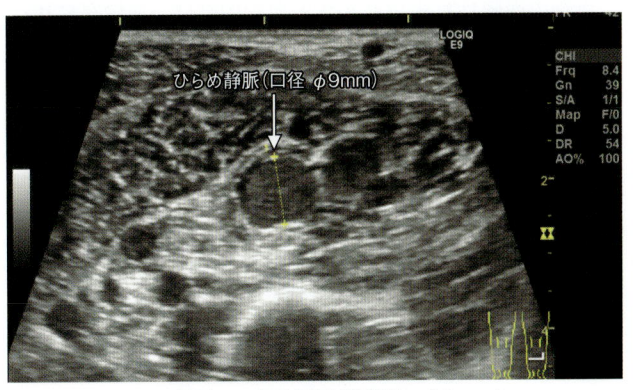

図3.3.27　ひらめ静脈の口径計測例（計測値　φ9mm）
座位などでうっ滞させた状態で短軸像にて計測。

血栓の長さが計測できない場合

　血栓は広範囲に存在することが多く，1つの画像では表現できない場合もある。その場合は，最低限「膝窩静脈〜ひらめ静脈まで」など，血管名称で表現する。その際，できるだけ正確かつ経過観察を行ううえで再現性のよい情報は「血栓の先進部（中枢端）がどこに存在するか」である。血栓先進部は，血栓退縮とともに，徐々に下方に下がってくる。このことが陳旧化し退縮している所見になるので，必ず先進部の位置は詳細に観察し，レポート記載することが肝要である。

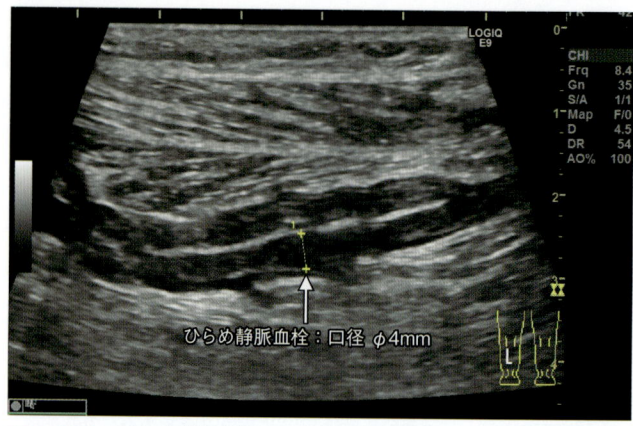

図 3.3.28　ひらめ静脈血栓での血栓口径計測例
血栓の最大直径は φ 4mm。

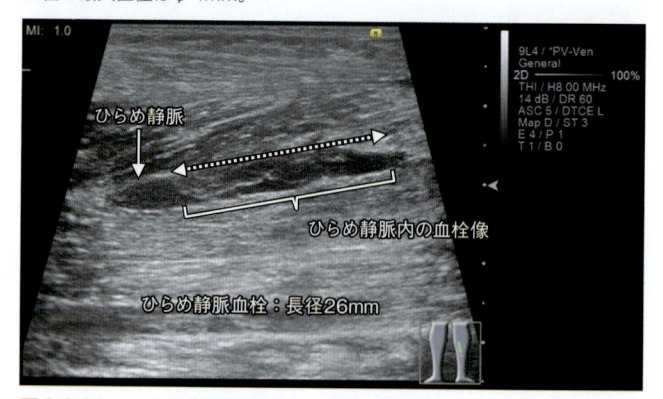

図 3.3.29　ひらめ静脈血栓での血栓長径計測例

3.3.6　下肢深部静脈の異常像

● 1. 下肢静脈の異常像

　下肢静脈では，深部静脈血栓症がメインの病態となる。典型的な血栓像を示す。

(1) ひらめ静脈の新鮮血栓像（図 3.3.30）
　血管が膨隆性に拡張し，内腔を占拠する低輝度（ほぼ無エコー）な血栓で占められる。

(2) ひらめ静脈血栓像（図 3.3.31）
　血管の膨隆性拡張は認めず，血管内腔に，血管径に比べ細い血栓が存在し，血栓輝度は高輝度である。

(3) 浮遊血栓（図 3.3.32）
　ひらめ静脈に血栓を認めるが，この血栓は連続して，合流する膝窩静脈まで進展しており，この進展部分が血管壁に接しておらず，浮遊している。

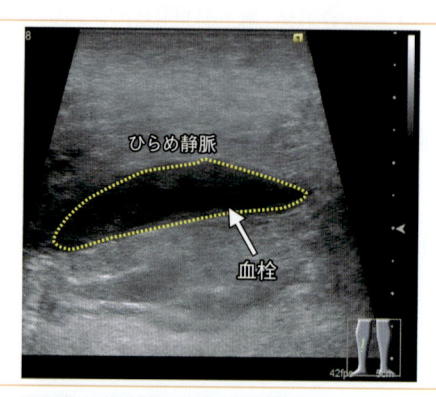

図 3.3.30　低輝度で充満型の血栓（新鮮血栓）

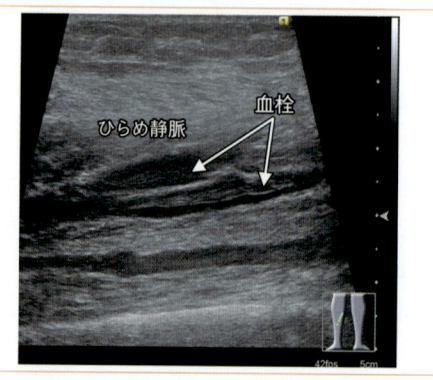

図 3.3.31　高輝度で血管径に比べ細い血栓（陳旧化）

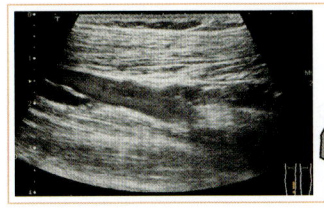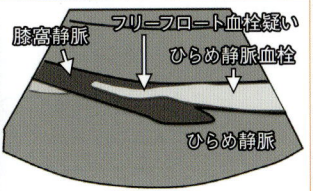

図3.3.32　浮遊血栓

血栓の性状判別について

　血栓は新鮮なものは太く，血管に充満し輝度も低い傾向にある。慢性期の器質化した血栓は高輝度で細く（索状），血管内腔に隙間を伴う血栓であることが多い。血栓の性状判別には，日本超音波医学会が策定した「下肢深部静脈血栓症の標準的検査法」や，日本循環器学会などが策定している「肺血栓塞栓症および深部静脈血栓症の診断，治療，予防に関するガイドライン」を参考にするとよい[4,5]。

3.3.7　下肢表在静脈（静脈瘤）検査の流れ

● 1. 超音波検査を行う際の事前準備

　検査室では下肢を露出してもらうので，トランクスなどに着替えてもらう。さらに，身体所見として浮腫の程度や皮膚の色調，表在静脈の状態を確認する（図3.3.33）。

　視診，触診は必ず部屋を明るくした状態で行う。

● 2. 観察部位

　静脈瘤の検索には，大伏在静脈，小伏在静脈，穿通枝を基本観察範囲して，原則として可能な限り立位にて，血管径と逆流誘発手技を用いて有意逆流の検索を施行する（図3.3.34）。

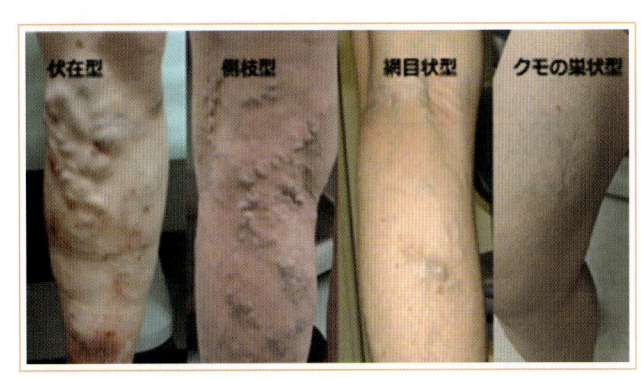

図3.3.33　静脈瘤の肉眼的分類

● 3. 表在静脈弁の検索手順

　身体所見にて，静脈瘤の程度を把握する。静脈瘤は伏在静脈や穿通枝の弁不全が原因であることが多く，治療対象となりうるので，超音波ではこれら表在静脈の弁不全を確認する。大伏在静脈弁不全検索の場合，立位もしくは半立位にて，カラードプラやパルスドプラを使用したミルキング法による弁逆流を観察し，弁逆流の起点を検索する。伏在大腿静脈接合部付近から観察していくと効率的である。小伏在静脈弁不全検索の場合は立位もしくは座位にて，ミルキング法による弁逆流を観察し，弁逆流の起点を検索する。0.5秒を超える弁逆流を弁不全と判断する。伏在膝窩静脈接合部付近から観察していくと効率的である。そのほか，φ3mm以上の太い穿通枝などは，不全穿通枝か否かをミルキングにて鑑別する（図3.3.35）。

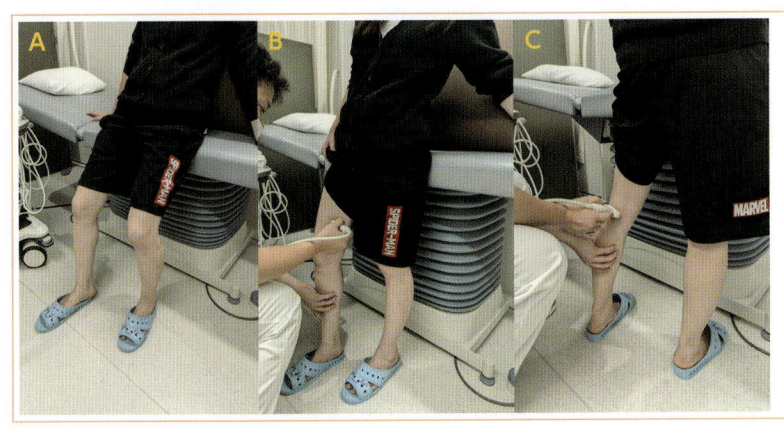

・A立位（正面）
　　検査肢はやや外転し力を抜き重心は非検査肢に置く
・B立位（前面）
　　前向きに起立し、ベッドや壁につかまった状態
　　重心は非検査肢に置く
・C立位（背面）
　　後ろ向きに起立し、ベッドや壁につかまった状態
　　重心は非検査肢に置く

※クッション等を用い体制保持と転倒リスクに配慮
※ほとんどが半立位で観察可能

図3.3.34　静脈瘤の検査体位

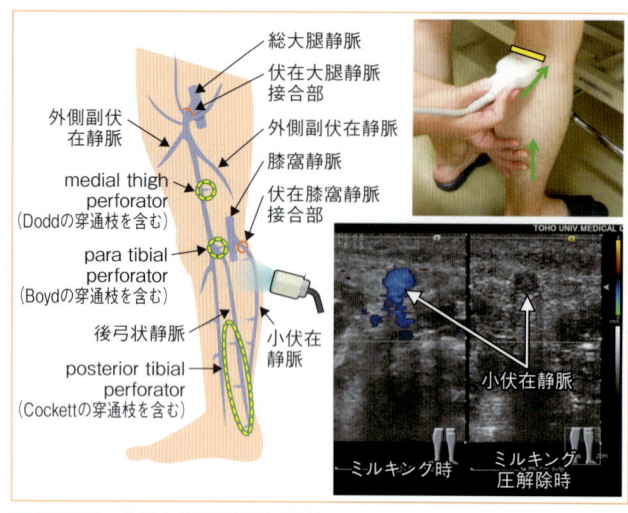

図3.3.35　小伏在静脈弁不全検索

✎ **MEMO**

弁不全の逆流評価について

　逆流時間や逆流最大速度のデータは，直接的に静脈瘤の重症度とは結びつかないので取扱いには注意が必要である。逆流時間のデータが必要か否かは施設の血管治療担当医師などと確認しておくこと。

3.3.8　下肢表在静脈の正常像

● 1. 血管走行

(1) 大伏在静脈 (GSV：great saphenous vein)

　鼠径部において，短軸像で，大伏在静脈，総大腿静脈，総大腿動脈を描出し，伏在大腿静脈接合部 (saphenofemoral junction；SFJ) を観察する。

　数本の分枝がGSVに合流し，接合部付近のGSVの弁が観察できる。大腿部では，GSV本幹は浅在性筋膜と深筋膜によって囲まれ，断面像は "eye sign" と呼ばれる。

　GSVは，鼠経部において内側方から大腿静脈に流入するが，大腿動脈の背側を通り大腿静脈に連絡するなど破格もまれに認められる (図3.3.36)。

(2) 小伏在静脈 (SSV：small saphenous vein)

　膝窩領域で膝窩静脈に合流するが伏在膝窩静脈接合部 (saphenopopliteal junction；SPJ) で合流せずに上行することも多く，合流様式を観察する。

　SPJは膝窩より2〜4cm頭側の高さにあるがばらつきが多い。SSVが膝窩静脈に合流せず，大腿二頭筋の間と半膜様筋の間を走行し大腿や臀部の穿通枝に流入するものを，大腿伸展 (thigh extension) と呼び，合流形式によりパターン分類されている (図3.3.37)。

(3) 穿通枝

　2006年の国際静脈学会のコンセンサスにおいて，これま

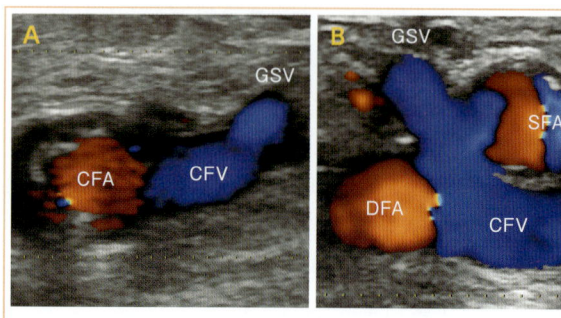

A　右SFJ内側方から合流し，大腿動脈との交差は認めない
B　左SFJ内側方から合流するが，大腿動脈の間を走行している

図3.3.36　GSVの破格 (バリエーション) 例

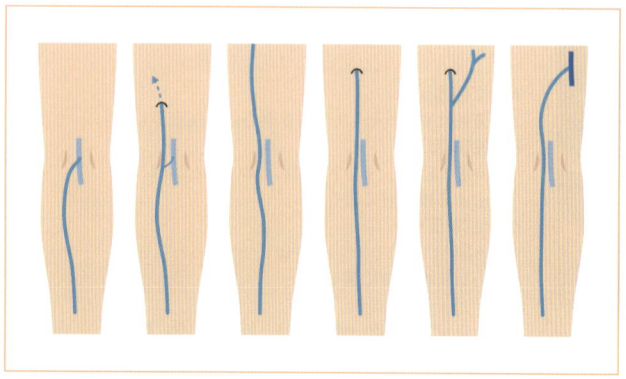

図3.3.37　SPJタイプ分類

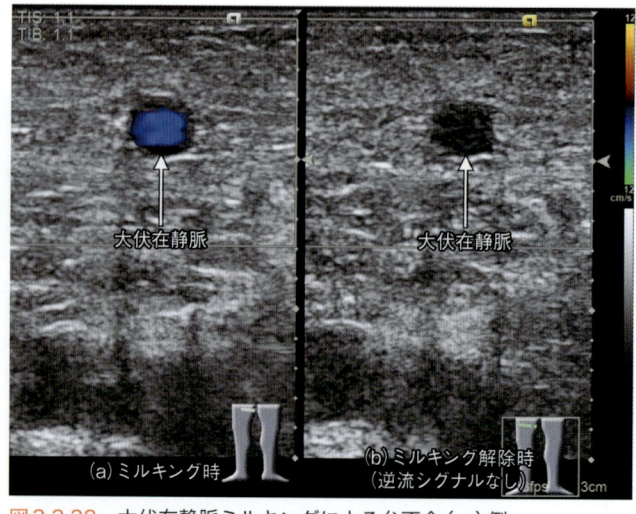

図3.3.38　大伏在静脈ミルキングによる弁不全 (−) 例

で人名で呼ばれていたDodd（Hunter），Boyd，Cockett穿通枝は,それぞれ部位によってmedial Thigh perforator, paratibial perforator, posterior tibial perforatorと呼称されることになっている。表在静脈の蛇行が著しい症例では,静脈分枝と穿通枝の誤認に注意が必要である。

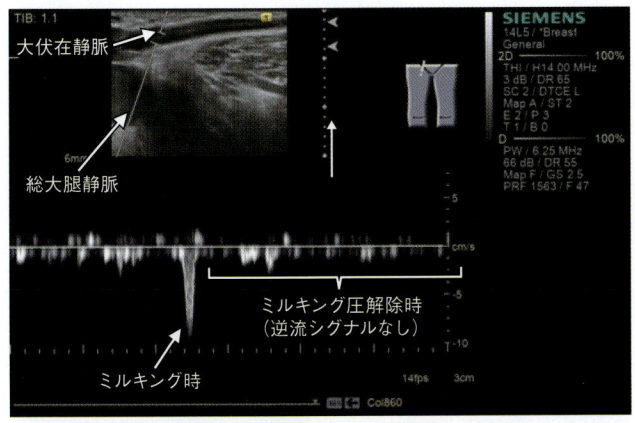

図 3.3.39　大伏在静脈ミルキングによる弁不全（−）例

● 2. 弁不全確認時（静脈瘤の原因検索）

（1）大伏在静脈の短軸像（垂直ではなくやや斜めにスライス）

ミルキング解除時に逆流による血流シグナルは得られていない（図3.3.38）。

（2）大伏在静脈のパルスドプラによる弁不全確認例

ミルキング解除時に逆流波形は認めない（図3.3.39）。

MEMO

伏在静脈径について

正常の大伏在静脈の太さは，通常3〜7mm程度，小伏在静脈は2〜4mm程度とされている。

GSV径はSFJと膝部付近では，ばらつきが多いが，GSV径が7〜7.3mm以上では高度の逆流を有することが報告されている。

穿通枝について

穿通枝は多数存在し，3.0〜3.5mm以上の径を有し，負荷にて0.5秒を超える表在側への血流を有しているものを有意な不全とする。

3.3.9　下肢表在静脈の計測

● 1. 血管径計測

弁不全を有する伏在静脈は口径を計測する．静脈径の計測部位は，瘤化した部分ではなく，静脈径が一定になる部位で測定する。静脈瘤の治療方法にもよるが，血管内焼灼術の場合は口径18mm超の血管では治療適応外になる場合がある。

（1）大伏在静脈

下肢静脈瘤に対する血管内焼灼術のガイドライン2019では，大伏在静脈の場合，終末弁（SFJから1〜2mmの部分の静脈弁）より3cm遠位側，大腿中央，膝付近，下腿中央での計測を推奨している。

（2）小伏在静脈

小伏在静脈系では膝窩静脈と伏在膝窩静脈接合部（SPJ）

付近と下腿部を最低限計測する。下肢静脈瘤に対する血管内治療の適応基準ではSPJより3cm遠位側の伏在静脈での計測を推奨している。

（3）穿通枝

穿通枝から表在静脈に向かう血管を認めたら,筋膜を貫く部位で径を測定する（表3.3.1）。

● 2. 逆流の部位検索

（1）大伏在静脈

大伏在静脈系では大腿静脈とSFJ付近と大腿部，下腿部，足関節部を計測する。

（2）小伏在静脈

小伏在静脈系では膝窩静脈とSPJ付近と下腿部を最低限計測する。

（3）穿通枝

穿通枝から表在静脈に向かう血流を認めたら,筋膜を貫く部の静脈逆流を計測する。

表 3.3.1　不全穿通枝の判定と種類

穿通枝	交通と血流方向	不全例の判定
直接型	表在静脈 ➡ 深部静脈	深部静脈 ➡ 表在静脈 逆流500msを超える 径3.0〜3.5mm以上
間接型	表在静脈 ➡ 筋肉枝 ➡ 深部静脈	筋肉枝 ➡ 表在静脈 逆流500msを超える 径3.0〜3.6mm以上

MEMO

血管径の計測について

　静脈径は壁の外側にて測定する。壁構造が厚くなっている際は，炎症治癒後や血栓症遠隔期の所見であることが多い。

弁不全の逆流評価

　皮膚潰瘍例では逆流量が10mL/sを超える例が多いこと，最大逆流速度が重症度を反映することが報告されている。一方で逆流時間や逆流最大速度のデータは，直接的に静脈瘤の重症度とは結びつかないので取扱いには注意が必要である。逆流時間のデータが必要か否かは施設の血管治療担当医師などと確認しておく。

3.3.10　下肢表在静脈の異常像

● 1. カラードプラ法による逆流の判定

　血流はカラードプラ法を用いると観察しやすく，観察時間の短縮となる。詳しくはパルスドプラ法の波形で判断する。対象の静脈の長軸断面を描出し，パルスドプラのサンプルボリュームを静脈の中央部におよそ60度の角度でセットする。通常の静脈血流は低流速のため血流信号は描出しにくいとされる。そこで血流を増強させる方法を用いる。これには体位交換や深呼吸法があるが，逆流検査にはバルサルバ負荷により腹圧をかける方法と，下肢の圧迫およびその解除によるミルキング法，下腿の筋運動後にみる方法がある。バルサルバ負荷は，総大腿静脈やSFJの評価に有用である。バルサルバ負荷は個人差が大きいため，一定化する工夫として呼気圧測定機器を用いることもあるが一般的ではない。一方，ミルキング法が簡便でよく用いられる。立位や座位では，探触子の末梢部（大腿部観察時は腓腹部，下腿部観察時は足部）のミルキングを行い圧迫解除時の逆流を検出する。圧迫用カフを装着し送脱気装置を用いて逆流量を測定する方法は，圧迫の条件が一定となるためより定量的である。一般的には簡便な用手的ミルキング法を用いて測定する。

● 2. パルス法による逆流の判定

　パルスドプラ法で逆流時間を測定する場合，表在静脈と穿通枝では有意の逆流は，逆流時間の長さで判断され，「0.5秒を超えるもの」，大腿～膝窩静脈（深部静脈）では「1.0秒を超えるもの」を異常と判定し，それに満たない場合は生理的な逆流とする。ただし，穿通枝に際しては静脈径を考慮し判定する。また，明らかにカラードプラ法で有意な逆行性血流が検出される場合，パルスドプラ法による計測は省略し判定してもよい。

　健常な状態では下腿部，あるいは足部ミルキング操作で，圧迫時に急速な順行性血流が生じ，圧迫解除後に血流が停

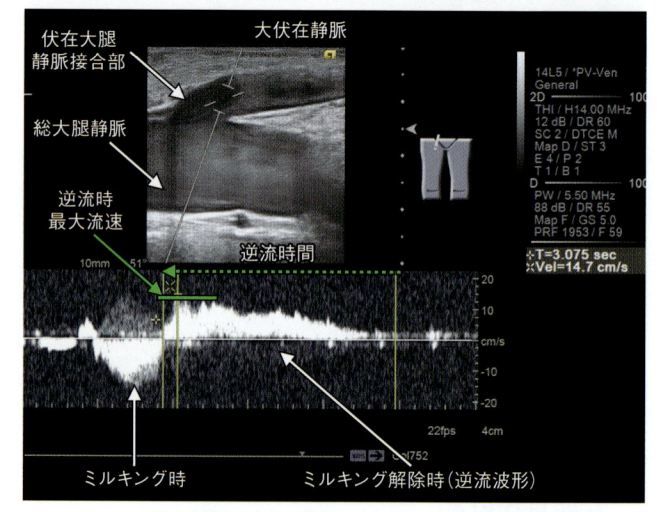

図 3.3.41　大伏在静脈（伏在大腿静脈接合部）における弁不全時，ドプラ波形計測例

止する。弁不全が存在する場合，解除後，持続時間の長い逆行性血流が生じる（図3.3.41）。

● 3. 静脈瘤術後の判定

　下肢静脈瘤血管内焼灼術（ETA）の術後超音波検査は，静脈血栓塞栓症の検出と治療効果判定目的に行われる。とくに，術後の静脈血栓塞栓症として，endovenous heat induced thrombosis（EHIT）が重要で，血栓の伸展の程度によりclass I ～ IVに分類される（図3.3.42）。2019年に国内承認された，シアノアクリレート系接着材（Cyanoacrylates；CA）による血管内治療（CAC）は糊を意味するglue治療とも呼ばれ，ETA同様に術後静脈血栓症の評価がある。まれにCAが深部静脈に伸展している場合もある（図3.3.43）。EHITとの区別をするためにEGITとよばれている。

　検査のタイミングは，現行のガイドラインでは，静脈血栓塞栓症の評価目的に術後10日以内と，治療効果判定目的に術後1～6ヵ月の計2回行うのが妥当とされている。

　EHIT class III以上は積極的治療が必要であり，医師へ

の迅速な報告が求められる。

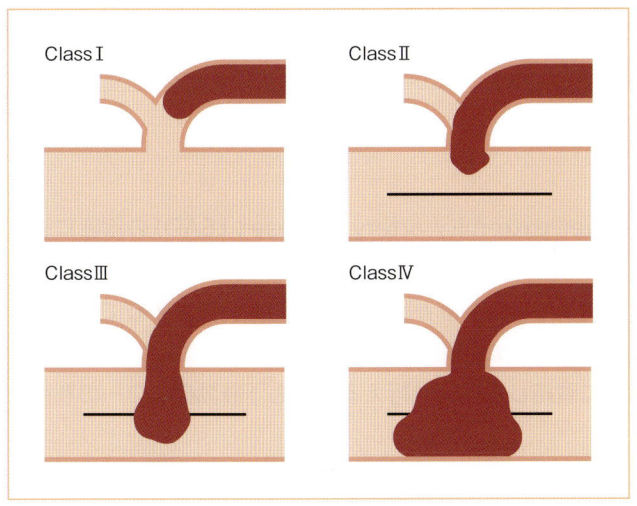

図 3.3.42　EHIT 分類

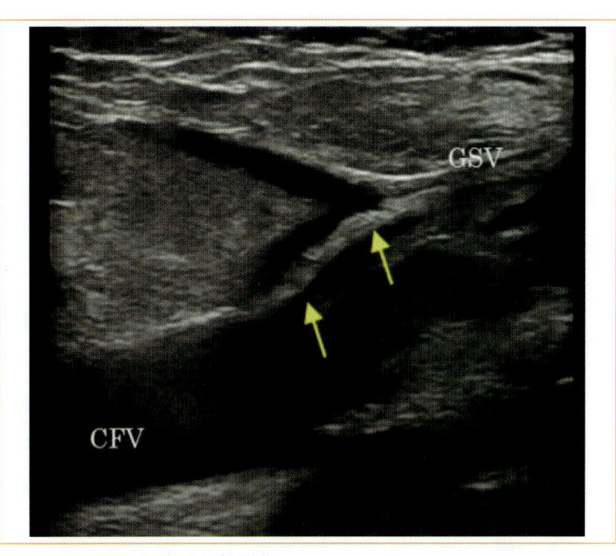

図 3.3.43　CAC 後 CA 伸展像
CFV：common femoral vein（総大腿静脈），GSV：great saphenous vein（大伏在静脈），CA（シアノアクリレート接着剤）の伸展像（↑）

Q 静脈瘤の検査でのポイントは？

A ガイドラインに準じ，施設ごとにみるべきポイントを確認することが重要。

　　静脈瘤のエコー検査は，基本的に視診上静脈瘤が存在し，かつ静脈瘤の治療を行う予定のある症例に対して行われるのが基本である。

　　「下肢静脈瘤に対する血管内治療のガイドライン」（日本静脈学会「下肢静脈瘤に対する血管内治療のガイドライン」作成小委員会で策定）によると，レーザー治療などの血管内治療の適応として，「伏在大腿静脈接合部（saphenofemoral junction；SFJ），あるいは伏在膝窩静脈接合部（saphenopopliteal junction；SPJ）より5〜10cm遠位側の伏在静脈の平均的な径が4mm以上あること，また平均的な径が10mm以下を推奨する」としている[6]。血管径の計測は立位もしくは半座位で行う。表在静脈は，わずかな圧迫でも血管がつぶれてしまうので，大伏在静脈の口径観察時にはプローブを皮膚に触れる程度に走査を行うことが肝要である。

▶参考情報

　そのほかにも，適応基準として「深部静脈が開存している」，適応除外基準として，「深部静脈血栓症の合併」などがある。ガイドラインに準じるのはもちろんのこと，施設ごとにみるべきポイントを静脈瘤治療に携わる医師と確認しておくことが重要である。

［秋山忍］

📖 **参考文献**

1）Ohgi S, et al.: Pulmonary embolism in patients with isolated soleal vein thrombosis., Angiology 1998；49（9）：759-64.

2）榛沢和彦，他：術後肺塞栓症予防のための術前エコー検査と術後抗凝固療，Therapeutic Research，26（6）1152-1155，2005.

3）Ro A. Kageyama N. Tanifuji T, et al: Pulmonary thromboembolism: Overview and update from medicolegal aspects Legal Med, 2008；10：57-71.

4）田中幸子，他：下肢深部静脈血栓症の標準的検査法　日本超音波医学会用語・診断基準委員会（編），超音波医学，2008；35（1）：35-44.

5）安藤太三，他：肺血栓塞栓症および深部静脈血栓症の診断，治療，予防に関するガイドライン（2009年改訂版）（解説），日本心臓血管外科学会雑誌，2014；43（4）：1-21.

6）佐戸川弘之，他：下肢静脈瘤に対する血管内治療のガイドライン　2009-2010年小委員会報告，静脈学，2010；21（4）：289-309.

7）日本超音波医会用語・診断基準委員会　静脈エコー検討小委員会：超音波による深部静脈血栓症・下肢静脈瘤の標準的評価法，2020一部改正

8）日本静脈学会ガイドライン委員会：下肢静脈瘤に対する血管内焼灼術のガイドライン，2019.

3.4 │ 下肢動脈

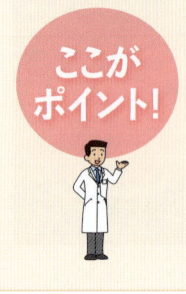

- 下肢動脈エコーは下肢閉塞性動脈疾患（lower extremity artery disease；LEAD）の診断に有用である。
- 急性動脈閉塞，膝窩動脈外膜囊腫など，エコーで確定診断が行える下肢動脈病変は多岐にわたる。
- ABI（ankle brachial index）や足趾圧測定とあわせた評価が重要である。
- エコーガイドによる血管内治療など，治療に直結した検査が行えることも下肢動脈エコーの利点である。

3.4.1 下肢動脈の解剖

● 1. 下肢動脈解剖の要点

下肢動脈の解剖図を図3.4.1に示す。

①下肢動脈は腹部大動脈から分岐する総腸骨動脈から左右に分枝していく。狭窄や閉塞病変は分岐部に生じることが多く，上流の主要血管が狭窄や閉塞を来すと広範囲な虚血を生じやすい。

②主要な動脈には静脈が伴走しており，とくに膝下の後脛骨動脈，前脛骨動脈，腓骨動脈には各動脈1本に対して2対の静脈が動脈を挟むように存在する。

③後脛骨動脈，前脛骨動脈，腓骨動脈は血管の走行に正常変異を認めることがある。とくに前脛骨動脈，後脛骨動脈はどちらかが細かったり，欠損したりしていることもある。先天的な血管欠損は正常変異であり，下肢末梢還流に影響しないが，血管治療を行う際は変異の状況を理解しておかなければならない場合がある（図3.4.2）。

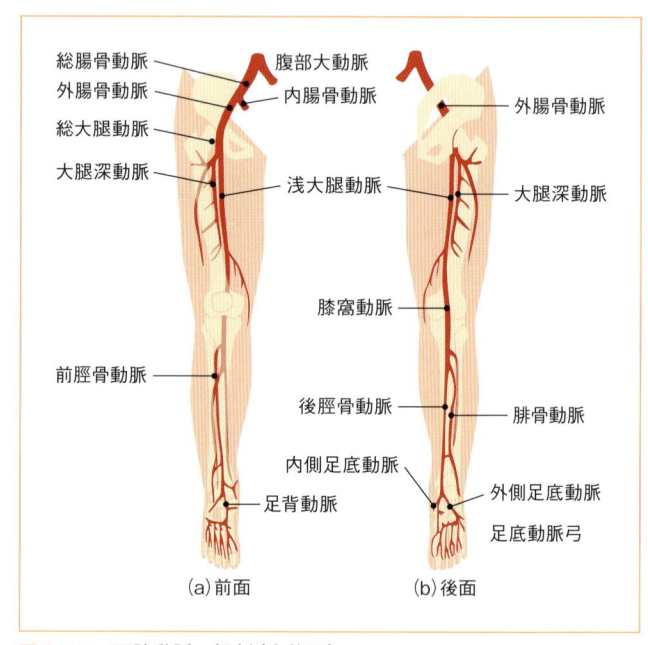

図3.4.1 下肢動脈の解剖（全体図）

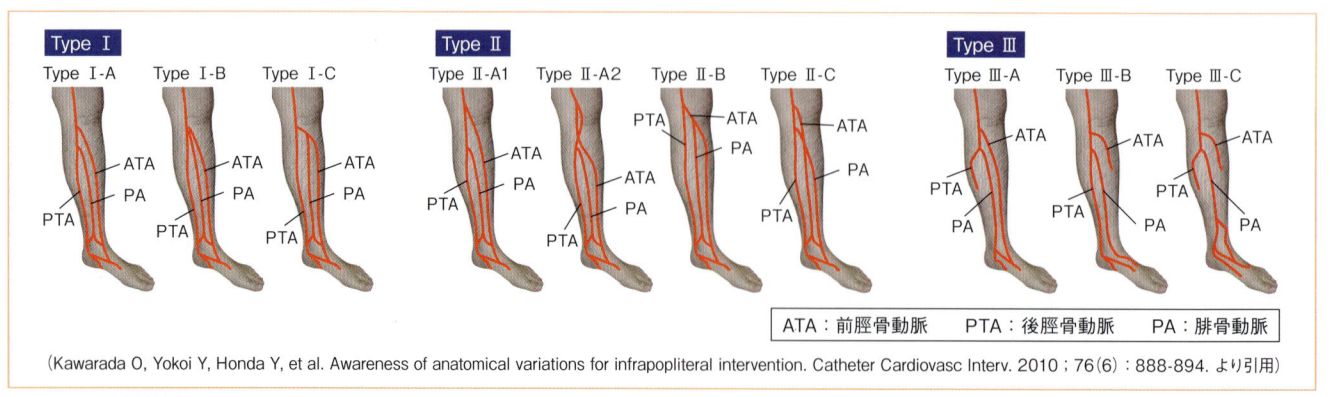

（Kawarada O, Yokoi Y, Honda Y, et al. Awareness of anatomical variations for infrapopliteal intervention. Catheter Cardiovasc Interv. 2010；76（6）：888-894. より引用）

図3.4.2 下腿動脈のバリエーション
Type I：膝窩動脈の分岐（枝分かれ）レベルが正常。
Type II：膝窩動脈の分岐（枝分かれ）レベルが高位。
Type III：PTA，ATA，またはその両方を含む，遠位への供給が変化した低形成または無形成の分枝。

3.4.2　下肢動脈の基本走査法

● 1. 使用プローブ

　大腿部以下の血管は主に中心周波数9MHz前後のリニア型プローブを使用し，腹部大動脈～腸骨動脈ではコンベックス型プローブを使用するのが基本となる。ただし，部位によるプローブ選択というよりも，「なるべく高解像度の画像を得ること」を基本理念とし，高周波リニア型プローブが用いられる場合は，部位に限らず使用するとよい。プローブ選択のコツは，3.1.3「プローブの選択」を参考に，観察深度4～5cmまでは領域に関係なく中心周波数9MHz前後の高周波リニア型プローブを用い，それ以上の深度を観察する際には，コンベックス型プローブを用いる。

● 2. 下肢動脈スクリーニング時における基本走査法

(1) パルスドプラによる血流波形解析

　各部位での下肢動脈パルスドプラ波形解析により，計測部位よりも中枢側の病変を類推する。推奨される波形解析の部位は，総大腿動脈，膝窩動脈，後脛骨動脈（内果付近），足背動脈の計4カ所，両側で8カ所である。

　記録波形により評価するのは，波形のパターン分類（総大腿動脈と膝窩動脈のみ）と収縮期加速時間（acceleration time；AT）が主となる。正常波形のⅠ型であれば，計測部より中枢側に有意狭窄はなく，Ⅱ～Ⅲ型になるにしたがって閉塞病変が高度で下肢虚血症状の重篤化やABI（ankle brachial index）の低下がみられる（図3.4.3）。しかしながら大動脈～腸骨動脈など，より中枢側の狭窄病変では波形パターンの変化は来さず，ATの延長のみが認められる場合があり，精度の高いAT計測が求められる。パルスドプラのスウィープスピードを上げ，波形を伸ばすことにより，正確で安定したATの計測が可能となる（図3.4.4）。ATは，100～120ms未満が正常であり，120ms以上を明らかな延長とする。

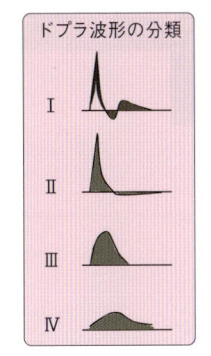

図3.4.3　下肢動脈ドプラ波形の分類（評価対象は総大腿動脈膝窩動脈）
(Cossman, DV. et. al. Comparison of contrast arteriography to arterial mapping with color-flow duplex imaging in the lower extremities. J Vasc Surg. 1989 Nov；10(5)より)

(2) カラードプラを用いた狭窄・閉塞部の確認

　血管長軸像での観察を基本とする。カラードプラの流速レンジを適宜調節し，リニア型プローブでは血管をなるべくビーム方向に近づけるとともに，カラードプラはスラント機能を用い，よりドプラ信号を得やすくする。観察血管付近で，前述のパルスドプラによる血流波形解析で得られた収縮期最大血流速度（peak systolic velocity；PSV）の半分程度に流速レンジを調節すると，通常の血流では折り返しがなく，狭窄など高速血流を認める部分のみが折り返し現象によるモザイクシグナルとなる。または，カラードプラで，血管中心部が明るめの色合いで，血管壁付近がやや暗い色味になる程度の流速レンジに設定するとよい（図3.4.5）。

　なお，上記流速レンジ設定で血流シグナルが得られない場合は，カラーゲインを上げるなどして対処する。それでも血流シグナルが得られない場合は閉塞などを疑い，その場合は流速レンジを下げてみる。

(3) 断層像のみの血管観察

　狭窄・閉塞部の病変部性状観察では，Bモード断層像にて詳細に観察する（図3.4.6）。

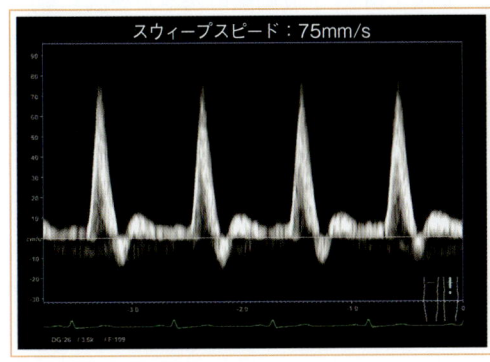
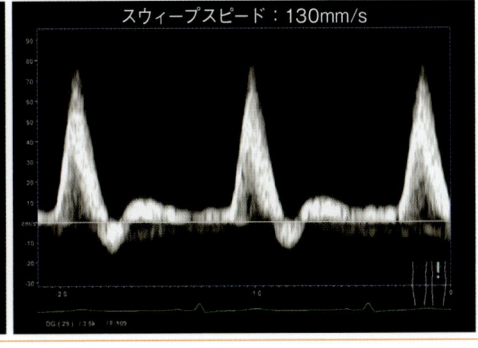

図3.4.4　Sweep speedによる波形の変化

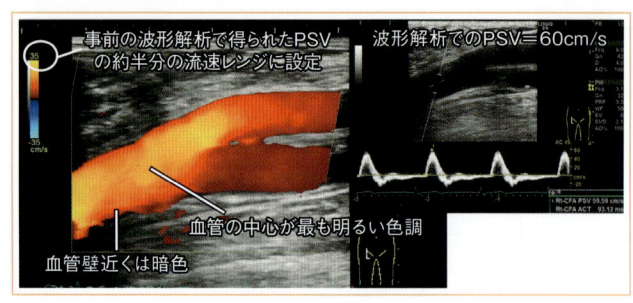

図3.4.5 カラードプラ流速レンジ調節例

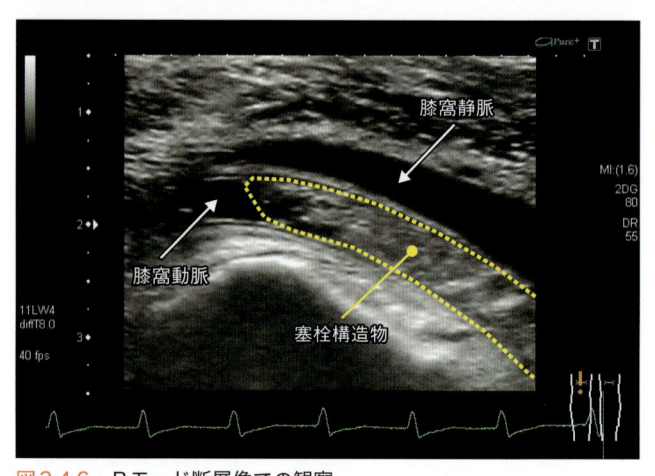

図3.4.6 Bモード断層像での観察
膝窩動脈の急性動脈閉塞例，膝窩静脈を音響窓にすることで内腔の充実性エコー像が明瞭に描出される。

3.4.3 スクリーニングの流れ

● 1. 超音波検査を行う際の事前準備

　検査室では下肢を露出してもらうので，トランクスなどに着替えてもらう。最低5分程度の仰臥位安静状態を保ってから検査を行うとドプラ波形が安定する。患者を仰臥位にしたならば，安静状態を得るための時間を利用して，ABIのデータや，現在の症状や歩行状況などを確認しておく。

　次に，視診で下肢，とくに足趾の色調，潰瘍の有無などを確認する。鼠径部（総大腿動脈），膝窩部（膝窩動脈），内果付近（後脛骨動脈），足背部（足背動脈）について脈の触知を確認する（図3.4.7）。

● 2. 観察範囲

　腹部大動脈～大腿動脈～膝窩動脈～後脛骨動脈，前脛骨動脈（～足背動脈），腓骨動脈の末端までを観察範囲とする。

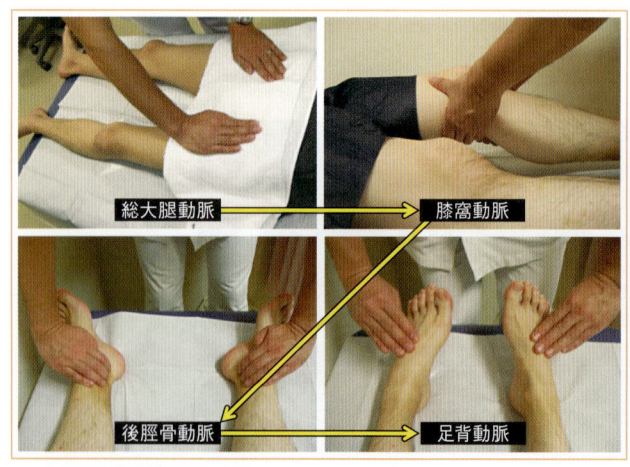

図3.4.7 脈拍触知手順

● 3. 下肢動脈エコー検索手順 （LEADに対する通常検査）

（1）パルスドプラによる血流波形解析

　推奨される計測部位は，①総大腿動脈，②膝窩動脈，③後脛骨動脈，④足背動脈の片側4カ所，両側で計8カ所である。脈触知部と同じ位置なので，患者に「先ほど脈を触れた部分の血流を超音波で検査します」などと説明するとスムーズに検査を進められる（図3.4.8～3.4.11）。

　パルスドプラ波形計測の順番に決まりはないが，左右で同部位の血管は連続的に右⇒左と計測していくと効率的である。このとき，左右同じ血管どうしは角度補正や流速レンジを一定（同一条件）にしておくと，左右差が一見してわかりやすい（図3.4.12）。

（2）カラードプラによる腹部大動脈から下腿末端までの観察

　パルスドプラによる血流波形解析により，病変部位をある程度類推した後，カラードプラによる狭窄・閉塞部の同定を行う。カラードプラの流速レンジは，血管中心が最も明るくなるような流速レンジに設定し，長軸像で走査していく（3.4.2「下肢動脈の基本走査法」参照）。基本的には中枢側から走査していくと病変の首座を理解しやすい。①腹部大動脈～外腸骨動脈末端，②総大腿動脈～膝窩動脈，③下腿3分枝（後脛骨動脈，前脛骨動脈～足背動脈，腓骨動脈）の3領域に分けて一連の走査を行うと効率的である。
①腹部大動脈～外腸骨動脈末端の観察（仰臥位）

　基本的にコンベックス型プローブを使用し，腹部大動脈から長軸像で血流シグナルの増強や欠損を観察する。圧迫を加えながら消化管ガスを避けることで，明瞭な血管の描出が可能となる。十分な描出が得られない場合には，鼠径

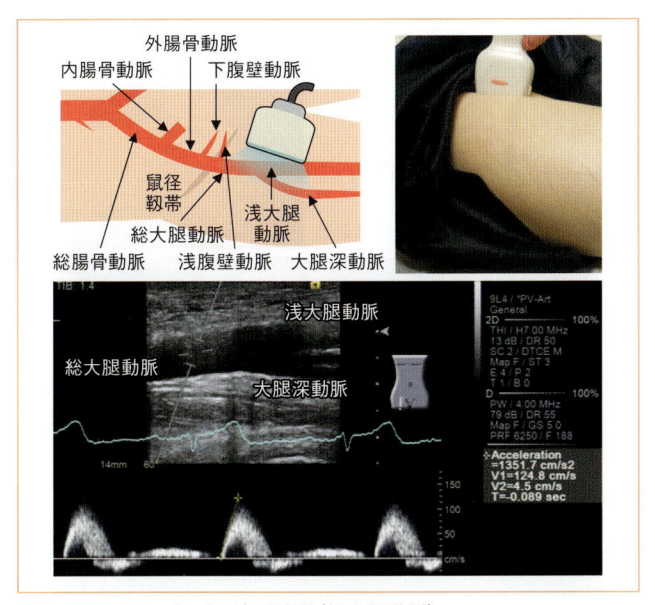

図3.4.8 パルスドプラ波形計測（総大腿動脈）

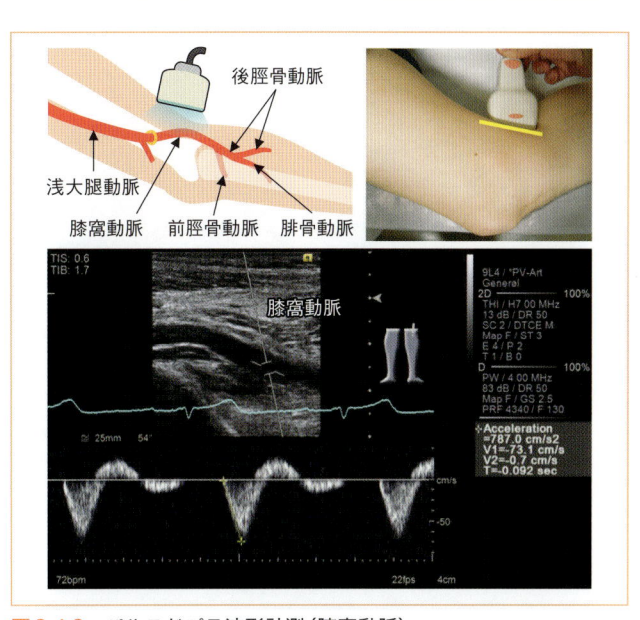

図3.4.9 パルスドプラ波形計測（膝窩動脈）

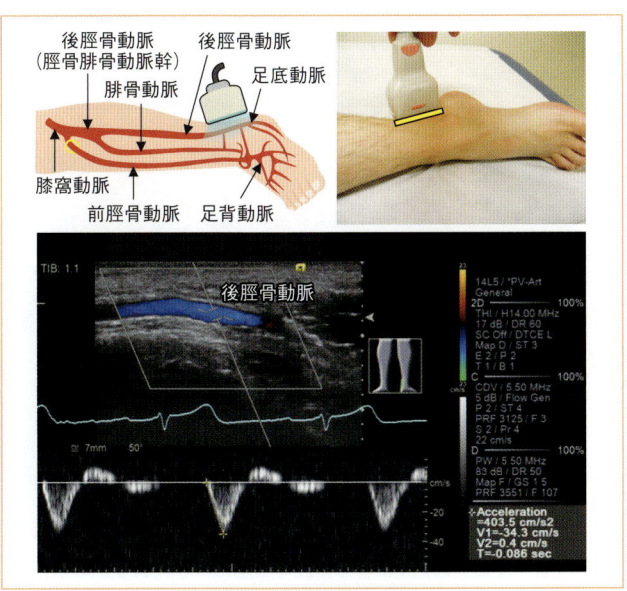

図3.4.10 パルスドプラ波形計測（後脛骨動脈）

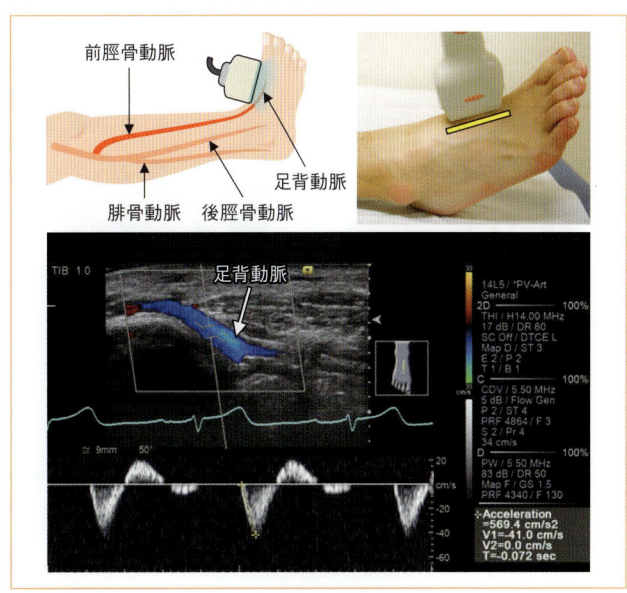

図3.4.11 パルスドプラ波形計測（足背動脈）

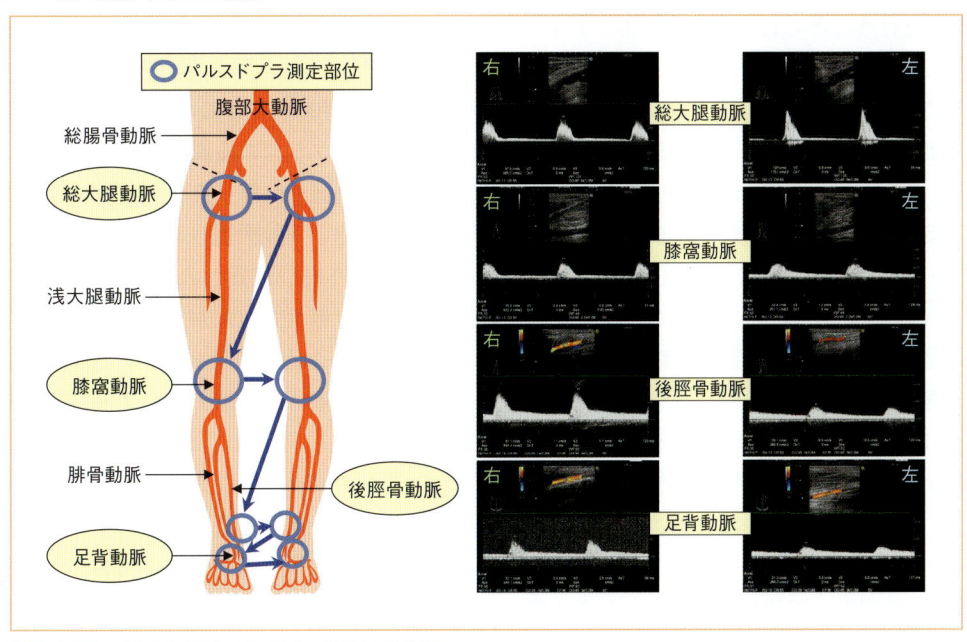

図3.4.12 ドプラ波形 左右同一条件での比較

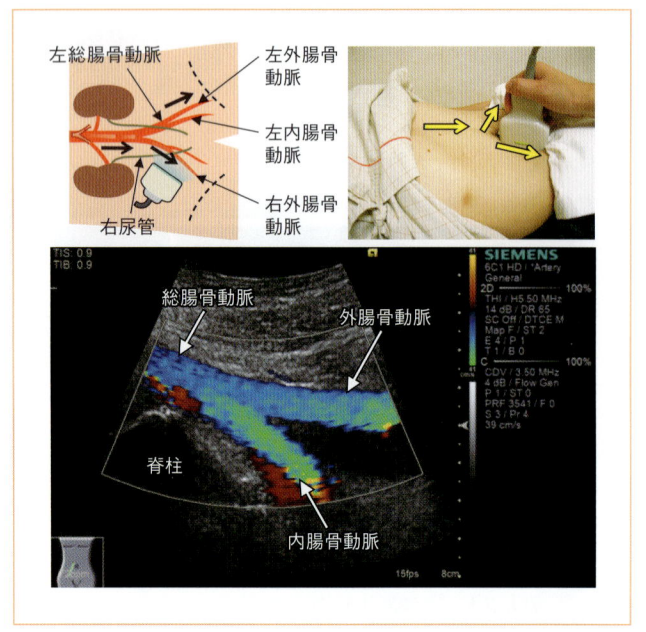

図3.4.13　カラードプラによる腹部大動脈〜外腸骨動脈末端の観察

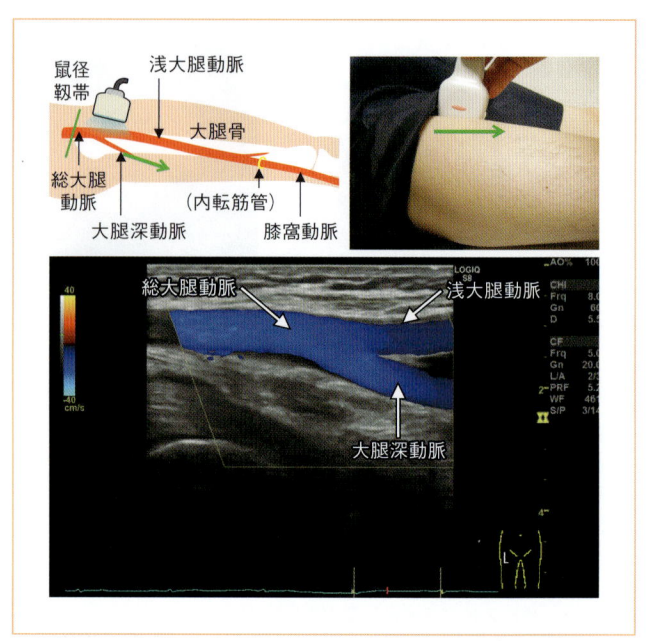

図3.4.14　カラードプラによる総大腿動脈〜膝窩動脈の観察

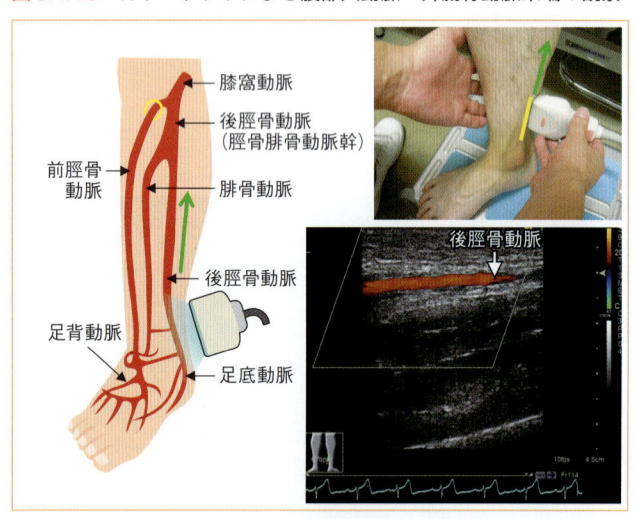

図3.4.15　カラードプラによる後脛骨動脈の観察

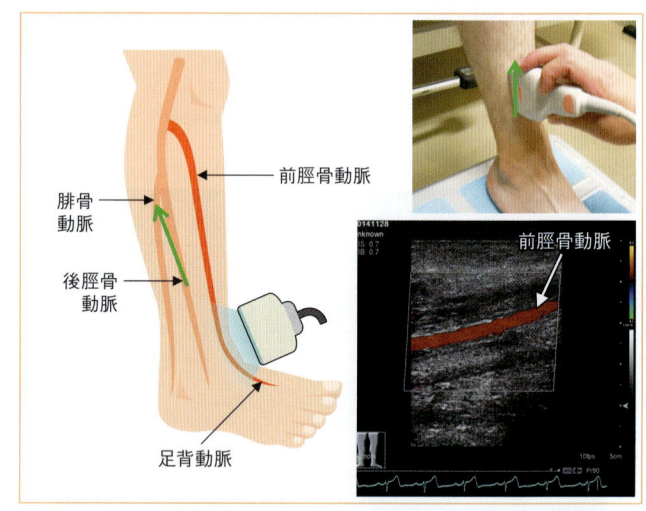

図3.4.16　カラードプラによる前脛骨動脈および足背動脈の観察

部から中枢側へ走査を行うことも良好な画像を得る1つの手段である（図3.4.13）。

②総大腿動脈〜膝窩動脈の観察（仰臥位）

　基本的に，中心周波数9MHz前後のリニア型プローブにて総大腿動脈〜浅大腿動脈〜膝窩動脈を観察する。大腿部が太く，観察深度が5cmを超え，観察部が不明瞭となる症例では，コンベックス型プローブでの観察を試みる（図3.4.14）。

③後脛骨動脈，前脛骨動脈〜足背動脈，腓骨動脈の観察（仰臥位もしくは座位）

　後脛骨動脈，前脛骨動脈，腓骨動脈の膝下3分枝は，膝下付近で緩やかに分枝するため，膝裏（中枢側）から観察すると血管が接近しているので観察血管を見失い，往々にしていつの間にかほかの血管を観察してしまうことなどがある。踝付近や足背から上方に向かって観察していくと，より簡便である。また，座位で観察可能であれば，座位にすることで拡張した近接静脈（後脛骨動脈であれば後脛骨静脈）を

目印に走査できるのでより確実である（図3.4.15〜3.4.17）。

（3）狭窄・閉塞病変が疑われた場合の観察

　カラードプラでの血流観察時，高速血流によるモザイクシグナルを認めたなら狭窄が疑われるので，同部位のPSVを計測する。下肢動脈における狭窄はPSV 1.5m/s以上で50%以上の狭窄が疑われる。また，中枢側（狭窄部より2cm程度中枢側で血流が安定している部位）のPSVよりも，狭窄部のPSVが2倍超4倍以下では50%以上75%未満，4倍超7倍未満で75%以上90%未満，7倍超で90%以上の狭窄が疑われる。

　カラードプラにて血流シグナルが得られない場合は，流速レンジを下げて閉塞の確認を行う。また，間接所見として，病変部より末梢側のパルスドプラ波形でATの延長を認めることや，正常波形（I）が狭窄・閉塞後に波形分類Ⅲなどに変化していれば，より有意な狭窄を疑う根拠となる（図3.4.18）。

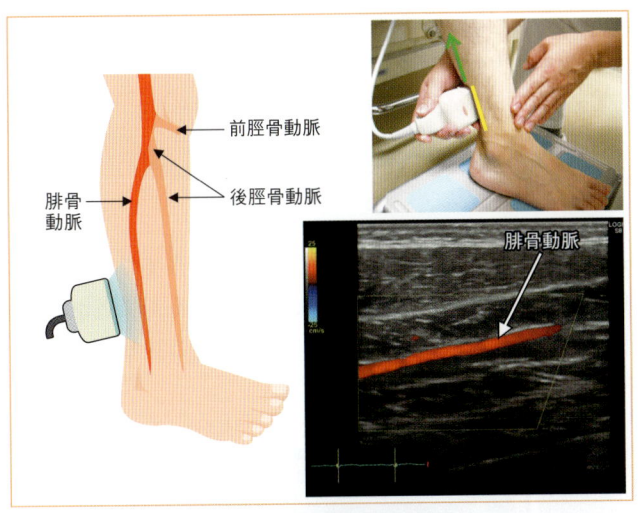

図3.4.17　カラードプラによる腓骨動脈の観察

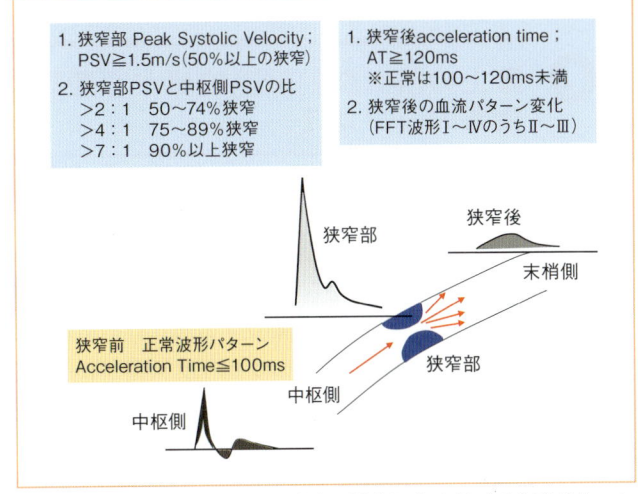

図3.4.18　狭窄の定義および狭窄・閉塞によるドプラ血流パターンの変化

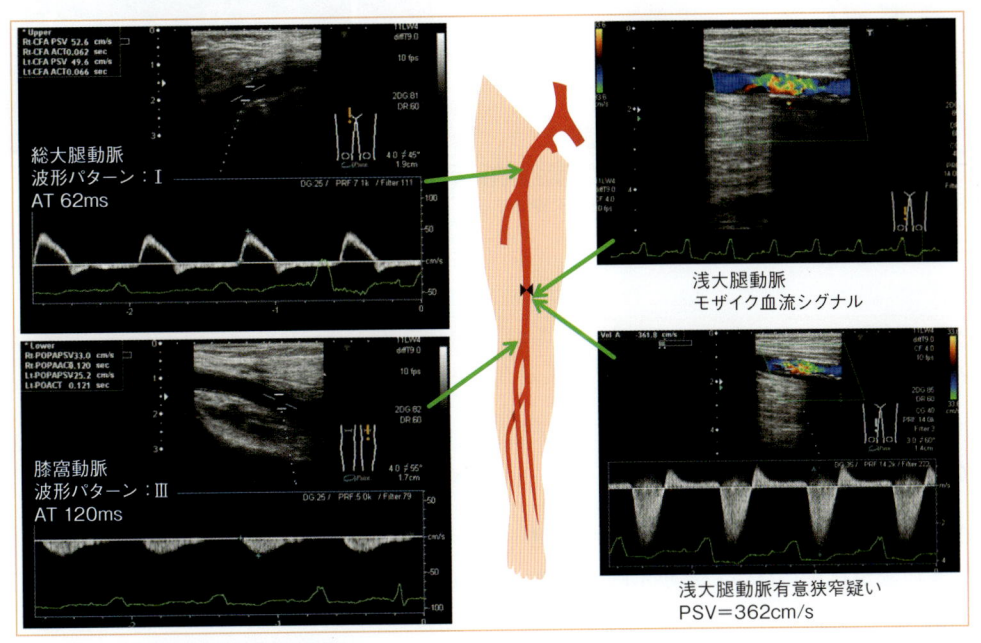

図3.4.19　浅大腿動脈狭窄部検索例
総大腿動脈では正常であったドプラ波形（波形分類Ⅰ，AT＝62ms）は膝窩動脈になり，波形分類Ⅲ，AT＝120msと変化した。計測部間に病変があると類推し観察。浅大腿動脈の有意狭窄部を捉えた。

（4）病変を捉えるまでの流れ

前述の（1）パルスドプラによる血流波形解析，（2）カラードプラによる腹部大動脈から下腿末端までの観察，（3）狭窄・閉塞病変が疑われた場合の観察をまとめると図3.4.19のようになる。

> **Q** 膝上の浅大腿動脈遠位部から膝窩動脈にかけて観察困難な場合があるのですが，観察のコツは？
>
> **A** 膝窩動脈から上方に向けて走査する。

　膝を外側に向けてもらうなどして大腿部を開いてもらい，膝上からではなく膝裏にプローブを当てて，膝窩動脈から上方に向けて走査する。この際，大腿部の内側方向にプローブを向かわせるのではなく，膝裏からまっすぐ大腿部裏面に走査すると比較的明瞭に浅大腿動脈遠位部を観察できる。また，この部位は観察深度が深い場合も多いので，コンベックス型プローブを用いるのもよい（図3.4.20）。

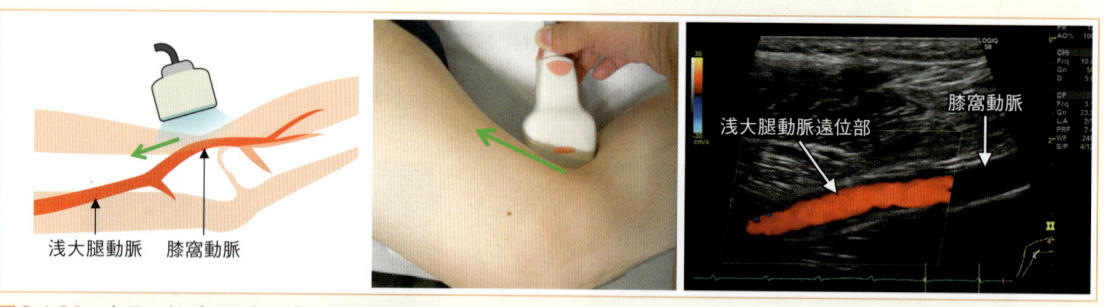

図3.4.20　カラードプラによる浅大腿動脈遠位部～膝窩動脈観察のコツ
膝を外側に開いてもらい，膝裏からプローブを当てて上方に走査する。

3.4.4　下肢動脈の正常像

● 1. 下肢動脈のドプラ波形例

　波形分類はⅠで，ATは100ms未満。計測部より中枢側に高度な狭窄・閉塞病変が存在しないことが示唆される（図3.4.21）。

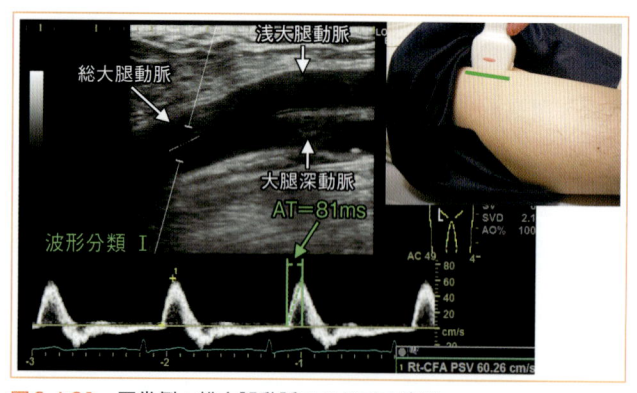

図3.4.21　正常例：総大腿動脈でのドプラ波形
波形分類：Ⅰ
AT：81ms

● 2. カラードプラ正常像

　順行性の血流シグナルが充満しており，狭窄・閉塞病変の存在は否定的である（図3.4.22）。

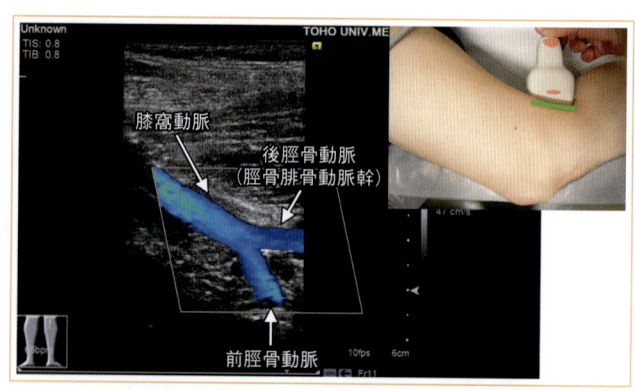

図3.4.22　正常例：膝窩動脈～前脛骨動脈・後脛骨動脈のカラードプラ像

3.4.5　下肢動脈の計測

● 1. はじめに

　下肢動脈の場合，基本的には，3.4.3「スクリーニングの流れ」で述べたように行う。パルスドプラ波形解析でのAT，PSV計測およびカラードプラでの狭窄・閉塞確認が基本となる。狭窄や閉塞を疑われた場合に，病変部の計測を行う。

● 2. 狭窄血流の計測

　カラードプラにてモザイクシグナルが得られたなら，モザイクシグナルの起点でパルスドプラによるPSVを計測する。計測値がPSV≧1.5m/sであれば50％以上の狭窄を疑う。もしくは，モザイクシグナル部よりも中枢側（狭窄部より2cm程度中枢側で血流が安定している部位）で血流シグナルが一定の部位でPSVを計測し，狭窄部PSVとの比を求める（図3.4.23，3.4.24）。

● 3. 閉塞部の計測

　カラードプラで血流シグナルの欠損および，末梢で再還流部を認めたら，閉塞部の範囲を計測する。下肢動脈の閉塞病変は，浅大腿動脈での広範囲計測など，超音波の一画面には入りきらない病変が多い。この場合は体表面に閉塞部（閉塞起点）と再還流部（側副血行路流入部）をマジックなどでマーキングし，メジャーや定規で閉塞範囲を計測する（図3.4.25，3.4.26）。

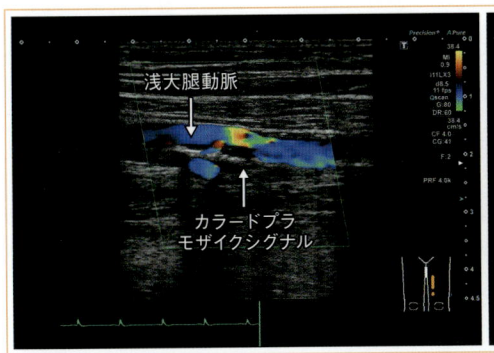
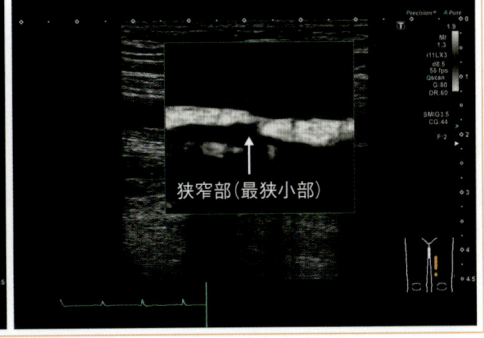

図3.4.23　左浅大腿動脈狭窄例
左：カラードプラ法でモザイクシグナルを認める。
右：微細血流イメージングで狭窄部の形態が明瞭に描出される。

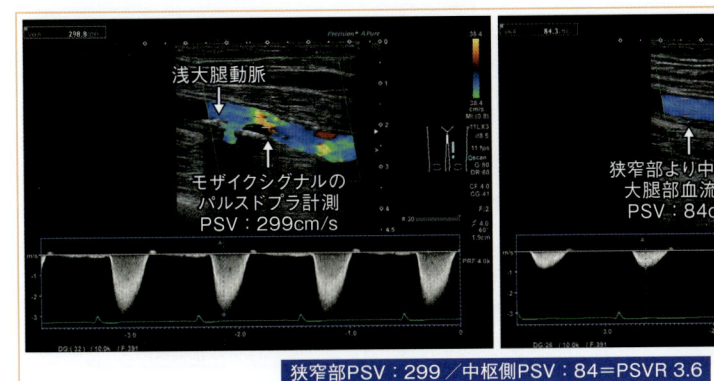
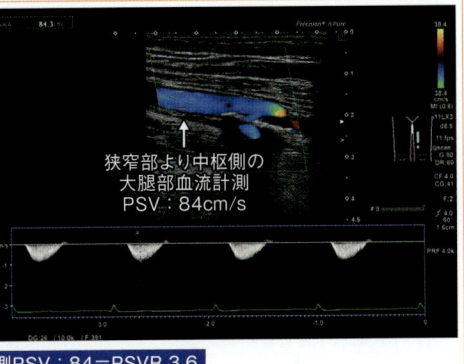

狭窄部PSV：299／中枢側PSV：84＝PSVR 3.6

図3.4.24　狭窄部の血流速評価例
左浅大腿動脈狭窄例：モザイクシグナル部の血流波形でPSVは299cm/sで，中枢側の大腿動脈PSV比（PSV ratio；PSVR）は3.6と算出され50％以上の狭窄が疑われる。

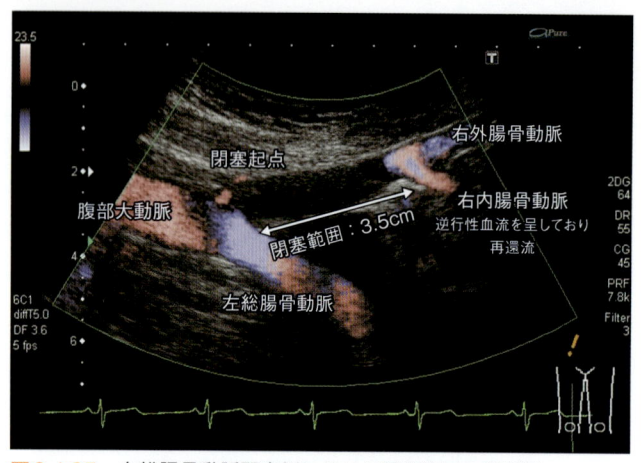

図3.4.25　右総腸骨動脈閉塞例における閉塞範囲の計測例

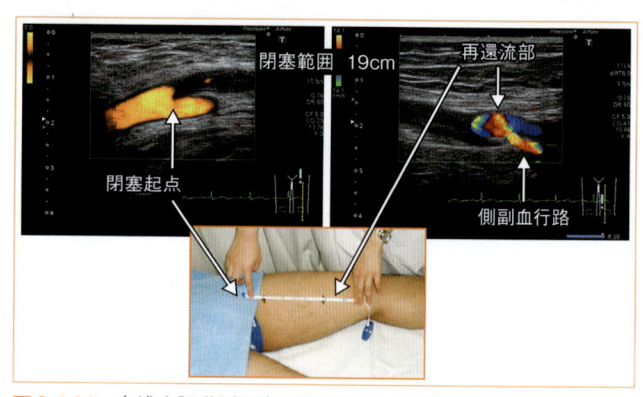

図3.4.26　左浅大腿動脈閉塞の閉塞範囲の計測例（メジャーでの計測）

Q 閉塞範囲などを計測したりする理由は？

A 内科的治療および外科的治療を決定する重要な所見となるため。

　狭窄および閉塞所見の詳細は，カテーテルによる末梢血管の血管内治療（Endovascular Treatment；EVT）やバイパス術および内膜剥離術などの外科的治療を決定する重要な所見となる。ときにハイブリット治療が選択される場合もある。

　日本循環器学会／日本血管外科学会合同ガイドライン2022年改訂版 末梢動脈疾患ガイドラインでは間歇性跛行を有するLEADに対する治療アルゴリズムが提唱されている（図3.4.27）[2]。特に治療の方針が変わる部分に関して（病変部位や，病変数，病変長など）は報告書への記載が望まれる。

▶参考情報

　ハイブリッド治療（手術）とは，外科手術と血管内治療を組み合わせた治療法を意味する。

　ガイドラインは改定される可能性があり，常に最新のガイドラインをもとに検査方法や所見記載を検討することが肝要である。

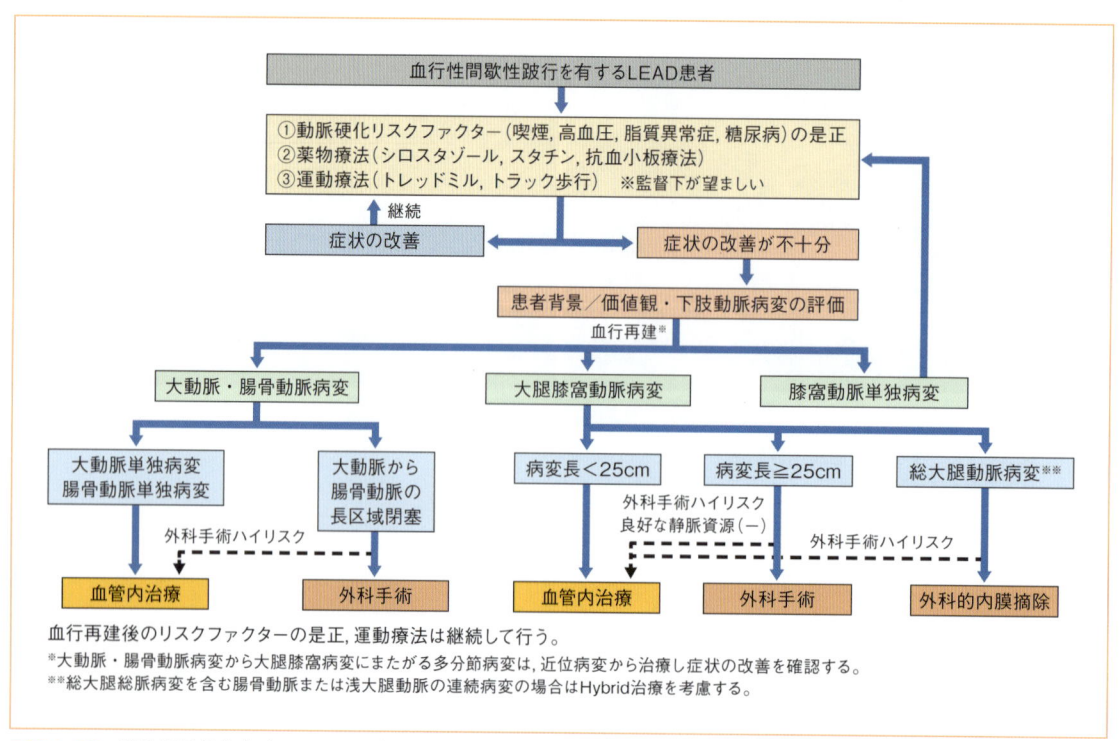

図3.4.27　間歇性跛行を有するLEADに対する治療アルゴリズム
（JCS/JSVS 2022 Guideline on the Management of Peripheral Arterial Disease（JCS2022_Azuma.pdf（j-circ.or.jp））より引用）

3.4.6　下肢動脈の異常像

● 1. 下肢閉塞性動脈疾患

　下肢閉塞性動脈疾患（lower extremity artery disease；LEAD）は動脈硬化が原因で起こる慢性の下肢動脈狭窄・閉塞病変である。狭窄部の位置や，病変の範囲で治療方針が異なってくる（図3.4.28，3.4.29）。

● 2. 急性動脈閉塞

　主に腹部大動脈以下の下肢動脈が急性閉塞を来した病態である。心原性の塞栓によるものや，病変部位に直接血栓形成を来す場合などの原因が主体である。急性動脈閉塞症の症状として痛み（pain），脈拍消失（pulselessness），蒼白（pallor），知覚鈍麻（paresthesia），運動麻痺（paralysis）の5つの徴候（5P徴候）が知られている。治療は緊急を要し，発症後6〜8時間以内が血栓除去術などの治療のゴールデンタイムといわれている。長時間虚血後の血行再建は筋腎代謝症候群（myonephropatic metabolic syndrome；MNMS）を引き起こし，腎不全，心停止などの多臓器不全に至る恐れがあり，かえって危険であるため，下肢切断を余儀なくされる場合がある。超音波像は，閉塞部が心拍

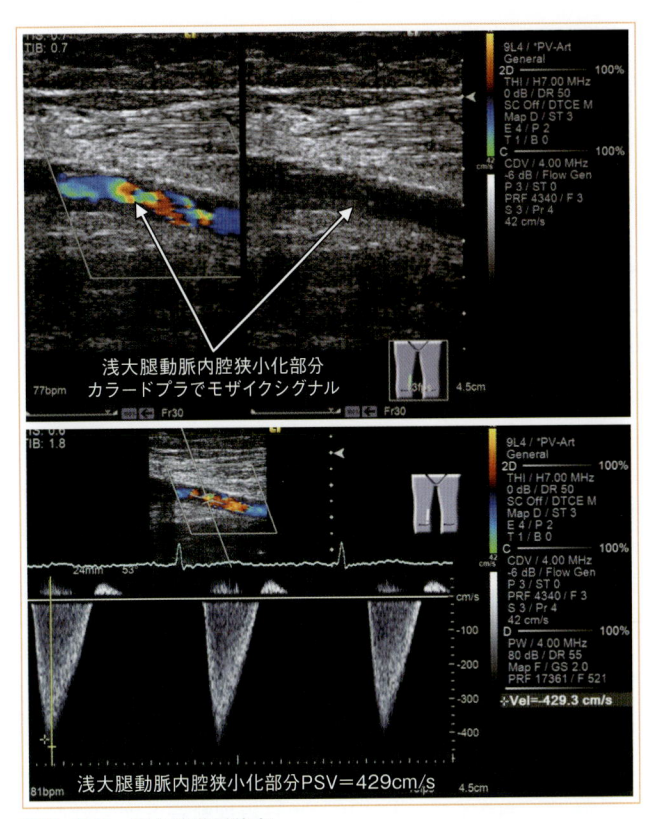

図3.4.28　浅大腿動脈狭窄

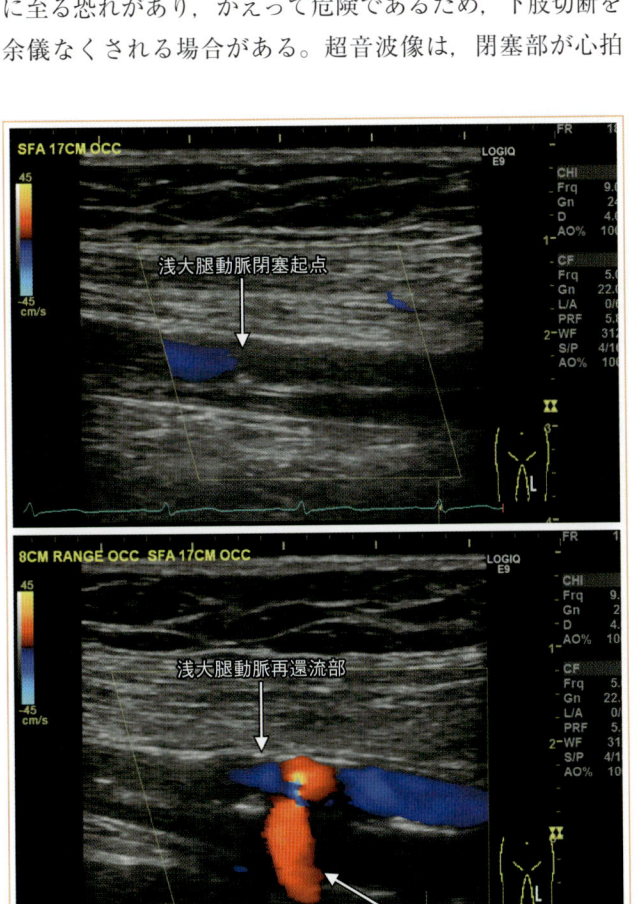

図3.4.29　浅大腿動脈閉塞
本例は，大腿部マーキングによる計測で，範囲8cmの閉塞であった。

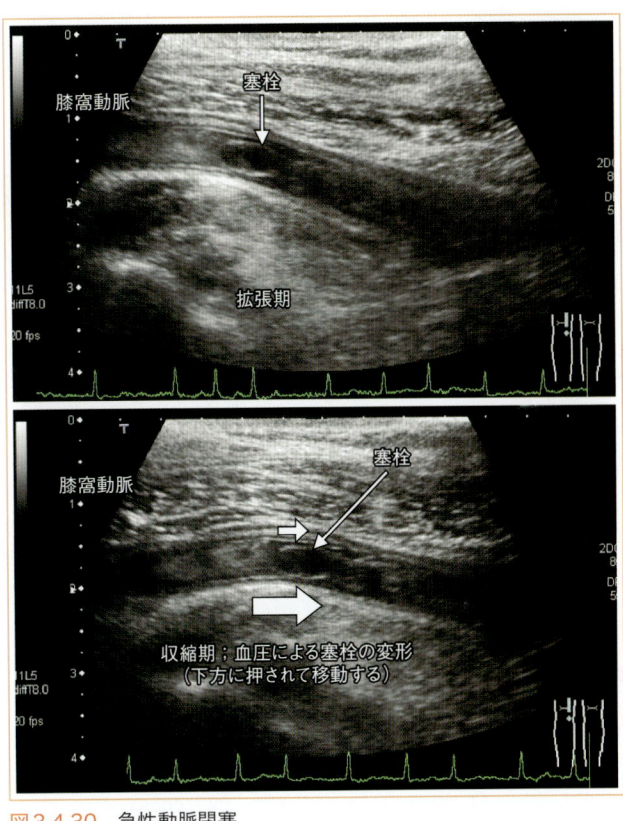

図3.4.30　急性動脈閉塞

動による圧変動により変形するなどの像が得られる（図3.4.30）。可動性を認める場合には動画やMモード法を用いるなどして記録を残しておくとよい（図3.4.31）。

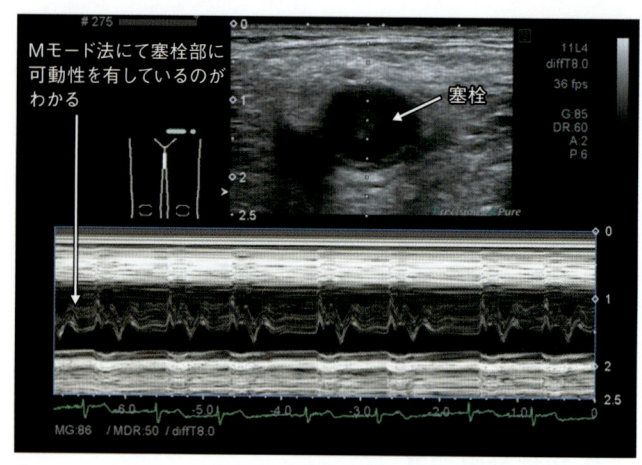

図3.4.31　Mモード法による可動性の評価

Q 間歇性跛行とはどんな症状で，どのような疾患がありますか？

A 最も多いのは神経原性跛行とよばれる脊柱管狭窄症。

　間歇性跛行とは，ある程度歩くと痛みを感じるが，少し休むとまた歩けるようになる症状をいう。間歇性跛行の原因として最も多いのは，神経原性跛行とよばれる脊柱管狭窄症で認める症状であり，次いで閉塞性動脈硬化症による動脈の狭窄・閉塞があげられる。そのほか，膝窩動脈外膜嚢腫，急性動脈閉塞，膝窩動脈捕捉症候群，大動脈解離による下肢虚血によるものなど，閉塞性動脈硬化症以外で起こる間歇性跛行は多岐にわたる（表3.4.1）。とくに，神経原性跛行と閉塞性動脈硬化症は，病態として高齢者男性に多いことから，病態が混在した症例も遭遇する。患者の症状（神経原性跛行では前屈みになると痛みが和らぐなど），そして足関節上腕血圧比（ankle brachial index；ABI）や足趾上腕血圧比（toe brachial pressure index；TBI）の基礎データも参考に，多元的に診て病変の首座を判断していくことが大切である。

表3.4.1　間歇性跛行を呈する主な疾患

疾患	動脈硬化性LEAD（閉塞性動脈硬化症）	神経原性跛行	糖尿病性壊死	急性動脈閉塞症	TAO（バージャー病）	Leriche症候群	膝窩動脈外膜嚢腫	膝窩動脈捕捉症候群
年齢	中高年	中高年	中高年	中高年	青壮年	中年	若年～中高年	若年者
主病変部位	大動脈～腸骨動脈～大腿動脈～膝窩動脈～	血行障害なし	足関節末梢	四肢主幹部脳血管	下腿～足趾前腕～手指	腹部大動脈～腸骨動脈	膝窩動脈	膝窩動脈
発症形式・症状	慢性間歇性跛行	亜急性～慢性	無痛性潰瘍壊死	急性	慢性安静時疼痛潰瘍	慢性間歇性跛行／インポテンツ	亜急性～慢性	亜急性～慢性
そのほかの鑑別点	動脈硬化性因子	脊椎MRI所見腰痛症状	糖尿病コントロール不良	心疾患心房細動大動脈疾患	喫煙歴血管造影所見	血管造影，症状	画像診断による砂時計様閉塞	運動負荷API

［石田啓介］

📖 **参考文献**

1) Cossman DV, et al: Comparison of contrast arteriography to arterial mapping with color-flow duplex imaging in the lower extremities. J Vasc Surg, 1989；10(5)：522-8；discussion 528-9.

2) Kawarada O, Yokoi Y, Honda Y, et al. Awareness of anatomical variations for infrapopliteal intervention. Catheter Cardiovasc Interv. 2010；76(6)：888-894.

3) JCS/JSVS 2022 Guideline on the Management of Peripheral Arterial Disease（JCS2022_Azuma.pdf（j-circ.or.jp））.

4) 廣岡芳樹，ほか：超音波による大動脈・末梢動脈病変の標準的評価法．超音波医学（1346-1176），41，巻3号，405-414.

3.5 | 大動脈および分枝血管

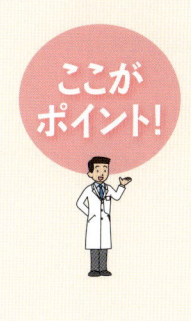

ここがポイント！

- 腹部大動脈瘤や大動脈解離などの観察に有用である。
- ステントグラフト内挿術 (endovascular aortic repair；EVAR) や人工血管置換術などの大動脈瘤治療後の評価に非侵襲的な超音波検査が有用である。
- 大動脈弓や胸部大動脈は描出困難部位であるが，病態によっては観察可能であり，超音波検査が有用となる。
- 腎動脈狭窄には，超音波によるドプラ血流診断がスクリーニングとして有用である。
- 線維筋性異形成による末梢腎動脈の狭窄や，大動脈解離による腎虚血などを診断する際にも，腎動脈エコーが有用である。
- 内臓動脈瘤や内臓動脈解離は破裂や閉塞の危険を伴う疾患であり，超音波検査における早期発見が有用である。

3.5.1 大動脈・分枝血管の解剖

● 1. 大動脈・分枝血管の解剖の要点

大動脈の解剖図を図3.5.1に示す。

①大動脈では，代表的な疾患として大動脈瘤などの拡張病変があげられる。大動脈の正常口径は，上行・下行（胸部）でφ3cm以下，腹部大動脈でφ2cm以下程度である。大動脈弓からは，通常，腕頭動脈，左総頸動脈，左鎖骨下動脈の3本が分岐している。また，大動脈背側からは，胸部では肋間動脈，腹部では肋下動脈や腰動脈が左右対となって分岐している。

②腹部大動脈から分岐する主要な臓器血管は，腹腔動脈，上腸間膜動脈，両側腎動脈，下腸間膜動脈などである。また，臍部付近では，両側の総腸骨動脈が分岐する。このような分岐形態から，大動脈の病変では，臓器血管や下肢動脈への還流障害を来しやすい。

次に腎動脈の解剖図を図3.5.2，3.5.3に示す。

腎動脈は通常，上腸間膜動脈の分岐直下で左右の腎動脈主幹部が分岐している。右腎動脈のほうがやや上方から起始することが多い。腎は臓器の位置関係上，右腎のほうが左腎より下方にあることが多いため，右腎動脈はやや右斜め下の角度で走行し，左腎動脈はほぼ水平に走行することが多い。

右腎動脈起始部は左腎静脈と下大静脈が合流する付近に存在することが多く，この場合，超音波の観察上，左腎静脈の血流シグナルなどが右腎動脈の血流シグナルと混ざり

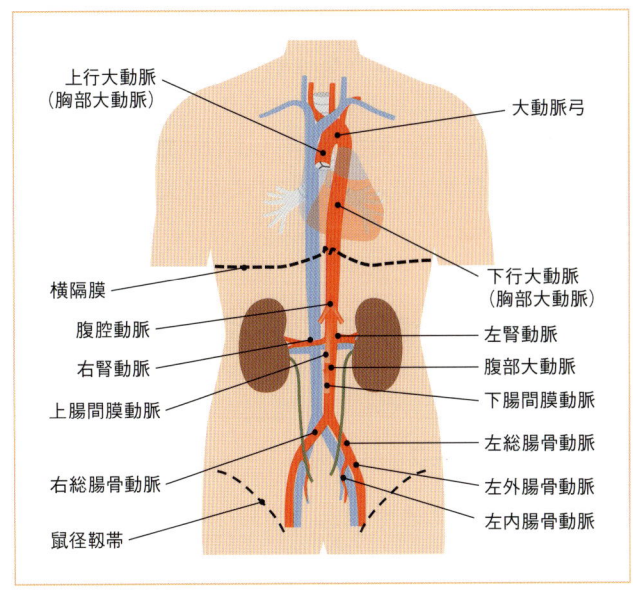

図3.5.1 大動脈およびその周囲の解剖

合ってしまい，鑑別困難なことがある。腹部大動脈が脊柱中心よりやや左に存在し，この位置から右腎動脈が分枝するため，右腎動脈は脊柱のカーブに沿うように起始部は前面に走行することが多く，その後アーチ状に角度を変え後ろ側に向かって走行する。

このような腹部大動脈の位置関係のため，右腎動脈のほうが左腎動脈に比べて長い。腎動脈の口径はおよそφ4mm前後である。

腎動脈は腎門部付近で通常，前枝と後枝に分枝し，それぞれ区域動脈を分岐し，錐体付近で葉間動脈を分岐し，弓

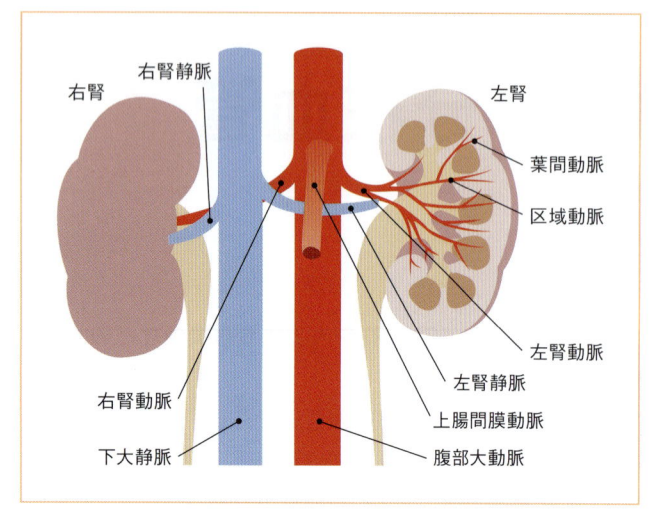

図3.5.2　腎動脈および腎動脈周囲の解剖

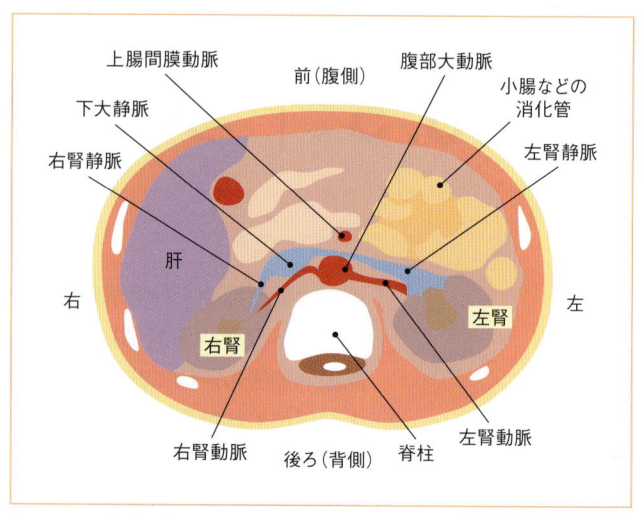

図3.5.3　腎動脈付近の横断面

状動脈，小葉間動脈へと分岐する（図3.5.4）。超音波検査では，腎内血管は，断層像で観察することは難しく，カラードプラ下であれば葉間動脈までは比較的容易に描出可能である。腎動脈観察において注意すべき点を以下に記す。

①複数の腎動脈が存在することがあり，およそ2割に2本の腎動脈が存在する。複数の腎動脈の場合，同じ程度の太さの腎動脈が2本，ほぼ同じ位置から起始する場合や，一般的に「上極枝」や「下極枝」とよばれるような，下極や上極に直接注ぐような迷入腎動脈などがある。

②腎動脈は背側に位置する血管であり，横断面をみても，前面に消化管などの臓器が存在し，腹部側からの観察の場合，消化管ガスの排除などに工夫が必要であることがわかる（図3.5.3）。

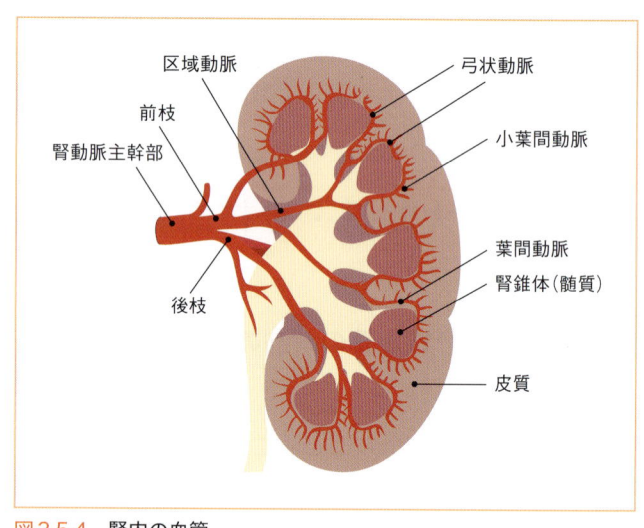

図3.5.4　腎内の血管

3.5.2　大動脈・分枝血管の基本走査法

● 1. 使用プローブ

　腹部大動脈では，腹部エコーで使われる中心周波数5MHz前後のコンベックス型プローブを使用するのが一般的である。観察深度が5cm以内に存在する部位であれば，詳細に観察する場合，9MHz前後のリニア型プローブを使用するとよい。大動脈弓や胸部大動脈など，超音波ビームの入射領域が限られている部分は，心臓用のセクタ型プローブなどを使用する。

● 2. 腹部大動脈スクリーニング時における基本走査法

（1）腹部大動脈短軸像による基本走査法

　臍上部付近からプローブを軽く圧迫すると，腹部大動脈末端付近が描出される。このままプローブを水平に保ち下

方に移動すると，左右に分岐する総腸骨動脈が描出される（図3.5.5）。

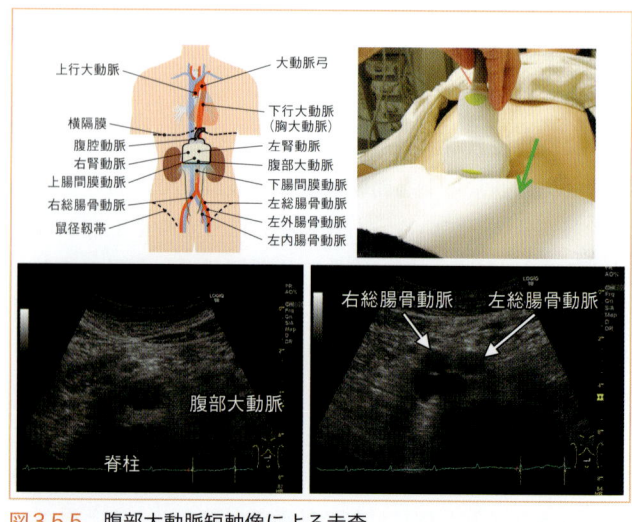

図3.5.5　腹部大動脈短軸像による走査

さらに，上方にプローブを移動していき，口径の不整などを観察していく。また，心窩部正中から上方に向けてやや圧迫して腹部大動脈短軸像を描出させ，徐々に下方に移動していくと，分岐する腹腔動脈，上腸間膜動脈，両側腎動脈が描出される。腹腔動脈などの分岐血管は断層像のみでは描出困難なこともあるので，カラードプラ下で観察するとよい。カラードプラの流速レンジは，大動脈の平均的な収縮期最大血流速度（peak systolic velocity；PSV）である100cm/sの半分程度（50cm/s前後）で調節すると，分岐血管も比較的均質なカラードプラの色調となるので観察しやすい（図3.5.6）。

(2) 腹部大動脈長軸像による基本走査法

心窩部正中から腹部を縦断するようにして腹部大動脈長軸像を描出する。瘤の存在がなければ圧迫して観察すると，胃のガスなどの影響を軽減できる（図3.5.7）。

腹部大動脈長軸像をカラードプラで観察する際は，プローブを上下どちらかに傾け腹部大動脈に傾斜をつけて描出すると，カラードプラシグナルがより得やすくなる（図3.5.8）。

● 3. 大動脈弓付近の描出

セクタ型プローブを用いる。胸骨柄上のくぼみ（頸窩）付近から，下にえぐるように観察する。カラードプラ下で，近傍の左総頸動脈や左鎖骨下動脈を目印に観察していく。やがて，腕頭動脈，左総頸動脈，左鎖骨下動脈が接近し，3本の起点付近が描出されると，大動脈弓が描出される（図3.5.9）。

● 4. 下行大動脈の基本走査法

描出困難なこともあるが，胸腹部大動脈瘤などの病態を観察するときに役立つ（図3.5.10）。

セクタ型プローブを用いると描出しやすい。仰臥位，もしくは左側臥位による左肋間走査にて，心尖部二腔像を描出する。心尖部二腔断層像をやや左外側に傾けると，下行

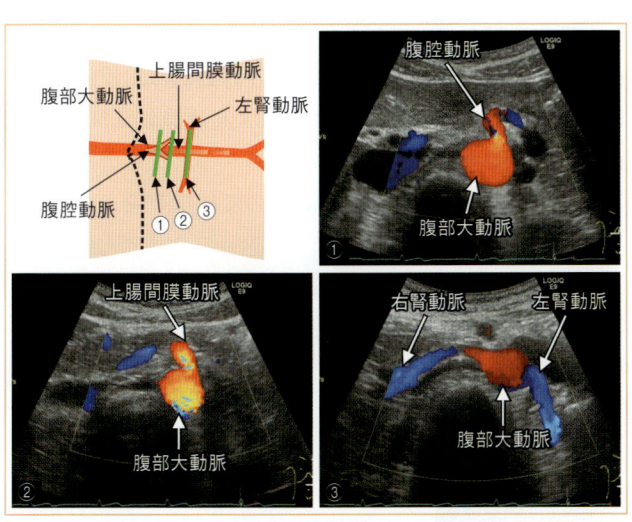

図3.5.6　腹部大動脈分岐血管の観察（カラードプラ下）

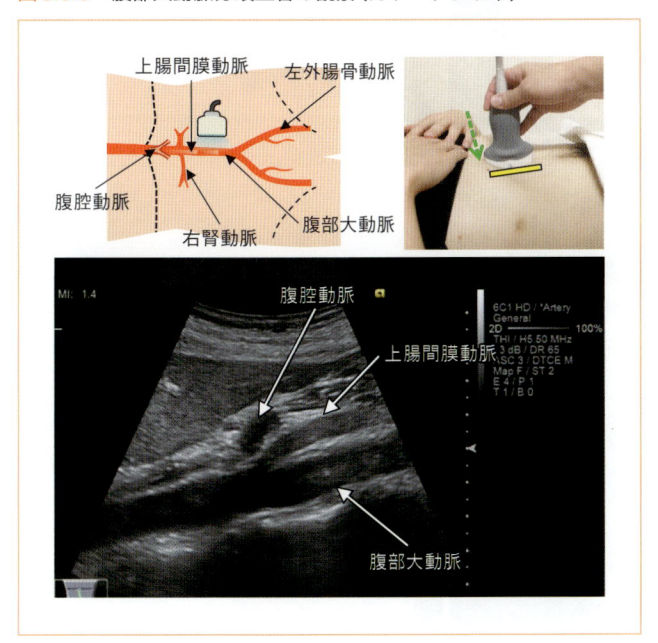

図3.5.7　腹部大動脈長軸像による走査

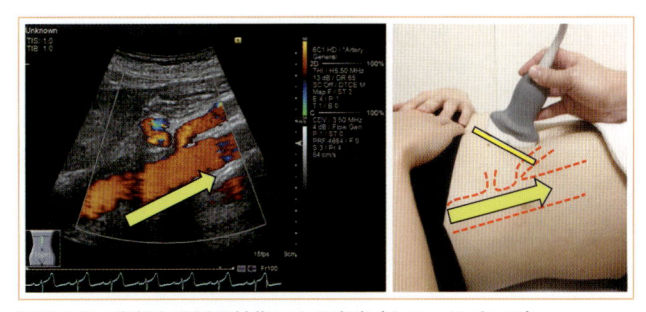

図3.5.8　腹部大動脈長軸像による走査（カラードプラ下）
腹部大動脈に傾斜をつけて描出すると，カラードプラシグナルが得やすくなる。

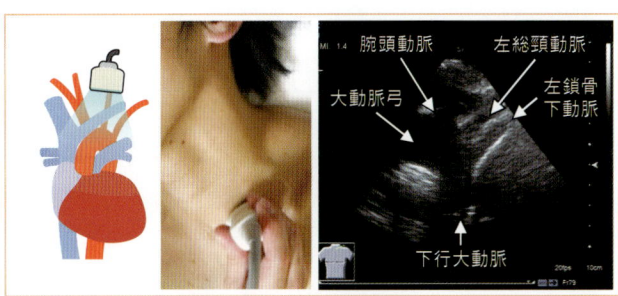

図3.5.9　大動脈弓の描出

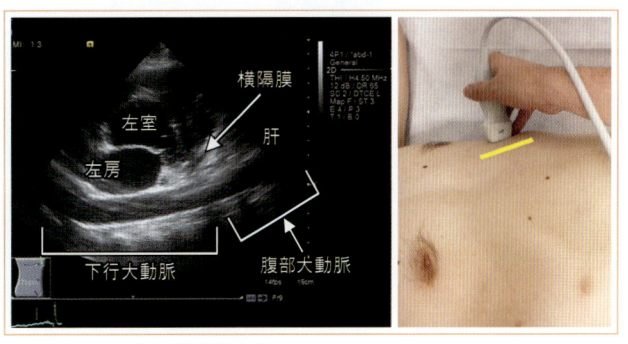

図3.5.10　下行大動脈描出像

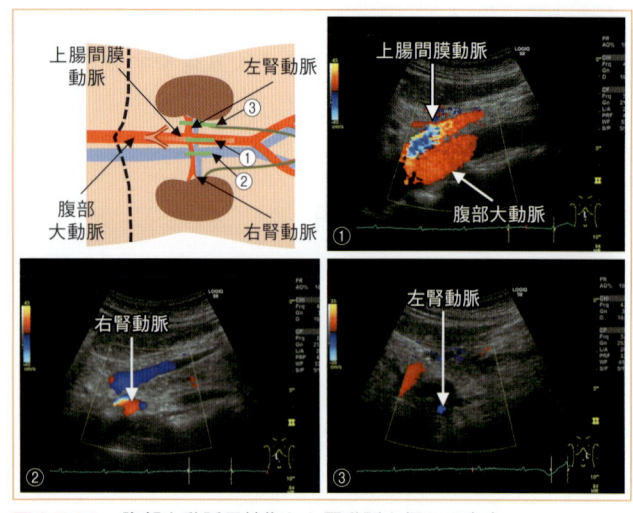

図3.5.11　腹部大動脈長軸像から腎動脈を捉える走査

大動脈が描出される。さらにプローブを上下垂直の方向に傾けると下行大動脈長軸像が描出される。画像を左右反転させると，画面左が中枢側，右が末梢側となった下行大動脈長軸像が得られる。

● 5. 腎動脈における基本走査法

(1) 腹部大動脈長軸像から腎動脈を捉える基本走査法

　心窩部から，腹部正中縦断面にて腹部大動脈長軸像を描出し，上腸間膜動脈分岐部を捉える。消化管ガスをできるだけ排除するために，適度な圧迫にて観察する。断層像が不明瞭な場合もあるので，カラードプラ下で行うとよい。カラードプラの流速レンジは腎動脈の標準的なPSVである100cm/s前後の半分である40～50cm/s程度で始める。

次にプローブをわずかに左右どちらかに傾けると，右側では右腎動脈が，左側では左腎動脈が短軸像で描出される（図3.5.11）。

(2) 腹部大動脈短軸像から腎動脈を捉える基本走査法

　心窩部横走査にてやや上方にプローブを傾けると，腹部大動脈から腹腔動脈が分枝するのが観察される（図3.5.12）。この位置からプローブをほぼ移動させずに，垂直方向に角度を変えていくと，すぐに上腸間膜動脈が描出される。その後，腎動脈が腹部大動脈の側壁付近から分枝するのが観察される。

　また，右腎動脈は，右腎が左腎に比べ下方に位置することから，起始部より腎側（末梢側）が下方に位置することが多く，プローブを身体の横断面よりやや反時計方向に傾けると，腎動脈が末梢側まで明瞭に描出される。左腎動脈は水平に走行することが多く，プローブの向きは身体に対してまっすぐな横断像で，より末梢まで描出されることが多い（図3.5.13）。

　右腎動脈は起始部では前方向に走行し，やがて弧を描き後方に走行していくことが多い。左腎動脈は比較的直線的に後方に走行するのが観察される。流速レンジ50cm/s前後に設定したカラードプラにて，モザイクシグナルが捉えられたなら高速血流が考えられるので狭窄を疑う。

(3) パルスドプラによる血流計測

　カラードプラ下で観察した腎動脈で，最も高速と思われる部分の血流波形をパルスドプラにて得る。カラードプラでとくにモザイクシグナルなど高速血流が疑われる部分を

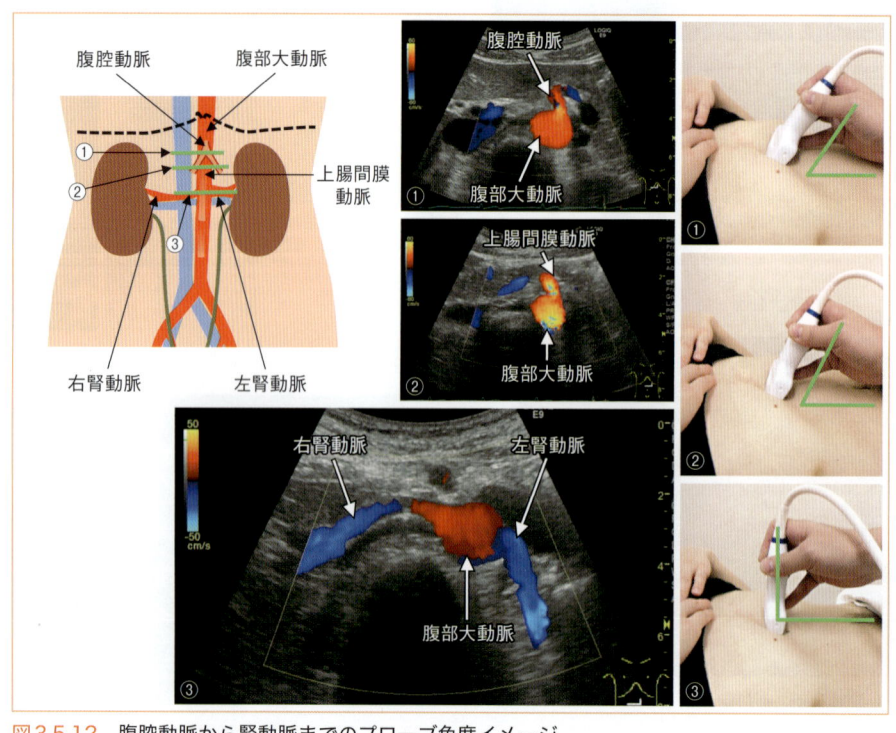

図3.5.12　腹腔動脈から腎動脈までのプローブ角度イメージ

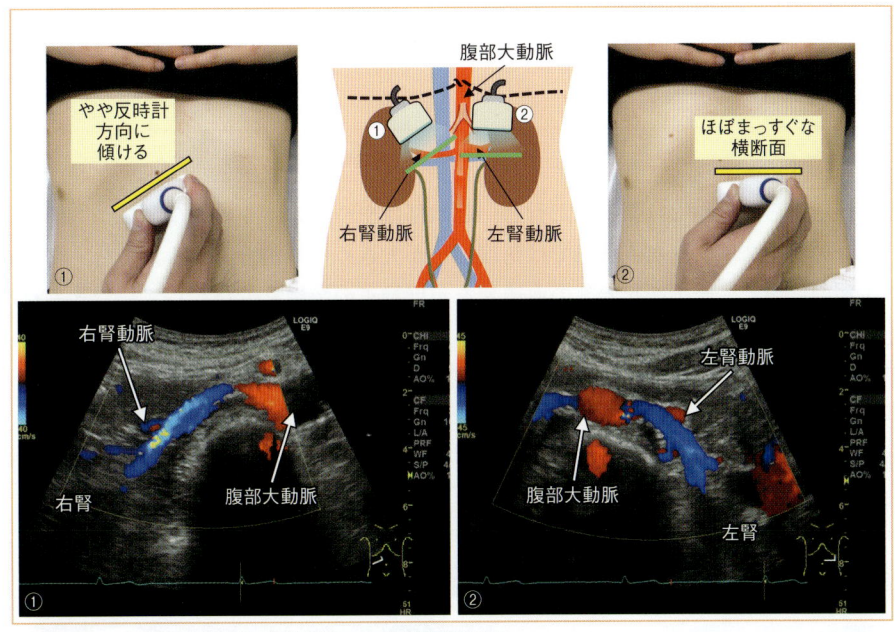

図3.5.13 腎動脈中枢側〜末梢側までの広範囲描出法

認めない場合は，腎動脈起始部の血流波形を得る。パルスドプラでは，角度補正60度以内は基本であり，さらに角度補正を最小限に抑えるために，腎動脈をできる限りドプラ入射方向に近づける（図3.5.14）。

(4) 腎内の血流計測

側腹部走査，もしくは背部走査などで腎を描出し，カラードプラにて葉間動脈，もしくは区域動脈を描出する。このとき，カラードプラの流速レンジは腎動脈観察時とは違い，流速レンジを15cm/s付近で調節すると腎内の血流シグナルは得られやすい。カラードプラ下で捉えた葉間動脈もしくは区域動脈の血流信号から，パルスドプラにて血流波形を得る。血流波形からは，resistance index（RI），や収縮期加速時間（acceleration time；AT）を計測する。なお，腎内動脈のAT計測は，立ち上がりが急峻のため，波形は比較的引き延ばした状態に調節して計測するとよい（図3.5.15）。

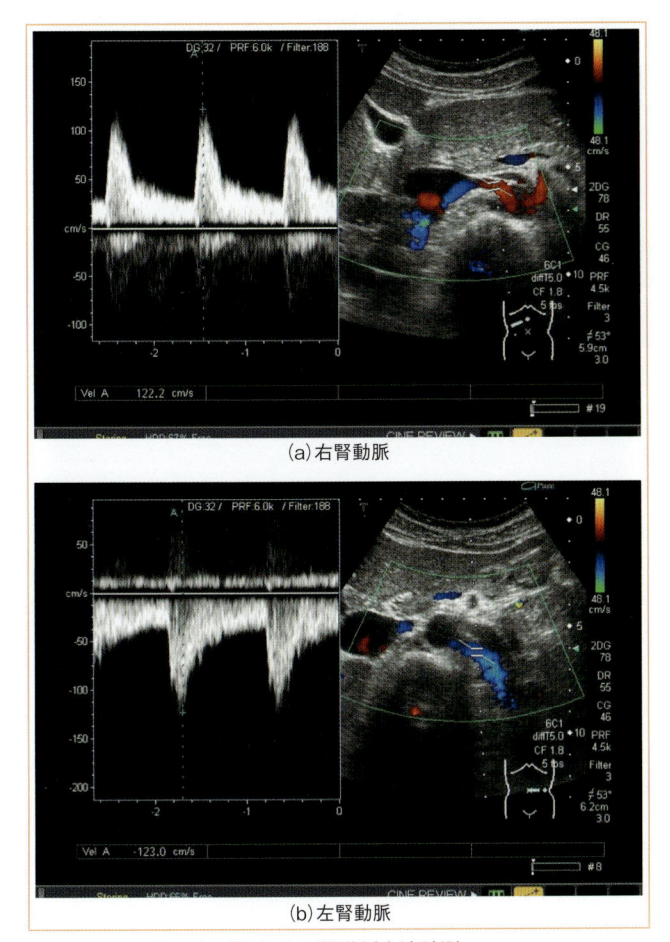

(a) 右腎動脈

(b) 左腎動脈

図3.5.14 パルスドプラによる腎動脈血流計測

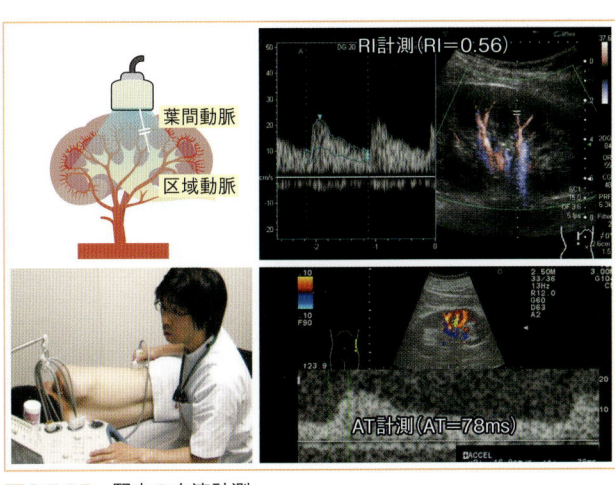

図3.5.15 腎内の血流計測
葉間動脈のRI，AT計測例。AT計測時は，波形を引き延ばすと計測しやすい。

107

Q 腎動脈の血流波形を得るために角度補正を最小限に抑えるコツは？

A プローブ走査によりドプラビーム方向に腎動脈走行を近づける。

　右腎動脈は正中からの描出では弧状に走行し，起始部はやや前方，その後なだらかに後方に走行することが多く，この部分のパルスドプラ血流計測では角度補正が大きくなりがちである。また，動脈硬化性の狭窄所見は起始部が圧倒的に多く，腎動脈起始部の血流速を角度補正の影響を少なくして，できるだけ正確に計測することは重要である。右腎動脈起始部を，ドプラビーム方向に近づけるコツは以下のようになる（図3.5.16）。

①腹部大動脈短軸像および右腎動脈起始部が腹部正中横断像から得られたなら，次いで腹部大動脈を画面右方向にずらすように走査する。

②腹部横断像のまま，プローブを反時計方向に傾けていく。こうすることでコンベックス型プローブによるドプラ入射と右腎動脈起始部の走行は比較的近づき，角度補正を少なくして計測できる。

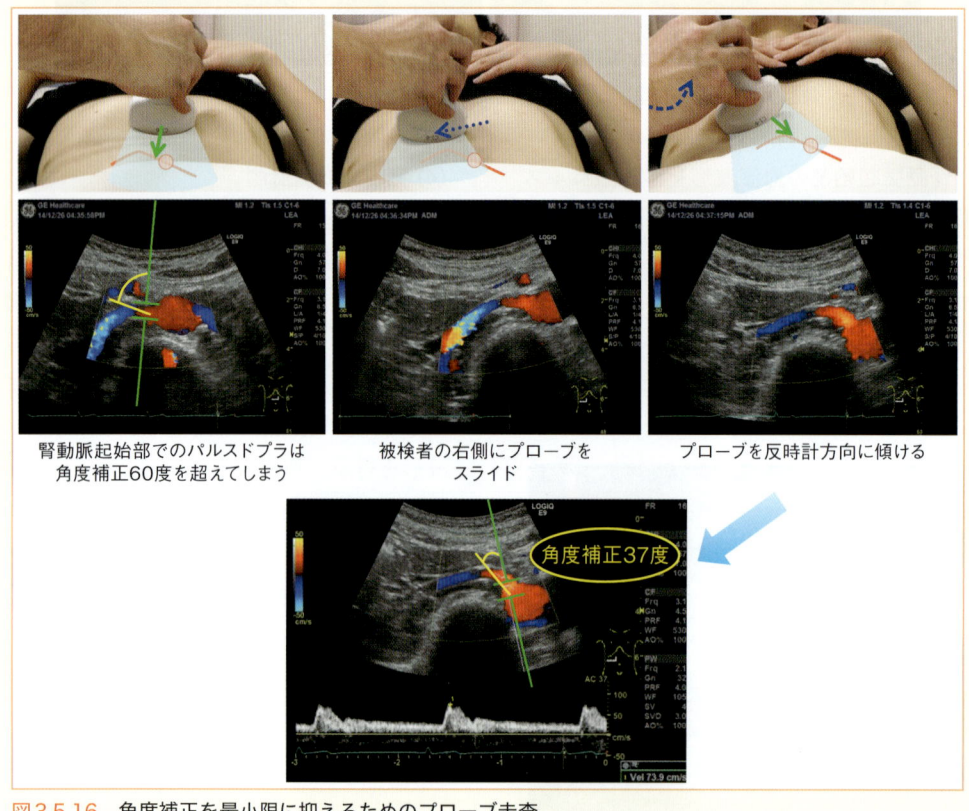

腎動脈起始部でのパルスドプラは角度補正60度を超えてしまう　　被検者の右側にプローブをスライド　　プローブを反時計方向に傾ける

角度補正37度

図3.5.16　角度補正を最小限に抑えるためのプローブ走査

Q 腎動脈は腹部からの描出が基本のようですが，そのほかに描出する方法はありますか？

A 側腹部や背側からの描出も有用である。

　腎動脈は腹部正中からの描出のみならず，側腹部や背側からの描出も可能である。背側からの描出の際は，脊柱を避けるようにして，外側から正中方向にプローブを傾ける。側副部からの描出では血管が超音波ビームとほぼ直線上に沿うので，角度補正が少なく，正確な血流計測が可能である（図3.5.17，3.5.18）。

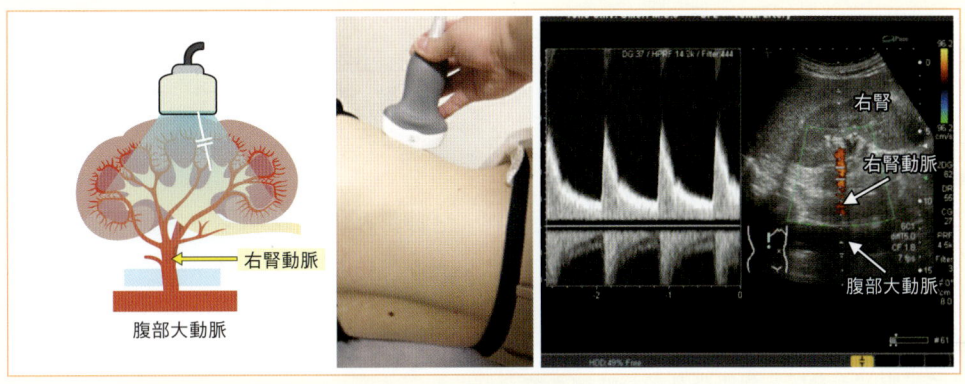

図3.5.17　側腹部からの腎動脈描出

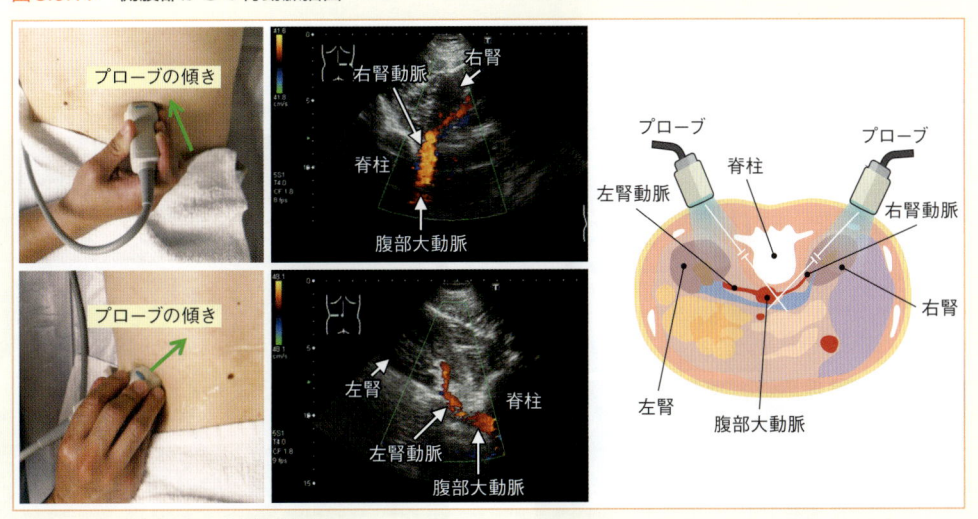

図3.5.18　背側からの腎動脈描出

3.5.3　スクリーニングの流れ

● 1. 腹部大動脈

(1) 観察範囲

腹部大動脈基部付近～総腸骨動脈分岐部付近までを観察範囲とする。

(2) 前処置

絶食での検査が望ましい。

(3) 腹部大動脈エコー検索手順

①腹部大動脈短軸像での観察

心窩部横走査にて，大動脈短軸像を観察していく。口径不整，瘤の有無などを確認する。

②腹部大動脈長軸像での観察

心窩部縦走査にて，腹部大動脈～総腸骨動脈分岐部までを観察する (図3.5.19)。

③主に長軸像でカラードプラ下に腹部大動脈の血流状況を確認 (図3.5.20)

カラードプラの流速レンジは，大動脈の平均的なPSVである100cm/s前後の半分 (50cm/s程度) に設定すると，比較的折り返しのない血流シグナルの状態で観察できる。ただし，血流速度は個人差が大きいので，被検者に合わせて調節する。簡易的なカラードプラの流速レンジ調整としては，大動脈の内腔中心が，明るい色調 (カラースケールの上端，または下端) で，血管壁近くはやや暗い色になるような流速レンジ設定にするとよい (図3.5.21)。

④腹部大動脈のパルスドプラ波形

カラードプラにて狭窄が疑われる場合などは，必要に応じてパルスドプラにて，血流速を計測する。

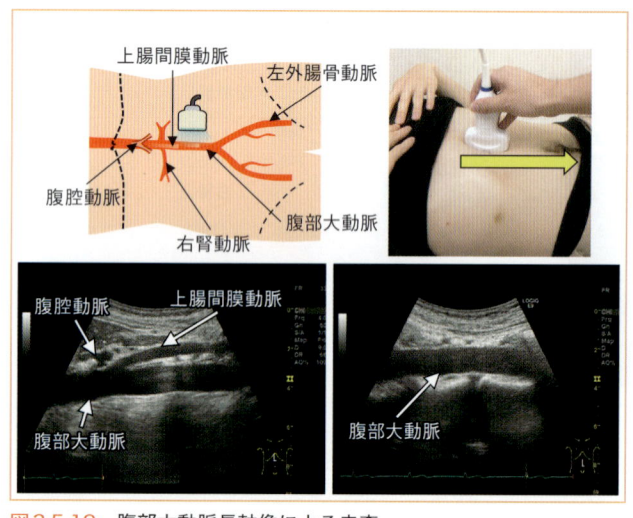

図3.5.19　腹部大動脈長軸像による走査

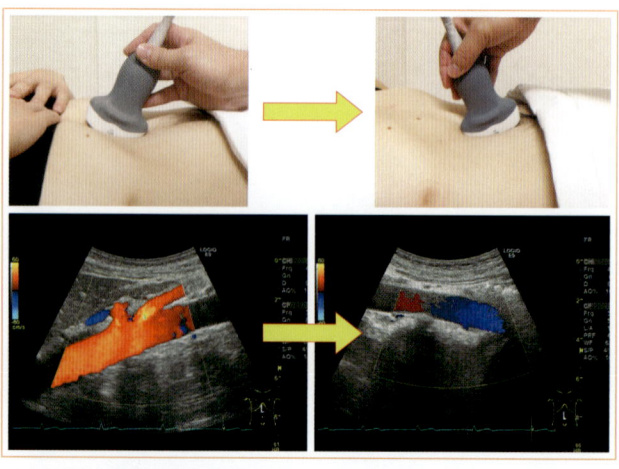

図3.5.20　腹部大動脈長軸像 (カラードプラ下)

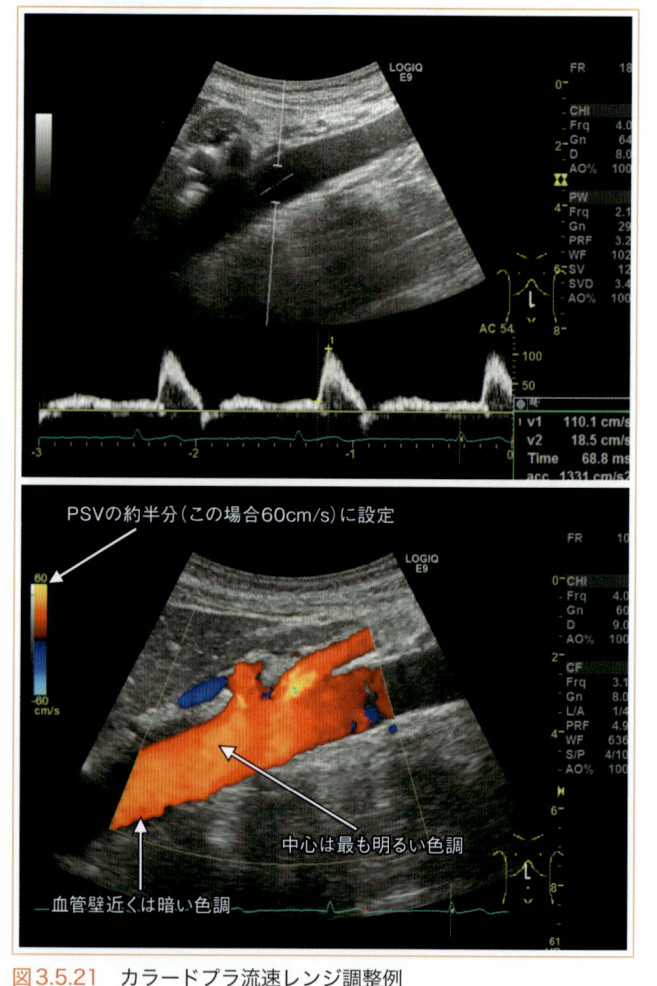

図3.5.21　カラードプラ流速レンジ調整例
腹部大動脈。PSVが110cm/sなので，約半分の流速レンジにカラードプラを調節している。

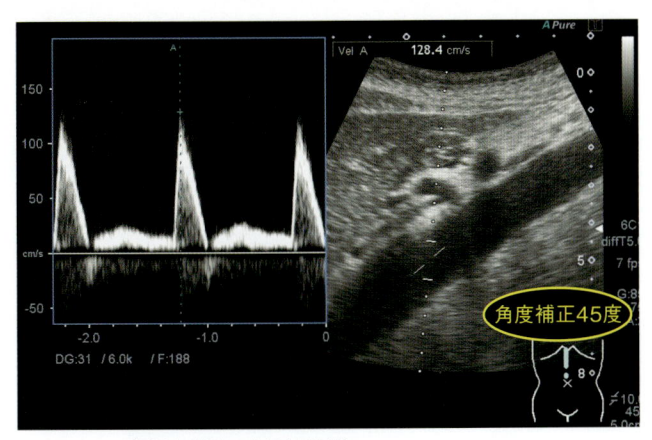

図3.5.22　腹部大動脈の血流速計測

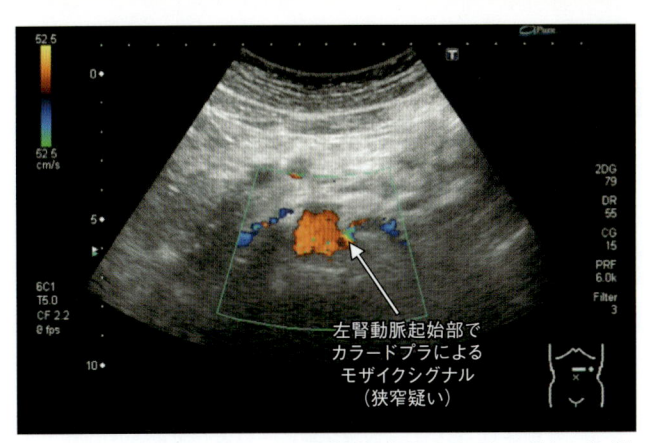

図3.5.23　カラードプラによる腎動脈起始部モザイクシグナル像（狭窄疑い）

● 2. 腎動脈

(1) 観察範囲

腎動脈および腎内血流を観察範囲とする。

(2) 前処置

絶食での検査が望ましい。

(3) 腎動脈狭窄の検索手順

①腹部大動脈の血流速計測

腎動脈狭窄を判別する場合に，基本となる腹部大動脈のPSVをパルスドプラによる血流波形から計測する。腹腔動脈分岐部よりもやや上方の口径が安定した部位で，腹部大動脈血流をパルスドプラにて計測する。角度補正が少なくなるように腹部大動脈をできる限りドプラビームに近づけるようにする（図3.5.22）。

②カラードプラ下で腎動脈を描出

カラードプラにて流速レンジを調整し（50cm/s前後で始めるとよい），最も血流速が大きいと思われる部分（カラースケールの上下限，もしくは折り返しによるモザイクシグナルが流速レンジを上げても最後まで残存する場所）を確認する（図3.5.23）。

③PSVを計測

②で得られた血流速が最も大きい部分にサンプルボリュームを置き，血流波形を得てPSVを計測する（図3.5.24）。

(4) 腎内血流波形解析

腎内の葉間動脈，もしくは区域動脈にてパルスドプラによる血流波形からATやRIを算出する。

基本的には上極側，中部，下極側の3カ所で計測するとより詳細なデータ解析が行える（図3.5.25）。また，このとき腎長径の計測や腎の形態も確認しておくとよい。

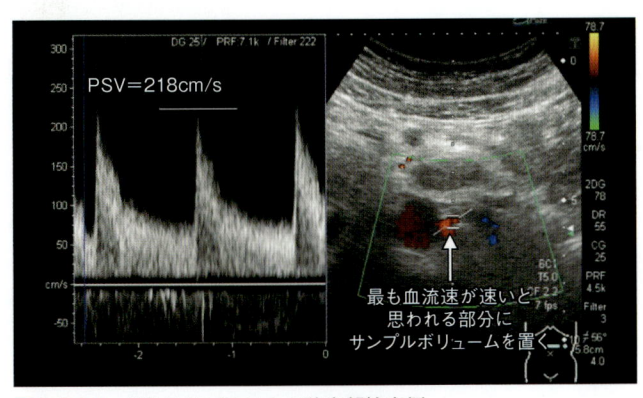

図3.5.24　パルスドプラによる狭窄部検出例

図3.6.13で狭窄が疑われる左腎大動脈起始部で血流速を計測。PSV＝218cm/sで狭窄血流を捉えた。

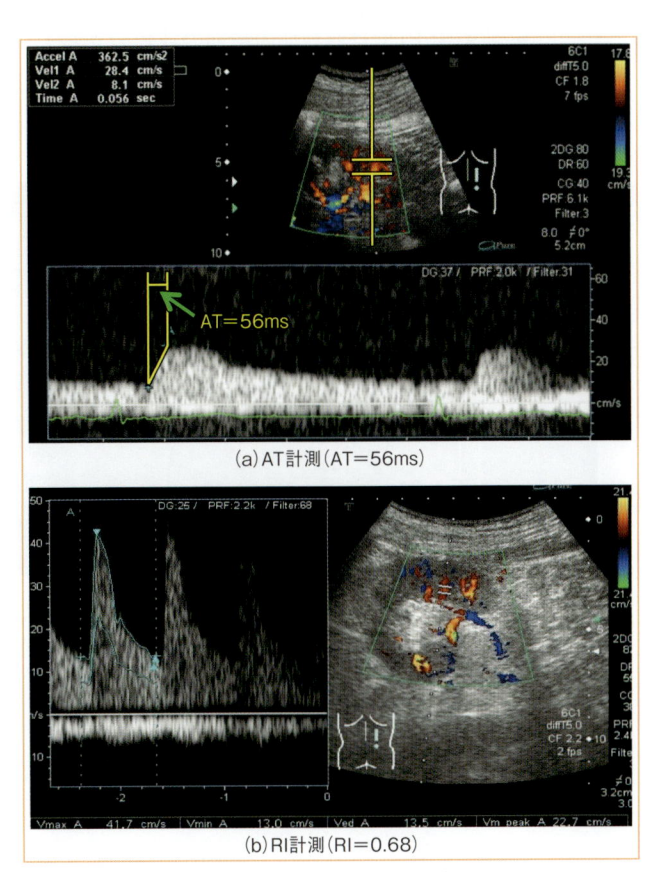

(a) AT計測（AT＝56ms）

(b) RI計測（RI＝0.68）

図3.5.25　腎内血流波形によるAT，RIの計測例

MEMO

計測データの診方

　直接所見として，狭小化していると思われる腎動脈のPSVが180cm/sを超える場合，もしくは腹部大動脈と狭窄部の腎動脈のPSVの比（RAR）が3.5を超えるようであれば狭窄率60%超の腎動脈狭窄が考えられる。また，補足だが腎動脈の拡張末期血流速度（end-diastolic velocity：EDV）が150cm/s以上では狭窄率80%以上の狭窄が疑われるとする報告もある。

　間接所見としては，腎内血管（葉間動脈もしくは区域動脈）において，収縮早期ピーク波（early systolic peak；ESP）の欠如やATの延長（70ms超），また，平坦な血流波形やRIの左右差が0.15を超える場合（の低い側）では，有意な腎動脈狭窄の存在が示唆される所見である（表3.5.1）。また，RIが0.8以上では腎実質障害が示唆される。

表3.5.1　腎動脈狭窄の超音波所見

直接所見		
基準	狭窄率
R-PSV＞180cm/s	60%超
RAR＞3.5	
R-EDV≧150cm/s	80%以上

R-PSV：腎動脈の収縮期最高血流速度（peak systolic velocity）
R-EDV：腎動脈の拡張末期血流速度（end-diastolic velocity）
RAR＝R-PSV/Ao-PSV，Ao-PSV：腹部大動脈のpeak systolic velocity

腎内血流波形による間接所見
基準
ESPの欠如
AT＞70ms
平坦な血流波形
RIの左右差＞0.15
※RIが低い側の腎動脈に有意狭窄が疑われる

ESP：収縮早期ピーク波（early systolic peak）
AT：収縮期加速時間（acceleration time）
RI：抵抗指数（resistance index）

Q 腎内動脈の血流波形でATの計測位置がわかりません。

A 波形立ち上がりからESPまでを計測する。

　葉間動脈など，腎の動脈波形は，収縮期にearly systolic peak（ESP）といわれる収縮期の早い段階での急峻な波形の存在を認める場合がある。その後なだらかに血流速が上昇し，流速のピークに達し，拡張期でなだらかに流速が低下していく。ATの計測は，収縮期の波形立ち上がりから，急峻な波形であるESPまでを計測する。ESPが不明瞭で立ち上がりの角度が二相性で収縮後期にピークとなるパターン（biphasic with late systolic peak；BLP）では収縮期の最初の波形の立ち上がり終端までをATとして計測する。緩やかに立ち上がり収縮後期でピークとなるパターン（monophasic with late systolic peak；MLP）は，ATが延長する典型的な腎動脈狭窄後の波形である（図3.5.26，3.5.27）。

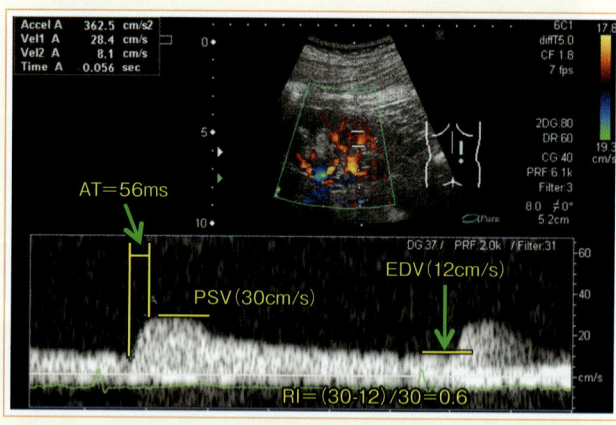
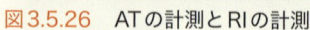

図3.5.26　ATの計測とRIの計測
RI＝(PSV−EDV)/PSV
AT：acceleration time
PSV：peak systolic velocity
EDV：end diastolic velocity
RI：resistance index

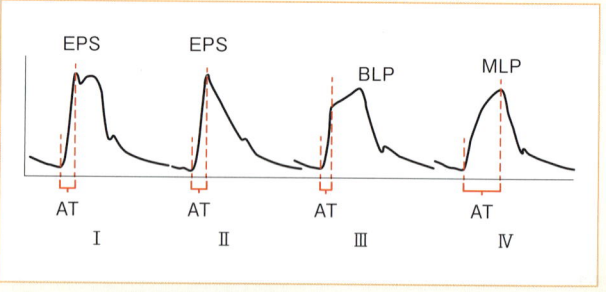

図3.5.27　ATの計測とRIの計測
Ⅰ，Ⅱ：収縮早期のピーク（early systolic peak：ESP）が明らかなパターン
Ⅲ：ESPが不明瞭で立ち上がりの角度が二相性で収縮後期にピーク（Biphasic with late systolic peak；BLP）となるパターン
Ⅳ：ESPを認めず緩やかに立ち上がり収縮後期でピーク（Monophasic with late systolic peak；MLP）となるパターン（狭窄後で典型的なパターン）

（R. H. Gottlieb, J. L. Lieberman, R. C. Pabico, D. L. Wabdman. Diagnosis of Renal Artery Stenosis in Transplanted Kidneys: Value of Doppler Waveform Analysis of the Intrarenal Arteries. AJR 1995；165より）

3.5.4　大動脈・分枝血管の正常像

● 1.腹部大動脈

(1) 腹部大動脈短軸像

　腹部大動脈の正常口径は，φ20mm以下である。また，瘤や解離などがなければ，短軸像はほぼ正円である (図3.5.28)。

(2) 腹部大動脈長軸像

　腹部大動脈は，動脈硬化性変化がなければ，壁厚はほぼ均一でプラークは存在しない。また，口径はほぼ一定であり，蛇行がなく，長軸像ではほぼ直線的に血管が描出される (図3.5.29)。

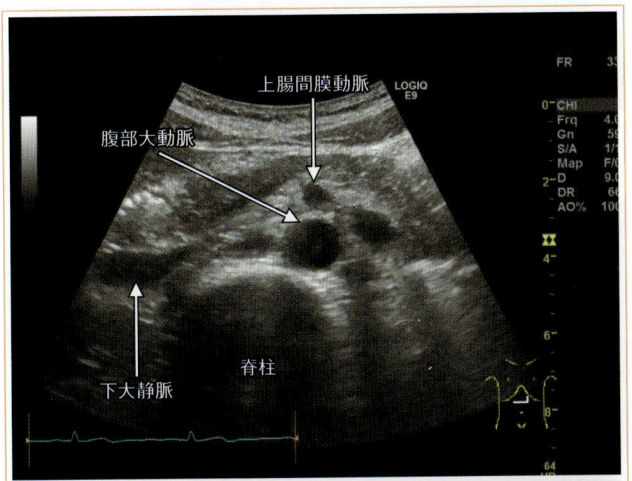

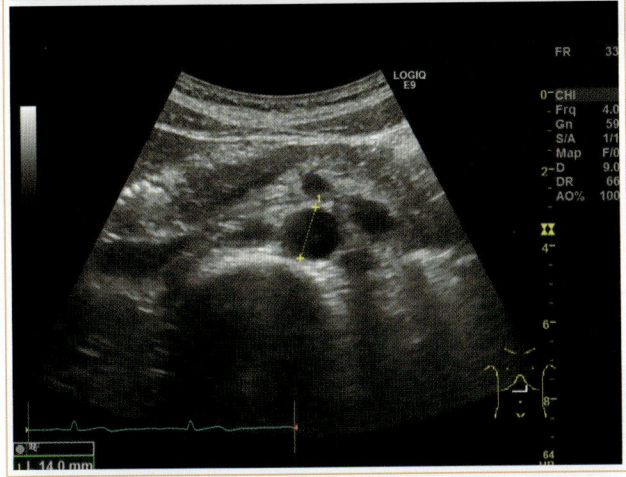

図3.5.28　腹部大動脈短軸像および口径計測

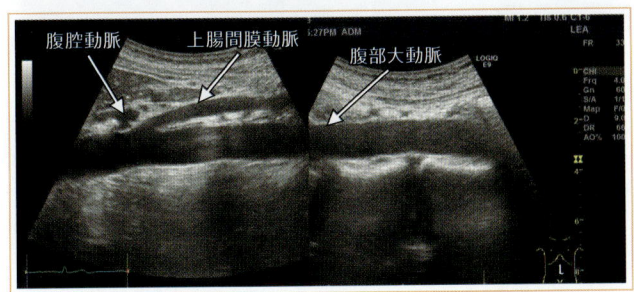

図3.5.29　腹部大動脈長軸像(2画像の合成)

(3) 腹部大動脈カラードプラ像

　短軸像をやや斜めにスライスすると，短軸像でも明瞭なカラードプラ像が得られる。カラードプラでは，正常では乱流などがないため，ほぼ一定の色調で観察される (図3.5.30)。

(4) 腎動脈カラードプラ像

　両側の腎動脈内腔に狭小化や，カラードプラでの折り返し現象によるモザイクシグナルを認めず。狭窄は否定的である (図3.5.31)。

(5) 腎動脈パルスドプラ像

　両側の腎動脈起始部のパルスドプラ像を観察するとPSVは180cm/s未満であり，基準値内の血流速である (図3.5.32)。

(6) 腎葉間動脈血流波形

　葉間動脈でのRIは0.8未満で基準値内であり，ATは70ms未満である (図3.5.33)。

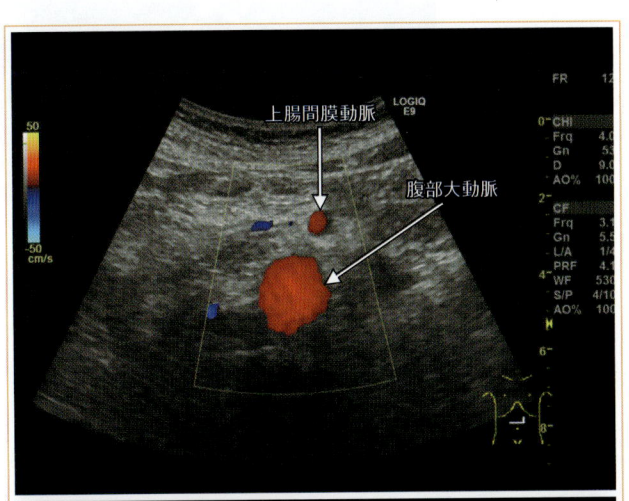

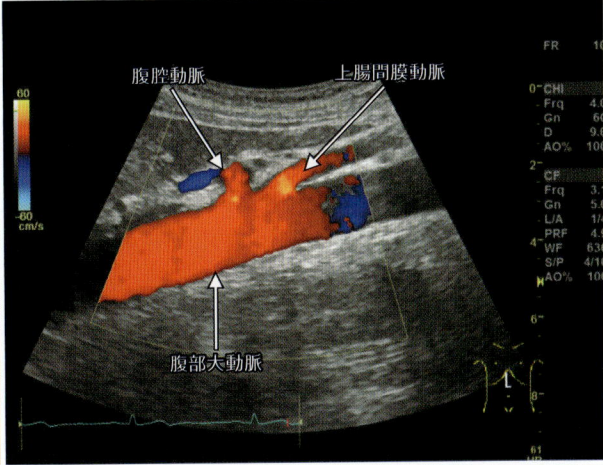

図3.5.30　腹部大動脈正常例(カラードプラ像)

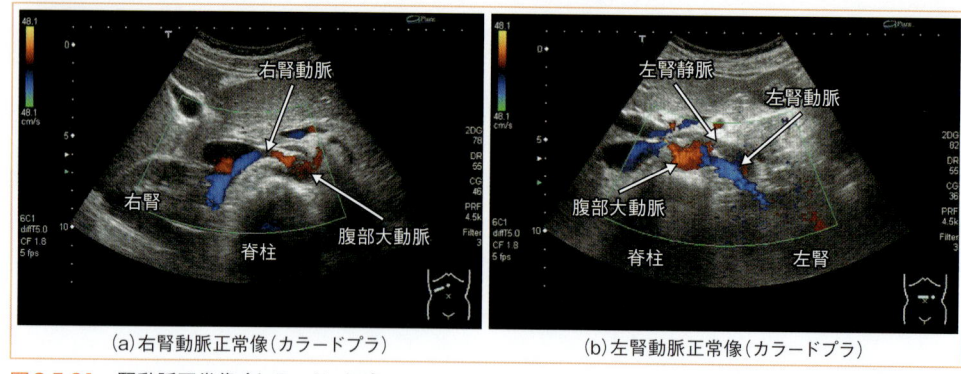

(a)右腎動脈正常像（カラードプラ）　　　　(b)左腎動脈正常像（カラードプラ）

図3.5.31　腎動脈正常像（カラードプラ）

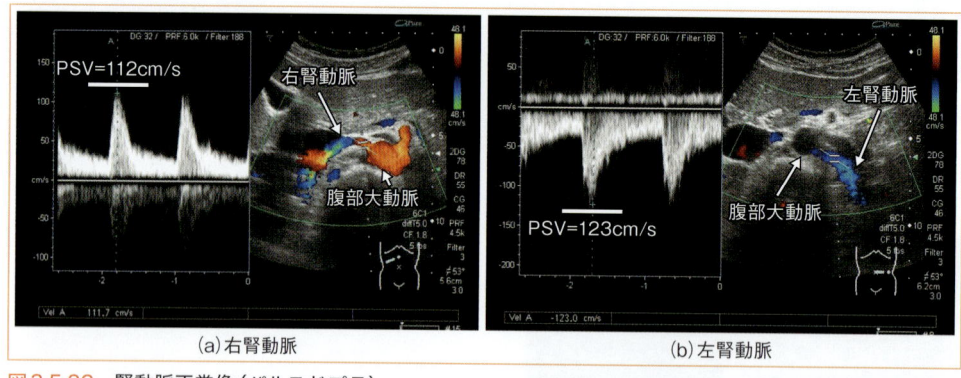

(a)右腎動脈　　　　　　　　　　　　(b)左腎動脈

図3.5.32　腎動脈正常像（パルスドプラ）

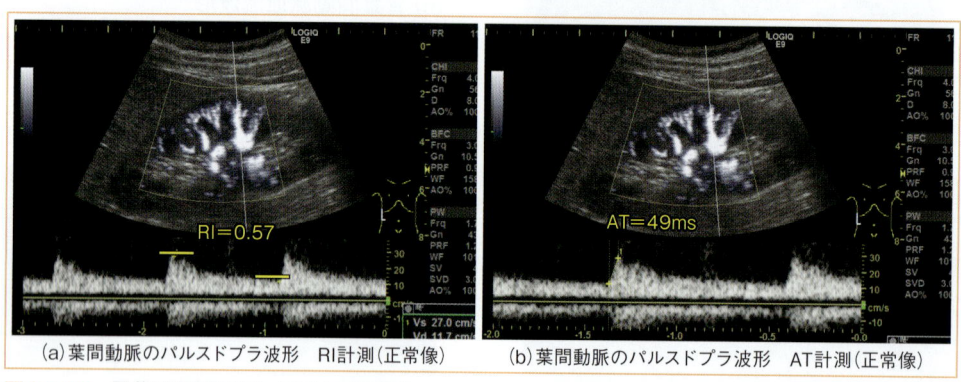

(a)葉間動脈のパルスドプラ波形　RI計測（正常像）　　(b)葉間動脈のパルスドプラ波形　AT計測（正常像）

図3.5.33　腎葉間動脈正常像（パルスドプラ）

3.5.5　大動脈・分枝血管の計測

● 1. 最大短径の計測

　大動脈瘤が存在するときには，瘤の最大短径を計測する。
　紡錘状瘤の場合，なるべく短軸像で最大の正円が描出されるように，プローブ走査にて大動脈瘤の直交断面を得る。正円が得られない場合は，最大直交断面での最も小さい直径の血管外膜間距離を計測する。この値が最大短径となる（図3.5.34）。

● 2. パルスドプラによる血流計測

　カラードプラにて，腹部大動脈にモザイクシグナルが認められたり狭小化が認められたりする場合は，パルスドプ

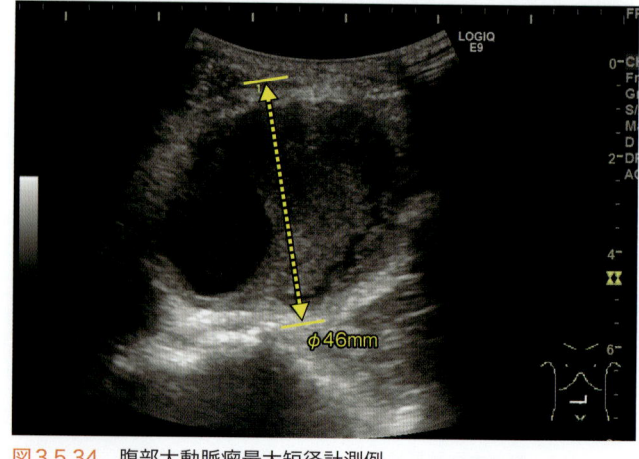

図3.5.34　腹部大動脈瘤最大短径計測例

ラにて血流波形解析を行う。下肢動脈と同様に腹部大動脈ではPSVが2m/sを超えるような高速血流部分で，50％以上の狭窄が疑われる（図3.5.35）。

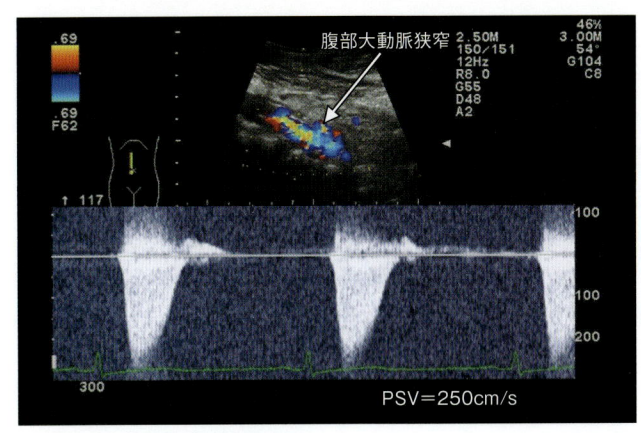

図3.5.35　腹部大動脈狭窄例

Q 腹部大動脈瘤の観察時のポイントは？

A ①動脈瘤の形状，②最小限のプローブ圧迫，③口径の計測など。

①動脈瘤の形状について

真性大動脈瘤には，形態的に紡錘状瘤と囊状瘤がある。腹部大動脈瘤は紡錘状瘤が多い。囊状瘤は大きさにかかわらず，破裂の危険性が高いので，形状をよく観察することが大事である（図3.5.36）。

②観察時の注意

動脈瘤は，基本的に破裂の危険性を考慮し，最小限のプローブ圧迫で観察すること。

③口径の計測

大動脈瘤の直交断面にて，正円となるように最大断面積となる瘤断面を描出する。この最大断面の中で，最短となる外膜間距離の直径を最大短径とすると，CTとほぼ同等の再現性に優れた瘤径計測が可能となる（図3.5.37）。

④大動脈瘤の定義

紡錘状動脈瘤では正常血管径の1.5倍以上が瘤と定義され，腹部大動脈では3cm以上の口径が瘤とされる。一方で囊状瘤では口径のサイズにかかわらず瘤と定義される。紡錘状の腹部大動脈瘤の場合，4.5～5cm以上はステントグラフト内挿術などの治療対象となり得る。口径5cm以下でも，半年で5mm以上口径拡大する動脈瘤は治療を考慮する。囊状の腹部大動脈瘤の場合は，破裂のリスクが高いので，サイズに関係なく治療が考慮される。

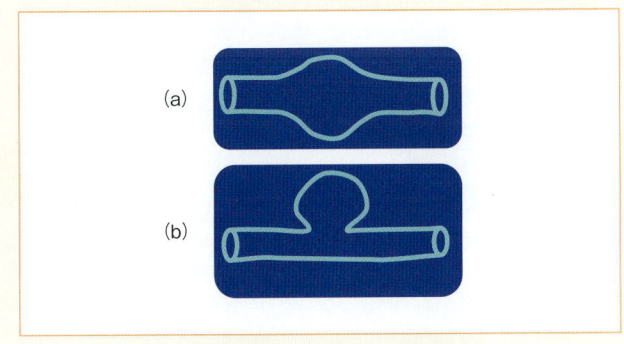

図3.5.36　紡錘状大動脈瘤（a）と囊状大動脈瘤（b）

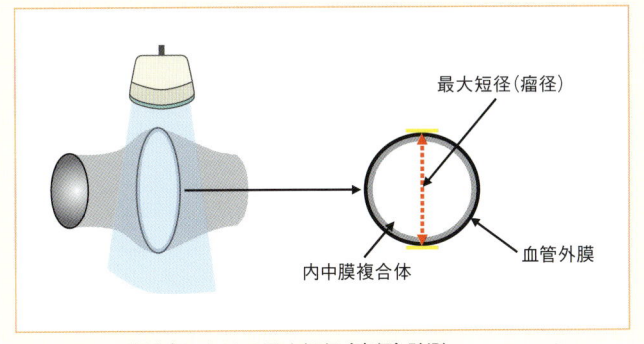

図3.5.37　動脈瘤における最大短径（瘤径）計測

腎動脈の計測は3.5.2「5. 腎動脈における基本走査」の手順で行うを参照。

● 3. 腎サイズの計測

　腎動脈は，前述した血流計測以外は血管径などの詳細な計測は必須ではない。ただし，腎動脈狭窄症例などを経過観察する場合，腎サイズを正確に計測することは重要である。腹臥位による背側からの腎観察は比較的腎の境界が明瞭に描出されるため，腎長軸の計測で有用である。腎サイズは長径が100mm±10mmがおおよその基準値であり，身長（身長が高ければ腎サイズ大），年齢（高齢者でサイズ小）で変化する。90mm未満の腎サイズは年齢，身長にかかわらず萎縮している可能性がある。腎動脈狭窄症例では，狭窄側の腎サイズが縮小していくことがあるのはもちろん

のこと，狭窄を来していない側の腎サイズが縮小していくこともあり，必ず両側腎のサイズを計測する必要がある（図3.5.38）。

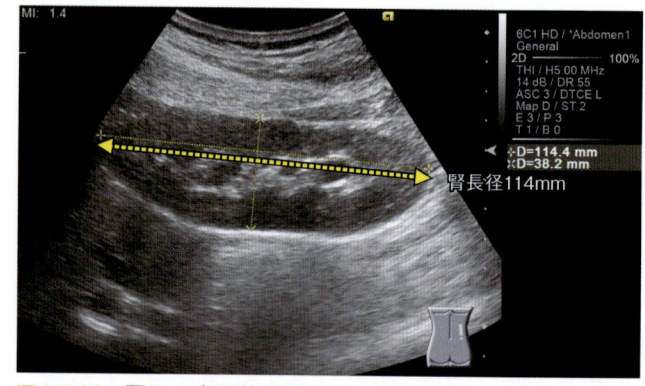

図3.5.38　腎サイズ計測例（背側からの腎長軸像）

3.5.6　大動脈・分枝血管の異常像

● 1. 腹部大動脈瘤（紡錘状）

　腹部大動脈瘤は腎動脈分岐部以下で発生しやすい。腎動脈分岐部よりも中枢で拡大している動脈瘤は，胸腹部大動脈瘤である場合がある。図3.5.39は紡錘状の腎動脈以下の腹部大動脈で，最大短径はφ46mm，瘤内に壁在血栓を認める。また，瘤内の壁在血栓は，とくに血管壁側で慢性的に液状化する場合があり，この部分をACサイン（anechoic crescent sign）とよぶ。

● 2. 大動脈解離

　偽腔開存型の大動脈解離では，解離した内膜と中膜からなるフラップ像を認める。またフラップに存在するtear（裂孔）を介し，真腔から偽腔に流入する血流シグナルを認める（図3.5.40）。

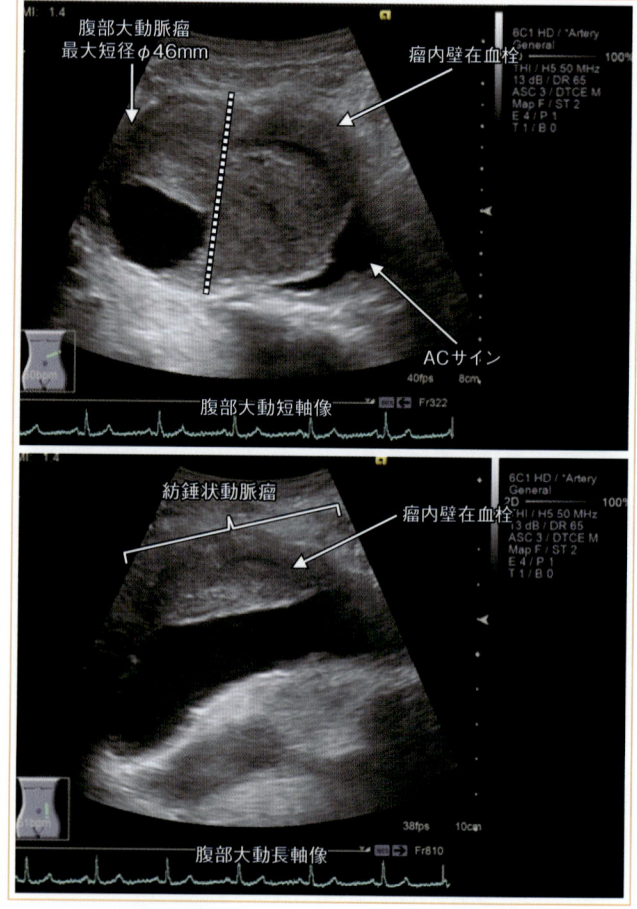

図3.5.39　腹部大動脈瘤

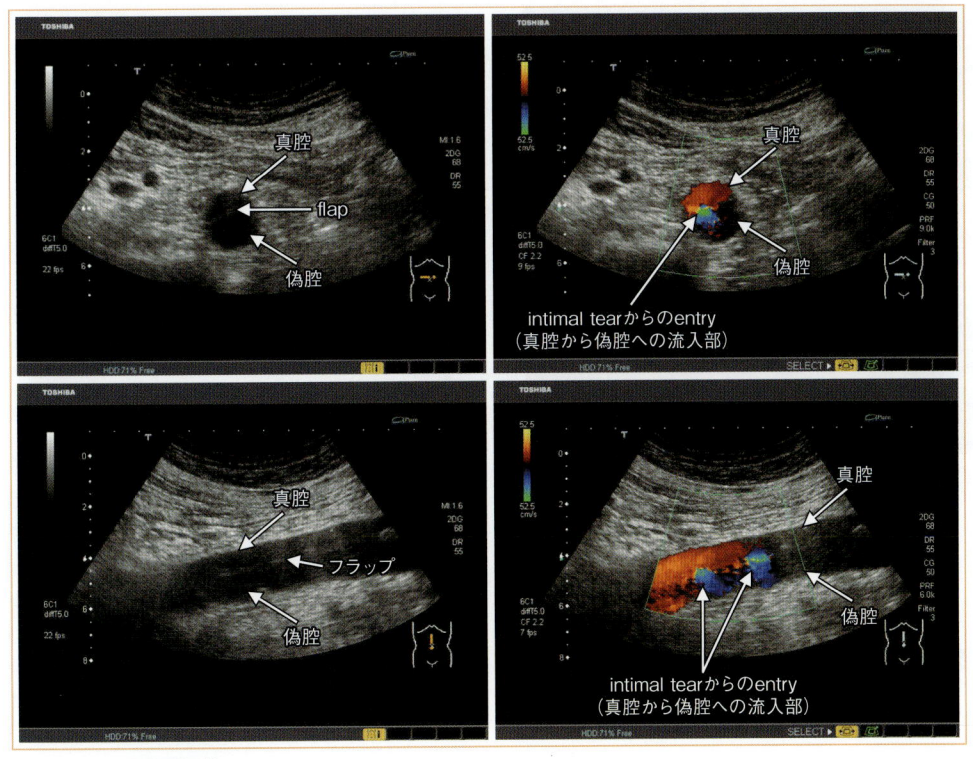

図 3.5.40　大動脈解離

Q 大動脈解離の観察の要点は？

A 緊急性の高い病態の判断と臓器障害を念頭におく。

　急性大動脈解離では上行大動脈から解離が始まる Stanford A 型，もしくは DeBakey Ⅰ，Ⅱ型の大動脈解離において，大動脈破裂や心タンポナーデの発症リスクが高く，緊急人工血管置換術などの処置が急務である。そのため，超音波検査で上行大動脈の解離所見が初めて得られた場合は，検査を中断し，速やかに対応する必要がある（図3.5.41）。

　上行大動脈置換術後などで，すでに緊急時を脱している状態での腹部大動脈解離症例においては，臓器障害を念頭において，分枝血管が真腔・偽腔のどちらから分岐するのかなどを判断する（図3.5.42）。

▶参考情報

　真腔・偽腔を区別する所見を表3.5.2に示す。

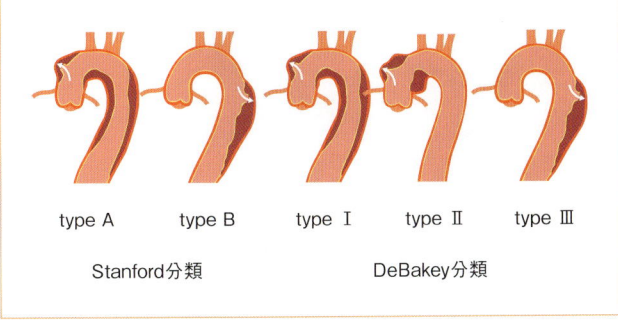

| type A | type B | type Ⅰ | type Ⅱ | type Ⅲ |

Stanford分類　　　　　DeBakey分類

図3.5.41　大動脈解離範囲による分類

表3.5.2　偽腔・真腔の特徴（区別の方法）

①偽腔；re-entryの発達→偽腔拡張，偽腔血流速低下
②真腔；偽腔の圧迫により狭小化，血流速上昇（ときに狭窄様）
③偽腔；壁が脆弱→薄い壁構造を持つ腔が拡張
④通常は，収縮早期に拡張する腔が真腔（re-entryが未発達の場合，解離の遠位側は収縮期に偽腔拡張がみられる）
⑤エントリーを見つけられれば（真腔→偽腔の血流）鑑別は容易

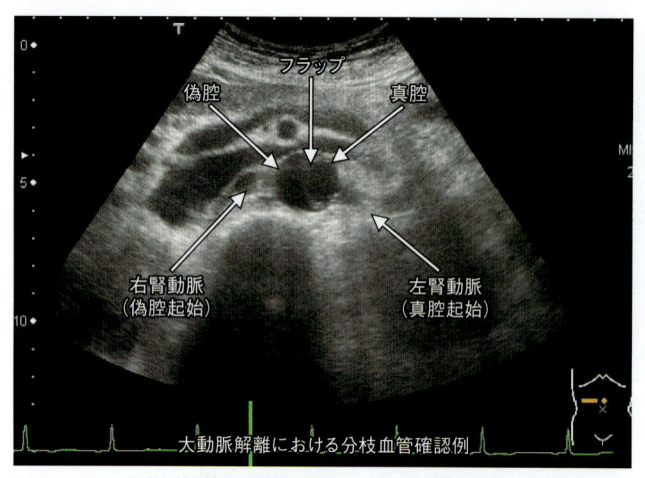

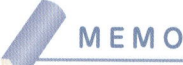

図3.5.42　大動脈解離における偽腔・真腔の特徴（区別の方法）
①偽腔の拡張
②真腔の狭小化
③偽腔の血管壁が真腔に比べて薄い

● 1. 腎動脈狭窄（動脈硬化性）

　右腎動脈起始部付近にカラードプラによるモザイクシグナルを認め（カラードプラの流速レンジ 64cm/s），この部分のパルスドプラによるPSVは229cm/s，さらに腹部大動脈のPSVは50cm/sであり，腎動脈のPSVとの比（RAR）は4.58であり，60％超の狭窄が疑われた。血管造影像では右腎動脈起始部に80％狭窄を認めた（図3.5.43）。

MEMO

腎動脈狭窄の原因

　腎動脈狭窄は，9割以上が動脈硬化性の腎動脈狭窄であり，ほとんどが腹部大動脈から分岐直後の狭窄である。次いで，頻度は少ないが若年女性に多く発症する線維筋性異形成（fibromuscular dysplasia：FMD）は，筋性動脈である腎門部付近の腎動脈や区域動脈に数珠状の血管狭小化を認める疾患であり，狭窄部は腎門部付近や腎内の血管である。複数の狭窄を認めることも多く，血管造影像では特徴的な「連珠サイン」を呈する。動脈硬化性変化を認めない若年の腎動脈狭窄を疑う場合は腎動脈起始部付近からではなく，腎門部付近から腎動脈を観察すると，確実に病変を捉えることができる。またFMDは筋性動脈の血管壁の過形成であることから，腎動脈に限らず内頸動脈や腸骨動脈などにも病変が存在する場合がある。

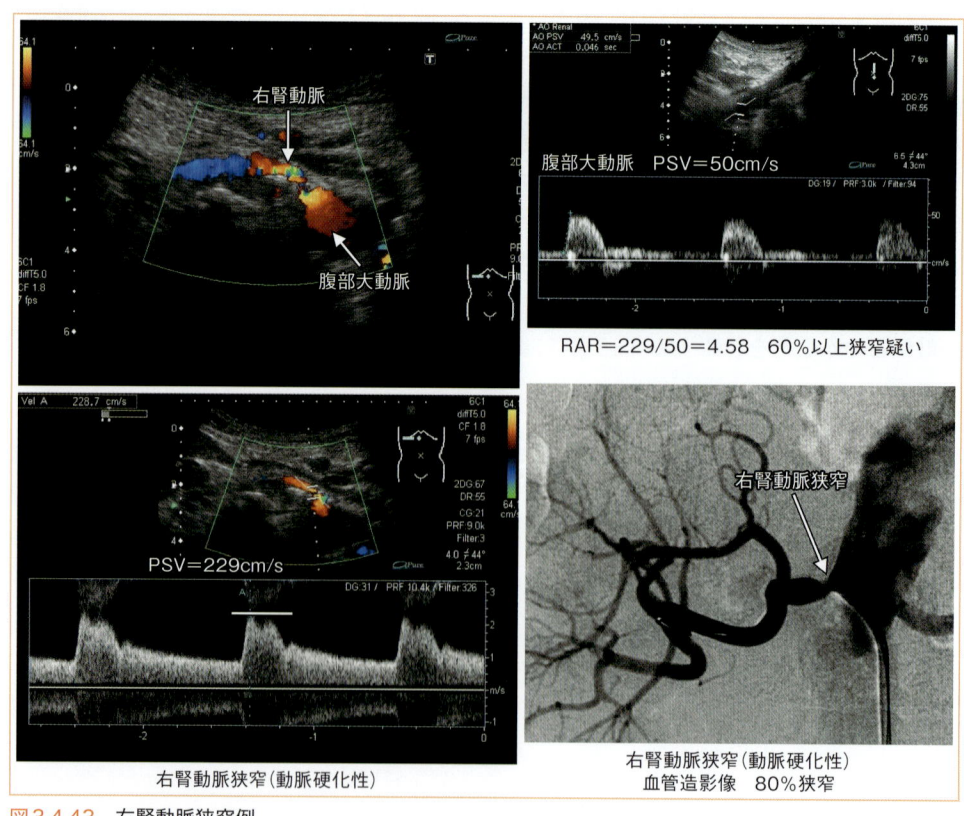

図3.4.43　右腎動脈狭窄例

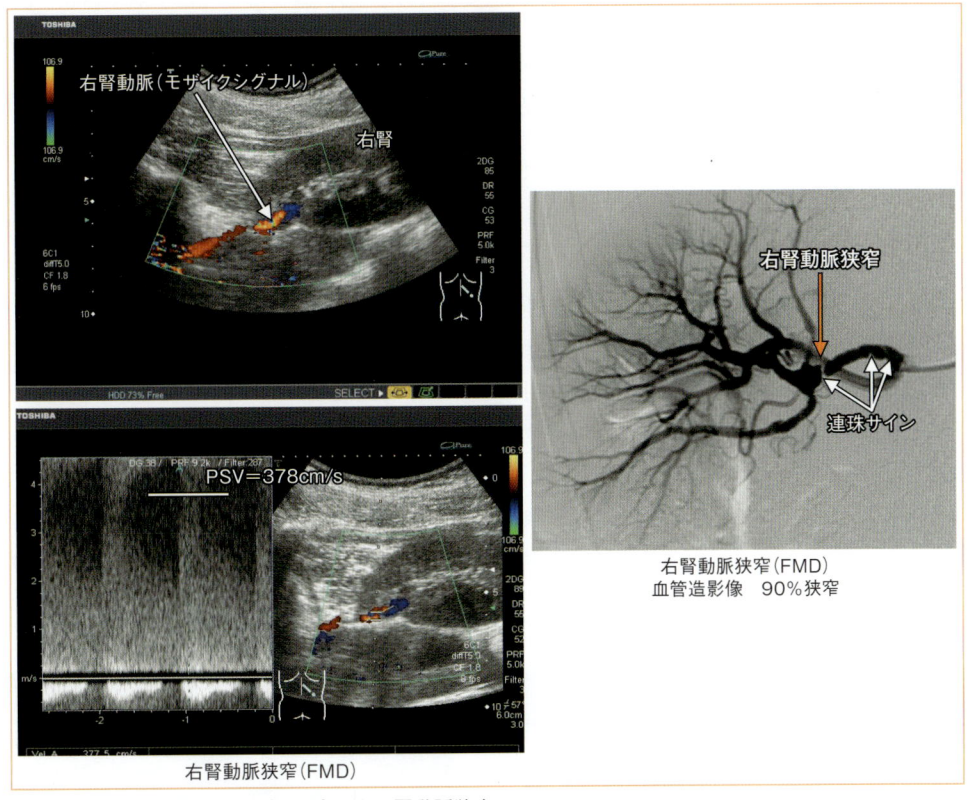

右腎動脈狭窄（FMD）
血管造影像　90％狭窄

右腎動脈狭窄（FMD）

図3.5.44　線維筋性異形成（FMD）による腎動脈狭窄

● 2. 線維筋性異形成による腎動脈狭窄

　背側からの描出により，腎動脈末梢側（腎門部付近）にカラードプラによるモザイクシグナルを認め（カラードプラの流速レンジ107cm/s），この部分のパルスドプラによるPSVは378cm/sであり，狭窄が疑われた。血管造影像では右腎動脈の末梢側（腎門部付近）に90％狭窄を認めた。さらに，血管造影像では，狭窄部以外にも複数の狭小化部分認め，連珠サインと考えられた。若年女性の重症高血圧症例であり線維筋性異形成（FMD）による腎動脈狭窄と診断された（図3.5.44）。

● 3. 内臓動脈瘤

　腹部内臓動脈瘤は比較的稀な疾患であり，発生部位で最も多いのは脾動脈瘤で内臓動脈瘤の約60％，次に肝動脈瘤

は20％程度であり，上腸間膜動脈，腹腔動脈，膵十二指腸動脈，胃十二指腸動脈での発生は数％程度であると報告されている。主な成因としては動脈硬化に加え，炎症性，感染性，外傷性，線維筋性異形成，動脈形成不全，自己免疫性疾患といった疾患があげられる。

　図3.5.45は腹部スクリーニング検査で偶然発見された症例であり，脾動脈に囊状の形態を呈する15mm大の動脈瘤（矢印部位）を認めた。その後コイル塞栓術が施行され，破裂せず現在も経過は良好である。早期発見に超音波検査が大変有用であった。

● 4. 上腸間膜動脈解離（図3.5.46）

　内臓動脈解離は比較的稀な疾患であり，その多くが上腸間膜動脈に発生するとされ，画像診断の進歩により近年報告が増加している。原因としては不明な点が多いが，高血

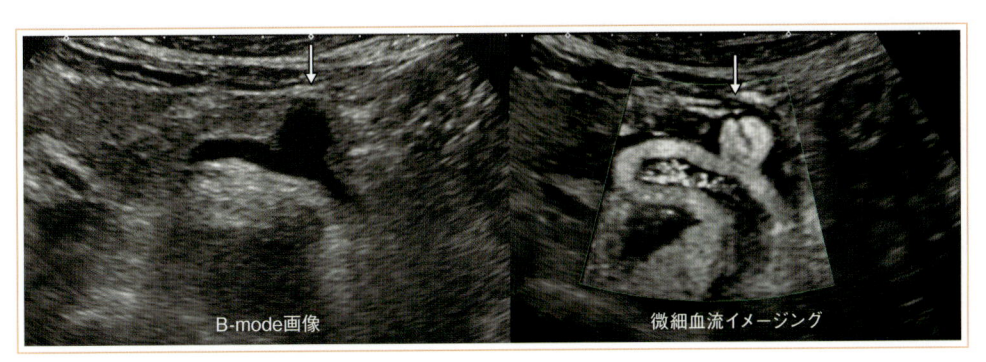

B-mode画像　　　　　　　　　微細血流イメージング

図3.5.45　脾動脈瘤（↑）

圧と喫煙は相関があると考えられ，発症は50歳代男性に多い。発症時の症状は突然の腹痛が多く，飲食後の腹痛も報告され，腸管内容物増加に伴う相対的血流量の減少がその機序と考えられている。

● 5. 上腸間膜動脈狭窄（図3.5.47）

主な原因は動脈硬化性変化による狭窄病変であり，慢性の腸管虚血を生じ，食後の腹痛を引き起こす。この腹痛は腹部アンギーナと呼ばれ，腹部の主要内臓動脈の狭窄や閉塞病変により腸管に慢性虚血を生じ，食後の腹痛や体重減少などを生じる疾患である。急性上腸間膜動脈閉塞症は，急激に腸管に虚血を生じ，腸管壊死などにより生命の危険を伴う重篤な疾患である。

● 6. 腹腔動脈解離

上腸間膜動脈解離より頻度が低く，原因は上腸間膜動脈解離と同様に高血圧や喫煙が挙げられ，圧倒的に男性に多い疾患である。腹膜刺激症状を伴うことは少なく，圧痛や反跳痛などの理学所見が乏しいにもかかわらず，比較的強い自発痛は本疾患に特徴的な所見と考えられている。観血的治療の適応として，動脈瘤形成および15～20mmへの瘤径の拡大，真腔の閉塞，臓器虚血の進行，疼痛の持続，破裂や切迫破裂，腹腔内出血などがあげられる。図3.5.48は腹腔動脈解離の図である。

腹痛にて来院され，腹部超音波検査にて腹腔動脈，総肝動脈，脾動脈に及ぶ解離を認めた症例。内臓動脈は消化管ガスにより描出しにくいため，体位変換が診断に有用であった。

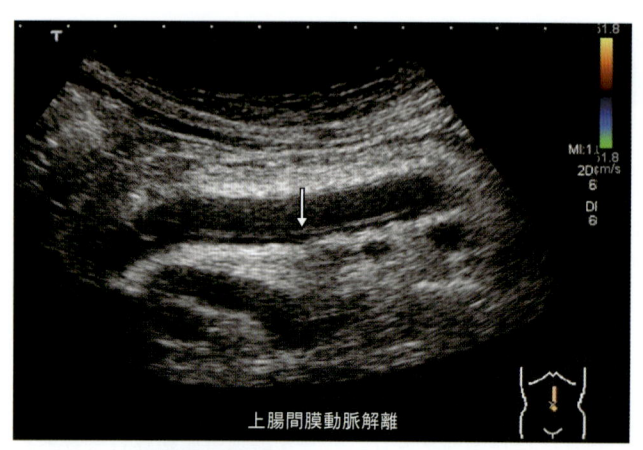

図3.5.46　上腸間膜動脈解離
上腸間膜動脈に解離によるフラップを認める（↑）
※急性腹症として腸炎が疑われ超音波検査が施行された際に上腸間膜動脈解離が発見された例である

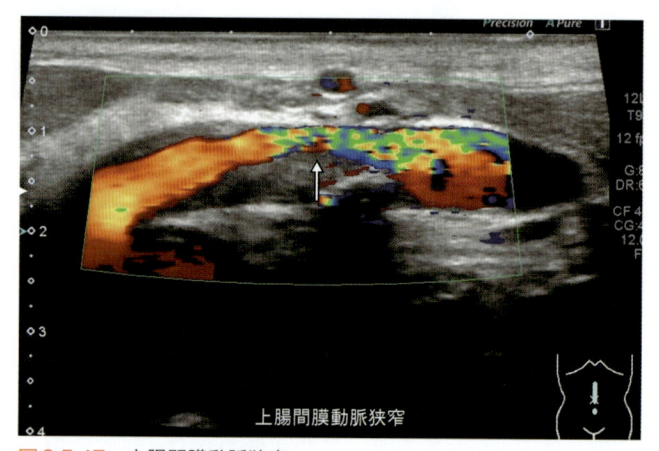

図3.5.47　上腸間膜動脈狭窄
上腸間膜動脈の内腔に狭小化およびカラードプラによるモザイクシグナルを認めている（↑）

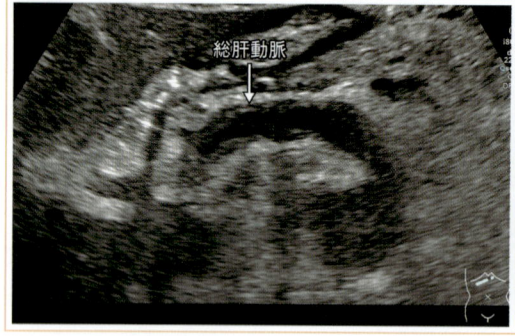
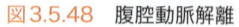
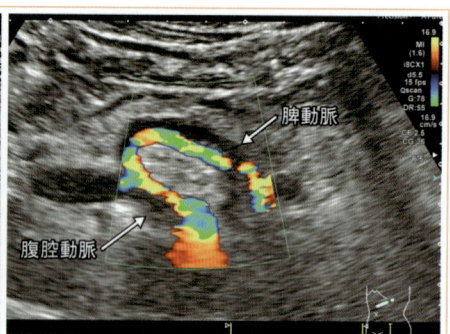

図3.5.48　腹腔動脈解離

［中野英貴］

📖 参考文献

1) 大動脈瘤・大動脈解離診療ガイドライン2020年改訂版．JCS/JSCVS/JATS/JSVS 2020
Guideline on Diagnosis and Treatment of Aortic Aneurysm and Aortic Dissection．https://www.j-circ.or.jp/cms/wp-content/uploads/2020/07/JCS2020_Ogino.pdf

2) 超音波による大動脈病変の標準的評価法 2020（案）．日本超音波医学会用語・診断基準委員会．https://www.jsum.or.jp/committee/diagnostic/pdf/aortic_lesion_2020.pdf

3) 重松 宏：いわゆる炎症性腹部大動脈瘤の診断と治療　東京医科大学雑誌　2007；65（3）：243-252.

4) 厚生労働省難治性疾患克服研究事業奨励研究分野IgG4関連全身硬化性疾患の診断法の確立と治療方法の開発に関する研究班：IgG4関連疾患包括診断基準2011　日本内科学会雑誌，2012；101（3）：795-804.

5) 尾崎俊也，他：検査法の実際　超音波　腎動脈，血管検査マニュアル　Vascular Lab，1349-4023，2005；（2）：220-225.

6) John H. Rundback, David Sacks, K. Craig Kent, Christopher Cooper, Daniel Jones, Timothy Murphy, Kenneth Rosenfield, Christopher White, Michael Bettmann, Stanley Cortell, Jules Puschett, Dan Clair, Patricia Cole and for the AHA Councils on Cardiovascular Radiology, High Blood Pressure Research, Kidney in Cardiovascular Disease, Cardio-Thoracic and Vascular Surgery, and Clinical Cardiology, and the Society of Interventional Radiology FDA Device Forum Committee. Guidelines for the Reporting of Renal Artery Revascularization in Clinical Trials. Circulation 2002; 106; 1572-1585.

7) Jeffrey W. Olin, DO; Marion R. Piedmonte, MA; Jess R. Young, MD; Susan DeAnna; Michael Grubb, RVT; and Mary Beth Childs, RN, MS. The Utility of Duplex Ultrasound Scanning of the Renal Arteries for Diagnosing Significant Renal Artery Stenosis. Ann Intern Med. 1995; 122: 833-838.

8) 平井都始子：腎のカラードプラ法　Jpn J Med Ultrasonics 2009；36（4）：457.

9) R. H. Gottlieb, et al., Diagnosis of Renal Artery Stenosis in Transplanted Kidneys: Value of Doppler Waveform Analysis of the Intrarenal Arteries. AJR 1995; 165: 1441-1446.

10) Hossain A, et al. Visceral artery aneurysms: experience in a tertiarycare center. Am Surg; 67: 432-437. 2001.

11) 齋藤一之 他：突然死症例にみられた破裂 脾動脈瘤 12剖検例の検討．法医学の実際と研究 46：125-129，2003.

12) 大西惠美 他：孤立性上腸間膜動脈解離20症例の診断と治療．日臨外会誌 81（6），1041-1048，2020.

13) 田中晴祥．孤立性特発性腹腔動脈解離の1例：日臨外会誌 74（9），2406-2411，2013.

4章 腹部超音波検査

章目次

SUMMARY

　本章では，腹部の主要な臓器として肝臓，胆嚢・胆管，膵臓，脾臓，腎臓，さらに消化管などを取り上げている。腹部超音波検査の特徴は，スクリーニングから精密検査および緊急検査に用いられ，さらに検診領域でも必須な検査項目になっていることである。ただ，本検査法は検者の技量に依存する一面が強いため，実際の検査の場は腹部領域の検査目的を明確にして短時間で検査を進め，かつ確実な腹部情報を得て，さらに疾患の鑑別までを考える技量によって支えられている。しかし，これだけ臨床と検診の場で一般的な検査法として活用されるのであれば，標準的な検査の進め方も大切である。このような現状を考慮し，本章では腹部超音波検査の精度の保証を保つために必要な検査の進め方とポイント，解剖，各臓器の走査法，病変の評価法，さらに各疾患の超音波サインとQ&Aについて述べている。

4.1 │ 腹部超音波検査総論

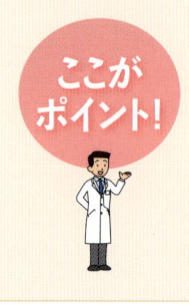

ここが ポイント！

- 腹部超音波検査の流れは，①検査の受付，②実際の超音波検査，③検査の報告，④後処理から構成される。
- 腹部領域の検査は各臓器が複雑に絡んで変化を生じるため，これらの病態を関連づけた広範囲な観察が求められる。
- 検査の目的に合わせてプローブを選択すると，検査の情報量が増加する。
- 呼吸法の工夫や体位変換は，描出能を高めて判読を向上させる。

4.1.1　腹部超音波検査の流れ

● 1. はじめに

　腹部領域の超音波検査の流れは，他領域でも同様であるが①検査の受付，②実際の超音波検査，③検査の報告，④後処理から構成されている（図4.1.1）。腹部超音波検査に特化した部分は，実際の超音波検査の段階にみられ，肝臓と胆道および脾臓など各臓器が複雑に絡んで変化を生じるため，これらの病態を関連づけた広範囲な観察が求められる。

● 2. 超音波検査の流れ

　検査の受付は，被検者が窓口で受付をして検査が受けられるようにする段階である。患者から申込み伝票を受理して検査台帳や検査システムへの入力が行われる。実際の検査は，検査の説明と脱衣から始まり，走査による直接の検査，画像の記録，検査部位の清拭と着衣まで幅が広い。検査の報告は，依頼目的に合った内容に仕上げる報告書の作成である。後処理は，プローブ類の清掃および記録画像と報告書の整理などとなる。

● 3. 実際の超音波検査

　腹部疾患を対象にする実際の検査となる。このため，被検者から腹部症状を聞き取れる能力，知識として腹部各臓器の解剖・各種の疾患・血液生化学検査の成績値，超音波像，経験まで幅広く求められる。得られた検査の情報から想定される疾患と否定される疾患を推察し，疾患ガイドラインにあてはめて超音波像の判読を進める。腹部領域の検査の特徴としては，他領域と異なって多くの臓器が関連した変化を生じる複雑な一面があることがあげられる。このため，同時に多くの情報を得るための走査法と病変像に適応させたプローブの選択および腹部疾患の情報，さらに注意事項など腹部領域に特化した部分がみられる。

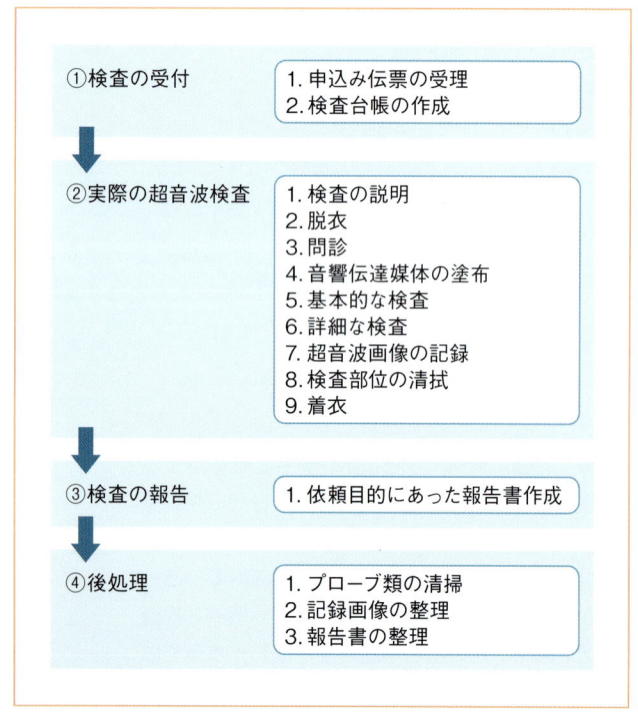

図4.1.1　腹部領域の超音波検査（室）の流れ

4.1.2　腹部領域の検査を始めるための準備

● 1. 検査を進めるポイント

　腹部領域の検査を進めるポイントに，①被検者の状態，②検査の体位，③呼吸法の工夫，④超音波装置の調整，⑤画像記録装置の調整，⑥観察の仕方などがある。

● 2. 被検者の状態と検査の準備

　検査前に確認する患者の状態として痛みの有無や種類，手術歴，食事の有無，胃カメラなどの検査の有無，さらに前立腺や婦人科領域の検査がある場合には，排尿の有無を確認する必要がある。

　事前の検査準備として，上腹部の検査時には飲食により胆嚢の収縮や胃の背側にある膵臓が観察しづらくなるため"絶飲食"で行う必要がある。また下腹部の検査時には排尿後では膀胱，前立腺，直腸，卵巣や子宮が消化管ガスで観察しづらくなるため膀胱に尿を貯め膀胱を音響窓として行う膀胱充満法が必要である。

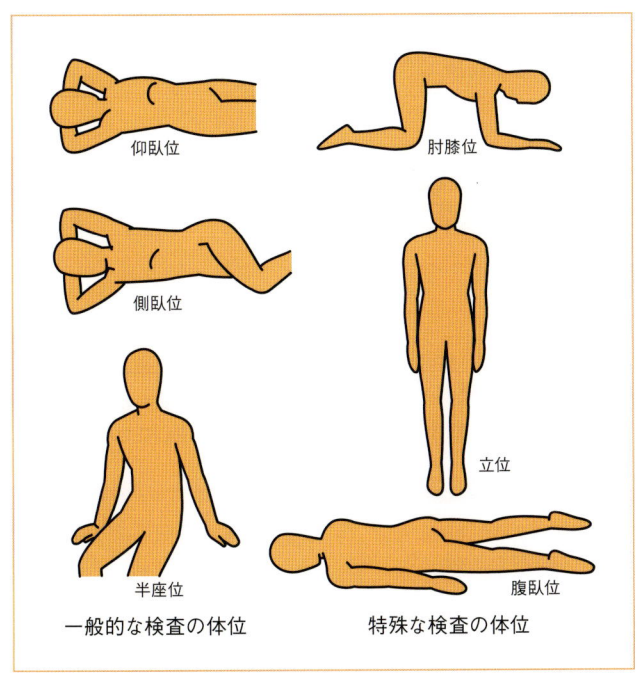

仰臥位　　　肘膝位

側臥位

立位

半座位　　　腹臥位

一般的な検査の体位　　　特殊な検査の体位

図4.1.2　腹部領域の超音波検査の体位

● 3. 腹部領域の超音波検査の体位

　一般的な検査体位は，仰臥位，左右の側臥位であり，両腕を頭上で組ませておくようにする。膵の描出能を高める場合や，胆嚢結石などの可動性を得るには半坐位を用いる。また，特殊な体位として肘膝位と立位および腹臥位を取り入れることもある (図4.1.2)。

● 4. 呼吸法の工夫

　観察時には呼吸の調整を取り入れると描出能が向上する。一般的には，腹式呼吸による吸気時が描出能を高めるが，肋間走査による肝臓や脾臓の横隔膜下の観察には呼気時のほうが肺の影響を受けないために描出の範囲が広くなる。

● 5. 超音波装置の調整

　装置の調整はゲインやSTC (sensitivity time control) およびダイナミックレンジ，さらにフォーカスの位置と視野の拡大など数多くみられる。機能を適正に調整しないと，描出像からの情報が乏しくなり判読に影響が生じてくる。

● 6. 画像記録装置の調整

　良好で情報量の多い超音波像をモニターに映し出しても，記録装置の調整がおろそかでは誤診の原因になる。記録画像の調整はモニターの画像情報を忠実に再現することである。

● 7. 観察の仕方と時間の調整

　超音波検査の観察を進めていくと，理解しやすい部分と理解しにくい部分が生じてくる。検査の進め方は，理解できるところは短時間で済ませて，判読が困難な部分に時間をかけて情報量を増やせるように検査の展開を調整する。

4.1.3　プローブの種類と走査

● 1. プローブの扱い方

　腹部領域で用いるプローブの扱い方には，①プローブの種類，②プローブの走査，③プローブの握り方，④プローブの動きと調整などがあるので，それぞれに適した運用とする。

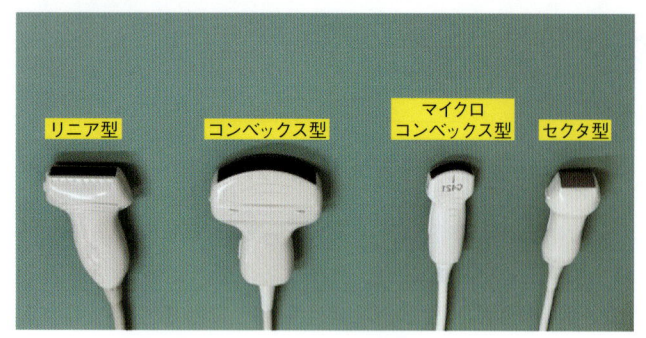

図4.1.3　腹部領域で用いるプローブの種類

● 2. 腹部領域で用いるプローブの種類

　腹部領域で用いるプローブの種類には，オフセット型（コンベックス型），セクタ型，リニア型がある。腹部スクリーニングには，コンベックス型の使用頻度が高いが，1本ですべてを補うことは困難である。横隔膜下を観察したり消化管ガスの間からの描出を行うにはセクタ型（最近ではマイクロコンベックス型が多用される），肝表面近くや消化管の壁を詳細に観察するには，高周波リニア型が活用されている（図4.1.3）。

● 3. プローブの走査

　プローブの動きには，プローブの位置を移動させる平行走査，プローブの接触面を支点に扇動させる扇動走査，プローブを回転させる回転走査があり，それぞれが単独あるいは組み合わされて走査される。このほかに，消化管の観察では長く伸びる消化管の連続性を追跡する追跡走査法，プローブを移動させずに圧迫を加えて消化管ガスを移動させる圧迫走査法がある。

● 4. プローブの握り方

　腹部領域を観察するプローブの動きには微妙な動きの描出テクニックが求められる。このため，強く握りすぎないように軽く添えるが，圧迫による力も入るようにして，さらに5本の指をすべて活用して超音波ビームの細かな入射角度の調整が行えるようにする。

● 5. プローブの動きと調整

　プローブの動きが速すぎると，得られる画像も速く動くので判読が困難となる。動きのポイントは，観察したいところまでは速く，観察したいところが描出されたらそこからは各所見が判読できるような動きに調整する。

Q 他検査との組み合わせで注意することはありますか？

A 腹部超音波検査に影響する検査は，超音波検査後に施行する。

　腹部超音波検査は，胃内視鏡検査や胃・腸X線透視検査と組み合わされる機会が多い。腹部超音波検査はこれらの検査前に施行するように順番を調整する。

▶参考情報

　胃内視鏡検査や胃・X線透視検査は発泡剤やバリウムを使用するため，超音波検査に悪影響を生じさせる。

Q 観察時に呼吸の調整をしますが，ポイントはありますか？

A 呼吸による描出能の変化はモニター画面を見ながら確認。

　ポイントは呼吸による描出能の変化をモニター画面を見ながら確認して，描出画像のよい部分で息を止めてもらうように調整する。

▶呼吸調整の目的

　呼吸の調整は描出能を高めるために行うので，必ずしも深吸気時と深呼気時がよいとは限らない。呼吸の調整により最適な部分での効果を得る。

📖 参考文献

1）関根智紀：腹部アトラス―基本編（改訂版）．ベクトル・コア，東京，2002.
2）辻本文雄，他：腹部超音波テキスト　上下腹部．ベクトル・コア，東京，1992.
3）日本超音波医学会編：超音波診断（第3版）．医学書院，東京，2024.

4.2 | 基本走査法の手順

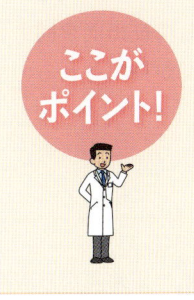

ここがポイント!

- 腹部領域の観察は，スクリーニング検査として肝臓・胆道・膵臓・腎臓・脾臓をみる手順，上部消化管をみる手順，下部消化管をみる手順に大別される。
- 観察は目的の臓器から進める手順と系統立てた手順があるが，ルーチン検査では系統立てた手順のほうが見逃しを防ぎやすく，かつ効率的な走査となる。
- 外傷初期診療時には迅速かつ簡便に心嚢・胸腔・腹腔の液体貯留（心タンポナーデ，大量血胸，腹腔内出血）を検索するFAST検査法がある。

4.2.1 系統立てた腹部スクリーニング検査の走査手順

● 1. 腹部スクリーニング検査の走査手順──────

腹部のスクリーニング検査として，系統立てた手順で見逃しが防げる効率的な走査手順の案を図4.2.1に示す。

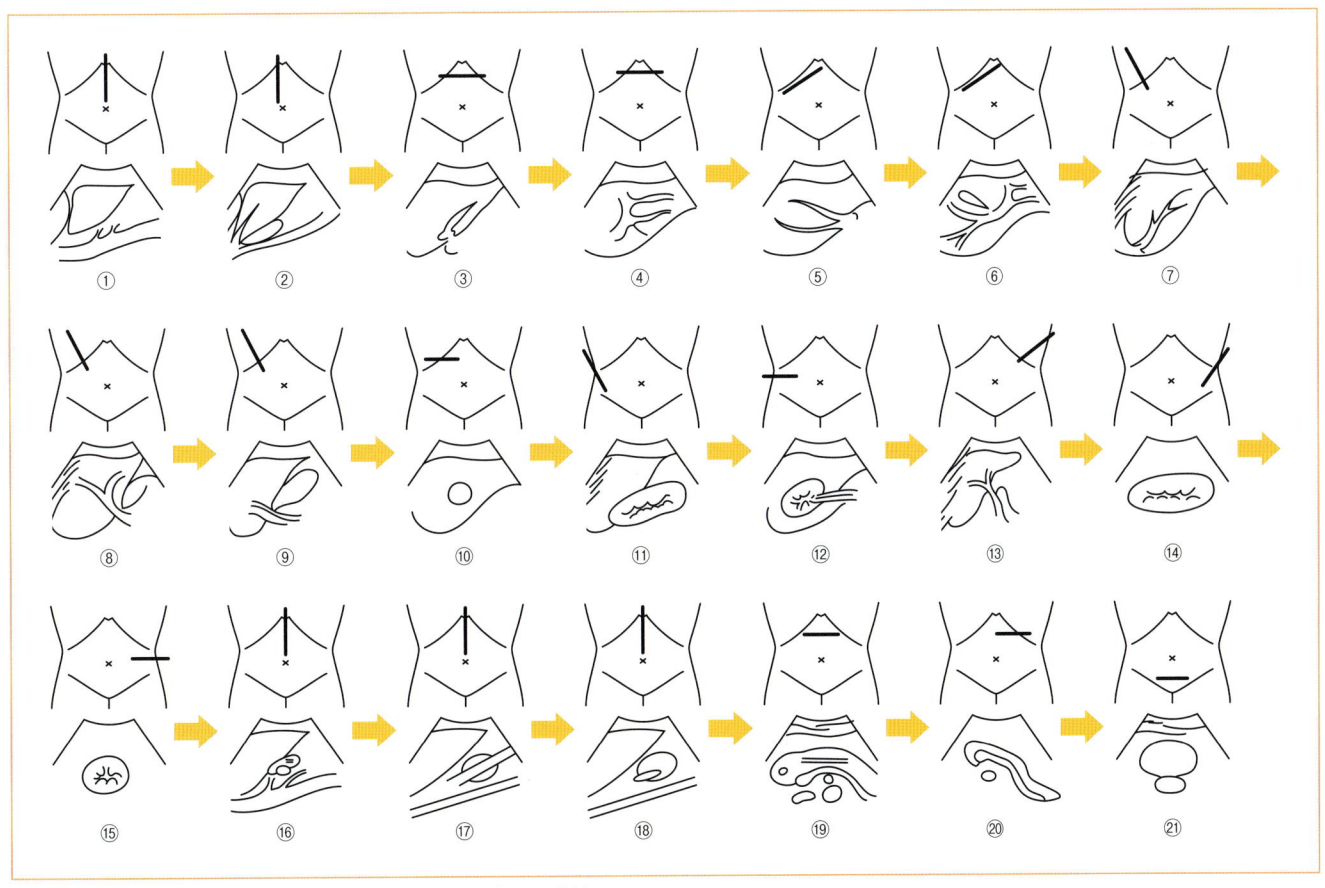

図4.2.1 系統立てた腹部のスクリーニング検査の走査手順（案）

4.2.2　各臓器の走査法

● 1. 肝臓を中心に

　心窩部の縦走査は，腹部大動脈の長軸面を目安にして肝左葉の外側区域を描出する。次にプローブを左側に傾けて左肋骨弓下に向け，肝左葉の最外側まで扇動走査を行う。今度はプローブを右側に進めると下大静脈面における肝左葉と尾状葉が観察され，さらに内側区域まで描出されてくる。

　心窩部の横走査は，肝左葉の頭側から尾側までを観察する。プローブは傾けた状態から起こしていくと左肝静脈から門脈臍部そして門脈外側区域枝までが連続して描出される。

　次に，右肋骨弓下縁から肝右葉を扇動走査と平行走査の組み合わせで描出する。プローブを起こしていくと，横隔膜下から右・中肝静脈そして門脈が描出されてくる。このとき，胆嚢の長軸面も描出されるので同時に観察を進める。

　右肋間走査は，扇動走査によって肝右葉の前区域と後区域が広範囲に描出される。

● 2. 胆嚢と胆管を中心に

　右季肋部の縦〜斜走査で，吸気にて胆嚢の長軸面と肝外胆管を描出する。胆嚢の全体を観察するには，扇動走査と平行走査を組み合わせる。肝外胆管は門脈の腹側に描出される。なお，描出が困難な場合には左側臥位にすると描出能が向上する。

　右季肋部での長軸面に対して，プローブを反時計方向に90度ほど回転させると胆嚢の短軸面が描出される。肝外胆管も短軸面で観察が可能である。

　右肋間からの胆嚢の描出は，右門脈枝とV字ライン上に胆嚢頚部が観察されるので，その連続性をたどりながら体部そして底部へと胆嚢全体を描出していく。

● 3. 脾臓を中心に

　左第9〜11肋間のやや背側から扇動走査を加えて観察する。呼吸を調整して，脾上極となる左横隔膜下まで広範囲に観察する。同時に，脾臓を音響窓にして描出能を向上させると脾門部側の脾静脈の腹側に膵尾部が描出されるので観察を進める。

● 4. 膵臓を中心に

　心窩部の縦走査において，腹部大動脈の長軸面から腹腔動脈と上腸間膜動脈を同定する。この腹側に脾静脈の短軸面が描出され，その腹側に膵体部の短軸面が観察される。膵体部を中心に扇動走査と平行走査を組み合わせることで膵頭部から膵尾部までが観察される。

　縦走査で膵体部を描出したらプローブを反時計方向へ90度ほど回転させ，膵体部主体の膵の長軸面を描出して，頭部と尾部まで観察する。描出のポイントは，肝臓を音響窓にすること，呼吸の随時調節，消化管のガスにより描出が困難な場合は半坐位や脱気水胃充満法を用いることである。

● 5. 腎臓を中心に

　右肋間から肝右葉を音響窓にして右腎の長軸面を描出する。長軸面を主体に扇動走査と平行走査を組み合わせて広範囲に観察する。長軸面に対して反時計方向に回転させ，短軸面さらに腎周囲までの観察を進める。

　左肋間から左腎の長軸面を描出する。左腎は右腎より頭側に位置するため，背側からの観察も追加するとよい。

4.2.3　系統立てた上部消化管の走査手順

● 1. 上部消化管の走査手順

　上部消化管の走査法として，系統立てた手順（案）を図4.2.2に示す。

①腹部食道は，心窩部の縦走査で横隔膜の食道裂孔部と肝左葉の背側，さらに腹部大動脈との間にリング状構造として描出される。さらに，プローブの頭側を剣状突起部に合わせたまま尾側を左肋骨弓下方向へ傾けると，腹部食道の短軸面が長軸面となって胃噴門部へと連続して描

出される。

②胃体部は，心窩部の斜走査により肝左葉の下面から辺縁にかけて描出される。この位置でプローブを反時計回りに90度ほど回転させると胃体部が楕円形面で描出されてくる。

③胃体下部〜胃角部は，上腹部の斜走査で描出されるが，この位置でプローブを反時計回りに90度ほど回転させると，内腔の大きな胃体下部から内腔のくびれた胃角部

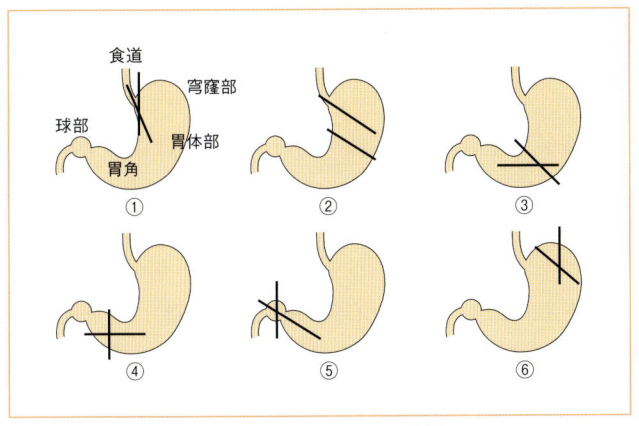

図4.2.2　系統立てた上部消化管の走査手順（案）

が連続して描出される。胃体下部～胃角部の描出は，胃壁の連続性を追うようにして観察を進める。

④胃前庭部は，上腹部の縦走査で下大静脈面における肝辺縁のやや尾側に短軸面が楕円形に描出される。短軸面では，前壁と後壁さらに小弯と大弯が明瞭に観察できる。プローブを反時計回りに90度ほど回転させると，胃前庭部が胃角部から幽門にかけて細長く連続して描出される。

⑤胃幽門部から十二指腸球部は，胃前庭部への縦走査から反時計回りに30～60度ほど回転させると胃幽門の長軸面が描出され，さらに連続性を追うように観察を進めると十二指腸球部側が描出される。

⑥胃穹窿部は，左肋間走査でプローブを脾の下面で内側方向へ向けて押し込むように観察する。胃穹窿部は膨らみをもった弯曲形状に描出される。

4.2.4　系統立てた下部消化管の走査手順

● 1. 下部消化管の走査手順

下部消化管の走査法として，系統立てた手順（案）を図4.2.3に示す。

①虫垂は，右側腹部の横走査において，上行結腸を尾側へ追求し回腸末端から盲腸を同定する。次に，盲腸の内側から右総腸骨動・静脈方向への斜走査とする。この位置に盲腸から延びる虫垂が細長く描出される。

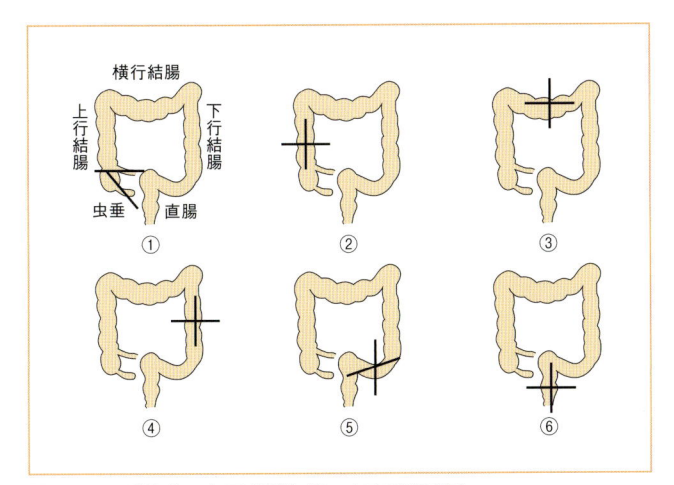

図4.2.3　系統立てた下部消化管の走査手順（案）

②上行結腸は，右側腹部の横走査で右腎の前方にガス像を有する管腔構造として短軸面が描出される。短軸面を描出した後なら，プローブを時計回りに90度ほど回転させると，細長く伸びる長軸面へと変化してハウストラを伴って描出される。

③横行結腸は上腹部の縦走査で，胃より尾側にガス像を有する管腔構造として短軸面が描出される。なお，横行結腸の位置はやせ型や高齢者では下垂して骨盤腔内に位置していることもある。

④下行結腸は，左側腹部の横走査で左腎の前方にガス像を有する管腔構造として短軸面が描出される。

⑤S状結腸は，下腹部への縦～横走査で下行結腸のS状結腸へと移行する部分から直腸側になるが，ガス像の影響も加わり連続性を保ちながらの描出がなかなか困難である。

⑥直腸は下腹部への横走査で膀胱の背側となる。男性では前立腺の後側，女性では腟の後側に短軸面が層構造を呈するリング状構造として描出される。

4.2.5　外来初期診療時におけるFAST

● 1. FASTの走査手順

　救急時の外傷初期診療時における心嚢・胸腔・腹腔の液体貯留（心タンポナーデ，血胸，腹腔内出血）を，超音波検査により迅速・簡便に検索する検査法としてFAST（focused assessment with sonography for trauma）がある。FASTは，循環が不安定な患者には必須であり，移動可能な超音波検査装置を用いて，診療・治療手技を妨げないように並行して進める確立した検査法である。検査の所要時間は2〜3分を目安とし，診療・治療（蘇生を行いながらの中でも）の中で進め，陰性であってもくりかえし検査することが重要である。走査部位は，心窩部縦走査（心嚢），右肋間走査（胸腔，腹腔），左肋間走査（胸腔，腹腔），恥骨上縦走査（腹腔）の4カ所となる（図4.2.4）。

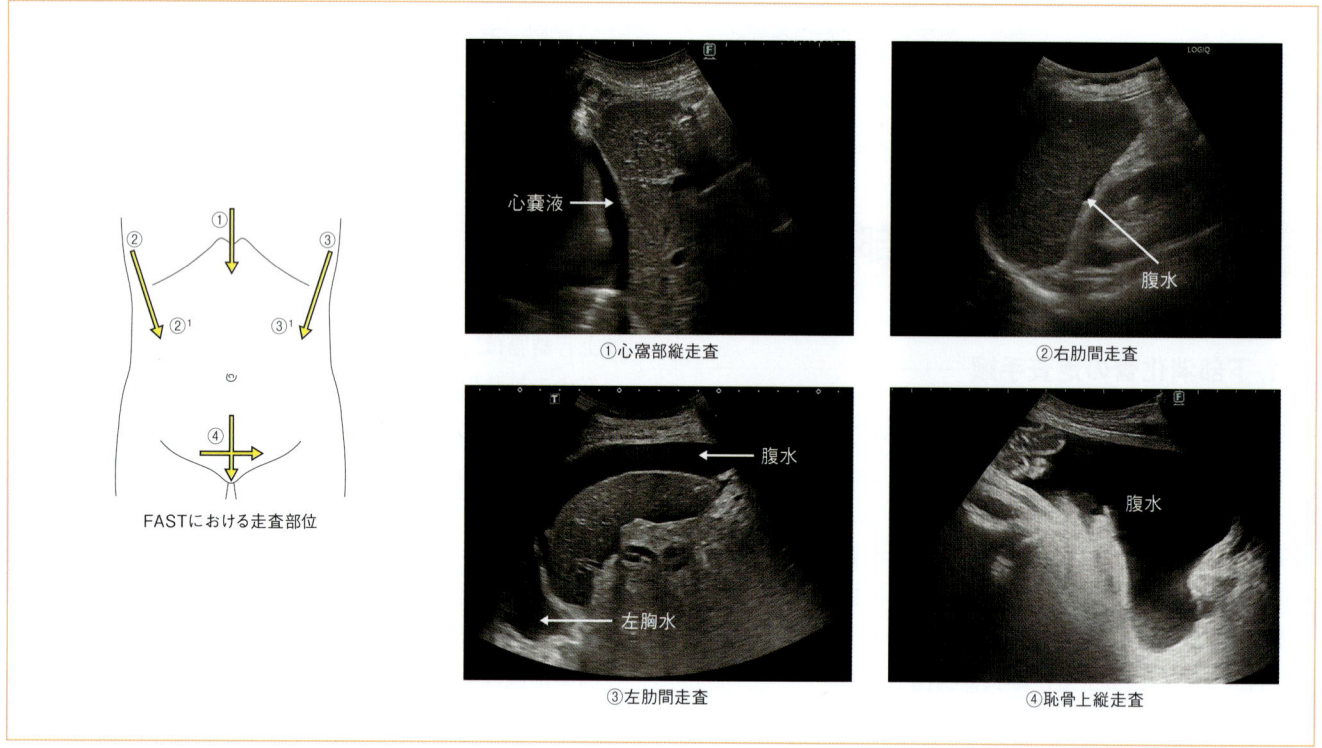

FASTにおける走査部位

①心窩部縦走査　心嚢液

②右肋間走査　腹水

③左肋間走査　腹水／左胸水

④恥骨上縦走査　腹水

図4.2.4　外来初期診療時におけるFAST

📖 参考文献

1）関根智紀：腹部アトラス（基本編）改訂版，ベクトル・コア，東京，2002.
2）竹原靖明，他：腹部エコーのABC，医学書院，東京，1987.
3）辻本文雄，他：腹部超音波テキスト 上下腹部，ベクトル・コア，東京，1992.

4.3 | 腹部領域のドプラ検査

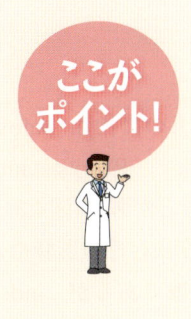

ここがポイント!

- 超音波ドプラ法は血流の方向と流速を時間的な変化のもとに表示できる。
- ドプラ検査により腹部領域の血行動態と腫瘍の血行動態を無侵襲な条件下でリアルタイムに得られる。
- 超音波ビームの入射角度θは，60度を超えると換算誤差が急激に増加するので60度以内で測定する。
- 血流の波形を定量的かつ数値で表す指数にPIとRI，およびATIがある。
- パルス・カラードプラ法は，振動子からパルス状に超音波を送信して同じ振動子で受信する。
- 最大検出可能な流速は，パルス繰り返し周波数の1/2である。

4.3.1 腹部領域のドプラ検査

● 1. 腹部領域でのドプラ法の活用

　超音波ドプラ法は，造影剤を用いずに血流診断が可能な検査法である。その特徴は，①非観血的に生理的条件下の血流情報がリアルタイムに得られる，②静脈系血流と動脈系血流が観察できる，③血流方向と最高血流速度を含めた流速波形を時間的な変化のもとに表示可能，④肝動脈・肝内門脈・肝静脈の血流情報を同レベルの感度で同時に測定することが可能，⑤腫瘍内の流出血管と流入血管を描出可能，⑥門脈圧亢進に伴う門脈血流と側副血行路の把握，⑦血管の短絡路の把握，⑧血管と類似する病変の鑑別，⑨肝腫瘍の血行動態と治療の効果判定，⑩他腹部腫瘍の血流診断により質的診断に迫る，などである。

　腹部領域の血流は，循環器領域に比べると対象が低速血流であり，これらをパルスドプラ法とカラーフローマッピング法（カラードプラ法）で調べていく。

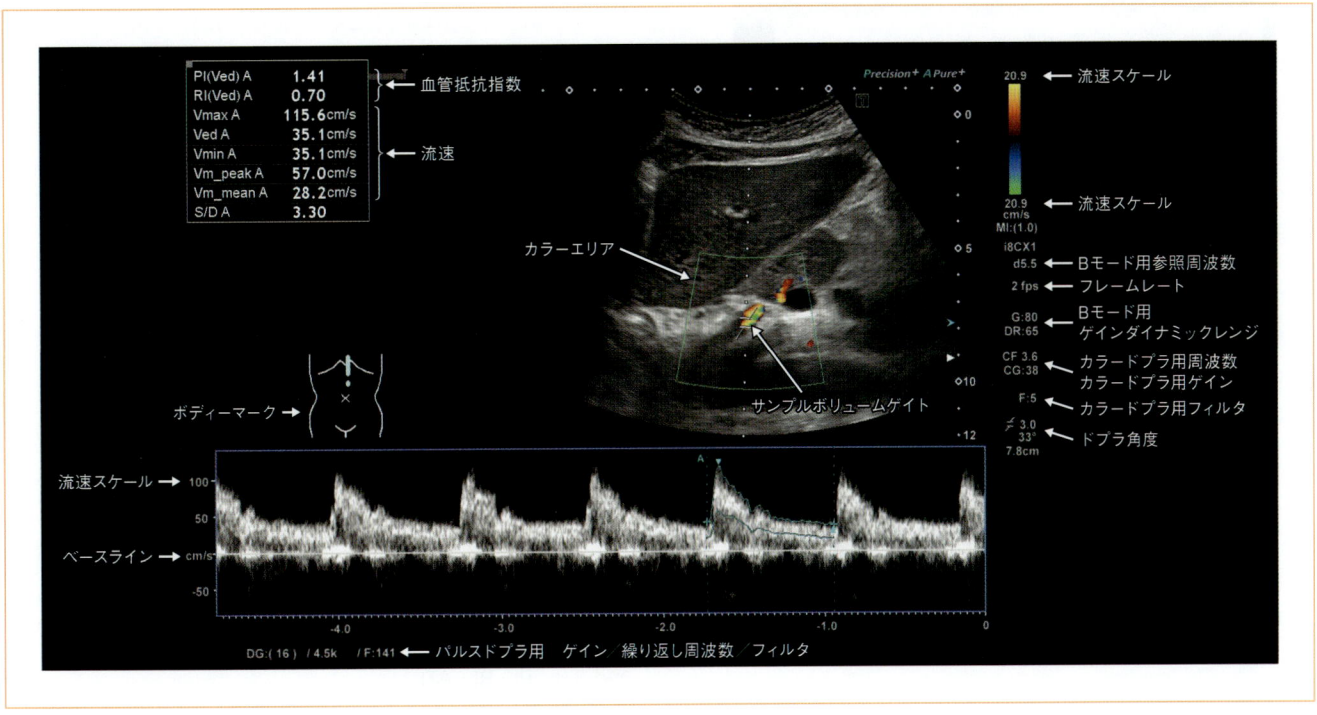

図4.3.1　ドプラ法のモニター画面

● 2. ドプラ法のモニター画面

　Bモードからドプラモードへの切り替えは，超音波装置のパルス・カラードプラのスイッチボタンを押すことで瞬時に切り替わる。しかし，検査情報を最大限に得るためには，画面に表示されているドプラ機能の意味を理解して調整しなければならない（図4.3.1）。

● 3. 血流波形から得られるもの

　パルスドプラ法による血流波形は，血流の最高流速と最低流速，血流の方向性，血流が拍動性か定常流かの鑑別，波形から血管抵抗の度合い，サンプリングした血管内の各流速の割合などを評価することが可能である。

　基線ライン（ベースライン）は流速がゼロの位置であり，一般的には上向きの波形がプローブに向かう血流で，下向きの波形がプローブから遠ざかる血流を表している（表示の変更が可能）。縦軸は流速を表して，横軸に時間を示し，測定部位の血流変化が時間的に表示される。血流波形の輝度は流速の分布の強さを表し，波形の幅は流速成分の混在を表示している。

● 4. パルスドプラ法による血流波形の種類

　腹部血流の波形は，定常性血流・静脈性二峰性血流・動脈性拍動性血流に大別される。定常性血流は，心拍動とは

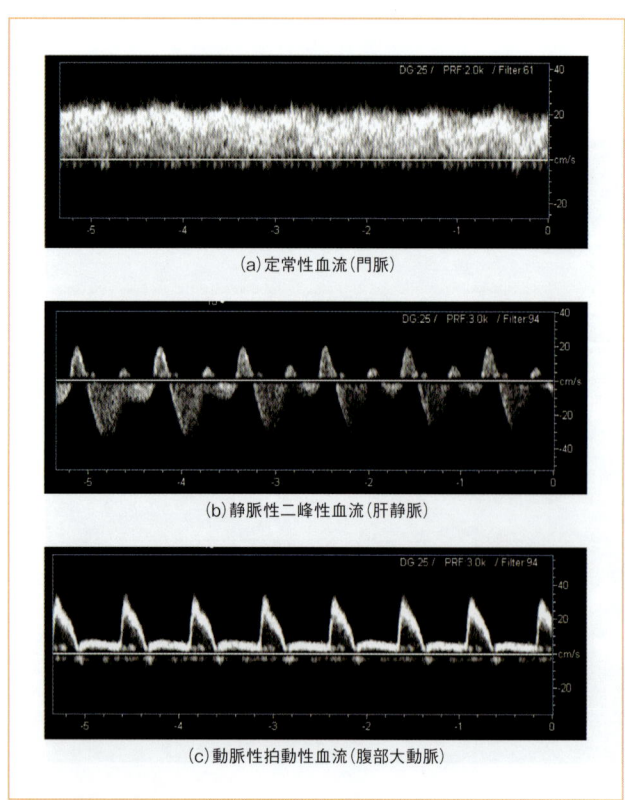

(a)定常性血流（門脈）

(b)静脈性二峰性血流（肝静脈）

(c)動脈性拍動性血流（腹部大動脈）

図4.3.2　パルスドプラ法による血流波形の種類

無関係でピークを示さない一定の速度で流れる血流で，門脈血流に特徴的である。静脈性二峰性血流は，心周期に一致して1心拍につき2回のピークを示す血流で，肝静脈に特徴的である。動脈性拍動性血流は，心周期のピークと心拡張期の最小速度が心周期に一致してみられる血流である（図4.3.2）。

● 5. PI・RI・ATI

　血流の波形を定量的かつ数値で表すものに指数（index）があり，この指数にはPI（pulsatility index），RI（resistance index），ATI（acceleration time index）などがある（図4.3.3）。異なる血管を比較するとき，流速は角度依存性の影響や走行する角度が不明な血管では対比が困難であるが，indexは角度補正を必要としないため血管がどのような角度で走行していても比較することが可能である。

　PIとRIはともに動脈血流速度から算出される指標であり，収縮期最大流速（Vmax）から拡張期最小流速（Vmin）を引いた値がベースとなる指標で，末梢の血管抵抗を反映する。

✏ MEMO

PI＝（収縮期最大流速−拡張期最小流速）／時間平均流速

RI＝（収縮期最大流速−拡張期最小流速）／収縮期最大流速

ATI＝収縮期の立ち上がり時間／1心拍周期の時間

　ATIは，PIとRIが流速から求める指標であるのに対して，収縮期の立ち上がり時間と1心拍周期の時間から求める指標である。

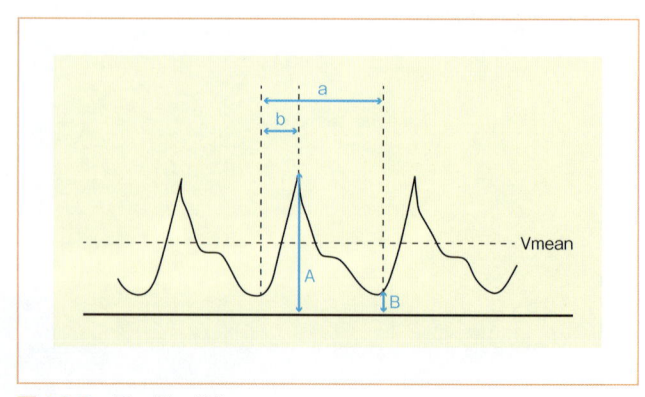

図4.3.3　PI・RI・ATI
A：収縮期最大流速
B：拡張期最小流速

4.3.2　腹部ドプラ法の種類

● 1. ドプラ法の種類

　超音波ドプラ法には，連続波ドプラ法・パルスドプラ法・カラードプラ法がある。腹部領域では，主にサンプルボリューム内の血流波形を時間的変化で表示するパルスドプラ法と，ドプラ効果により得られた血流情報をBモードに重ねて表示するカラードプラ法が用いられている。なお，カラードプラ法には，速度表示，速度-分散表示，パワー表示法がある。最近では高感度ドプラや微細血流モードなど，より低速血流の検出可能は方法が登場している。

● 2. パルスドプラ法

　パルスドプラ法は，Bモードと同様にパルス反射法を用いている。振動子からパルス状に超音波を送信して同じ振動子で受信する。基本的にBモードの位置情報が得られるので，選択した部位の血流情報を得ることが可能であり，腹部領域の血管や腹部腫瘍血管などの血流測定に用いられている（図4.3.4）。最大検出可能な流速は，パルス繰り返し周波数（pulse repetition frequency；PRF）が高いほど速い流速が検出できる。なお，最高検出速度は±PRF/2であり，この値を超える速い速度の血流を観察すると，折り返し現象（エイリアシング）が発生する。折り返し現象を生じた血流の波形は，反対側に折り返って表示される。

● 3. カラードプラ法

　カラードプラ法は，Bモードやパルスドプラ法と同様に振動子からパルス状に超音波を送信して，同じ振動子で受信する。パルスドプラ法はBモードで選択した1カ所の血

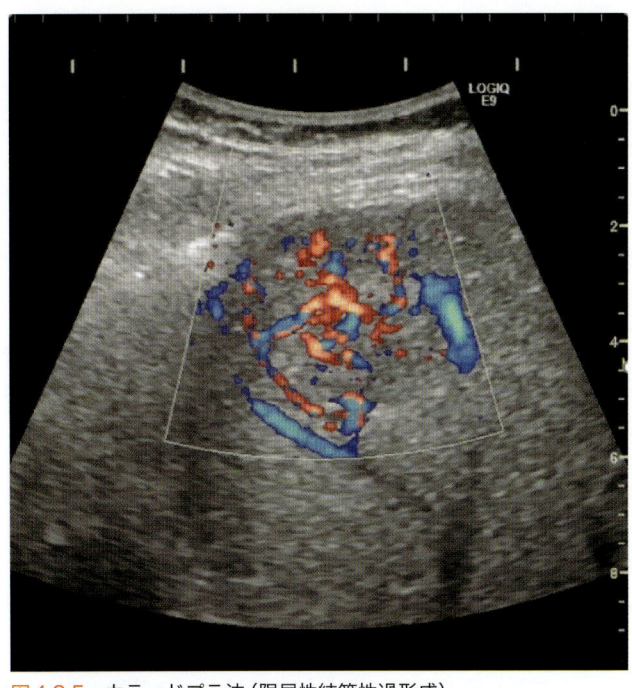

図4.3.5　カラードプラ法（限局性結節性過形成）

流を時間的変化で表示するが，カラードプラ法ではBモード画像にカラー表示範囲（カラーエリア）を設けて，受信ビーム上の数多くの点のそれぞれの平均速度を色で表現し，Bモード像に重ねて表示していく（図4.3.5）。カラードプラ法は，パルスドプラ技術を使用し，血流方向と血流速度を表示するが，画像上のあらゆる点で血管の走行に応じて角度補正を行うことはできないので，角度 θ = 0 度で画像化している。このため，血流の定量的な評価にはパルスド

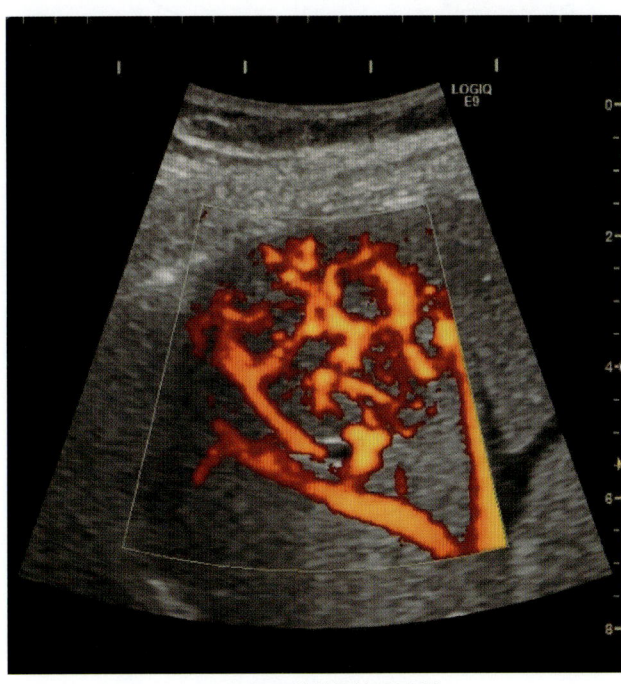

図4.3.6　パワードプラ法（限局性結節性過形成）

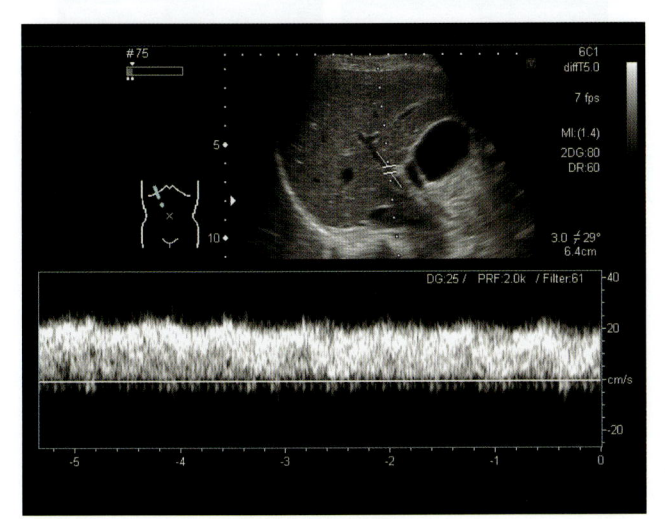

図4.3.4　パルスドプラ法（肝内門脈血流）

プラ法を使用する。なお，カラードプラ法はパルスドプラ技術を使用しているので最大検出速度は ± PRF/2 である。このため，パルスドプラ法と同様に PRF の設定で観察深度と折り返し現象が変化する。

カラーの一般的な表示は，速度表示でプローブに近づく血流を赤色，遠ざかる血流を青色に表して，色の明るさ（明度）は一定である（表示の変更が可能）。速度－分散表示では，さらに速度をそれぞれの色の明るさ（明度）で表して血流速度が速い場合は明るい色，遅い場合は暗い色に表している。また速度成分の乱れ（分散）を緑の加色で表している。

● 4. パワードプラ法

パワードプラ法は，カラードプラ技術を用いて得られたドプラ偏移信号の強度をカラー化している（図4.3.6）。導入当初は，ドプラ偏移信号の強度のみを表示していたが，最近では血流方向の表示も可能になってきている。ドプラシフト信号がある部分を明るい色で表示するので，血流速度ではなく，血管の存在や走行を観察するのに優れている。また角度依存性が少ないために，超音波ビームとの角度が直角に近い腹部領域の血管にも活用されやすい。

4.3.3　腹部ドプラ装置の調整

● 1. ドプラ法と角度補正

超音波ドプラ法は，ドプラ効果によって血流速度が得られる。このため血管内を流れる血流であっても超音波ビームと直交する角度にある血管は，血液の流れがプローブに近づくことも遠ざかることもないのでドプラ効果が生じない。このような場合は，ドプラ効果が生じるように走査方向を変えてドプラビームと血管との角度が狭くなるようにしなければならない。速度の誤差範囲は，ビーム入射角度 θ が30度で5%ほどだが，60度になると15%ほど，さらに60度を超えると換算誤差が急激に増加するので，60度以内で測定することが大切である（図4.3.7）。

● 2. サンプリング幅

パルスドプラ法による波形は，サンプリング内の血流を表すためにサンプリング幅の設定が波形の表示を左右する。血管内の流速分布は，血管径が大きければ中心部の流速が速く，血管壁に近いところほど遅くなる。このため，サンプリング幅を狭くして中心部を計測すると速い血流のみが測定され，幅を広くして血管全体を計測すると速い血流と遅い血流が混在して表示される。実際の検査では，目的に応じてサンプリング幅を調整するが，一般的には血管径の1/2程度に設定することが多い（図4.3.8）。

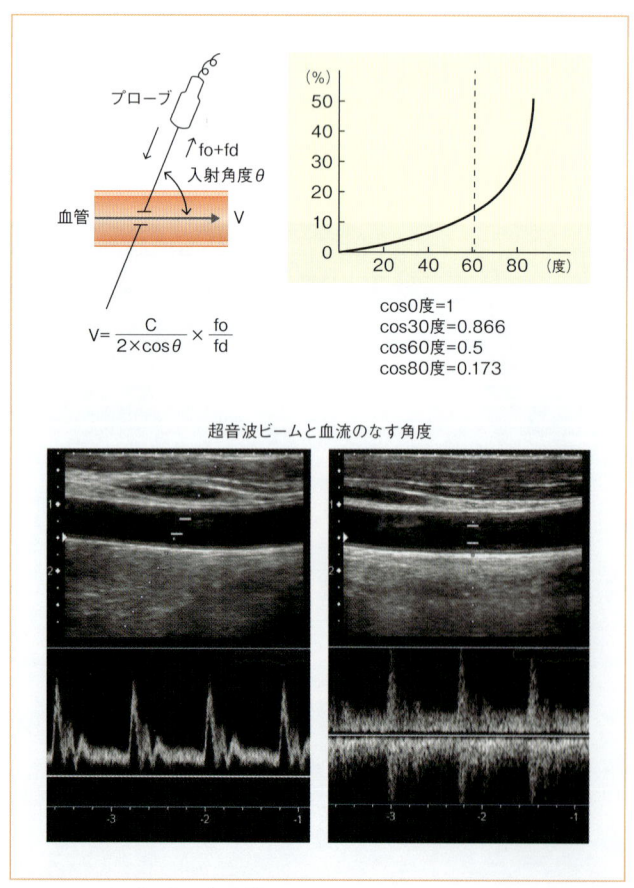

図4.3.7　ドプラ法と角度補正

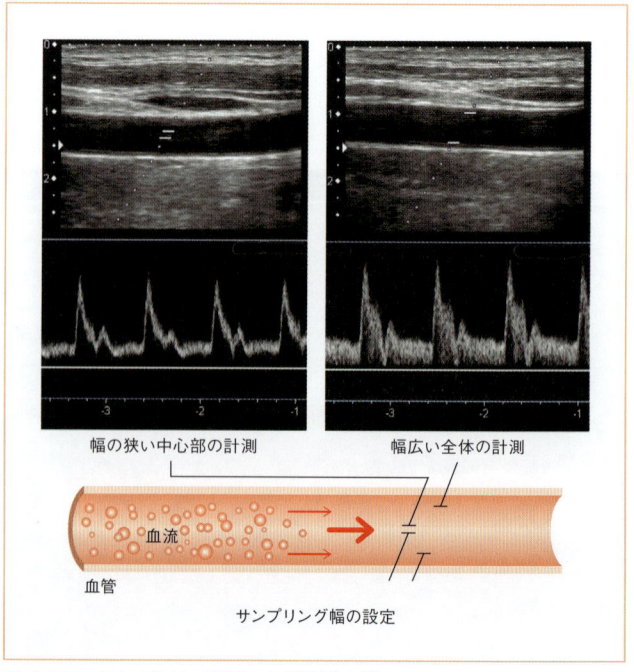

図4.3.8　サンプリング幅による波形の違い

● 3. Bモードの調整

適正なカラー表示を得るには，最初にBモードの調整が大切である。調整は，①Bモード画像のフレームレートの低下を防ぐために視野の横方向の幅を狭くする，②観察部を主体に観察しやすくするために拡大する，③Bモードゲインは少し下げる，などが必要である。ドプラを実施する前の基本として，体位変換や呼吸をコントロールを駆使し病変部が浅部に描出できるよう努力する必要がある。

● 4. 周波数の切り替え

カラードプラの送信周波数を変えることで，深部感度と流速レンジを変化させることができる。調整法としては，深部の感度をよくするには周波数を下げ，浅い部分で低速血流を鮮明に描出するには周波数を上げるようにする。

● 5. カラーエリアの設定

カラー表示する範囲は，必要最小限にすることが大切である。とくに，視野の横方向が幅広くなるとフレームレートが低下してリアルタイム性が悪くなり，低速血流の描出能も低下する。

● 6. カラーゲインの調整

カラーゲインは，高すぎると本来の表示される血管径からも血流がはみ出して描出され，かつランダムノイズも生じてくる。逆に，低すぎると血流があるのにカラー表示がされなくなる。手順的には，ゲインをやや高くしてから，ゆっくりとゲインを下げていき適切な設定にする（図4.3.9）。

● 7. 流速レンジの調整

流速レンジの調整は，低く設定すると遅い血流は表示されるが，流速レンジを超える速い血流が折り返し現象を生じて反対色にカラー表示される。逆に，高く設定すると速い血流は表示されるが遅い血流が表示されない。肝腫瘍をカラードプラ法で観察するとき，この流速レンジの調整により遅い血流はカラー表示の描出能が左右される。最初に流速レンジを低くして，その後にゆっくりと上げていき，遅い血流の描出を確実に捉え，速い血流の折り返し現象が生じないように適切な設定にする。

● 8. フィルタ

フィルタ効果は，真の血流信号を得るために，組織の動きなどによって生じる不要なカラー信号の混入をカットするために用いる。一般的には流速レンジに伴い自動設定されているが，必要によりマニュアルで設定を変える。

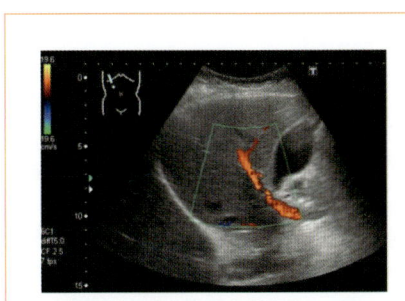

流速レンジ20cm/s，カラーゲイン20。
カラーゲインが低く，
血流が乏しく表示される。

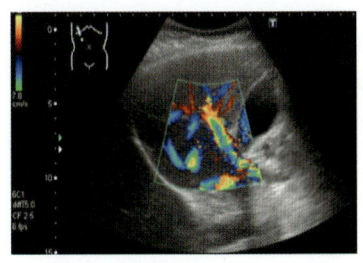

流速レンジ8cm/s，カラーゲイン40。
流速レンジが低く，
エイリアシングが生じている。

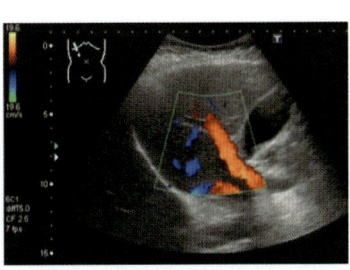

流速レンジ20cm/s，カラーゲイン40。
適正なカラー表示。

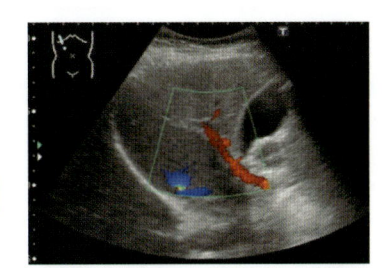

流速レンジ56cm/s，カラーゲイン40。
流速レンジが高く，血流が乏しく表示される。

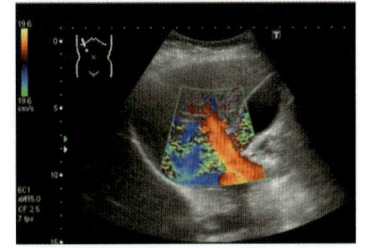

流速レンジ20cm/s，カラーゲイン50。
カラーゲインが高く，
カラー表示に血管からはみ出しがみられる。

図4.3.9 カラーゲインと流速レンジの調整

Q 折り返し現象（エイリアシング）を防ぐにはどうしますか？

A パルス繰り返し周波数を高くする。

　折り返し現象（エイリアシング）は，最高検出速度が ± PRF/2 なので，この値を超える速い速度の血流を観察すると発生する。防ぐには，パルス繰り返し周波数を高く設定する。

▶参考情報
　エイリアシングを防ぐには，基線ラインを上下させて対象血流の波形が表示範囲に収まるようにする対応もある。

Q パルスドプラ法のゲイン調整はどうしますか？

A わずかにノイズがみられる程度にする。

　以前はノイズが表示されないようにゲインを下げるように調整していた。最近では低流速を確実に拾いあげて表示できるように，ノイズがわずかにみられる程度までゲインを上げている。

▶参考情報
　ノイズをわずかに表示させる理由は，低流速の検出が確実にできている確認の意味合いがある。

Q ドプラモードでもアーチファクトはみられますか？

A ドプラモードでもアーチファクトは生じる。

　Bモードと同様にドプラモードでもアーチファクトがみられる。代表的なものに，①鏡像によるアーチファクト（鏡面効果の原理はカラーモードもBモードも同様である），②twinklingアーチファクト（結石などの微小反射体で生じるランダムノイズを装置が強い信号として認識しカラー表示），③スライス幅でみられるカラー表示（スライス幅でみられる原理はカラーモードもBモードも同様である）がある。

▶参考情報
　ドプラモードもBモードもアーチファクトの原理は類似する。超音波の原理を学び，アーチファクトを理解して真の血流情報を得るようにする。

Q カラードプラ法の特徴は何ですか？

A 異常な血流の検出に優れている。

　血流方向と血流速度を描出できるので，異常な血流の検出に優れている。このため，門脈肝静脈短絡，動静脈短絡，腫瘍への流入出血管，突発的な血流の出現などが観察される。

▶参考情報
　カラードプラとパワードプラ検査は類似する検査法だが，検査の目的と得られる情報が若干異なる。このため，その特徴を理解したうえで用いると情報量が増加する。

Q パワードプラ法の特徴は何ですか？

A 超音波ビームと直交する血流が描出できる。

　血流の検出は，超音波ビームと直交する血流，さらに屈曲する血管を連続的に描出することに優れている。このため，腫瘍内の蛇行する血流，動脈硬化の強い血管などが観察しやすい。

📖 参考文献

1）関根智紀：腹部アトラス（基本編）改訂版，ベクトル・コア，東京，2002．
2）森秀明：Dr森の腹部超音波診断パーフェクト第2版，診断と治療社，東京，2023．
3）辻本文雄，他：腹部超音波テキスト 上下腹部，ベクトル・コア，東京，1992．

4.4 | 肝 臓

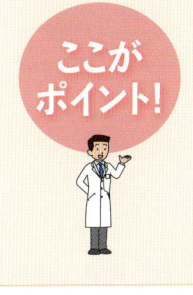
4.4.1　肝臓の解剖

● 1. 肝の解剖

　肝は大部分が右上腹部に位置し，頭側は横隔膜に接している。重量は1,200〜1,500gである。肝左葉と右葉の境界は，外見上の系統的解剖と血管支配による機能的解剖に分けられる。肝と接する臓器としては，肝前面は壁側腹膜と，肝左葉の後面は食道下部と胃の前壁に，肝右葉の後面は十二指腸と右腎および結腸の肝弯曲と接している。肝内脈管は，下大静脈に合流する肝静脈，肝門部に出入りする門脈と胆管および肝動脈に大別される。

　肝の区域分類には，Healeyの分類とCouinaudの分類がある（図4.4.1）。Healeyの分類は，肝区域を左葉の外側区域と内側区域，および右葉の前区域と後区域の4区域とする。Couinaudの分類はHealeyの区域を2区域ずつ8亜区域としている。Couinaudの分類では，左葉は門脈左枝臍部を境に，左側の外側区域と右側の内側区域に区分される。内側区域は門脈左枝水平部を境に腹側の方形葉と背側の尾状葉に区分される。右葉は右肝静脈を境に，腹側の前区域と背側の後区域に区分される。前区域と後区域は上区域と下区域を支配する門脈により分けられる。

● 2. 肝静脈

　肝静脈は左・中・右肝静脈の3本と，まれに下右肝静脈が存在する。左肝静脈は外側上区域と下区域の境界を，基部では外側区域と内側区域との境界を走行することが多い。中肝静脈は機能的な肝葉の境界を走行して内側区域と前区域の境界を，右肝静脈は右肝区域内を走行して前区域と後区域の境界をつくり下大静脈へ流入する（図4.4.2）。

　肝静脈の臨床的意義には，肝病変の肝区域分類，心不全にみられる内径の拡大，慢性肝障害に伴う口径不同と狭小化，Budd-Chiari症候群での肝静脈の閉塞などがある。

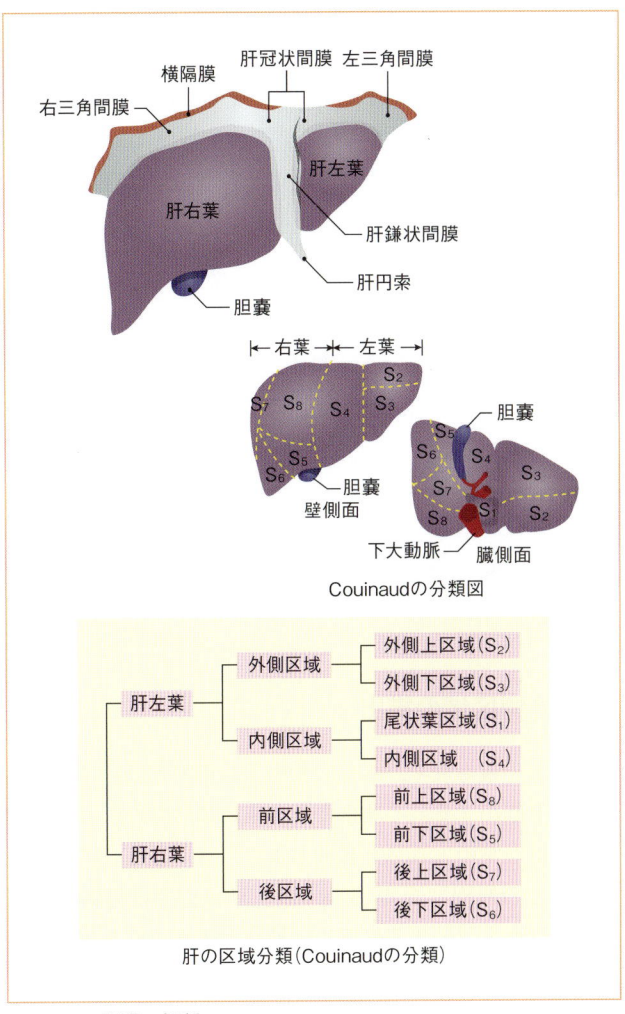

Couinaudの分類図

肝左葉	外側区域	外側上区域（S2）
		外側下区域（S3）
	内側区域	尾状葉区域（S1）
		内側区域 （S4）
肝右葉	前区域	前上区域（S8）
		前下区域（S5）
	後区域	後上区域（S7）
		後下区域（S6）

肝の区域分類（Couinaudの分類）

図4.4.1　肝臓の解剖

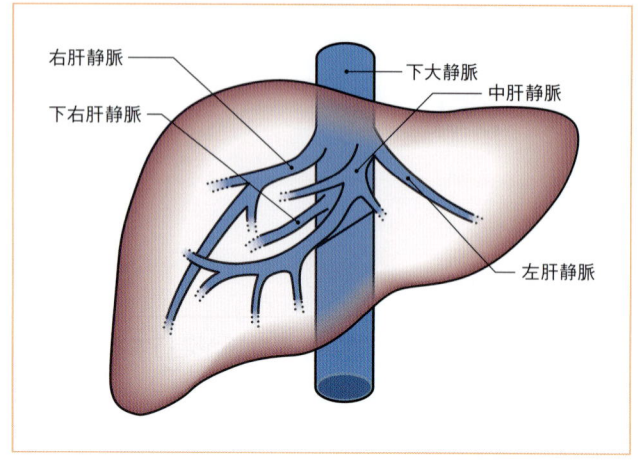

図 4.4.2　肝静脈の解剖

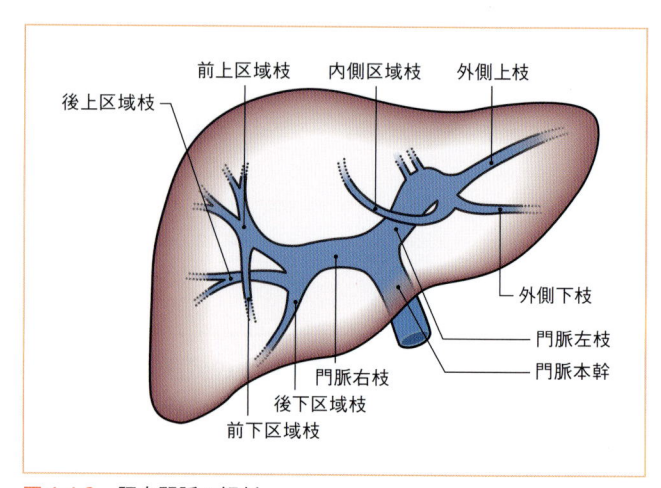

図 4.4.3　肝内門脈の解剖

● 3. 肝内門脈

　肝内門脈は肝門部で門脈本幹より左右の主要枝に分かれる。門脈左枝は内側・臍部・外側方向へと分岐し，臍部は肝円索と閉塞した臍静脈内でその走行が途絶える。門脈右

枝は前区域枝と後区域枝に分岐した後，それぞれ上区域枝と下区域枝に分かれる（図4.4.3）。

　門脈の臨床的意義は，肝病変の区域分類，門脈腫瘍塞栓，門脈血栓，門脈圧亢進症に伴う傍臍静脈への再開通などがある。

Q　肝左葉と右葉はどのように分ける？

A　肝の境界は系統的解剖と機能的解剖で分ける。

　系統的解剖は外見上の境界となる鎌状間膜，肝円索，静脈管索により肝左葉と右葉に分けられる。機能的解剖は，下大静脈と胆嚢窩を結ぶ仮想の線であるCantlie線により肝左葉と右葉に分けられる。

▶参考情報

　機能的解剖は，手術や治療を進めるうえで重要視される血管支配を主体とした境界である。

Q　Couinaud の区域番号はどのようにつけられるのですか？

A　尾状葉をS_1として反時計回りにつけられている。

　Couinaud の区域番号は，肝を臓側面からみて尾状葉をS_1として反時計回りにS_7まで，さらに肝を壁側面からみて右葉の残りの区域を前上区域S_8とする。

▶参考情報

　肝の区域は門脈（肝動脈）の支配領域であり，肝静脈は肝区域の境界にあたる。

4.4.2　肝臓の基本走査法

● 1. 外側区域の描出

　心窩部の縦走査で，腹部大動脈の長軸面を指標にして外側区域を描出する。心窩部からの描出は肋骨の影響を受けずに，肝左葉の大きさと表面および辺縁，さらに実質の評価に適した断面になる（図4.4.4）。横走査では外側区域が門脈臍部から連続する外側上区域枝と下区域枝を指標に描出できる。

● 2. 尾状葉の描出

　心窩部の縦走査では下大静脈の長軸面を指標にして尾状葉を描出する。尾状葉は下大静脈と左肝静脈の間に紡錘状に描出される。横走査では門脈左枝水平部の背側と下大静脈との間に描出される。

● 3. 内側区域の描出

心窩部の横走査で門脈の左枝臍部面を指標にして内側区域を描出する（図4.4.5）。内側区域は門脈臍部から右側に分岐する内側区域枝と一緒に描出される。

● 4. 前区域の描出

右肋骨弓下走査で中・右肝静脈面を指標にして前区域を描出する。前区域は中肝静脈と右肝静脈に挟まれた部分である。右肋間走査は前区域の実質を門脈の前上区域枝と下区域枝に沿って観察するのに優れた走査である。

● 5. 後区域の描出

右肋骨弓下走査で右肝静脈面を指標にして後区域を描出する。後区域は右肝静脈と右葉右側の辺縁に挟まれた部分である。右肋間走査は後区域の実質を門脈の後区域枝に沿って観察するのに優れた走査である。

● 6. 肝静脈の描出

心窩部の横走査から右肋骨弓下走査における肝静脈の長軸面である。左・中・右肝静脈は末梢から下大静脈との合流までを連続的に描出できる（図4.4.6）。

● 7. 肝内門脈の描出

右肋骨弓下走査における左右の門脈枝の長軸面である。門脈は肝門部で両葉に分岐していく走行が描出される（図4.4.7）。

MEMO

走査のポイント
①病変の同定は一方向のみならず，必ず二方向以上から描出して確診とする。
②右肋骨弓下走査のコツは，最初にプローブを右肋骨弓下に押し込んでおき，次に息を吸ってもらうようにすると，プローブの皮膚面への密着度が高まり描出能が向上する。

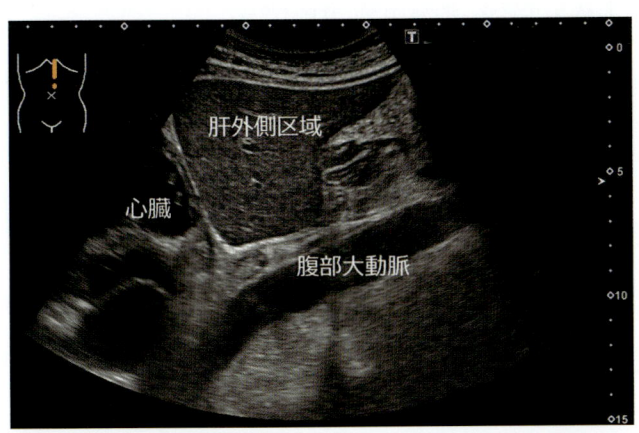

図4.4.4　肝の外側区域の描出

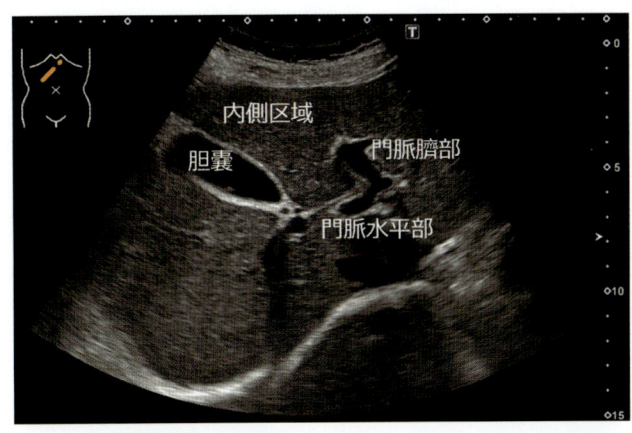

図4.4.5　肝の内側区域の描出

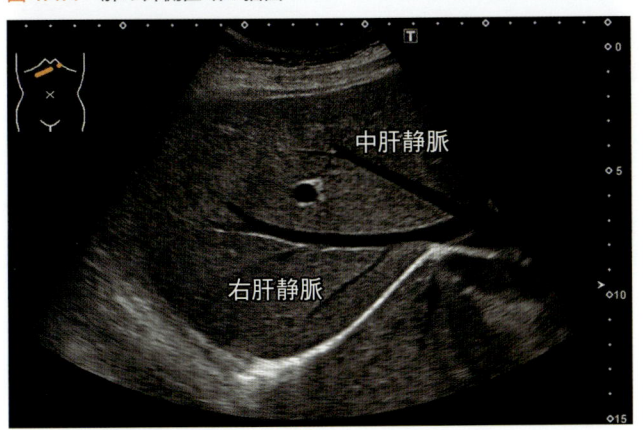

図4.4.6　肝静脈の描出

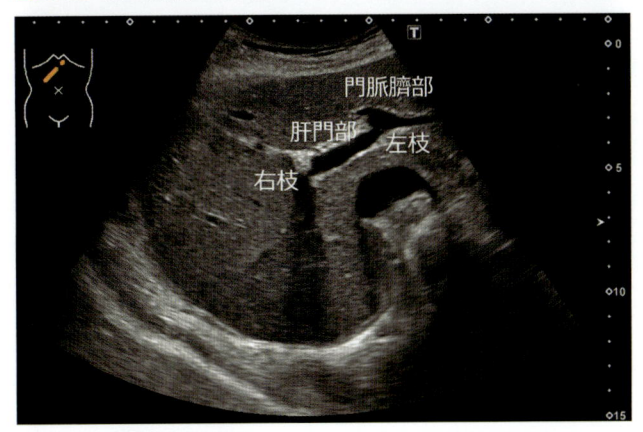

図4.4.7　肝内門脈の描出

Q 肝左葉の見逃しやすい部分は？

A 外側区域の端は見逃しやすい。

　　肝左葉の外側区域は，腹部大動脈上での縦走査が主体となり，最外側までの描出がおろそかになりやすい。観察にはプローブを縦走査から左季肋部をのぞき込むように移動させて，外側区域が先細りしながら肝実質が描出されなくなる最外側まで走査する。

▶参考情報

　画面を見る視線は中央部が主体となりやすい。このため，画面の浅部と深部および画面の左右は観察時間も少なく注意力も低下するので死角となりやすい。

4.4.3　肝臓のチェックポイント

● 1. 肝臓検査の進め方におけるチェックポイント

　肝臓検査の進め方におけるチェックポイントを**表4.4.1**，**4.4.2**に示す。

表4.4.1　肝臓検査の進め方におけるチェックポイント（びまん性変化）

項目	状態	疾患
大きさ	萎縮	肝硬変，劇症肝炎
	腫大	アルコール性肝炎，急性肝炎，脂肪肝
表面	整	正常
	不整	慢性肝炎，肝硬変，劇症肝炎
肝縁	鋭角	正常
	鈍化	慢性肝炎，肝硬変
実質	均一	正常
	粗雑・不均一	肝硬変，慢性肝炎，ウイルソン病
エコーレベル	上昇	脂肪肝，アルコール性肝炎，慢性肝炎
脈管	肝静脈	うっ血肝（拡張），脂肪肝（不明瞭），肝硬変（狭小化）
	動脈	オスラー病・アルコール性肝炎（拡張）
	門脈	門脈血栓・門脈腫瘍塞栓（閉塞）
	不明瞭	脂肪肝

表4.4.2　肝臓検査の進め方におけるチェックポイント（腫瘤性変化）

項目	状態	疾患
形状	類円形	血管腫，肝細胞癌，囊胞，悪性リンパ腫，転移性肝癌
	不整形	肝内胆管癌，各種肝腫瘍
	塊状	肝細胞癌，転移性肝癌
	びまん性	肝細胞癌，転移性肝癌
境界・輪郭	明瞭	囊胞，血管腫，肝細胞癌，転移性肝癌，悪性リンパ腫
	不明瞭	膿瘍，肝細胞癌，転移性肝癌，肝内胆管癌
内部	無エコー	囊胞，腫瘍の壊死部
	低エコー	肝細胞癌，転移性肝癌，悪性リンパ腫，膿瘍
	等エコー	血管腫
	高エコー	血管腫，肝細胞癌，転移性肝癌，肝内石灰化病変
辺縁	低エコー	肝細胞癌（薄い），転移性肝癌（厚い），肝内胆管癌
	高エコー	血管腫，肝細胞癌
後方	減弱	転移性肝癌，肝内石灰化病変
	増強	囊胞，膿瘍，血管腫，肝細胞癌

4.4.4　肝臓の正常と異常像

● 1. 肝のびまん性病変の評価法

　肝のびまん性病変は，大きさ，表面，肝縁，実質，脈管，脾臓の大きさなどから評価される。大きさは萎縮と腫大に分けられ，計測は左葉が腹部大動脈の長軸面の位置で長さ（頭尾径）と厚み（腹背径），右葉が右中腋窩線の位置で最大描出時の長さ（頭尾径）を計測する。大きさの経時的な計測は，病態に応じた肝の変化を知るうえで重要になる。表面は整と不整に分けられ，不整は表面の直線性に乏しく軽度の凹凸からなる。肝表面は慢性肝障害の進行につれて線維化を反映した変化を呈しやすく，肝硬変では結節形成が凹凸として現れる。肝縁は，鋭角と先端の鈍化および鈍化に分けられ，先端の鈍化は肝縁の形を保つものの先端に鈍化を認め，鈍化は肝縁全体が丸みを呈するものである。実質は，構造とエコーレベルに分けて評価する。構造は均一と粗雑・不均一に分けられ，慢性肝障害で粗な構造を呈するようになる。エコーのレベルは肝への脂肪の沈着で上昇し，程度が強いと肝深部がエコーの減衰を生じるようになる。

● 2. 肝の腫瘍性病変の評価法

　肝の腫瘍性病変は，形状，個数，境界・輪郭，内部エコー輝度，辺縁などから評価される。形状は結節型・塊状型・びまん型に，個数は単発・複数・多発に分けられる。

境界・輪郭は明瞭・不明瞭と整・不整に，辺縁は高・低エコー帯に，内部エコーは無・高・等・低エコー・混合・モザイク・中心壊死（中心部無エコー域）・石灰化などに分けられる。

4.4.5　肝臓疾患の超音波所見（サイン）

● 1. 超音波所見のサイン

超音波検査では，肝臓疾患に特徴ある超音波像が得られる。その特徴ある超音波所見はサインとして表現され，疑われる疾患を絞り込み，鑑別・確定診断へと進めることができる。

● 2. 肝臓でみられるサイン

(1) network pattern

肝臓の構造が亀甲のように大きな網目からなり立つエコーパターンである。日本住血吸虫症の特徴の1つであり，日本住血吸虫卵の石灰化，それらを取り込む線維化，さらに結合組織の増殖によって大きな網目がネットワークのように観察される。

(2) bull's eye sign

腫瘍の辺縁にみられる幅の厚い不整な低エコー帯で，転移性肝癌にみられやすい。

(3) chameleon sign

腫瘍のエコーレベルとエコーパターンが体位変換により変化することで，血管腫に特徴的である。

(4) disappearing sign

腫瘍のエコーパターンがプローブなどによる圧排で変化することで，血管腫に特徴的である。

(5) wax and wane sign

腫瘍のエコーレベルが経時的に変化することで，血管腫に特徴的である。

(6) marginal hypoechoic zone (halo)

腫瘍の辺縁にみられる均等な低エコー帯である。辺縁部では腫瘍の膨張性発育によって非癌肝組織が圧排され，線維成分の凝集を伴って被膜様構造として観察される。肝細胞癌にみられやすい。

(7) mosaic pattern

腫瘍内部が腫瘍の分化度の違いにより異なって描出されるエコーパターンである。被包型肝細胞癌の特徴の1つであり，腫瘍は分化度の違いから種々のエコーレベルを呈する小結節として観察され，内部構造は線維性隔壁によって分割されている。

(8) bright loop pattern

腫瘍の脱分化によって，当初の高分化の高エコー部は中・低分化の低エコー部が発育することで偏移されて腫瘍の辺縁に幅の不均一な高エコー帯となるエコーパターンである。小さな肝細胞癌にみられやすい。

Q 肝右葉の大きさを評価するときの注意点はありますか？

A 肝右葉の正確な計測は困難である。

肝の大きさや形状には個人差がみられる。また，肝右葉の頭尾径は，肺のガス像の影響を受けて全体が描出されないため正確な計測が困難で，目安として評価する。このため，一個人の経過観察には，右肋弓下にて肝静脈が描出される断面で浅深部の厚みを計測することもある。

▶参考情報

肝左葉は心窩部の縦走査で腹部大動脈の長軸面での計測とするが，最大吸気時に肝左葉の頭尾側と腹背側の径を計測する。

> **Q** 肝腫瘍の描出能は？
>
> **A** 必ず描出できるとは限らない。
>
> 　描出能は大きさ，エコーパターン，形状，腫瘍の存在する位置により異なる。識別が困難となりやすい腫瘍とは，等エコーでびまん型を呈する病変である。

▶参考情報

　超音波検査は音響インピーダンスの違いから画像がつくられるので，肝腫瘍も肝実質の変化に乏しいと描出が明瞭ではない。

4.4.6　肝臓の代表的な疾患

● 1. 急性肝炎

　主に肝炎ウイルスにより生じる肝の急性炎症性疾患である。病因には，A〜E型肝炎ウイルス，EBウイルス，そのほかに薬剤性，アルコール性，自己免疫性などがある。

　超音波像は，肝細胞の浮腫により音波の透過性が向上して肝実質のエコーレベルが低下してくる。このため，逆に肝内門脈壁のエコーレベルが増強してみられる（CL pattern, starry sky）。ほかに肝腫大，胆嚢虚脱と壁の肥厚，脾腫などがみられることがある。

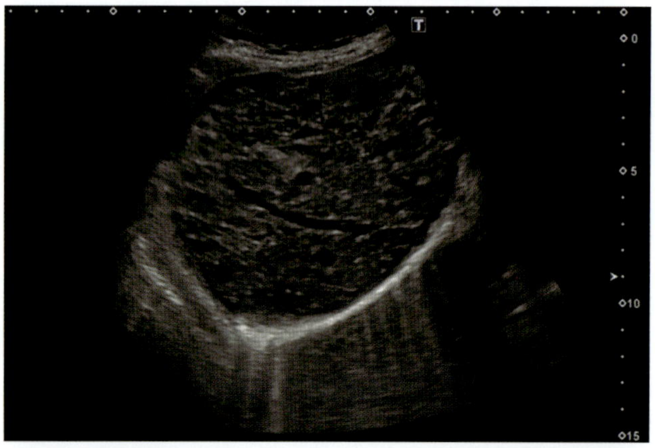

● 2. 肝硬変

　長期間にわたり肝障害が続き，肝細胞の壊死と小葉構造の改築そして線維化により，門脈圧亢進を生じている状態である。病因はさまざまで，肝炎ウイルス，自己免疫性，アルコール性，胆汁うっ滞性，うっ血性，非アルコール性脂肪肝炎などがある。超音波像は，肝萎縮，肝縁の鈍化，表面の不整，実質の粗雑化，脾腫，腹水，胆嚢壁の肥厚などがみられる（図4.4.8）。

● 3. 脂肪肝

　肝に主に中性脂肪が多く沈着した状態で，組織学的に大滴性の脂肪滴を5%以上の肝細胞に認める場合を脂肪肝という。病因には，過栄養，肥満，アルコール過剰摂取，糖尿病などがある。超音波像は，肝実質のエコーレベルの上昇（bright liver），肝腎コントラスト（hepato-renal echo contrast），肝深部のエコー減衰（deep attenuation），肝内脈管の不明瞭化（vascular blurring）などがみられる（図4.4.9）。

● 4. 日本住血吸虫症

　ミヤイリガイを中間宿主として感染する疾患である。以前は，日本でも地域性（山梨県・筑後川流域・利根川流域など）でみられたが現在では新規の感染例はなくなり，東南アジアでみられる程度である。慢性期では，門脈内に寄生する日本住血吸虫症の虫卵により門脈塞栓などを形成して肝硬変・門脈圧亢進症を呈するようになる。超音波像は，網目状，亀甲膜様，network patternがみられる。

● 5. 肝嚢胞

　肝内に液体貯留を伴った嚢状病変で，内壁が1層の円柱あるいは立方上皮性細胞により被われている。超音波像は，肝内の嚢状，輪郭平滑，境界明瞭な円形，内部は無エコー，

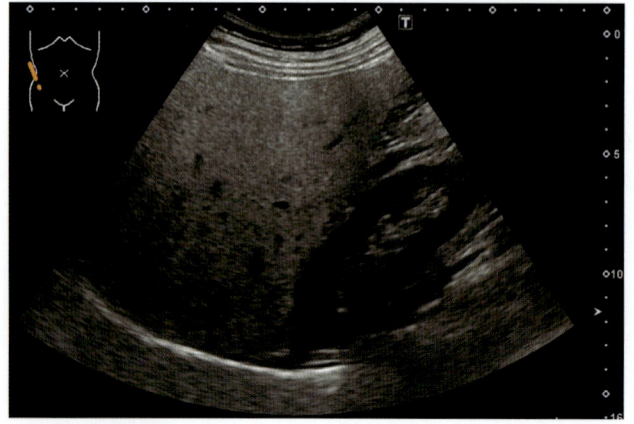

図4.4.8　肝硬変

図4.4.9　脂肪肝

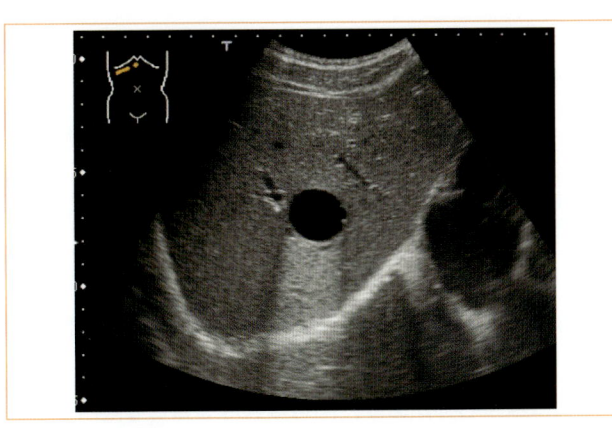

図4.4.10　肝嚢胞

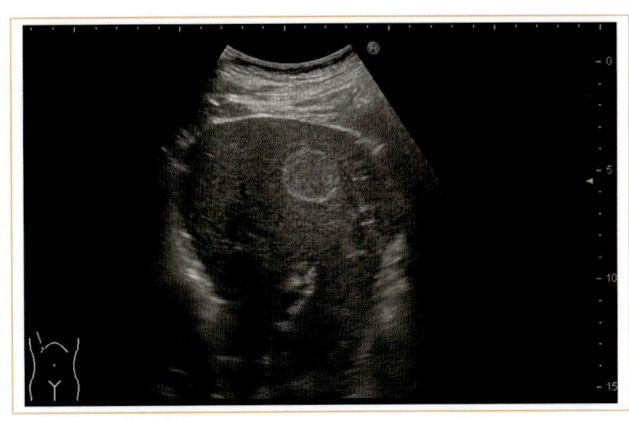

図4.4.11　肝血管腫

後方増強エコーなどである（図4.4.10）。

● 6. 肝血管腫

　肝の良性腫瘍であり，毛細血管性血管腫と海綿状血管腫に分類され，頻度的には後者が大部分を占める。超音波像は，境界明瞭な高エコー腫瘤，輪郭は不整なことが多い，辺縁に線状高エコー帯などがみられることがある。特徴的なエコーサインに，chameleon sign, disappearing sign, wax and wane signがある（図4.4.11）。

● 7. 肝細胞癌

　原発性肝癌には，肝細胞癌，肝内胆管癌，および両者の混合型，胆管嚢胞腺癌，肝芽腫，未分化癌などがある。中でも，肝細胞癌は頻度が高く90%以上を占めている。超音波像は，モザイクパターン（mosaic pattern, nodule in nodule, tumor in tumor），辺縁低エコー帯（marginal hypoechoic zone, halo），辺縁高エコー帯（bright loop），外側陰影（lateral shadow），腫瘍の肝表面の限局性突出像（hump sign），後方増強エコー，門脈腫瘍塞栓（portal vein thrombosis）などがみられる。血流情報はbasket pattern, draining portal veinなどがある。カラードプラによる造影超音波検査では，血管相での腫瘍全体の染影像，後血管相での不完全な陰影欠損がみられる（図4.4.12）。

● 8. 転移性肝腫瘍

　肝以外に原発巣がある悪性腫瘍により，肝に転移したものである。超音波像は，肝内の多発腫瘍（単発もあり），腫瘍中心部の無エコー域（壊死），石灰化，bull's eye sign, cluster signなどがみられる。造影超音波検査では，血管相では腫瘍辺縁のリング状濃染，後血管相での完全な陰影欠損がみられる（図4.4.13）。

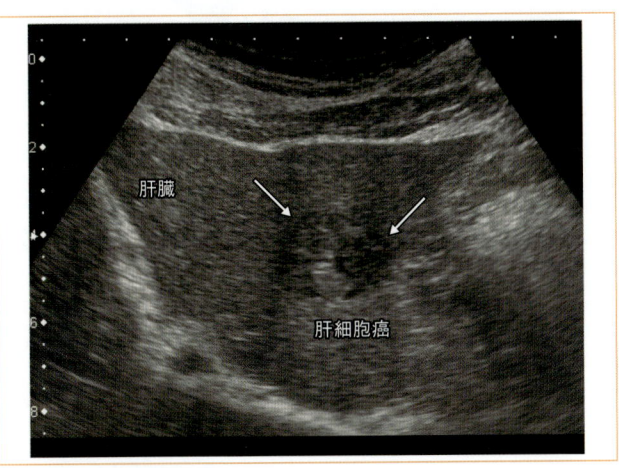

図4.4.12　肝細胞癌（↑）

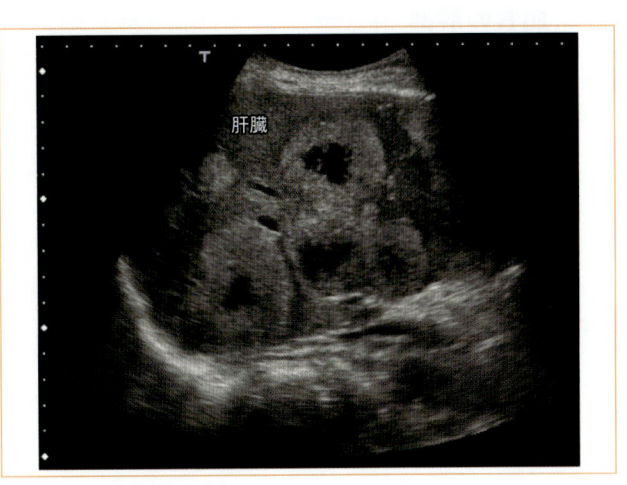

図4.4.13　転移性肝腫瘍

📖 参考文献

1）関根智紀：腹部アトラス（基本編）改訂版，ベクトル・コア，東京，2002.
2）日本超音波医学会編：超音波診断 第2版，医学書院，東京，1994.
3）日本肝癌研究会編：原発性肝癌取扱い規約（第6版補訂版），金原出版，東京，2019.

4.5 ｜ 胆嚢・胆管

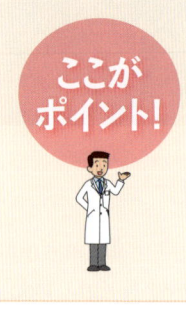

ここがポイント!

- 胆道は，肝内胆管と肝外胆管および胆嚢からなり，肝細胞で生成された胆汁を十二指腸に排出する管腔臓器である。
- 胆道の名称は一般的な名称と胆道癌取扱い規約による名称があり，両者は異なることを理解する。
- 胆管と門脈との位置関係は，一般的には胆管が腹側で門脈が背側になるが，部位により異なるので注意する。
- 胆嚢の壁構造の特徴としては，消化管の壁と異なり粘膜筋板と粘膜下層が欠如している。

4.5.1　胆嚢・胆管の解剖

● 1. 胆嚢の解剖

　胆嚢は，主葉裂溝の下方にある胆嚢窩に位置する洋梨型を呈する臓器である。大きさは長径が60〜80mm，短径が20〜30mm，壁が2mm以下，容量が30〜50mLである。胆嚢は形態的に頸部，体部，底部に3区分され，体部から頸部に移行する部分は漏斗部（Hartmann's pouch）とよばれる。胆嚢の約1/3は胆嚢窩において結合組織で付着し，残りは肝とともに腹膜で覆われる。頸部は屈曲してらせん構造を呈する胆嚢管に続き，総胆管につながる（図4.5.1）。

● 2. 胆管の解剖

　肝内の細胆管は左右肝管に集合して肝門部で合流した後総肝管を形成する。その後に胆嚢管と交わる三管合流部，さらに末端側の総胆管を経て膵頭部内を走行し，十二指腸乳頭部へと開口する。胆道癌取扱い規約による各部位の名称は一般的な名称と異なり，末梢側から肝内胆管，肝門部領域胆管，遠位胆管となる。なお，遠位胆管は三管合流部から十二指腸壁に貫入する部分までとなる（図4.5.2）。

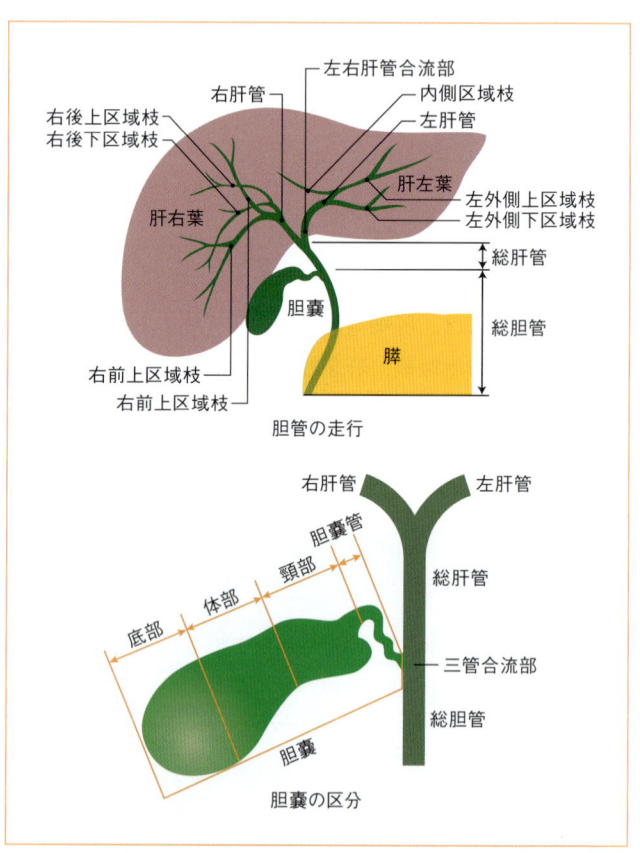

図4.5.1　胆嚢と胆管の解剖

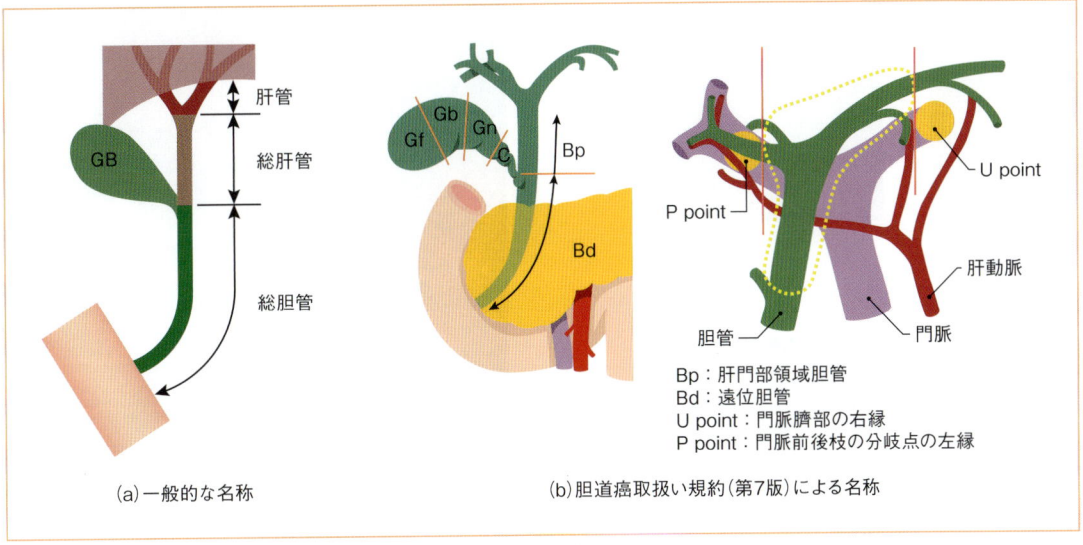

図4.5.2　一般的な名称と胆道癌取扱い規約による各部位の名称

Q 肝内胆管と門脈はどのような位置関係になりますか？

A 胆管は門脈の腹側を走行する。

　肝内胆管は門脈枝の腹側を走行するが，外側下区域と前上区域では門脈の背側を走行する。

▶参考情報

　内側区域の胆管枝は，ときに門脈の背側を走行する。

Q 胆嚢壁の層構造にはどのような特徴がありますか？

A 胆嚢には粘膜筋板と粘膜下層が欠如している。

　胆嚢壁の構造は内腔側から粘膜層，粘膜固有層，筋層，漿膜下組織，(漿膜)となる。このため，胆嚢には粘膜筋板と粘膜下層が欠如している。

▶参考情報

　胃壁の構造は，内腔側から粘膜層，粘膜筋板，粘膜下層，固有筋層，漿膜下組織，(漿膜)に分けられる。

4.5.2　胆嚢と胆管の基本走査

● 1. 胆嚢の描出

　胆嚢の長軸面は，右肋骨弓下走査で門脈臍部を描出する。次に，その右側へと走査すると門脈の左枝水平部が，さらに延長線上に胆嚢頸部がみられる。頸部が描出されたら，体部そして底部へと連続して長軸面を描出していく（図4.5.3）。

　右肋間走査では門脈右枝に対してV字を呈する方向に胆嚢の頸部が位置する。頸部に連続して体部から底部までが描出される。胆嚢の短軸面は，右季肋部横走査で頸部から底部までが観察されて，さらに胆嚢周囲も描出される。

● 2. 胆管の描出

　左肝管は，右季肋部左斜走査で門脈の左枝水平部の腹側に細長く描出される。右肝管は，右肋間走査では門脈右枝の腹側に長軸面で描出される。肝外胆管は，右季肋部右斜～縦走査で門脈本幹の腹側に長軸面で描出される（図4.5.4）。なお，上部胆管と門脈との間には右肝動脈が交差してみられる。総胆管は，上腹部横走査で膵頭部内に短軸面で観察されるが，この位置では総胆管が脾静脈と上腸間膜静脈との合流部の外側やや背側に位置する。

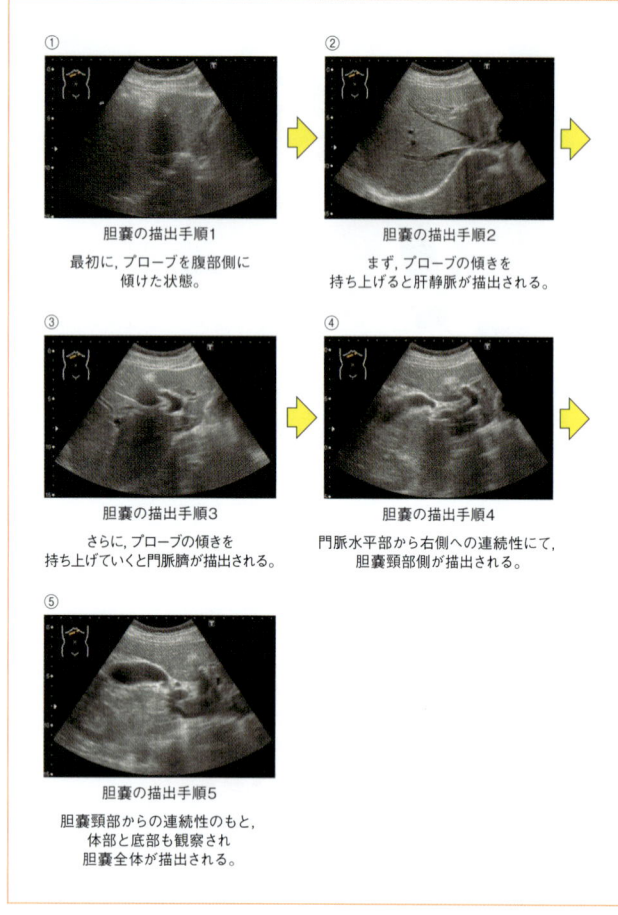

① 胆嚢の描出手順1
最初に，プローブを腹部側に
傾けた状態。

② 胆嚢の描出手順2
まず，プローブの傾きを
持ち上げると肝静脈が描出される。

③ 胆嚢の描出手順3
さらに，プローブの傾きを
持ち上げていくと門脈臍部が描出される。

④ 胆嚢の描出手順4
門脈水平部から右側への連続性にて，
胆嚢頸部側が描出される。

⑤ 胆嚢の描出手順5
胆嚢頸部からの連続性のもと，
体部と底部も観察され
胆嚢全体が描出される。

図4.5.3　胆嚢の描出手順

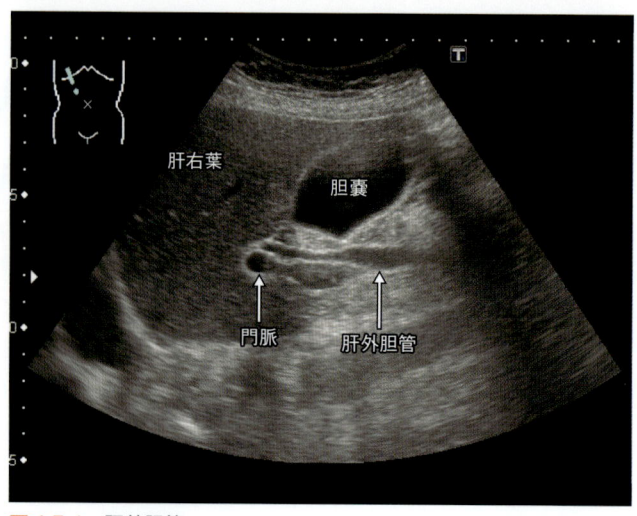

肝右葉　胆嚢
門脈　肝外胆管

図4.5.4　肝外胆管

MEMO

走査のポイント

①胆嚢内に小さな強いエコーを描出したときは，音響陰影を確認することが大切である。小結石とポリープの鑑別に有用な所見となるので，プローブの走査角度を微妙に変化させて音響陰影の有無を確実に得ることが走査のポイントになる。

②病変の可動性の有無は結石とポリープ，さらに胆泥と腫瘍の鑑別に重要である。検査の体位は仰臥位のみならず側臥位，半坐位，立位を取り入れて必ず可動性の有無を確認する。

Q 胆嚢底部の病変を見逃さないためには？

A 体部から底部にかけて胆嚢壁のアウトラインを追求する。

　胆嚢の観察は描出の容易な頸体部が主体となりやすい。底部の病変を見逃さないためには，体部から底部にかけて壁のアウトラインを鮮明に描出して追求することが大切である。

▶参考情報

　胆嚢は，高周波プローブを使用すると詳細な観察が可能となる。同時に，呼吸性変化と体位変換を加えると描出能が向上する。

Q 胆嚢周囲の病変を見逃さないためには？

A 胆嚢の短軸面を描出して観察する。

　胆嚢の観察は胆嚢内部と胆嚢壁になりやすいが，急性胆嚢炎からの胆嚢周囲膿瘍など胆嚢周囲に進展する病態も少なくない。胆嚢の周囲は，胆嚢の短軸面を描出して観察することが大切である。

▶参考情報

　急性胆嚢炎では，短軸面からの観察が周囲の脂肪織の拡大とエコーレベルの上昇を把握しやすい。

4.5.3　胆嚢・胆管のチェックポイント

● 1. 胆嚢・胆管検査の進め方における チェックポイント

胆嚢・胆管検査の進め方におけるチェックポイントを表4.5.1に示す。

表4.5.1　胆嚢・胆管検査の進め方におけるチェックポイント

項目	状態	所見	疾患
胆嚢腫大	胆管正常	胆嚢病変	急性胆嚢炎，胆嚢水腫，胆嚢癌
	胆管拡張	胆嚢病変	Mirizzi症候群
		胆管病変	胆管結石，胆管癌
		その他	膵臓癌，リンパ節腫脹，腫瘤形成性慢性膵炎，十二指腸乳頭部癌
胆嚢壁肥厚	限局性	平滑	胆嚢腺筋腫症RAS（＋），胆嚢癌RAS（－）
		不整	胆嚢癌
	全周性	平滑（層構造（＋））	急性胆嚢炎，急性肝炎，肝硬変，うっ血肝
		平滑（層構造（－））	胆嚢腺筋腫症RAS（＋），急性胆嚢炎・慢性胆嚢炎RAS（－）
		不整	胆嚢癌，慢性胆嚢炎

4.5.4　胆嚢と胆管の正常と異常像

● 1. 胆嚢の評価法

大きさは萎縮と腫大に分けられ，正常の目安が長径60～80mm，短径20～30mmとなる。腫大は長径80mm×短径30mm以上が目安になる。なお，腹部超音波検診判定マニュアル2021では最大短径が36mm以上で腫大としている。萎縮は長径30mm未満，短径15mm未満を目安とする。腫大は急性胆嚢炎や胆嚢水腫でみられ，萎縮には慢性胆嚢炎などがある。胆嚢は食事摂取により胆汁が排出されて縮小するため，大きさの判定時には食事の有無を確認する必要がある。

内腔は，胆汁で満たされているので正常例では無エコーになる。異常には貯留物となる胆泥と結石などがある。

壁は厚さ3mm以上を肥厚とし，全周性肥厚と限局性肥厚があり，それぞれ平滑肥厚と不整肥厚に分けられる。なお，食事摂取時には胆汁が排出されて壁が4～7mmに厚く観察される。肥厚には他疾患の病態と関連してみられる二次的な肥厚として，急性肝炎，胆管結石の自然排石後の虚脱などがある。生理的構造を示さない病的な肥厚には，胆嚢腺筋腫症，胆嚢癌などがある。

胆嚢の周囲にみられる異常には炎症性病変と腫瘍性病変がある。炎症性病変は急性胆嚢炎の炎症波及による胆嚢周囲膿瘍があり，腫瘍性病変には胆嚢癌の進展による肝への直接浸潤がある。

● 2. 胆管の評価法

胆管径の目安は，区域枝で1mmほど，左右肝管は3mmほど，肝外胆管は上限7mmほどである。胃切除後や胆嚢摘出後および高齢者では，オッディ（Oddi）括約筋の機能低下により径がやや太くなる傾向がある。

内腔は，胆汁で満たされているので無エコーになる。内腔の異常には，結石，ガス，癌，回虫迷入症などがあり，胆管炎では感染胆汁により微細なエコーがみられることがある。

4.5.5　胆嚢と胆管疾患の超音波所見（サイン）

● 1. 超音波所見のサイン

超音波検査では，胆嚢と胆管疾患に特徴ある超音波像が得られる。その特徴ある超音波所見はサインとして表現され，疑われる疾患を絞り込み，鑑別・確定診断へと進めることができる。

● 2. 胆嚢と胆管でみられるサイン

（1）shell sign

胆嚢の輪郭は，充満結石により弧状の強いエコーを呈して，その後方には結石による音響陰影がみられる。このため胆嚢像は貝殻のような弧状のエコーパターンで観察される。

(2) triangle sign

　胆嚢体部のくびれた部分が三角形の隆起形として描出されるもの。胆嚢腺筋腫症の中でも分節型や体底部型は，体部が三角形の隆起として観察される。

(3) sonolucent layer

　急性胆嚢炎で炎症が高度になると壁が肥厚して壁の高・低・高エコーの層構造が観察されるようになるが，この低エコー層のことである。疾患的には急性胆嚢炎で用いられた所見用語であるが，この低エコー層は肝硬変などの低アルブミン血症でも類似してみられる。

(4) shotgun sign

　肝外胆管の拡張の有無をみるためのサインである。総胆管が拡張すると，門脈本幹と並んで二連銃のように観察される。

(5) parallel channel sign

　肝内胆管の拡張の有無をみるためのサインである。肝内胆管が拡張すると，門脈枝と並んで平行線状に観察される。

(6) seven-eleven rule

　肝外胆管拡張の有無をみるために，その数値を明確にしたサインである。seven-eleven とは7mmと11mmのことであり，肝外胆管の径が7mm以下なら正常胆管とし，11mm以上なら肝外胆管下部での閉塞を疑うものとしている。

4.5.6　胆嚢と胆管の代表的な疾患

● 1. 急性胆嚢炎

　胆嚢に生じた急性の炎症で，右季肋部痛，発熱，マーフィー徴候などがみられる。多くは，胆嚢頸部に結石が嵌頓することで胆嚢壁の循環障害，そして細菌感染によって発症する。起因菌は，大腸菌やクレブシエラが多い。超音波像は，胆嚢の腫大，壁の肥厚，胆泥，結石，sonographic murphy's sign などがある（図4.5.5）。

● 2. 胆嚢腺筋腫症

　胆嚢の壁内にロキタンスキー・アショフ洞（RAS）の増殖と，胆嚢粘膜上皮と筋組織の過形成を来す疾患である。超音波像は，病変の範囲により底部型（fundal type），分節型（segmental type），びまん型（diffuse type）に分類される（図4.5.6）。

● 3. 胆嚢コレステロールポリープ

　胆嚢粘膜にコレステロールエステルを貪食したマクロファージ（泡沫細胞）が集積したものをコレステローシスとよぶ。diffuse type と polypoid type があり，後者はポリープ状に増生してコレステロールポリープとよばれる。超音波像は，桑の実状の隆起性病変，病変内部には点状高エコースポット，小嚢胞構造を認め，多発性，有茎性のことが多く，茎は糸状のため描出がなかなか困難である（図4.5.7）。

● 4. 胆嚢癌

　胆嚢と胆嚢管から発生した悪性腫瘍である。女性に多く，胆嚢結石を合併することが多く，腺癌が90%以上を占める。超音波像は，胆嚢の隆起性病変，壁の不均一な肥厚，肝への直接浸潤などがみられる（図4.5.8）。

● 5. 総胆管結石

　肝外胆管内に結石が存在する状態である。胆道感染が結石の成因となっていることが多く，結石の組成はビリルビンカルシウム石が多い。超音波像は，肝外胆管内の結石，結石による音響陰影，胆管の拡張がみられる。結石が嵌頓すると，腹痛，発熱，黄疸を生じてくる（図4.5.9）。

● 6. 胆管癌

　肝外胆管から発生した悪性腫瘍である。肉眼分類では，乳頭型，結節型，その他に分類される。超音波像は，肝外胆管内の腫瘍および胆管の拡張と胆嚢腫大を生じることが多い（図4.5.10）。

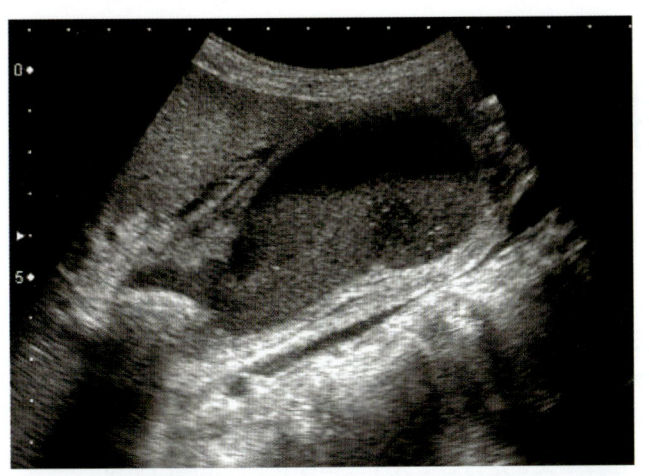

図4.5.5　急性胆嚢炎

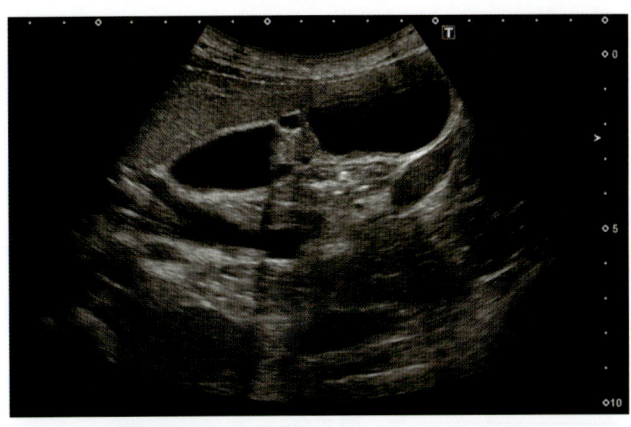

図4.5.6　胆嚢腺筋腫症（分節型）

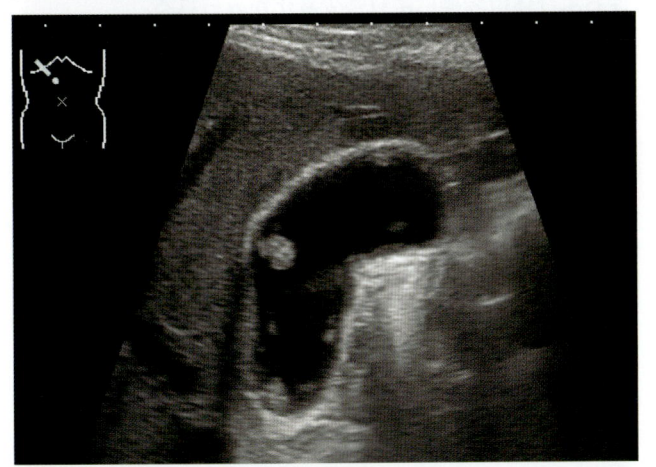

図4.5.7　胆嚢コレステロールポリープ

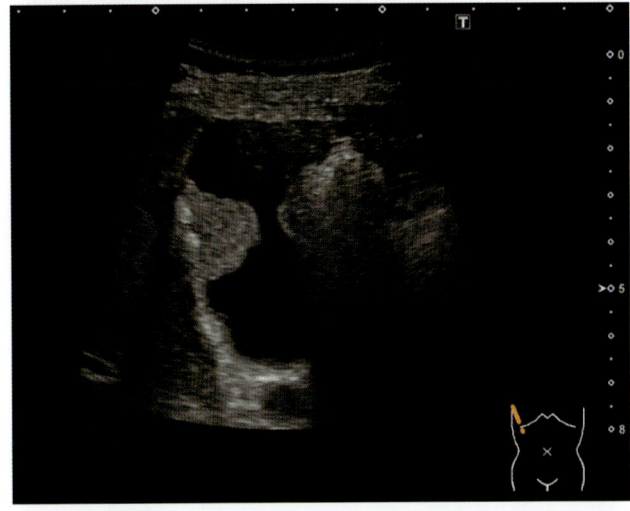

図4.5.8　胆嚢癌

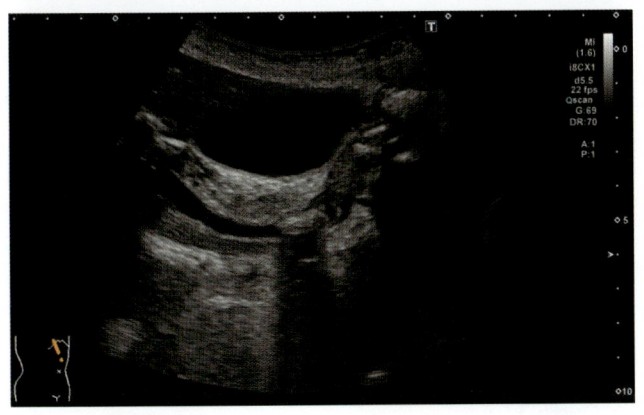

図4.5.9　総胆管結石

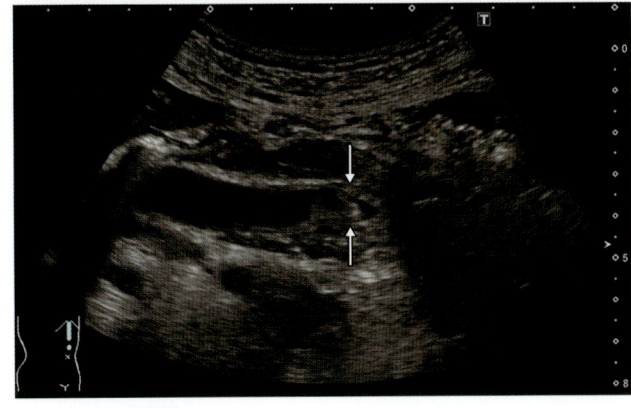

図4.5.10　胆管癌

📖 参考文献

1）南里和秀，他：超音波診断要覧Ⅱ，消化器編，東海大学出版会，神奈川，1991.
2）関根智紀：胆嚢の超音波検査．超音波検査技術　1994；19（3）：24-35.
3）関根智紀：胆管の超音波検査．超音波検査技術　1994；19（4）：282-294.
4）日本肝胆膵外科学会編：臨床・病理　胆道癌取扱い規約　第7版，金原出版，東京，2021
5）日本消化器がん検診学会編：腹部超音波検診判定マニュアル改訂版（2021年）．日本消化器がん検診学会雑誌2022；60（1）：125-181

4.6 ｜ 膵　臓

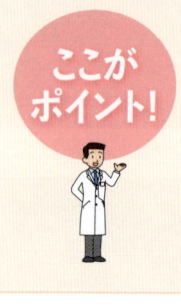

ここがポイント！

・膵の区分は，頭部，体部，尾部に分けられる。
・膵は胎生期に腹側膵と背側膵からなるが，やがて融合のもと前面に背側膵が，後面に腹側膵が位置する。
・膵管には主膵管と副膵管があり，主膵管が膵中央を走行して大十二指腸乳頭部に開口する。
・膵は後腹膜腔にある臓器であるが，呼吸性および体位変換により多少変化がみられる。

4.6.1　膵臓の解剖

● 1. 膵の解剖

膵は第12胸椎から第2腰椎の後腹膜腔に位置し，長さが15cmほどで重量が75gほどである。十二指腸の内縁から脾門部までを横走し，頭部（頸部と鈎部が含まれる），体部，尾部に3区分される（図4.6.1）。膵頭部と膵体部の境界は上腸間膜静脈・門脈の左側縁であり，膵体部と膵尾部の境界は大動脈の左側縁である。形状の特徴としては頭部の尾側にはカギ状を呈する鈎部（鈎状突起）がある。

膵のなり立ちは，胎生期に腹側膵と背側膵から発生する。発育途中において融合がみられるが，その位置関係は腹側膵が十二指腸の後方で後転し，前面に背側膵そして後面に腹側膵となり，膵としての形がなり立ってくる（図4.6.2）。

膵と隣接する血管には，静脈系として膵頭部の背側に下大静脈が走行する。門脈系としては門脈本幹，さらに脾静脈と上腸間膜静脈がみられ，脾静脈は膵の尾部から体部そして頸部の背側を走行して上腸間膜静脈と合流する。

動脈系としては，膵体部の背側に腹部大動脈から分岐する腹腔動脈と上腸間膜動脈がみられる。上腸間膜動脈は膵体部の背側を尾側に走行する。

腹腔動脈からは総肝動脈と脾動脈が分岐して，総肝動脈からは胃十二指腸動脈が分岐して膵頸部の前面を走行する。脾動脈は軽く蛇行しながら脾門部へと走行する。

図4.6.1　膵の解剖

膵臓の位置と解剖

（総肝動脈／左胃動脈／脾動脈／膵体部／膵尾部／脾静脈／左腎動脈／左腎静脈／下腸間膜静脈／上腸間膜動脈／上腸間膜静脈／膵頭部／十二指腸／門脈／総胆管／脾）

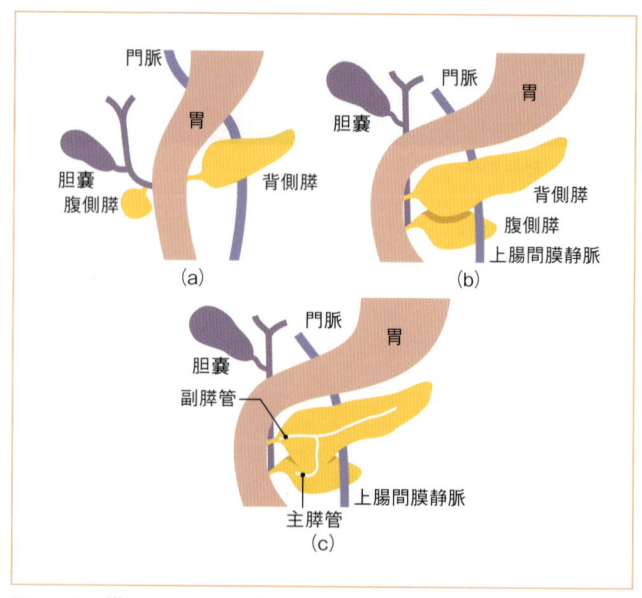

図4.6.2　膵のなり立ち—腹側膵と背側膵
（a）：腹側膵と総胆管が回転を始める。
（b）：回転が完了した状態。
（c）：腹側膵・背側膵・膵管が融合。

2. 膵 管

膵管には主膵管と副膵管がみられる。主膵管は尾部から体部そして頭部に走行し，膵内胆管の左側を通り，末端で総胆管と合流して大十二指腸乳頭へ開口する。副膵管は主膵管より短細で，頭部で主膵管より分岐して大十二指腸乳頭の前上方に位置する小十二指腸乳頭へ開口する。超音波検査による正常膵管の径は，体部膵管で3mm未満である。

> **Q** 膵は後腹膜腔にありますが，動きの変化はみられますか？
>
> **A** 膵は呼吸性変化がみられる。
>
> 膵は後腹膜腔に固定されてはいるものの，深呼気時には1椎体分ほど呼吸性の移動がみられる。

▶**参考情報**

膵は右側臥位による体位変換で，頭部の描出能の向上，さらに尾部の体部側へと移動がみられ観察が容易となる。

4.6.2　膵臓の基本走査法

1. 膵の描出

膵の同定には，上腹部縦走査で腹部大動脈の長軸面から分岐する腹腔動脈と上腸間膜動脈を同定する。両者の腹側には脾静脈の短軸面が観察され，この脾静脈を被すように膵体部の短軸面が描出される。プローブを左側に移動しながら扇動走査を加えると膵尾部まで描出され，逆に右側へと同様な走査を進めると膵頭部が観察される。

膵の長軸面の描出は，膵体部の短軸面を軸に反時計回りに90度ほど，あるいは上腹部左斜走査で頭側から尾側へとプローブを移動させると腹部大動脈から分岐する腹腔動脈が観察され，次いで脾静脈の長軸面が描出される。この脾静脈の腹側に膵体部を主体とする膵の長軸面が観察される（図4.6.3）。尾部は左肋骨弓下をのぞき込むように，頭部はプローブを右側やや足側へと移動すると描出される。

膵尾部の描出では左肋間走査が有用であり，脾を音響窓として脾門部近傍の脾静脈の腹側に膵尾部の末端が描出される。

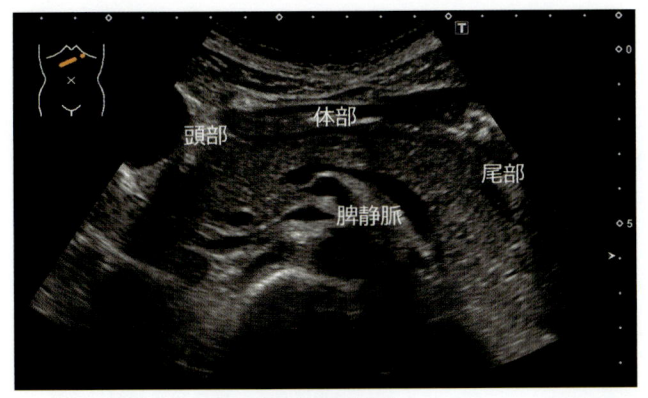

図4.6.3　膵体部を主体とする膵の長軸面

2. 主膵管の描出

上腹部左斜走査で膵体部を描出して，ていねいに中央部を観察すると尾部から頭部に走行する細い2本の線状エコーが描出される。これが主膵管であり長軸面である。短軸面は上腹部縦走査で膵体部のほぼ中央に短い2本の線状エコーとして描出される。膵管の計測は，前壁エコーの立ち上がりから後壁エコーの立ち上がりまでを測定し，小数点以下は四捨五入してmm表示とする（図4.6.4）。

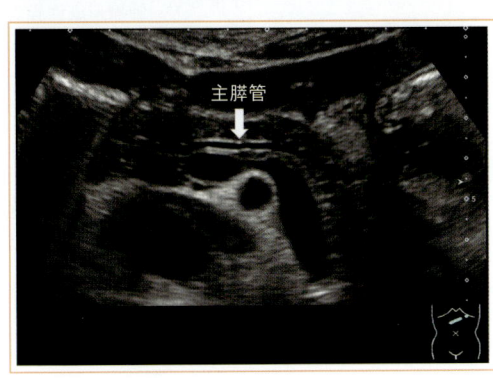
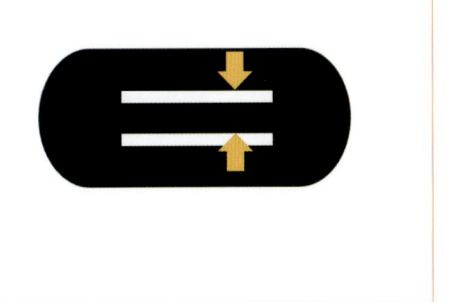

図4.6.4　主膵管の描出と計測方法

MEMO

走査のポイント

①鈎部となる腹側膵のエコーレベルは，背側膵よりも低く描出されることが多い。このため，腹側膵の限局的な低エコー域を腫瘍と鑑別する必要がある。腹側膵の境界は直線的であり，また実質の構造は背側膵と同様である。

②やせた体型では，膵の位置が腹壁下にみられることが少なくない。この場合，膵実質は腹壁からの多重反射を受けやすくなり，鮮明な実質構造が観察困難となる。対応には肝を音響窓にしたり，半坐位を用いて多重反射を受けない位置に膵を移動させる。

Q 膵鈎部を見逃さないためには？

A 横走査ではプローブを意識的に尾側へ移動させる。

　鈎部の観察は尾側に位置するので，横走査ではプローブを膵体部の描出の位置より意識的に尾側へ移動させる。縦走査では上腸間膜静脈の背側を指標に走査を進めるようにする。

▶膵鈎部の位置

　膵鈎部は膵頭部の下縁に存在し，膵全体を通じて最も尾側に位置している。

Q 膵尾部を見逃さないためには？

A 左肋間走査で脾を音響窓にして尾部の末端を観察する。

　膵尾部の末端は脾門部の近くに位置する。このため尾部の描出は，上腹部横走査で体部の延長で観察しようとしてもなかなか困難である。膵尾部を観察するためには，左肋間走査で脾を音響窓にした走査を用いる。

▶参考情報

　膵尾部は経脾的に観察するが，このときに脾門部の脾静脈を指標にすると描出と判読が容易となる。

4.6.3　膵臓のチェックポイント

● 1. 膵臓検査の進め方におけるチェックポイント

　膵臓検査の進め方におけるチェックポイントを表4.6.1に示す。

表4.6.1　膵検査の進め方におけるチェックポイント

項目	状態	所見	疾患
大きさ	萎縮	全体	正常膵臓（膵管正常），慢性膵炎（膵管拡張）
	腫大	限局	膵鈎部癌，囊胞，神経内分泌腫瘍，自己免疫性膵炎
			膵癌，腫瘤形成性膵炎，囊胞性腫瘍（膵管拡張）
		全体	膵全体癌，急性膵炎，自己免疫性膵炎（膵管拡張）
			急性膵炎，慢性膵炎（膵管拡張）
膵管	膵管拡張	平滑形状	膵癌，膵管内腫瘍，腫瘤形成性膵炎，慢性膵炎
		不整形状	膵癌，慢性膵炎，腫瘤形成性膵炎
		数珠状	膵癌，慢性膵炎
内部性状	低エコー	限局	膵癌，自己免疫性膵炎，腫瘤形成性膵炎
		全体	膵全体癌，急性膵炎，自己免疫性膵炎
	高エコー	限局	漿液性囊胞腺腫，膵石，膵癌
		全体	慢性膵炎，加齢の変化

4.6.4　膵臓の正常と異常像

● 1. 膵の評価法

大きさは萎縮と腫大に分けられ，正常の厚み（目安）は頭部が20～25mmほど，体部が15～20mmほど，尾部が15～20mmほどとなる。腫大は，びまん性腫大，限局性腫大，囊胞性腫大に分けられ，びまん性腫大は膵全体の腫大でありとくに厚みに増大がみられる。

形状は扁平を呈するが，頭部の中でも鈎部はカギ状に，尾部はやや丸みを帯びている。実質は比較的均一であるが，異常には点～粒状型，斑状型，局所低エコー型がみられる。局所低エコー型は膵実質部分に低エコー領域としてみられる充実性病変である。

● 2. 膵管の評価法

主膵管の径と形態から評価する。正常の膵管は径が3mm未満で平滑な管腔構造を呈している。拡張した膵管は，径の形状から平滑型，不整型，数珠状型に分けられる。腫瘤部における膵管の形状は途絶型と貫通型に分けられる。膵管は膵病変を反映した変化を呈しやすいので主膵管の変化を観察することが膵病変を発見する指標となる。

4.6.5　膵臓疾患の超音波所見（サイン）

● 1. 超音波所見のサイン

超音波検査では，膵臓疾患に特徴ある超音波像が得られる。その特徴ある超音波所見はサインとして表現され，疑われる疾患を絞り込み鑑別・確定診断へと進めることができる。

● 2. 膵でみられるサイン

(1) penetrating duct sign

膵腫瘤の内部を主膵管が貫通または走行するサインである。腫瘤形成型慢性膵炎と膵癌との鑑別に重要視され，膵癌では主膵管が腫瘤部で途絶するのに対して，腫瘤形成型慢性膵炎では主膵管が口径不同はあるものの，途絶や断裂することなく腫瘤内に観察されることから，両者の鑑別に用いられる。

(2) cuff sign

膵癌における上腸間膜動脈の起始部への浸潤を示すサインである。上腸間膜動脈を取り囲む袖カバー状の厚い円筒状を呈する部分である。浸潤の疑いは，上腸間膜動脈の周囲が低エコー域で取り囲まれるように観察されるか，膵体部の背側あるいは脾静脈の背側から，上腸間膜動脈の腹側縁までの距離が7mm以上のときである。

4.6.6　膵臓の代表的な疾患

● 1. 急性膵炎

膵腺房細胞で産生された膵酵素が活性化されて，膵の自己消化を生じる病態である。病因としては，アルコール，胆管結石が多い。血液検査で，アミラーゼ，リパーゼ，エラスターゼⅠなどの上昇がみられる。超音波像は，膵の腫大，実質エコーレベルの低下，膵辺縁の不明瞭化，膵・腎周囲への液体貯留がみられる。

● 2. 慢性膵炎

膵に不規則な線維化，炎症細胞浸潤，肉芽組織などの慢性変化を生じて膵機能低下を伴う病態である。慢性膵炎の中には，限局性腫瘤を呈する腫瘤形成性膵炎もあり膵癌との鑑別を要する。

超音波像は，膵の萎縮，辺縁の不規則な不整，膵石，膵管の不整な拡張，仮性囊胞などがみられる（図4.6.5）。腫瘤形成性膵炎の場合は，限局性腫大をきたす。

● 3. 膵　癌

膵に原発した上皮性の悪性腫瘍であり，膵管癌，膵腺房細胞癌，膵島細胞癌に分類されるが，約90%は膵管上皮から発生する膵管癌である。血液検査では，CA19-9，DUPAN-2が上昇することが多い。超音波像は，膵の限局性腫大，境界は不明瞭で輪郭が不整な低エコー腫瘤，腫

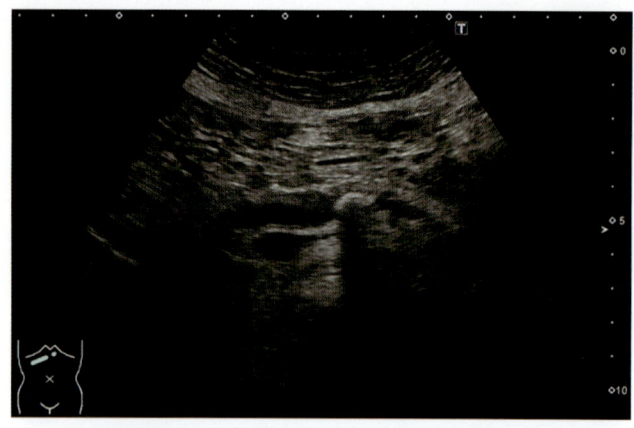

図4.6.5　慢性膵炎

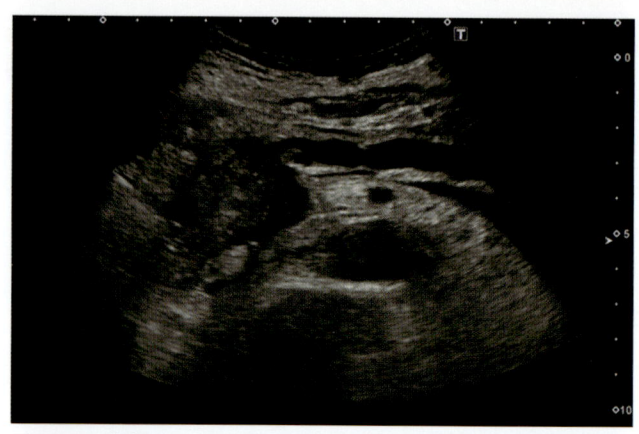

図4.6.6　膵癌

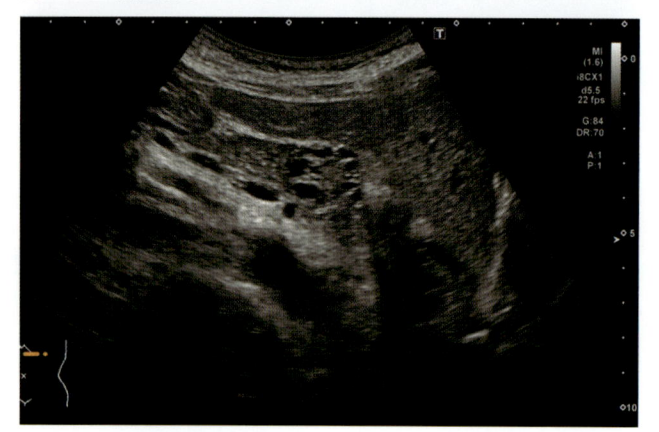

図4.6.7　膵漿液性嚢胞腺腫

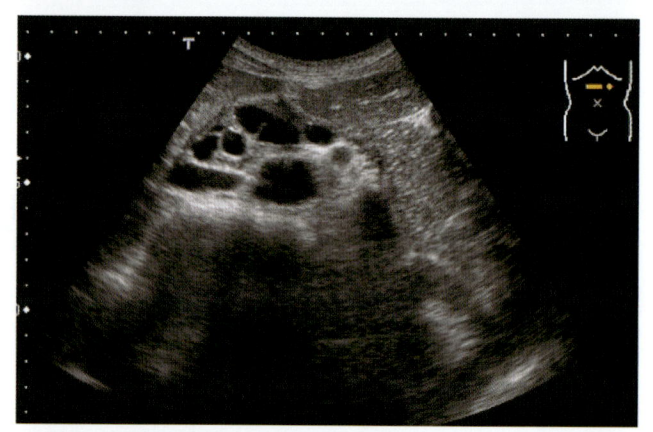

図4.6.8　膵管内乳頭粘液性腫瘍（分枝型）

瘤の尾側膵管の拡張，膵周囲の血管の圧排・狭窄・浸潤があげられる（図4.6.6）。

● 4. 漿液性腫瘍

　グリコーゲンに富む淡明な細胞で構成される数mmの多数の嚢胞が集簇する腫瘍である。嚢胞の内面は扁平または平方上皮で覆われ，内部は漿液で満たされていることが多い。形態学的にmicrocystic type，marocystic type，mixed type，solid typeに分類される。その中で最も頻度が高いのはmicrocystic typeである。カラードプラでは嚢胞間隔壁に一致して豊富な血流シグナルがみられる（図4.6.7）。

● 5. 膵管内乳頭粘液性腫瘍

　膵管上皮に発生する腫瘍で，粘液産生による膵管の拡張を特徴とする。その形態から，主膵管型，分枝型，混合型

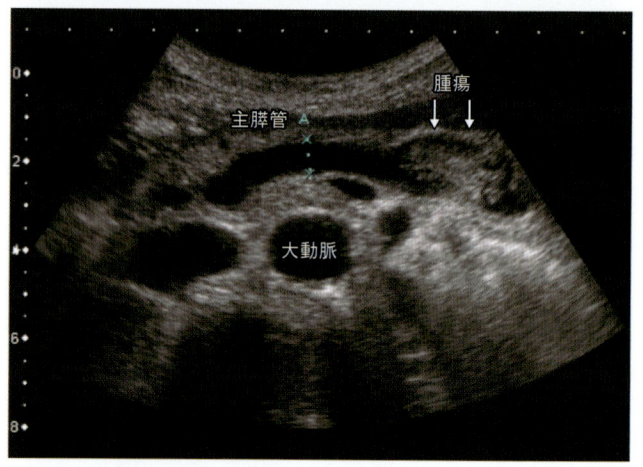

図4.6.9　膵管内乳頭粘液腫瘍（主膵管型）

に分類される。分枝型は膵頭部に好発し，膵管分枝の多房性嚢胞状拡張（cyst by cyst）を呈する（図4.6.8）。主膵管型では悪性の頻度が高い（図4.6.9）。

[笹木優賢]

📖 参考文献

1）日本膵臓学会編：膵癌取扱い規約 第8版，金原出版，東京，2023．
2）日本膵臓学会：慢性膵炎臨床診断基準2019，膵臓　2019；34．
3）日本超音波医学会：膵癌超音波診断基準，超音波医学　2013；40（5）．
4）山口浩，他：膵臓腫瘍update，病理と臨床　2013．

4.7 ｜ 脾　臓

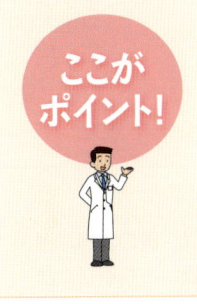

・脾門部の内側は凹面を呈して，脾動脈と脾静脈およびリンパ管が出入りしている。
・脾の大きさは，年齢と個人差がみられ，思春期から青年期に最も大きくなる。
・脾の評価は大きさが主体となりやすいが，占拠性病変も頻度は低いが存在する。
・脾の計測法には，代表的なものとして千葉大学第一内科の式と古賀の式，腹部超音波検診判定マニュアルがある。

4.7.1　脾臓の解剖

1. 脾の解剖

　脾は左第9〜11肋骨の高さで，左横隔膜と左腎との間にあり，重量が100〜150gである。脾の外側は平滑な凸面となり，内側が凹面の脾門部を形成している。脾門部には脾動脈と脾静脈およびリンパ管が出入りしている（図4.7.1）。脾動脈は腹腔動脈から分岐して大きく蛇行しながら膵尾部の背側を走行して脾門部に流入する。脾静脈は脾門部で複数の脾静脈枝が集合して形成され，膵尾部から膵体部の背側を走行して門脈に流入する。

　脾の外側は左側胸壁と横隔膜が接し，内側は膵尾部，さらに左腎上極と胃穹窿部，結腸の脾弯曲部が位置する。

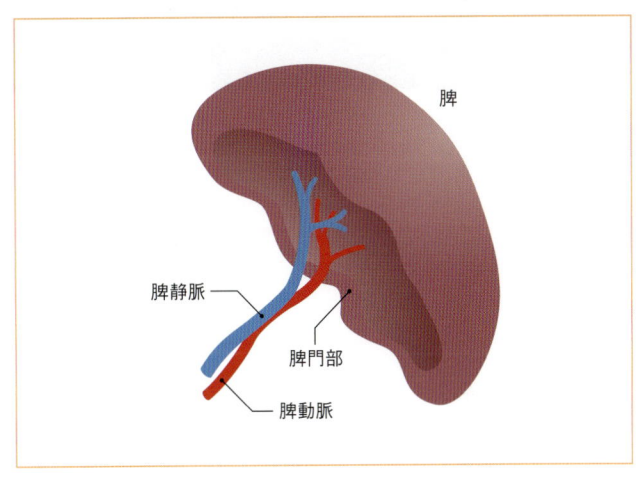

図4.7.1　脾の解剖

Q　脾臓の大きさには個人差がありますか？

A　年齢により変化がみられる。

　脾の大きさは年齢により変化がみられ，とくに思春期から青年期にかけて最も大きくなり，その後は徐々に小さくなる。また，体格による大きさの変化もみられる。

▶参考情報
　脾臓の大きさは年齢による変化もあるが，性別，身長による変化もみられる。大きさの変化の評価には辺縁の鈍化の有無も考慮される。

▶参考情報
　形態異常には副脾以外にも先天性疾患である多脾や無脾がある。

4.7.2　脾臓の基本走査法

● 1. 脾の基本走査法

　左肋間走査では左第9〜11肋骨に沿って脾の長軸面が描出される（図4.7.2）。上極は肺のガスにより一部欠損する

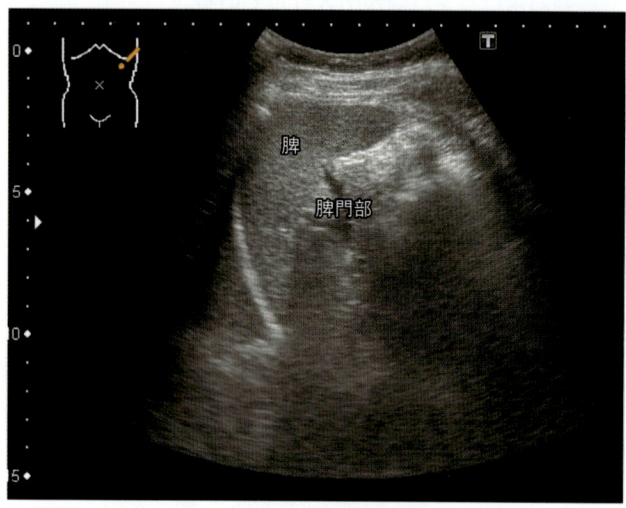

図4.7.2　脾の描出

が，脾門部と下極を主体に広範囲に描出される。脾門部は凹面しているが，ここから膵尾部および膵尾部方向に走行する脾静脈が鮮明に描出される。左前額走査にすると脾の縦断面となり中・後腋窩線から左腎や胃，腸管など周囲の臓器との関連性も含めて観察できる。

MEMO

走査のポイント

① 脾の描出におけるプローブの向きは，脾の上極が画面に向かい左側で，下極が右側に表示されることが望ましい。走査時には，このように描出されるようにプローブの向きに注意する。

② 脾の上極側を見逃さない走査は，吸気時に行うと見逃しが生じるので，まず普通に呼吸をしている状態で観察し，次に呼気を調整しながら最も上極側か描出されるところで息止めしてもらうタイミングを図る。

③ 左肋間走査では，肋間の移動と扇動操作を行い，見落としがないように全体を観察する。

Q 脾臓の上極側にプローブの接触面がうまく密着しないのですが？

A 背中側から腹部をのぞき込むように走査する。

　上極側へのプローブの当て方は，腹部側からではなく，背中側から腹部をのぞき込むように走査するとプローブの密着度が向上する。

▶参考情報

　脾臓の上極は横隔膜側であり，下極は尾側の辺縁部になる。

4.7.3　脾臓のチェックポイント

● 1. 脾臓検査の進め方におけるチェックポイント

　脾臓検査の進め方におけるチェックポイントを表4.7.1に示す。

表4.7.1　脾臓検査の進め方におけるチェックポイント（腫瘤性変化）

項目	所見	疾患
大きさ	腫大	うっ血肝，肝硬変，特発性門脈圧亢進症，Budd-Chiari症候群，悪性リンパ腫，白血病，血小板減少性紫斑病，骨髄線維症，真性多血症，肝炎，伝染性単核球症，敗血症，マラリア，結核，サルコイドーシス，SLE，アミロイドーシスなど
実質	嚢胞性	嚢胞，リンパ管腫，腫瘍の壊死部，血腫
	低エコー	悪性リンパ腫，膿瘍，白血病などの細胞浸潤，血腫，梗塞
	等エコー	過誤腫，転移性脾腫瘍
	高エコー	石灰化，Gamna-Gandy結節，血管腫，転移性脾腫瘍
形態	類円形	副脾
	先天性	多脾，無脾

4.7.4　脾臓の正常と異常像

1. 脾の評価法

　脾の大きさは計測値と形状と年齢，性別，体格を加味して評価する。一個人にとっては計測値が正常範囲内であっても，辺縁の鈍化の強いときは腫大を考慮する。

　脾の計測法はいくつかあるが，いずれも呼気時に左第9〜11肋間からの走査で，脾門部が描出され，かつ脾が最大に描出される位置で計測する。大きさの経時的な計測は，病態に応じた脾の変化を知るうえで重要になる。腫大は，びまん性肝疾患，血液疾患，門脈圧亢進症，感染症などにおいてみられる。

　実質は肝とほぼ等エコーレベルで均一な構造である。実質の変化には，小さな強いエコーを生じる変化と占拠性病変がある。小さな強いエコーには音響陰影を伴う石灰化と音響陰影を伴わないことの多いGamna-Gandy結節がある。占拠性病変には，嚢胞性病変として嚢胞やリンパ管腫および膿瘍などがある。充実性の腫瘍性病変には，血管腫と悪性リンパ腫および転移性脾腫瘍などがある。

Q　脾臓の計測方法にはどのようなものがありますか？

A　脾の大きさの評価には，spleen index を求める千葉大学第一内科の式，古賀の式。最大径を計測する腹部超音波検診判定マニュアル改訂版がある（図4.7.3）。

(1) 千葉大学第一内科の式　脾門部から脾前縁までの径(a)と，これに直角に交わる線上での径(b)の積で求められる面積(a×b cm²)。通常の脾門は陥凹をなし，この部を脾門として計測の起点とするが，陥凹がみられない例では脾静脈分枝の合流点の脾部分とする。

(2) 古賀の式　後上縁と前下縁の距離(c)と脾門部との起点に直交する径(b)と係数(k = 0.8〈健常者〉，0.9〈肝疾患〉)の積で求められる面積(c×b×k cm²)。

(3) 腹部超音波検診判定マニュアル　脾臓を長軸像で描出し最大径を計測する。

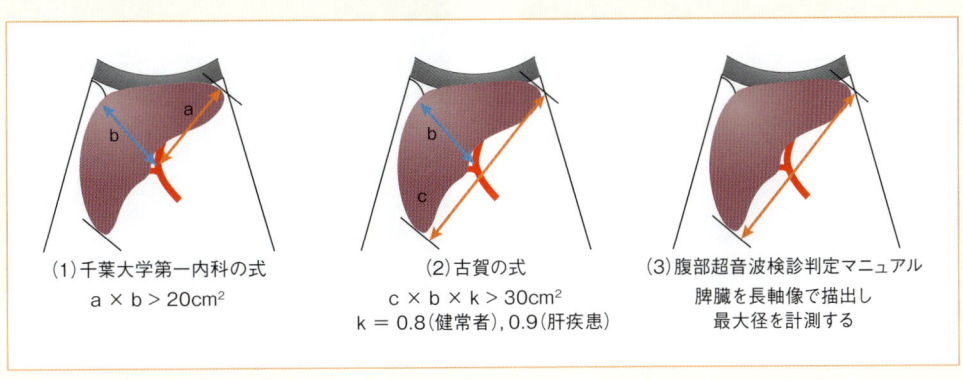

(1)千葉大学第一内科の式
a×b > 20cm²

(2)古賀の式
c×b×k > 30cm²
k = 0.8(健常者)，0.9(肝疾患)

(3)腹部超音波検診判定マニュアル
脾臓を長軸像で描出し
最大径を計測する

図4.7.3　脾臓の計測法

4.7.5　脾臓の代表的な疾患

● 1. 副　脾

　本来なら脾臓は1つであるが，まれに脾臓と同様の働きをする異所性の組織が脾門部あるいは周囲組織にみられるもの。脾の形態異常の1つであるが，病的意義は乏しい。副脾は1つとは限らず数個みられることもあり，脾門部に多くみられるが，まれに大網・腸間膜・後腹膜腔にみられることもある。膵内に異所性に脾組織が存在するものを膵内副脾という。脾門部にみられる副脾は，円形の腫瘤，エコーパターンは脾と同様でみられる（図4.7.4）。

● 2. 脾　腫

　脾腫を来す疾患は多彩で，肝臓病，感染症，うっ血性，

血液疾患，代謝異常，膠原病，腫瘍などがある（図4.7.5）。

● 3. 脾リンパ管腫

　脾臓のリンパ管の増殖をみる疾患であり，多房性の嚢胞を形成して内皮細胞で覆われている。超音波像は，脾内に多発する境界明瞭な無エコーの多房性腫瘤パターンを呈する（図4.7.6）。

● 4. 脾梗塞

　脾動脈の本幹または分枝への血栓，あるいは塞栓により生じる。心房細動，血流疾患における腫瘍細胞の浸潤，動脈硬化，肝細胞癌の治療として肝動脈化学塞栓療法後の合併症，外傷などが原因でみられる。超音波像は脾内のくさび状あるいは地図状の低エコー域，その内部の点状高エコーである（図4.7.7）。

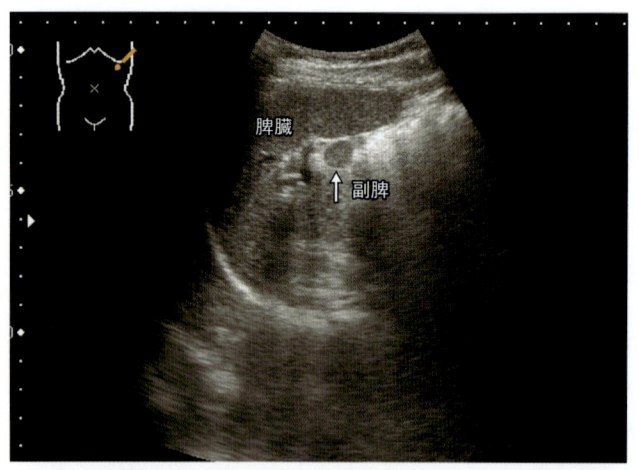

図4.7.4　副脾

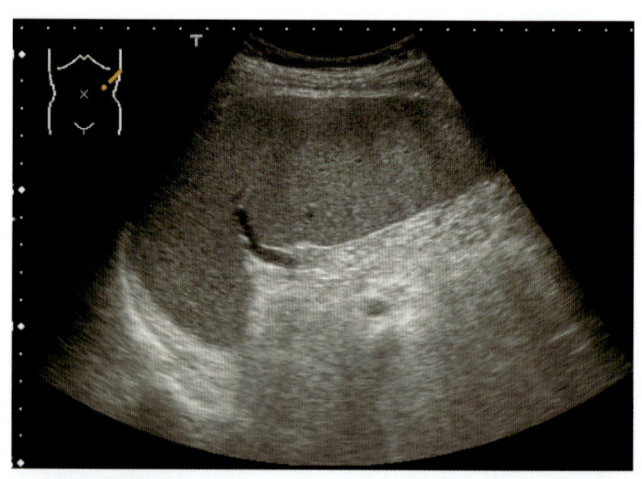

図4.7.5　脾腫

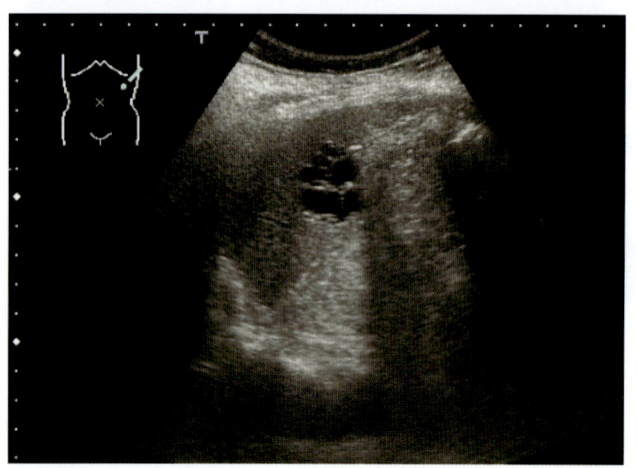

図4.7.6　脾リンパ管腫

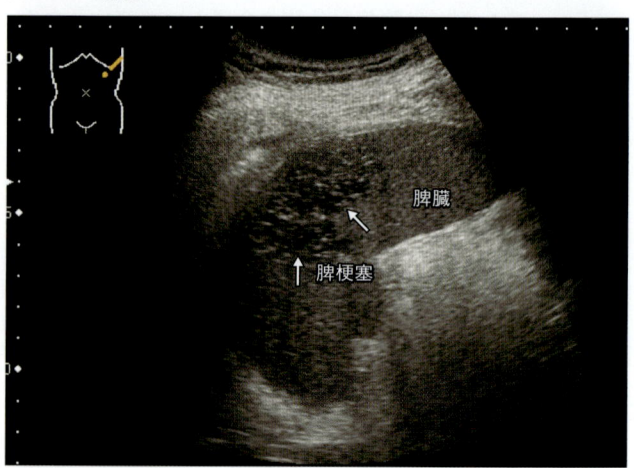

図4.7.7　脾梗塞

📖 参考文献

1）関根智紀：腹部アトラス（基本編）改訂版，ベクトル・コア，東京，2002.
2）辻本文雄，他：腹部超音波テキスト 上下腹部，ベクトル・コア，東京，1992.
3）日本超音波医学会編：超音波診断 第2版，医学書院，東京，1994.
4）一般社団法人日本消化器がん検診学会：腹部超音波検診判定マニュアル改訂版（2021年），日本消化器がん検診学会雑誌，Vol. 60（1），Jan. 2022.
5）関根智紀 南里和秀 編集，日本超音波検査学会 監修：日超検　腹部超音波テキスト　第3版，医歯薬出版，東京，2024.
6）西田 睦：パッと出してすぐわかる 肝・脾超音波アトラス，メディカルビュー社，東京，2019.

4.8 ｜ 腎　臓

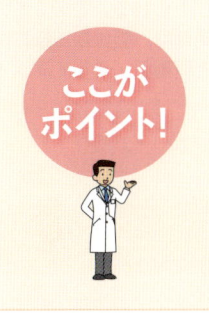

ここがポイント!

・腎は後腹膜腔にあるが，生理的な呼吸性移動がみられる臓器である。
・腎門部には，腎静脈と腎動脈および尿管が出入りし，流入路が腎動脈であり，流出路が腎静脈と尿管となる。
・中心部高エコー像は，腎動脈と腎静脈さらに腎盂腎杯と腎洞内脂肪により構成される。
・消化管ガスの影響を避けるため肋間走査だけでなく腹壁縦走査，背側斜縦断走査にて観察する。腎門部の評価には側腹部横走査，背側斜縦断走査が有用である。
・被験者により吸気位のレベルを調整し全体像を描出する。

4.8.1　腎臓の解剖

● 1. 腎の解剖

　腎は第12胸椎から第3腰椎ほどの高さで脊椎を挟んで両側に存在する後腹膜臓器である。右腎は左腎に比べて半〜1椎体ほど低位に位置している。大きさは，長径80〜120mm程度，短径が40〜60mm程度，重量は120gほどである。左腎のほうが右腎よりやや大きい傾向にある。形態的に頭側から上区，上前区，下前区，下区，後区に5区分され，上極側は腰背筋の斜走によって下極側より内側を向いている。腎の表面は薄い線維層からなる線維被膜に覆われ，その被膜の外側は腎脂肪組織に囲まれ，さらにその外側に腎周囲筋膜（Gerota筋膜）の前葉と後葉が腎を挟むように存在している。

　腎の実質は，皮質と錐体の集合した髄質に大別される。皮質は肝実質よりわずかにエコーレベルが低く均一な構造を呈して，髄質の間に挟まれた皮質部分がベルタン柱である。ベルタン柱の過形成あると皮質が中心部高エコー内に突出してみられ，隣接する中心部エコー像の影響でわずかにエコーレベルが低下する。しかし，構造に変化がなく，周囲の髄質と弓状脈管に異常を認めないので腫瘍と区別が可能である。髄質である錐体は腎杯に接し，皮質より低エコーを呈して楕円形で柵状に配列している。なお，腎杯は集合して腎盂を形成する。超音波検査にて高エコー域として観察される腎洞部（中心部高エコー像）には腎盂，腎杯，血管（動脈・静脈），神経，腎洞内脂肪組織などが存在する。腎門部は，腎の中央内側で陥凹部を呈して，腎静脈と腎動脈および尿管が出入りする。右腎静脈の走行は，斜走して頭側に向かいながら下大静脈に入り，左腎静脈は大動脈の腹側を乗り越えるように横走して下大静脈に流入する。右腎動脈の走行は，下大静脈の背側を通り右腎静脈と伴走するように斜走して右腎に入り，左腎動脈は横走して左腎に流入する（図4.8.1）。

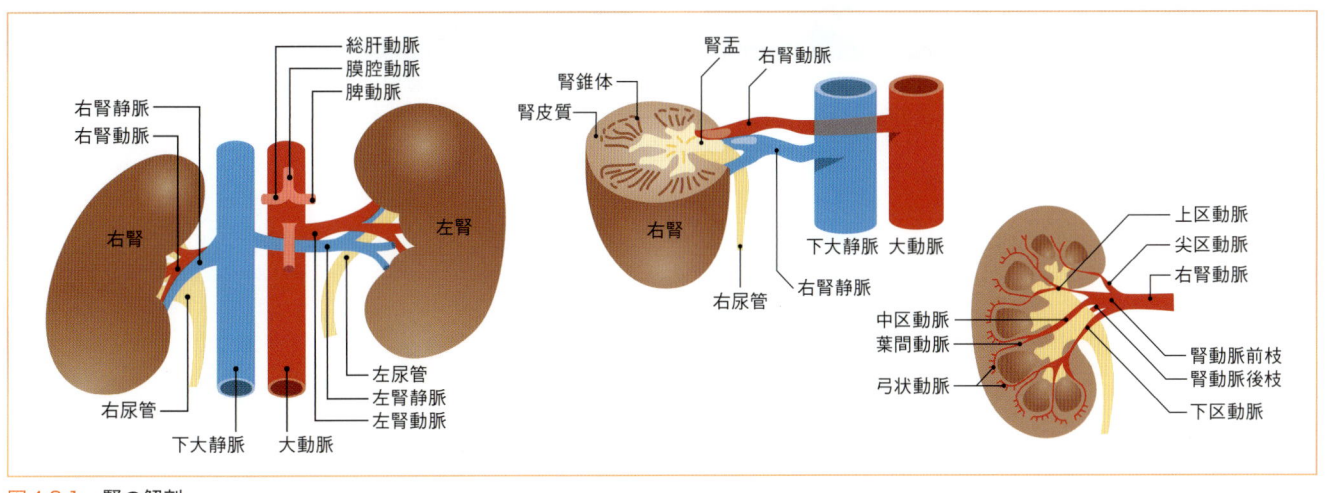

図4.8.1　腎の解剖

▶**参考情報**

　腎門部では，流出路として腎静脈と尿管が，流入路に腎動脈がみられる。この3者の位置関係は，腹側から順に腎静脈と腎動脈，そして尿管となる。

4.8.2　腎臓の基本走査法

● 1. 腎の基本走査法

　右肋間走査では肝を音響窓とすることで，左肋間走査では脾を音響窓とすることで腎の長軸面が描出される。腎上極から下極までの腎全体の描出は，消化管ガスの影響を避けるために肋間の延長から腹部縦走査へと変化を加えて扇動走査および平行走査を行う（図4.8.2）。背側斜縦断走査では消化管ガスの影響を受けることなく腎の上極から下極までが描出される。

　腎の短軸面の描出は左右側腹部横走査で得られる。消化管ガス像を避けながら扇動走査および平行走査にて腎および腎周囲までを観察する。腎門部では腎動脈と静脈を含めて描出される（図4.8.3）。

　呼吸操作による吸気位にて全体像を描出する。最大吸気位では腎下極が消化管ガスにて描出不良となることがあるため吸気位のレベルは被験者により調整する。また，安静呼吸時で良好な観察が可能なこともある。

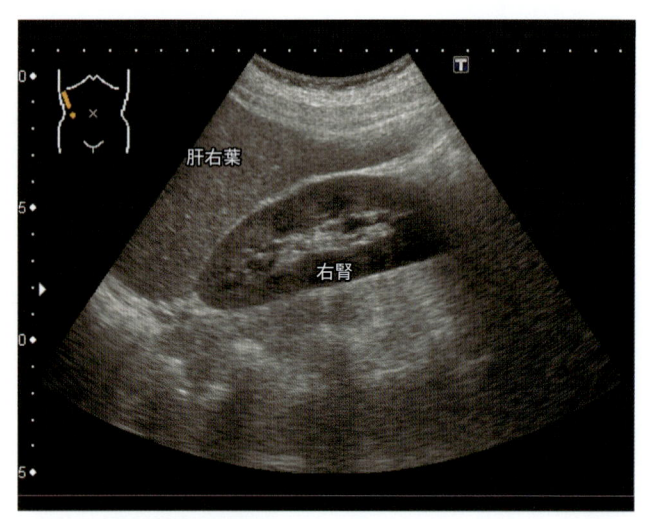

図4.8.2　腎の描出（長軸面）

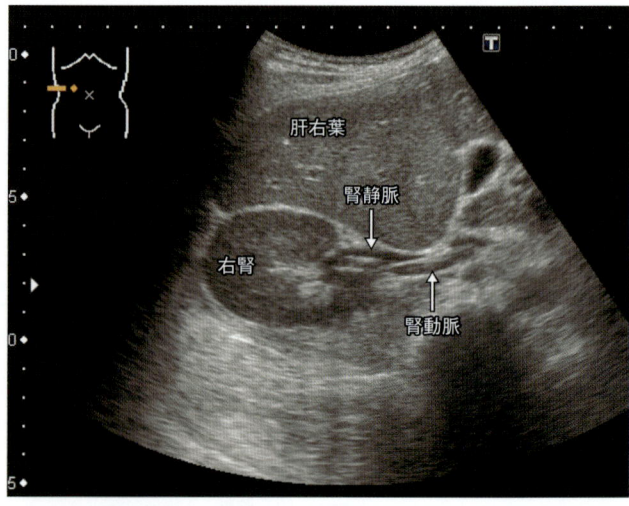

図4.8.3　腎の描出（短軸面）

MEMO

走査のポイント

①背部斜縦断走査は，消化管ガスの影響が少ない。しかし，成人は小児と比べると背筋群や脂肪の発達による影響で，必ずしも小児のように好条件になるとは限らない。

②腹部縦走査（図4.8.4.A）では腎実質と腎洞部を観察できるが腎門部の描出が困難である。背部斜縦断走査（図4.8.4.B）では腎実質と腎洞部，腎門部を同時に描出することができ，水腎症を認めた場合，腎盂から尿管への連続性を観察できる。

③拡張した尿管の追求もガス像によって途中から困難になりやすい。しかし，拡張の原因は病変の存在であるため病態生理を考慮した尿管の狭窄部への走査が大切となる。

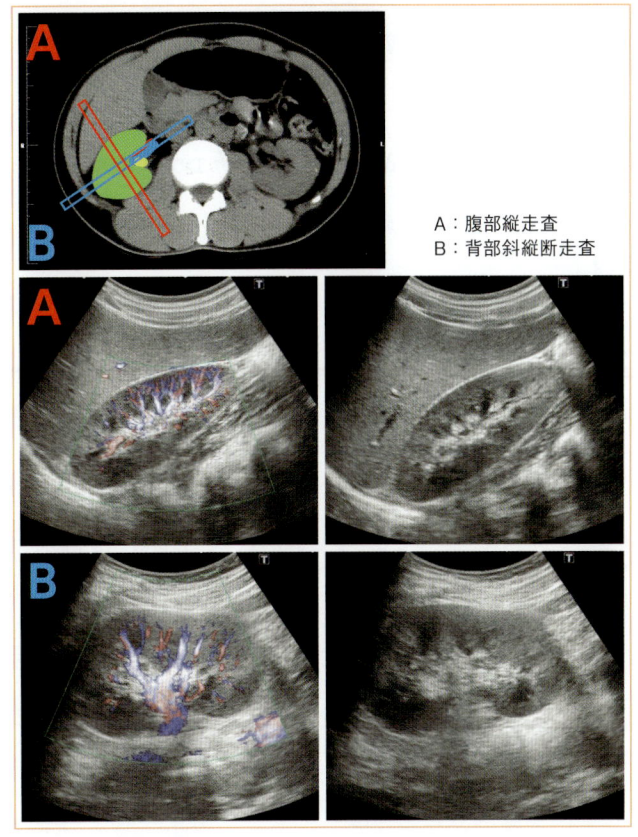

A：腹部縦走査
B：背部斜縦断走査

図4.8.4　腎門部の描出

Q　水腎症を見た場合に観察するポイントはありますか？

A　尿管の生理的狭窄部として腎盂尿管移行部，総腸骨動脈交差部，尿管膀胱移行部があり，尿管結石が嵌頓しやすいため，拡張した尿管を観察する場合に注意すべきポイントである。

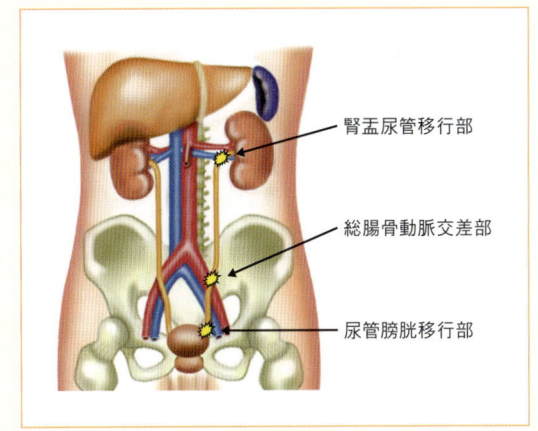

腎盂尿管移行部

総腸骨動脈交差部

尿管膀胱移行部

図4.8.5　尿管の生理的狭窄部

4.8.3　腎臓のチェックポイント

● 1. 腎臓検査の進め方におけるチェックポイント—

腎臓検査の進め方におけるチェックポイントを表4.8.1に示す。

表4.8.1　腎臓検査の進め方におけるチェックポイント

項目	所見	疾患
大きさ	萎縮	慢性腎臓病，腎梗塞後，低形成腎
	腫大	各種腎炎の急性期，糖尿病性腎症，代償性肥大，急性腎障害，腫瘍
皮質	非薄化	慢性腎臓病
	エコーレベル上昇	急性腎障害，慢性腎臓病，アミロイドーシス，ネフローゼ症候群
髄質	エコーレベル低下	急性腎障害，ネフローゼ症候群
	エコーレベル上昇	痛風腎，海綿腎，腎石灰化
中心部高エコー	変形	ベルタン柱の過形成，水腎症，腎腫瘍，腎盂癌，腎嚢胞
	分離	重複腎盂
	解離	水腎症（腎結石・尿管結石・腎盂癌・腎盂尿管移行部）
腫瘤	嚢胞性	腎嚢胞，傍腎盂嚢胞，嚢胞腎
	充実性	血管筋脂肪腫，オンコサイトーマ，腎細胞癌，腎盂癌，wilms腫瘍，転移性腎腫瘍
位置	先天性	低位腎，高位腎
	固定異常	遊走腎
形態	癒合	馬蹄腎
	腎表面の凹化	腎外傷，腎梗塞後
	腎表面の凹凸不整	慢性腎臓病，胎児性分葉
	腎表面の突出像	腎腫瘍，ひとこぶらくだのコブ

4.8.4　腎臓の正常と異常像

● 1. 腎の評価法

大きさは萎縮と腫大に分けられる。大きさの目安は，腫大が120mm以上，萎縮が80mm未満であり，左右差は15mm以上となる。腫大には急性腎炎，腎盂腎炎，腎腫瘍，水腎症などがあり，萎縮には慢性腎臓病などがある。

形状の変化には辺縁の突出（占拠性病変）として腎腫瘍や腎嚢胞があり，陥凹状としては限局的な腎梗塞の陳旧期がある。腎臓の大きさを計測する場合は，腎外に突出する嚢胞は計測に入れず，本来の腎実質の存在が想定される距離を測る。なお，正常の形態変化としてひとこぶらくだのコブがある。ひとこぶらくだのコブは，あきらかに腎から突出する形態を呈するが，突出部分のエコーレベルと構造に変化がなく弓状脈管に異常を認めない。

実質は皮質と髄質に大別されるが，皮質の異常には厚みの減少（非薄化）とエコーレベルの上昇がある。皮質の非薄化は慢性腎臓病，皮質のエコーレベルの上昇は慢性腎臓病や腎アミロイドーシスでみられる。

腎の充実性病変には良性と悪性腫瘍がある。頻度的に多いのは良性腫瘍として腎血管筋脂肪腫，悪性腫瘍では腎細胞癌，次いで腎盂癌となる。占拠性病変が大きくなると腎からの突出と中心部高エコー像への圧排などがみられるようになる。

腎の嚢胞性病変は，一般的にみられる頻度の高い単純な嚢胞のほかに，隔壁をもつ嚢胞，腎から突出する嚢胞，嚢胞壁の石灰化，傍腎盂嚢胞，嚢胞腎，嚢胞内出血がある。

結石は腎臓と尿管および膀胱にみられ，腎杯結石，腎盂結石，尿管結石，膀胱結石などがある。腎の周りの変化では，外傷では血腫，水腎症では腎被膜下への尿の溢流，腎膿瘍の炎症の波及がみられる。腎細胞癌では，その進展度によって腎静脈，さらに下大静脈への腫瘍浸潤がみられることもある。

4.8.5　腎臓疾患の超音波所見（サイン）

● 1. 超音波所見のサイン

　超音波検査では，腎臓疾患に特徴ある超音波像が得られる。その特徴ある超音波所見はサインとして表現され，疑われる疾患を絞り込み，鑑別・確定診断へと進めることができる。

● 2. 腎でみられるサイン

(1) 逆肝腎コントラスト

　腎皮質と肝実質とのコントラスト比で，腎皮質のエコーレベルが肝実質よりも上昇しているものである。慢性腎臓病やネフローゼ症候群，さらに腎アミロイドーシスなどでみられる。

(2) nutcracker phenomenon

　左腎静脈が，腹部大動脈と上腸間膜動脈との間が狭いことにより挟まれて怒張する現象である。腎静脈圧が上昇し血尿の原因にもなる。

(3) beak sign

　腎由来の腫瘤の場合，腫瘤と腎皮質との境界部が，くちばし状（beak）に描出される。腫瘍の原発臓器を評価する際に有用である。

4.8.6　腎臓の代表的な疾患

● 1. 腎結石

　結石が腎盂・腎杯・腎実質にみられる状態である。結石の成分は，シュウ酸カルシウム結石が多く90％ほどを占める。結石の大きさは腎砂とよばれる小さなものから，腎盂を占めるようなサンゴ状結石まである。超音波像は腎内の強いエコーと音響陰影である（図4.8.6）。

● 2. 尿管結石

　尿管にみられる結石であり，腎で形成された結石が尿管へ下降したものが多く，尿管での原発はまれである。超音波像は，尿管内の結石像であり，尿管の生理的狭窄部にみられることが多い。また嵌頓した場合には水腎症がみられる（図4.8.7）。

● 3. 水腎症

　尿路に機能的・機械的な通過障害が生じて，腎盂腎杯に拡張が生じた状態である。超音波像は腎中心部高エコー像の拡張である（図4.8.8）。

● 4. 腎嚢胞

　腎嚢胞はネフロンまたは集合管の一部が拡張した状態である。腎実質に単発あるいは多発してみられ，加齢とともに発生頻度が高くなる。基本的には無症状であるが，大きくなると側腹部の鈍痛，血尿などがみられることがある。超音波像は，嚢状病変，輪郭が平滑，内部は無エコー，後方増強エコーなどである。

● 5. 慢性腎臓病

　腎機能が進行性に低下した状態であり非可逆性である。超音波像では，腎の萎縮，皮質の非薄化，エコーレベルの上昇，皮質と中心部高エコー像の不明瞭化などがみられる（図4.8.9）。

● 6. 腎血管筋脂肪腫

　腎にみられる血管・筋肉・脂肪織からなる良性腫瘍である。結節性硬化症に合併することがある。超音波像は，境界明瞭，円形の高エコー腫瘤，後方エコーの減弱がみられる（図4.8.10）。

● 7. 腎細胞癌

　腎にみられる実質由来の悪性腫瘍である。腎腫瘍の約80％を占めて，50〜60歳代に多くみられる。臨床像は，血尿，腹部腫瘤，側腹部痛の3主徴，そして発熱，貧血，高血圧などもみられることがある。超音波像は高〜低エコーの混在パターン，辺縁の低エコー帯，腎表面の突出，カラードプラでは腫瘍周囲を取り囲むような血流，腫瘍内部を屈曲蛇行する血流がみられる（図4.8.11）。

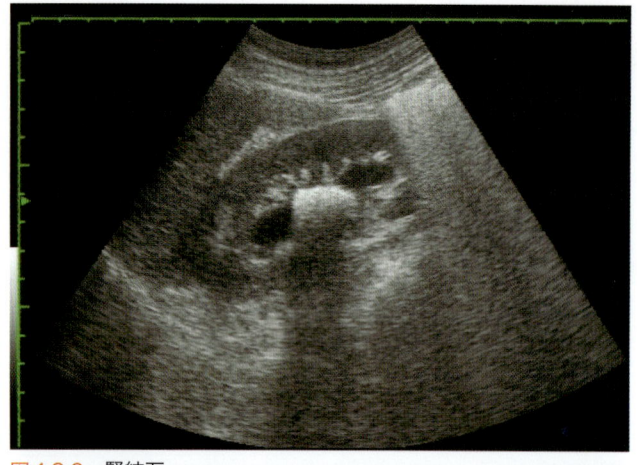

図4.8.6　腎結石

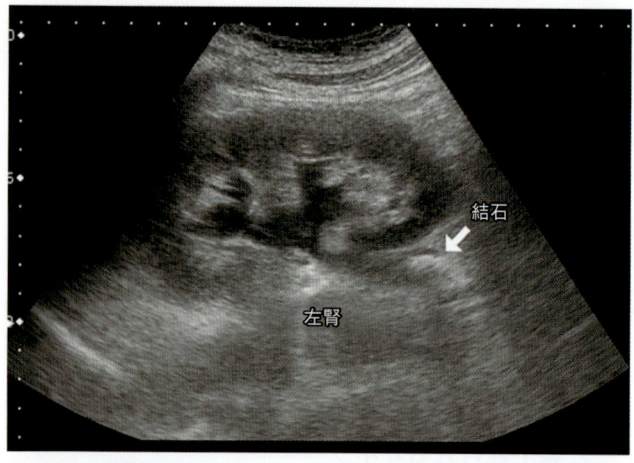

図4.8.7　尿管結石

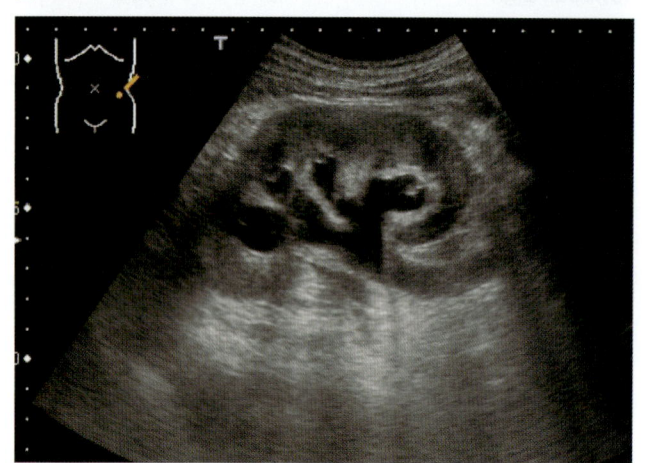

図4.8.8　水腎症

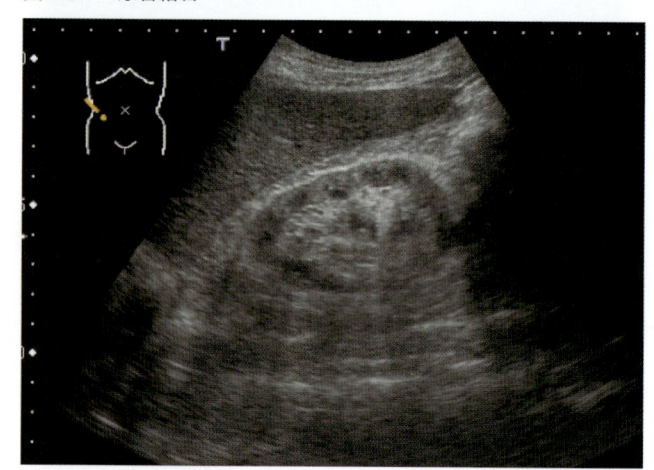

図4.8.9　慢性腎臓病

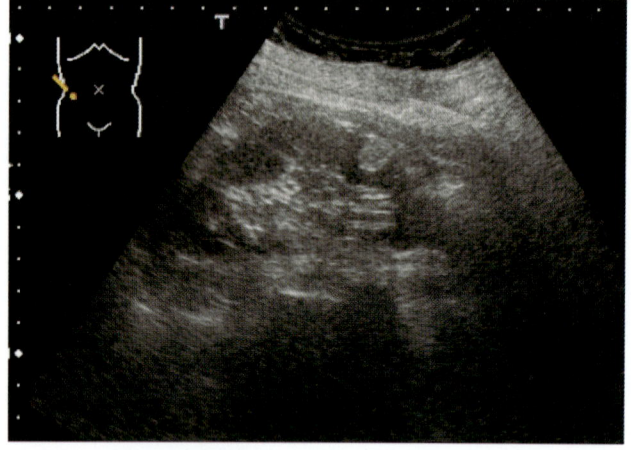

図4.8.10　腎血管筋脂肪腫

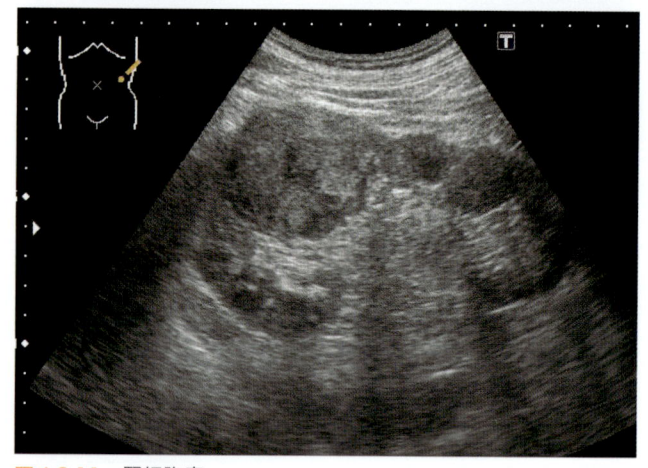

図4.8.11　腎細胞癌

📖 参考文献

1）千葉裕，他：泌尿器科超音波を使いこなす，メディカルビュー社，東京，2014.

2）辻本文雄，他：腹部超音波テキスト 上下腹部，ベクトル・コア，東京，1992.

3）日本超音波医学会編：超音波診断 第2版，医学書院，東京，1994.

4）関根智紀 南里和秀 編集，日本超音波検査学会 監修：日超検　腹部超音波テキスト　第3版，医歯薬出版，東京，2024

5）高梨昇：腎・泌尿器アトラス，ベクトル・コア，東京，2009

6）一般社団法人日本消化器がん検診学会：腹部超音波検診判定マニュアル改訂版（2021年），日本消化器がん検診学会雑誌，Vol. 60（1），Jan. 2022

7）日本超音波検査学会 実用超音波用語集－サイン集 消化器・泌尿器科領域：日本超音波検査学会ホームページ，
https://www.jss.org/committee/standard/03.html

4.9 | 副 腎

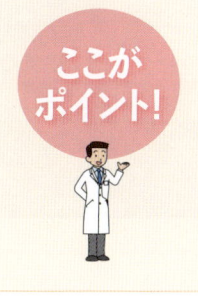

ここがポイント!

- ・副腎は後腹膜臓器であり，腎筋膜に包まれて腎脂肪被膜内に存在する。
- ・副腎の表面は結合織からなる被膜により覆われて，皮質と髄質に区別される。
- ・正常な副腎は扁三角形として描出されるが，その周囲の結合織を含む脂肪組織も交えた形状となって描出されていることが多い。
- ・正常副腎は成人では不明瞭となることが多い。音響窓が肝に比較し小さい脾である左副腎は，右副腎よりも描出が困難なことが多い。

4.9.1　副腎の解剖

● 1. 副腎の解剖

　副腎は第11〜12胸椎の高さで，腎筋膜（Gerota筋膜）に包まれて腎脂肪被膜内に存在する後腹膜臓器である。腎の上極に接して左右1対みられるが左右対称ではない。

　右副腎は右腎上極内側にみられ扁三角形を呈し，左副腎は左腎の上極内前方でやや半月状を呈している。大きさは，長径40〜50mm，短径20〜30mm，厚み3〜5mm，左副腎のほうが右副腎に比べてやや大きい。副腎の表面は結合織からなる被膜により覆われて，皮質と髄質に区別される。皮質は黄〜黄褐色を呈して球状帯，束状帯，網状帯の3層からなる。髄質はクローム親和細胞と交感神経節細胞からなり赤味を帯びている（図4.9.1）。

　副腎に隣接する臓器は，右副腎が内前方に下大静脈，外側には肝右葉が接している。左副腎は内前方に腹部大動脈，

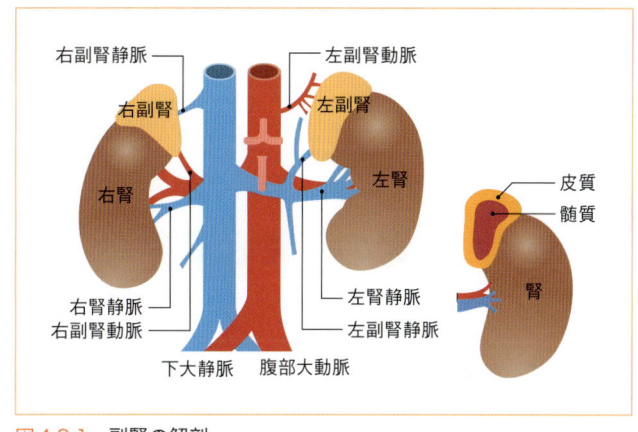

図4.9.1　副腎の解剖

前外側には脾臓，前上方には胃と膵尾部背側が接している。また，左右副腎とも内上方には横隔膜脚部が接している。

4.9.2　副腎の基本走査法

● 1. 副腎の描出

　右肋間走査で肝を音響窓として右腎上極，そして右腎上極やや内側方向に走査すると肝右葉下面と横隔膜脚に囲まれた領域に右副腎が描出される（図4.9.2）。右肋骨弓下走査では肝を音響窓とすることで消化管ガスの影響を避けて，右腎上極の内側で下大静脈との間を走査するようにする。

　左肋間走査で脾臓を音響窓として左腎上極やや内側で大動脈方向に走査すると横隔膜脚の前方内側に左副腎が描出

される。肝に比較し小さいため消化管ガスの影響が大きく観察が困難なことが多い。心窩部横走査では膵体尾部が観察される部位から左腎上極内頭側を観察すると膵尾部の背側に左副腎が描出される。被検者の体格が痩せ型でないと描出は困難である。腹臥位の背部縦走査にて左腎上極内側と腹部大動脈の間に左副腎が描出される。深部に描出されるため正常副腎の描出は困難だが，腫瘤性病変が存在する場合は有用である。

MEMO

走査のポイント

①副腎と思われる全体像は，副腎と周囲の結合織を含む脂肪組織によるエコーレベルの高い三角部で，右副腎そのものではないことが少なくない。このため，腺の観察は副腎部を注意深く観察し，正常副腎の腺である扁三角形の低エコー部を描出することが走査のポイントである。

②右副腎の走査のコツは，右副腎が腎上極，肝，下大静脈の間に存在するため，右肋間走査で右腎の長軸面を描出しながらプローブを下大静脈の背側をのぞき込むように走査する。

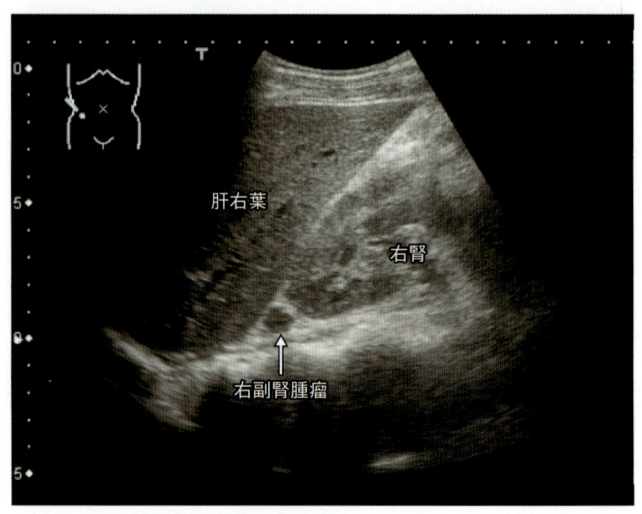

図4.9.2　副腎の描出（右副腎腫瘤）

4.9.3　副腎のチェックポイント

● 1. 副腎検査の進め方におけるチェックポイント

副腎検査の進め方におけるチェックポイントを表4.9.1に示す。

表4.9.1　副腎検査の進め方におけるチェックポイント

項目	所見	疾患
腫瘤	嚢胞性	副腎嚢胞
	充実性	副腎腺腫，骨髄脂肪腫，悪性リンパ腫，転移性副腎腫瘍
	混合性	褐色細胞腫，皮質癌，神経芽腫，副腎出血

4.9.4　副腎の正常と異常像

● 1. 副腎の評価法

超音波検査による正常副腎の描出は成人では不明瞭となることが多い。このため，正常副腎の大きさを正確に計測して評価を進めることは実際にはなかなか困難である。異常の有無は，描出された副腎の形状とエコーレベルの変化から評価を進めていく。

超音波検査による正常副腎の形状は扁三角形として描出されるが，その周囲の結合織を含む脂肪組織も交えた形状となって描出されやすい。腫瘍の形状は円形あるいは類円形状を呈することが多い。正常副腎のエコーレベルは低エコーを呈している。腫瘍も一般的にエコーレベルの低いものが多いが，脂肪成分の多い骨髄脂肪腫などは高エコーレベルで描出される。

4.9.5　副腎疾患の超音波所見（サイン）

● 1. 超音波所見のサイン

　超音波検査では，副腎疾患に特徴ある超音波像が得られる。その特徴ある超音波所見はサインとして表現され，疑われる疾患を絞り込み，鑑別・確定診断へと進めることができる。

● 2. 副腎でみられる超音波所見サイン

（1）inward displacement of liver capsule

　肝下面に接した腫瘤の由来臓器が，肝内か肝外（右腎や右副腎など）かを判定するときに用いる。腫瘤に接する肝被膜が圧迫され肝内に偏位していれば肝外由来で，肝被膜が肝外へ突出していれば肝由来となる。後者をoutward bulging of liver capsuleと呼ぶ。

（2）retroperitoneal triangular fat wedge

　肝臓と右腎との間の隙間に存在する後腹膜脂肪組織が，副腎由来であると三角形を呈する。

4.9.6　副腎の代表的な疾患

● 1. 副腎骨髄脂肪腫

　脂肪織と骨髄造血組織類似細胞からなる良性腫瘍である。副腎皮質に発生するが，ホルモン産生能はなく，成人の肥満者にみられやすい。超音波像は，高エコーで境界明瞭，円形を呈する（図4.9.3）。

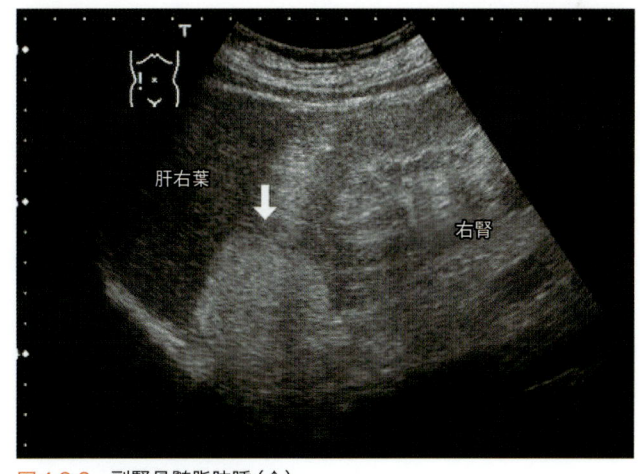

図4.9.3　副腎骨髄脂肪腫（↑）

［木下博之］

📖 参考文献

1）辻本文雄，他：腹部超音波テキスト 上下腹部，ベクトル・コア，東京，1992.
2）日本超音波医学会編：超音波診断（第2版），医学書院，東京，1994.
3）関根智紀：正常解剖と副腎描出のテクニック USスクリーニング，260-261，医学書院，東京，2008.
4）関根智紀 南里和秀 編集，日本超音波検査学会 監修：日超検　腹部超音波テキスト　第3版，医歯薬出版，東京，2024.
5）高梨昇：腎・泌尿器アトラス，ベクトル・コア，東京，2009.
6）日本超音波検査学会 実用超音波用語集－サイン集 消化器・泌尿器科領域：日本超音波検査学会ホームページ，
　　https://www.jss.org/committee/standard/03.html

4.10 ｜ 膀　胱

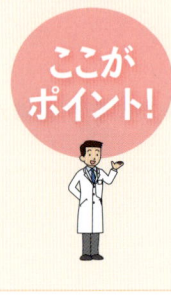

ここがポイント！

・膀胱の観察は，尿を貯留させてから検査を進める。
・膀胱には，左右の尿管口と内尿道口を3つの頂点とする膀胱三角部がみられる。
・膀胱三角部の背側には左右1対の精嚢が存在する。

4.10.1　膀胱の解剖

● 1. 膀胱の解剖

　膀胱は，体幹の正中最下部で骨盤内にあり，一部分は恥骨の背側に位置する。左右の尿管口と内尿道口を3つの頂点とする部位は，膀胱三角部とよばれる。この膀胱三角部の壁はほかの部分に比べると厚く，周囲に固定されているので膀胱内の尿貯留の有無にかかわらず形状の変化が少ない部分である（図4.10.1）。

　膀胱と隣接する臓器として，膀胱の背側には前立腺が位置し，接するように左右1対の精嚢が存在する。

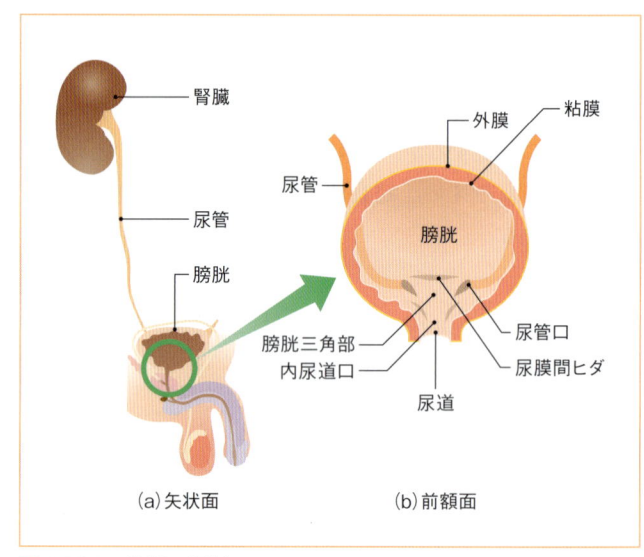

図4.10.1　膀胱の解剖

4.10.2　膀胱の基本走査法

● 1. 膀胱の描出

　下腹部の横走査では膀胱の横断面が描出される。形状は類円形を呈して，内部は尿の貯留により無エコーであり壁は薄く描出される（図4.10.2）。描出は膀胱内に尿を貯留させることで容易となる。下腹部の縦走査では膀胱の縦断面が描出される。1断面のみならず，縦（横）走査を左右（頭尾側）に変化させることで膀胱全体の観察が可能となる。

 MEMO

走査のポイント
①膀胱の観察は，尿を貯留させることで膀胱が拡大するので，観察しやすく判読が容易となる。
②膀胱の走査のコツは，横・縦走査とも必ず膀胱が描出される手前から，描出される全体，描出されなくなる部分までとする。このように走査すると見逃しが防げる観察となる。

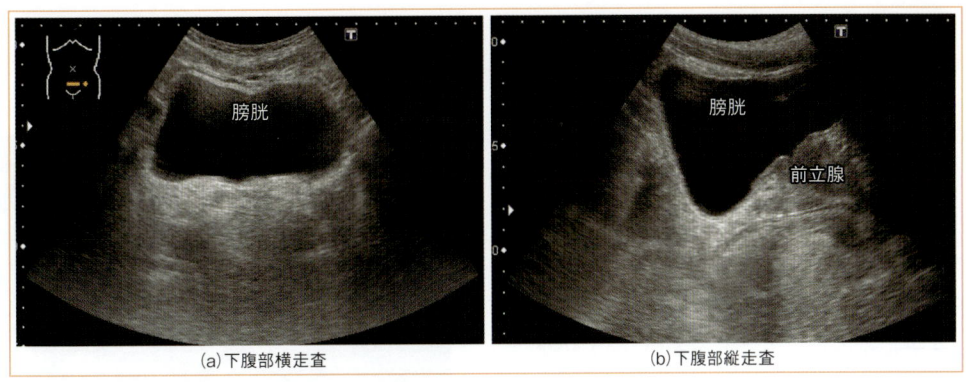

(a)下腹部横走査　　　　　　　　(b)下腹部縦走査

図4.10.2　膀胱の描出

4.10.3　膀胱の正常と異常像

● 1. 膀胱の評価法

　膀胱の大きさは，尿の貯留によって変化する。このため，腫大があるようなら排尿後に再度の観察で大きさを評価する。それでも膀胱の大きさに変化がみられない場合には尿路の排尿障害の疑いがある。

　膀胱の壁は，正常では薄い壁，異常では肥厚した壁に分けられる。肥厚した壁は，全周性の肥厚と限局した隆起性の肥厚に分けられる。

　また，しばしばみられる異常所見に肉柱形成がある。内壁が不規則に隆起したように見える筋状の隆起で，扇動・平行走査で追跡すると連続した筋状の隆起とわかり，ポリープのような腫瘍性隆起とは区別できる。排尿障害や慢性膀胱炎で見られる所見である（図4.10.3）。

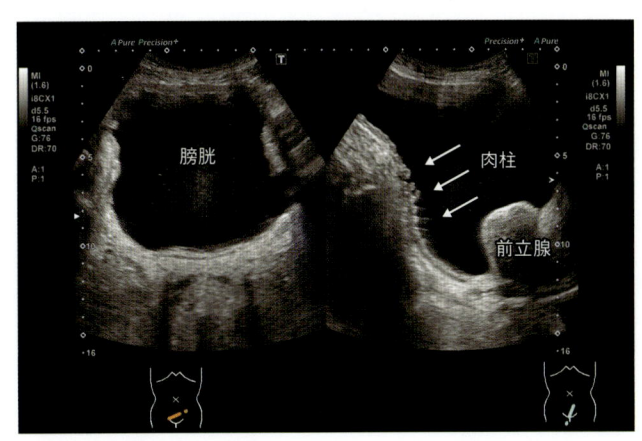

図4.10.3　膀胱の肉柱形成

> **Q 膀胱の容量はどのように計算するのですか？**
>
> **A 膀胱の容量（目安）＝横径×前後径×上下径×0.5**
>
> 　膀胱を回転楕円体とした簡易な計算式は，「膀胱の容量＝横径×前後径×上下径×0.5」で求めることができる。

▶参考情報

　膀胱のアーチファクトは，膀胱の前壁に腹壁からの多重反射がみられる。また，側壁には消化管ガスによるサイドローブのアーチファクトがみられる。

4.10.4　膀胱の代表的な疾患

● 1.膀胱癌

　膀胱癌は尿管口周囲から膀胱三角部付近に多く，移行上皮癌の頻度が高く，男性に多くみられる。超音波像は，膀胱内腔に突出した不整形の隆起性病変で，内部は比較的均一，豊富な血流シグナルがみられることが多い（図4.10.4）。

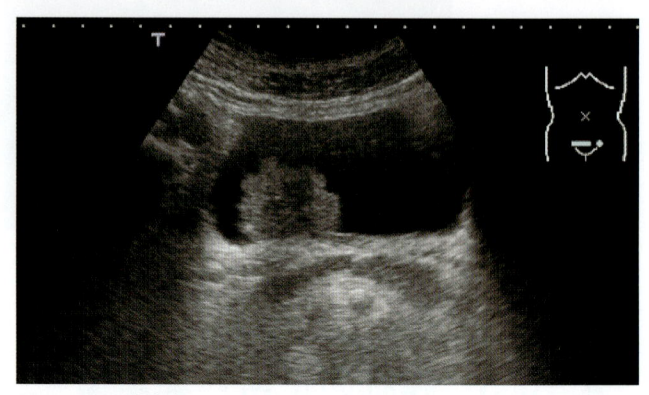

図4.10.4　膀胱癌

📖 **参考文献**

1）千葉裕，他：泌尿器科超音波を使いこなす，メディカルビュー社，東京，2014.
2）辻本文雄，他：腹部超音波テキスト 上下腹部，ベクトル・コア，東京，1992.
3）日本超音波医学会編：超音波診断（第2版），医学書院，東京，1994.

4.11 | 消化管

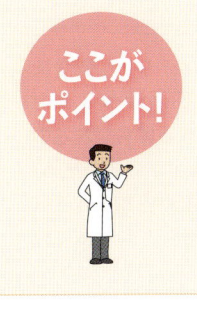

ここがポイント!

・消化管内はガスがあるものの，超音波検査で観察そして評価が可能な臓器である。
・消化管の観察は肝胆道系と異なるので，超音波装置の条件設定を変更する。
・胃壁は超音波検査で5層構造に描出される。
・消化管の走査手順は，固定されている部分を指標に系統立てた走査で進めることが，見逃しを防ぐうえでもよい。

4.11.1 消化管の解剖

1. 胃の解剖

　腹部食道は，横隔膜の食道裂孔から胃の噴門に至る数cmの部分で，腹腔に位置する。胃の入り口は胃噴門であり，胃噴門より左上方に膨隆した部分が胃穹窿部となり，胃体部は胃の中央部となる。胃角は胃体部から幽門部に移行するほぼ直角に曲がる部分となり，胃前庭部は胃角より十二指腸側となる。胃の小弯は胃の入り口である噴門と出口である幽門を結ぶ上縁であり，大弯が下縁となる (図4.11.1)。

　胃と隣接する臓器としては，胃小弯は肝臓の左葉に覆われ，胃大弯が網嚢を隔て横行結腸に接している。胃前壁は左側が肋骨部に覆われ，右側が肝臓の左葉と方形葉に覆われている。胃後壁は網嚢を隔て腰椎部と膵臓に接している。

　体外式超音波検査による胃壁の5層構造は，内腔側より

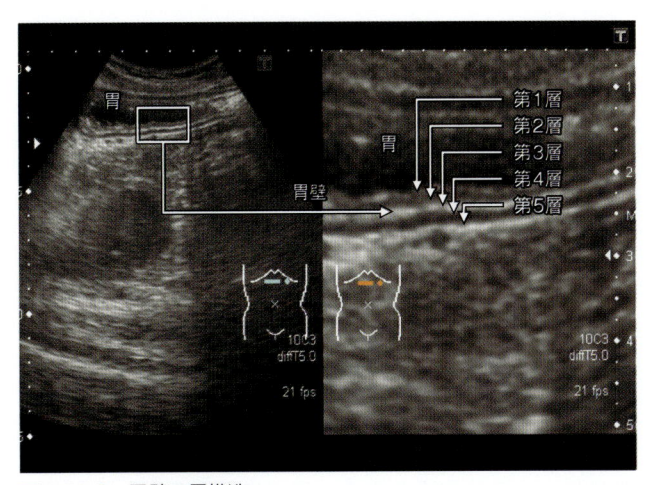

図4.11.2　胃壁の層構造

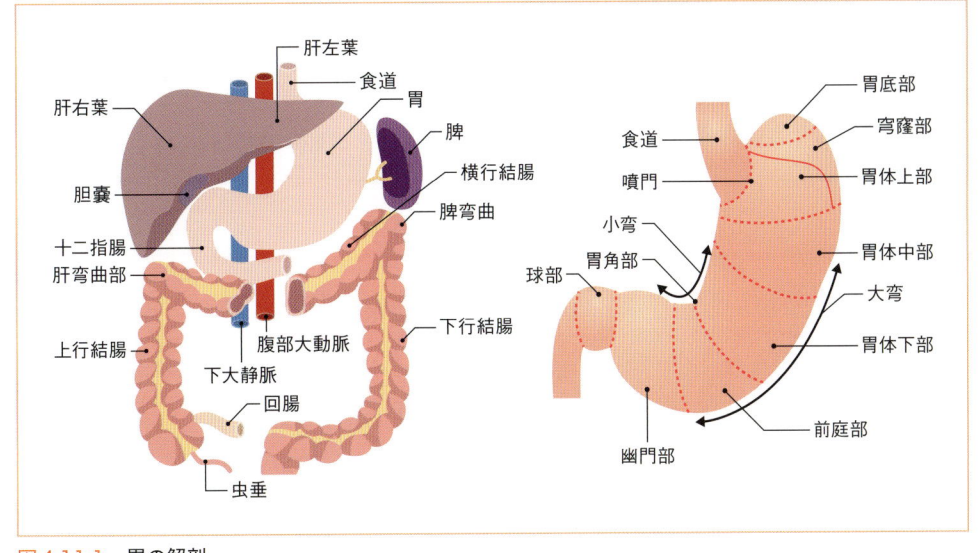

図4.11.1　胃の解剖

第1層が内腔と粘膜面との境界エコー（高エコー），第2層が粘膜層，第3層が粘膜下層（高エコー），第4層が筋層（低エコー），第5層が漿膜および境界エコー（高エコー）である（図4.11.2）。

2. 小腸の解剖

小腸は十二指腸と空腸，および回腸に区分される。十二指腸は，幽門から始まり十二指腸空腸曲まで，膵頭部を抱きこむようにC字型に走行している。口側より球部，下行部，水平部，上行部に区分される。球部は，径が極めて太く膨れて球状を呈する部分である。

空腸と回腸の長さは6～7mほどである。空腸と回腸は腸間膜によって扇状に腹腔に広がり，その境界が明瞭ではないが空腸が2/5ほどで回腸が3/5ほどを占めている。可動性は空腸の上端と回腸の下端では乏しいが，ほかの部分では極めて大きくみられる。空腸と回腸の特徴として，腸管の径は空腸が回腸よりも大きく，腸管壁は空腸が回腸よりも厚く，ケルクリング襞は空腸が回腸より発達している。集合リンパ小節（パイエル板）の分布は，主として回腸にみられる。

3. 大腸の解剖

大腸は長さが1.7mほどで，盲腸，結腸，直腸に区分される。結腸は，上行結腸，横行結腸，下行結腸，S状結腸に区分され，上行結腸と横行結腸の移行部は右結腸曲（肝弯曲部），横行結腸と下行結腸の移行部は左結腸曲（脾弯曲部）となる（図4.11.3）。結腸には3大特徴である結腸ヒモ，結腸膨起，腹膜垂がみられる。S状結腸は，S状の弯曲を呈する結腸の末端部である。盲腸は，回腸終末部が大腸に接合する位置より下方で盲端に終わる5cmほどの部分である。

回盲部は，小腸と大腸の境界にあり，回腸末端部と回盲弁そして盲腸，および上行結腸の一部からなる。回腸末端部は小腸の最尾部となり，大腸の内側壁に開口する部分となる。回盲弁は，この位置にあり大腸内容物の回腸への逆流を防ぐと同時に回腸内容物の大腸への移動を調節する。盲腸は，回盲弁より下方の嚢を形成する太く短い腸管である（図4.11.4）。

虫垂は，盲腸の内側あるいは後内側からくちばし状を呈して延びる管腔臓器である。

MEMO

虫垂根部の位置に相当する体表点は，右上前腸骨縁と臍を結ぶ直線上の右1/3にあるMcBurney点にあたる。虫垂先端の位置は内下方に位置する場合，左右の上前腸骨棘を結ぶ線の右1/3にあるLanz点にあたる。虫垂の位置は，超音波検査による虫垂炎症例では上行結腸を時計の12時方向にすると3～6時方向に多くみられる。

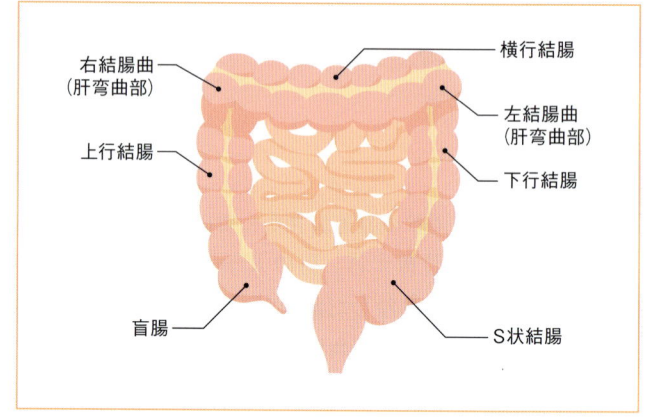

図4.11.3　結腸の解剖

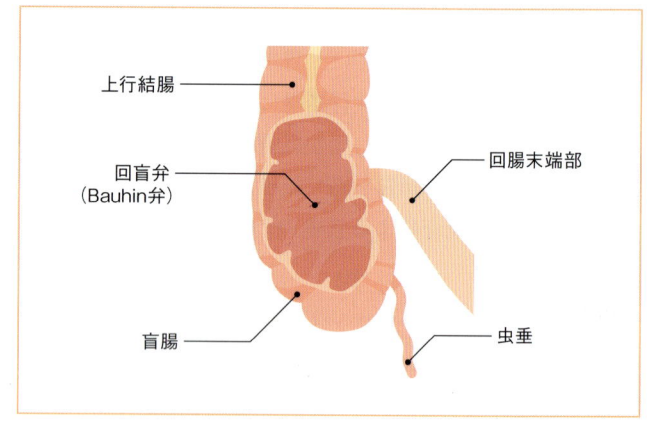

図4.11.4　回盲部の解剖

 体外式超音波検査による胃壁と結腸壁の層構造は？

 壁は5層構造に描出される。

胃壁と結腸壁は5層に描出される。第1層は胃内腔と粘膜との境界エコー（高エコー），第2層は粘膜層（低エコー），第3層は粘膜下層（高エコー），第4層は固有筋層（低エコー），第5層は漿膜と境界エコー（高エコー）である。

▶結腸の位置

上行結腸と下行結腸は後腹膜腔に，横行結腸は腹腔内に位置する。このため横行結腸は可動性に富み，個人差もあるが腹腔内の前下方にたるみをもって横走する。

4.11.2　消化管の基本走査法

● 1. 胃の描出

走査の手順は，消化管の固定されている部分を指標にすると，系統立てて検査が進められる。系統立てた検査は見逃しを防ぎ，消化管ガス像による影響や消化管の動きの変化を受けないように進められる。

腹部食道～胃噴門部は，心窩部への縦走査で肝左葉の背側と腹部大動脈との間にリング状構造として描出される。次に，プローブの尾側を左肋弓下方向へ斜移動させると，腹部食道が長軸面となり胃噴門部へと連続して描出される（図4.11.5）。

胃体部は，心窩部の縦走査から左肋弓下方向へと斜走査にして，吸気時に観察すると胃噴門から胃体部が連続して描出される。その断面の中心軸を保ちながらプローブを90度ほど反時計回りに回転させると，胃体部が楕円形面で全周性に描出される。

胃体下部～胃角部は，プローブを上腹部の斜縦面にすると描出される。その断面の中心を軸としてプローブを90度ほど反時計回りに回転させると，内腔の大きな胃体下部から内腔のくびれた胃角部が連続して描出される。

胃前庭部は，上腹部の縦走査による下大静脈の長軸面で，短軸面が前壁と後壁さらに小弯と大弯として明瞭に観察できる。その短軸面の中心を軸として90度ほど反時計回りに回転させると，胃前庭部が胃角部から幽門にかけて細長く連続して描出される（図4.11.6）。

胃幽門部～十二指腸球部は，胃前庭部の縦走査からプローブを30～60度ほど反時計回りに回転させ，胃前庭部の十二指腸側への出口部分である。

胃穹窿部は，左肋間走査で脾の下面から内側方向へプローブを押し込むようにのぞき込ませて走査する。この位置に胃穹窿部が膨らみをもった弯曲形状に描出される。胃穹

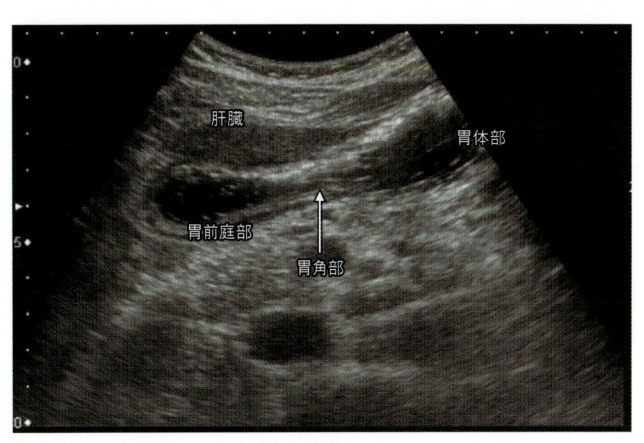

図4.11.6　胃体部～胃前庭部の描出

窿部は左肋間走査で脾を音響窓にすることで描出能が向上する。

十二指腸球部の短軸面は，右肋間走査で胆嚢頸部に接して内側に球状で描出される。

● 2. 虫垂の描出

虫垂の描出には，まず右側腹部への横走査で上行結腸を尾側へ追求し，回腸末端および回盲弁（バウヒン弁）そして盲腸を同定する。次に，盲腸の内側あるいは後内側から斜走査に移り右総腸骨動・静脈方向を観察する。この位置に，盲腸から連続して細長く延びる虫垂の長軸面が高頻度に描出される（図4.11.7）。プローブをその長軸面の中心を軸として90度ほど反時計回りに回転させると虫垂が短軸面で描出される。断面が丸く蠕動がないことを確認すると，しばしば見まちがえる回腸末端と区別することができる。病変が盲端にのみ存在する場合もあるため，必ず盲端までの描出を心がけるとよい。

虫垂の位置は上行結腸を時計の12時方向とすると3～6時の方向にみられることが多いが，バリエーションがある。その場合，回盲弁を見ながらその数cm足側の盲腸下端辺縁を多角的に観察する。

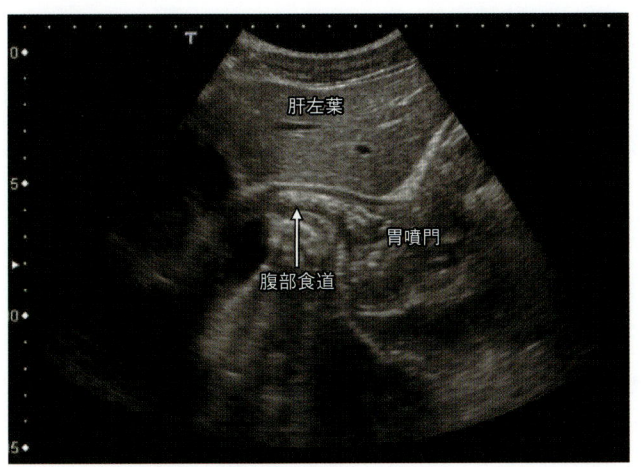

図4.11.5　腹部食道～胃噴門部の描出

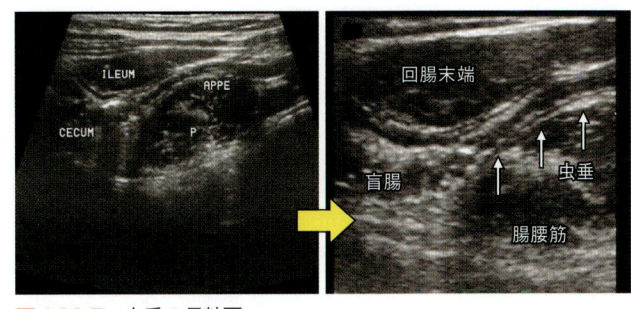

図4.11.7　虫垂の長軸面

● 3. 大腸の描出

上行結腸の描出は，右側腹部への横走査で最外側かつ右腎の前方とする。この位置に上行結腸の短軸面がガス像を有する管腔構造として描出される。短軸面を描出した後なら，プローブを90度ほど時計回りに回転させると，長く延びる長軸面がハウストラとともに描出される（図4.11.8）。長軸面は右下腹部の盲腸から肝右葉の辺縁付近の肝弯曲までを描出する。

横行結腸の短軸面は，上腹部への縦走査で胃より尾側にガス像を有する管腔構造として描出される（図4.11.9）。長軸面はプローブを90度ほど反時計回りに回転させると，長く延びて描出される。横行結腸の走行は個人差があり，やせ型や高齢者では下垂して骨盤腔内に位置していることもあるので，内腔のガス像をたどりながら走査する。描出範囲は肝右葉の辺縁付近（肝弯曲）から上腹部の正中そして脾の辺縁付近（脾弯曲）となる。

下行結腸の描出は左側腹部の横走査で，最外側かつ左腎の前方とする。この位置に下行結腸の短軸面が管腔構造として描出される。プローブを90度ほど時計回りに回転さ

せると，長く延びる長軸面へと変化して描出される。観察範囲は脾弯曲からS状結腸への移行部までとなる。

S状結腸は，左下腹部斜走査から下腹部への縦～横走査

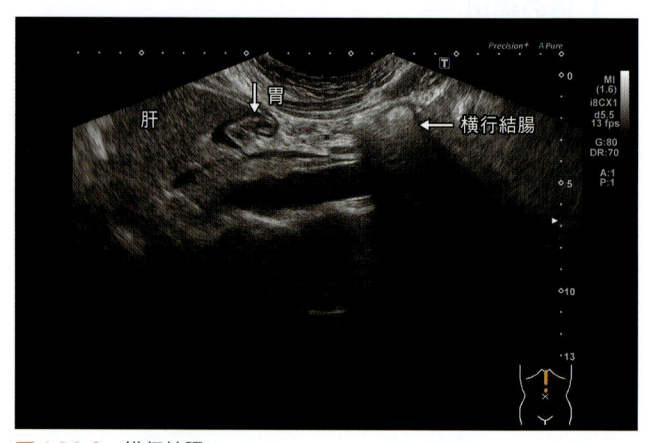

図4.11.9　横行結腸

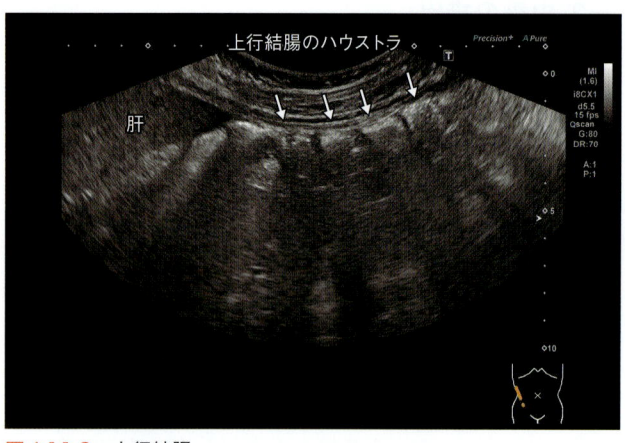

図4.11.8　上行結腸

MEMO

走査のポイント

①消化管には超音波の条件を低下させるガスが存在する。このため，消化管の病変部をより良好に描出するには，消化管のガスを移動させて検査を進めることが大切である。ガスの移動には，体位変換，呼気と吸気をくりかえす呼吸法，深呼気時にプローブで強く圧迫することがよいが，1回だけで解決することは少なく，くりかえし行うことが効果的である。

②肝胆道系の観察は臓器の位置が固定され，かつ指標となる血管などがあるので，検査の走査手順や検査の進め方が標準化しやすい。消化管の検査は，特別に難易度の高い検査法ではないが，指標になるものに乏しい。このため消化管の固定点を指標にした系統立てた走査手順が必須である。

③消化管の観察は，肝胆道系と条件が異なるため，装置の条件設定を変更する（表4.11.1）。

表4.11.1　装置の条件設定

①ゲインは必要最小値にする

　ゲインが高いとノイズが生じやすく鮮明さが低下する。また，消化管のガスそのもののエコーレベルが観察の条件を低下させるので，ゲインはやや低めに設定するとよい

②ダイナミックレンジは狭くする

　ダイナミックレンジは広いと境界が不明瞭となりボケたような画像になるので，やや低めに設定してメリハリをつける

③エッジエンハンスはやや高めにする

　エッジエンハンスをやや高めると，管腔構造と壁の層構造の輪郭が明瞭となり観察しやすくなる

④フォーカスは観察部に合わせる

　消化管の位置は，体表に近い部分から深部までさまざまみられる。このため，フォーカスは観察部に合わせるように調整する

⑤ティシューハーモニックイメージングを活用する

　Bモードのコントラスト分解能が向上して，アーチファクトも低減できるので観察に有用である

⑥病変部の観察には画面サイズを拡大する

　消化管の観察には，全体を把握できる通常の大きさと，詳細な画像が得られる拡大したときの2種類で情報を得るようにする

となる。観察は左腸腰筋の腹側で下行結腸からS状結腸に移行する部分から下腹部が主体となる。この位置にS状結腸が描出されるが、ガス像の影響が強く全体の系統立てた描出がなかなか困難である。

直腸の観察は、下腹部への横走査で膀胱の背側になるが、男性では前立腺の後側、女性では腟と子宮の後側となる。この位置に直腸の短軸面が層構造を呈するリング状構造として描出される。長軸面は短軸面を軸にプローブを90度ほど時計回りに回転させると描出される。直腸は周囲のガス像を避けて膀胱を音響窓にすることで描出能が向上する。

4.11.3　消化管の正常と異常像

● 1.消化管の評価法　10のポイント

消化管の壁の厚みは、蠕動運動や内容物による伸展および虚脱時により異なる。評価には、内腔の状態や壁構造を加味しなければならず、単にカットオフ値が何mmというのは難しい。このため、便宜的な表現の正常値は、胃壁は5mm以下、小腸で4mm以下、大腸で3mm以下を目安にしている。壁の特徴は、小腸でピアノの鍵盤に類似するKerckring襞がみられ、結腸には半月状のハウストラが描出される。

消化管の壁構造は5層構造に描出されるので、明瞭に描出されていれば層構造が温存されていると評価する。しかし、疾患（スキルス胃癌など）によっては層構造は描出されるが不明瞭で浸潤がみられることもある。

胃から小腸の内腔は、絶食時には空虚にみられる。大腸は排便時に下行結腸から肛門側がほぼ空虚になるが、上行結腸には便がみられることが多い。

消化管の蠕動は収縮と弛緩のくりかえしだが、この蠕動運動は空腹期と食後期で異なる。検査は絶食で施行されることが多いので、胃に蠕動をみることは少ない。ただ、小腸は蠕動（7〜10回/分）が多くみられる臓器なので、逆に蠕動が消失しているときには注意する。

消化管の異常な変化は、径、壁、病変の部位など多くの所見から読み取れて判読が進められる。

以下に解析に必要な10のポイントを示す。

（1）病変部位と分布

まず、異常所見がどの臓器にどのような範囲でみられるかという解剖学的診断が重要で、はじめに評価することが望ましい。以降の9つのポイントをみていく際にも臓器や範囲によって多少それぞれの見方が異なり、解剖学的診断がなされた上での方がよい。一般的に腫瘍性病変や潰瘍などは限局的で、炎症性疾患はびまん性で一定の範囲にみられることが多い。また、同じ炎症性疾患の中でも、細菌性の感染性腸炎は右半結腸主体で、一過性型虚血性腸炎は左半結腸に多いなど部位が参考になる。病変がスキップしてみられればクローン病も考慮する必要がある。

（2）壁肥厚

肥厚程度の評価のための計測は内膜面境界エコー（第1層）から固有筋層の外側（第4層外側）までを測ることで行うが、前述の通り、計測値にこだわりすぎず、同一臓器の周囲の正常部分と比較し判定することが多い。肥厚の程度は、腫瘍性疾患や急性炎症性疾患の治療効果判定、慢性炎症性腸疾患では活動性の指標として用いられる。

（3）層構造

空間分解能で優れる超音波は描出が良好であれば他のモダリティでは困難な壁の層構造の評価が可能である。通常5層を呈するとされるが、進行癌では深達度や浸潤の程度により層構造が消失してくる（図4.11.10）。また、疾患により特徴的所見があり、多くの急性炎症性疾患では粘膜下層に相当する第3層の浮腫性肥厚が目立ってくるし、慢性炎症性腸疾患のうち潰瘍性大腸炎では第2層の肥厚が主体とされる。クローン病では層構造は明瞭ながら、部分的に消失するものや活動性によっては全体の層構造が不明瞭になることもある。

（4）エコーレベル

エコーレベルは音響インピーダンスの異なるものの境界がどのくらい多く混在し複雑かを反映しており、同じ性状のものが密に集合していれば低エコー、不均一であれば高エコーとなる。悪性リンパ腫では腫瘍細胞が密で間質成分が少ないことが多く、極めて低エコーとなることが多い（図4.11.11）。一方、通常低エコーとされる癌腫でも間質増生が多くなれば比較的エコーレベルは上がる。

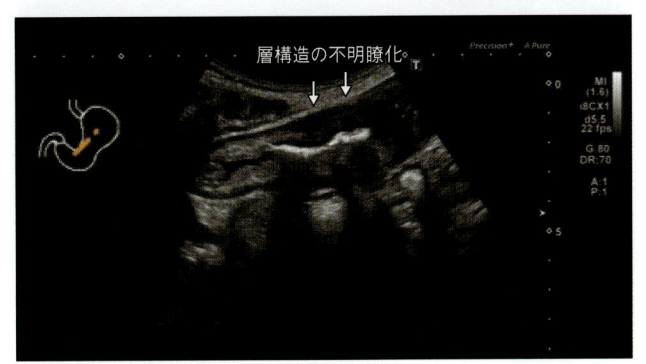

図4.11.10　層構造の不明瞭化（胃腫瘍）

(5) 内腔の拡張・狭小化

拡張する代表的疾患が腸閉塞やイレウスである。一般に大腸で6cm，小腸で2.5cmを超えると病的拡張と判断するが，これも壁厚同様にあくまでも目安で，原因がないかの推察が重要となる。腫瘍や外方圧迫により狭小化している部分があれば閉塞の機転として腸閉塞を疑うことになる。狭小化の原因には，腫瘍のほか，特に小腸では潰瘍（NSAIDs性，放射線性腸炎含む），クローン病など慢性炎症に伴う線維化病変，外方圧迫要因としては癒着や索状物による絞扼などが想定される。一方で，単に内腔が空虚な状態で虚脱している部分は狭小化ではないため，内径のみを評価するのではなく，口側の拡張の有無などと併せて判断する。

(6) 壁の硬さ

癌のほか慢性炎症で線維化が強い場合には壁が硬くなる。簡便にはプローブの圧迫を用いて可変性をみるとよい。癌や線維化で硬くなると，圧迫による形態変化が乏しくなる。周囲の正常部分と対比して観察すると判断しやすい。最近ではshear wave elastographyも応用可能となってきている。そのほか，悪性リンパ腫では腫瘍の占有サイズの割りに閉塞をきたさないこともあり，癌腫に比べて柔らかいと判断することで癌腫と悪性リンパ腫の鑑別に参考となることもある。

(7) 壁の変形

内腔面で変形を認める場合には，ポリープによる隆起，潰瘍や腫瘍による陥凹・隆起を考慮する（図4.11.12）。漿膜側の変形は，憩室やその炎症波及による凹凸，腫瘍の浸潤による不整などでみられる。また，潰瘍性大腸炎では，通常みられるハウストラが消失し壁が直線化してみえることがある。

(8) 蠕動の状態

主に蠕動の見られる小腸が評価の対象である。蠕動の程度は食前後のほか種々の状態で変化するが，蠕動の低下は強い炎症や虚血などで生じるため重要な所見である。腹膜炎を生じる疾患，絞扼性腸閉塞や急性腸管虚血などは想定する必要がある。

(9) 壁外の変化

憩室周囲炎に代表される炎症波及や腫瘍の浸潤などでは周囲の脂肪組織は肥厚し高エコー化する（図4.11.13）。また，穿孔を伴うような強い炎症波及や膿瘍形成では，膿瘍を反映した不定形の低エコー域がみられたり，ガス成分を反映した高エコーがみられることがある。

(10) 血流情報

通常のカラードプラ法に加え，微小血流イメージングなどにより，血流走行の配置や粗密の程度，シグナルの多寡を評価することができ（図4.11.14），さらにはパルスドプラ法を用いた波形解析により，病変の鑑別診断や炎症の活動性の程度，腸閉塞における血流障害の程度などを評価可能である。また，造影超音波法は保険適用外（2024年3月現在）のため倫理委員会承認の下で使用する必要があるが，リアルタイムに局所の灌流動態を評価でき，腸閉塞の虚血評価や憩室出血の診断に使用されつつある。

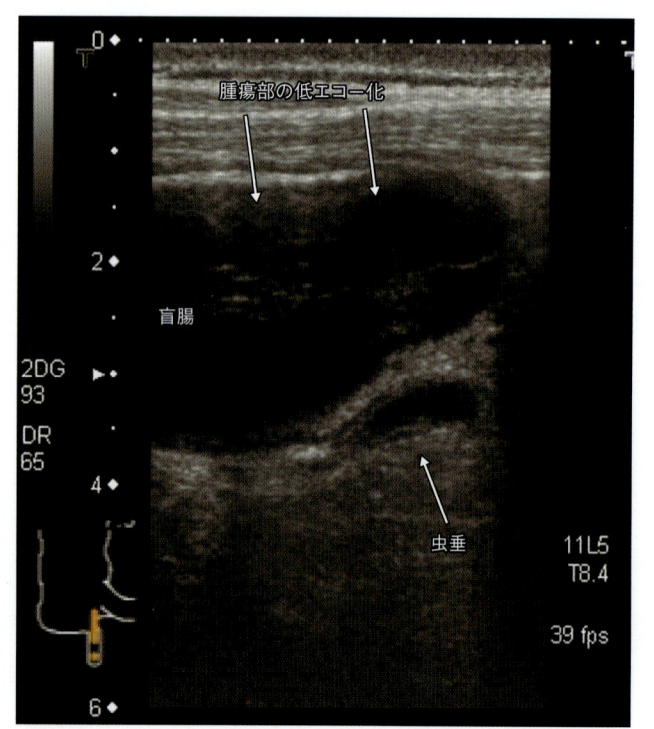

図4.11.11　エコーレベルが極めて低い盲腸悪性リンパ腫

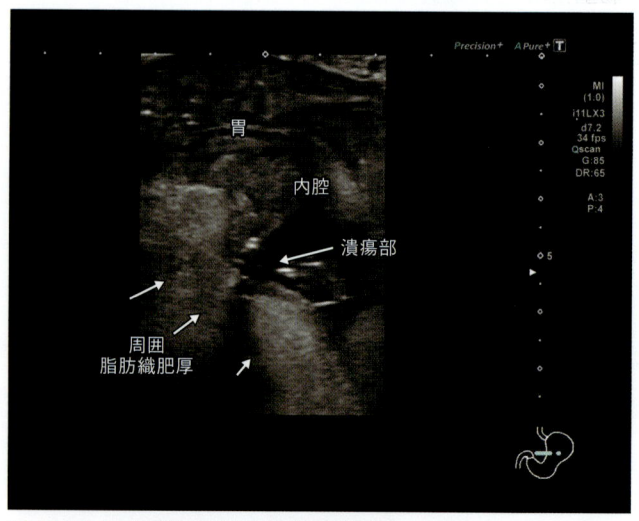

図4.11.12　胃潰瘍穿孔と周囲脂肪織肥厚

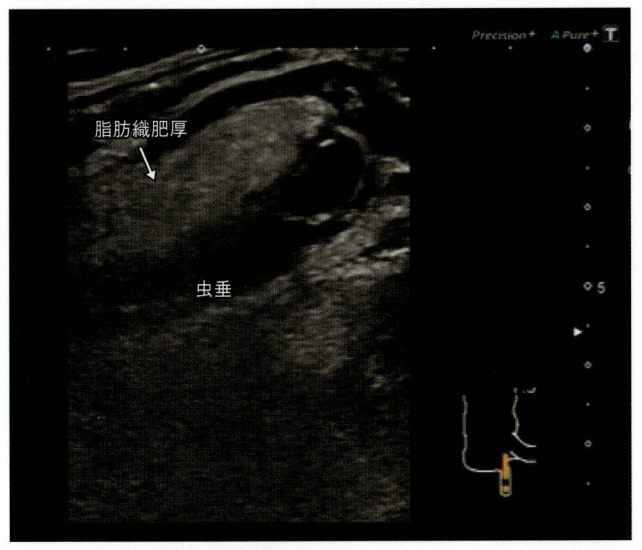

図4.11.13　虫垂炎の周囲脂肪組織肥厚

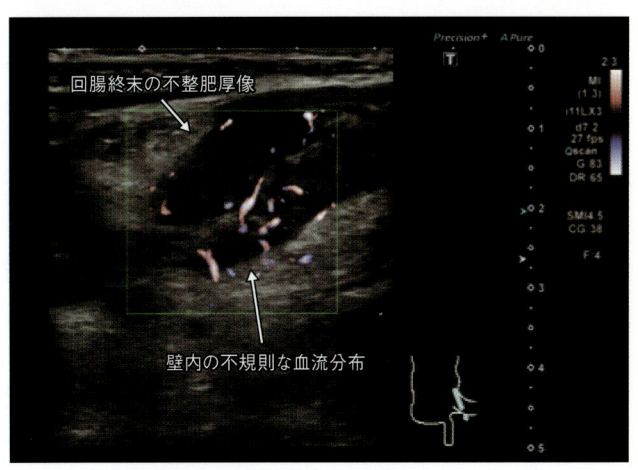

図4.11.14　回腸末端腫瘍の不規則な壁血流

4.11.4　消化管疾患の超音波所見（サイン）

● 1. 超音波所見のサイン

　超音波検査では，消化管疾患に特徴ある超音波像が得られる。その特徴ある超音波所見はサインとして表現され，疑われる疾患を絞り込み，鑑別・確定診断へと進めることができる。

● 2. 消化管でみられるサイン

(1) cervix sign

　肥厚性幽門狭窄症において，肥厚した幽門筋が前庭部側に突出する形態であり，子宮頸部に類似するエコーパターンである。

(2) multiple concentric ring sign

　腸重積において腸管が腸管に入り込み，入り込んだ腸管が短軸像でタマネギの輪切りのように何層にも重なる断面を呈するエコーパターンである。

(3) keyboard sign

　小腸のKerckring襞の描出は，ピアノの鍵盤に類似する。小腸の拡張時に観察されやすいことから，小腸の拡張病態とその描出を表現するのに用いられる。

(4) isolation sign

　病変の周囲の高エコー域により，病変が周囲から浮き上がるように描出されること。急性虫垂炎では虫垂周辺の虫垂間膜や腸間膜，さらに周囲脂肪組織の拡大や大網などにより病変の被覆などの所見が，虫垂を取り囲む高エコー域として病変を周囲から浮き上がるように観察されること。

(5) focal disappearance sign（FD sign）

　クローン病において，腸間膜側一部に楔状にみられる層構造の消失で第3層（粘膜下層に相当）が断裂してみえる所見で，縦走潰瘍を反映するとされる。

Q 消化管の観察は高周波のプローブで行うのですか？

A 通常のプローブとの組み合わせで観察する。

　高周波のプローブを使用すれば詳細な観察が可能で，消化管の壁構造も評価しやすくなる。しかし，高周波のプローブでは深部に位置する消化管の観察が困難になるので，通常のプローブとの組み合わせで観察を進めるようにする。

▶参考情報

　消化管を体外式超音波検査で観察するとき，高周波プローブを用いるが，周波数は7〜10MHzほどが多用される。

> **Q** 胃壁の厚みは何mmが正常ですか？
>
> **A** 単純に何mmという厚みにこだわらずに，観察時の条件を考慮する。
>
> 　胃壁の厚みの目安は5mm以下だが，幽門は蠕動運動時に厚みが変動して最大8mm近くになることもある。また，脱気水充満法での観察時には胃壁が伸展した状態になるので3mmほどが目安になる。単純に何mmという厚みにこだわらずに，観察時の条件も考慮した判読が大切である。

▶参考情報
　消化管の壁の評価は，常に正常と異常と思われる壁の部分を，連続性を得るようにして対比しながら観察を進める。

4.11.5　消化管の代表的な疾患

● 1. 虫垂炎

　急性虫垂炎は非特異的な急性化膿性炎症である。虫垂も正常では5層構造を呈し，径は通常6mm以下であるが，虫垂炎では腫大し層構造や周囲に変化を生じてくる。傷害は段階的に進展し病理学的病期分類ではカタル性，蜂窩織炎性，壊疽性，穿孔性に分類される。腫大の程度の目安として，カタル性は径6〜8mm，蜂窩織炎性は8mm超，壊疽性では10mm超とされるが，内容物による拡張で径が増している場合や穿孔性では内圧減少によって縮小している場合もあり，実際には壁の肥厚程度や層構造と併せて評価する。内腔を塞ぐような糞石がある場合には手術適応とな

る可能性が高く重要な所見である（図4.11.15）。また，周囲の状態の評価も病勢判断や治療方針決定のために重要で，周囲脂肪組織の肥厚や高輝度化，膿瘍形成，free air（周囲に遊離したガスエコーで穿孔や細菌繁殖を示唆する），炎症波及に伴う麻痺性イレウスの有無などを評価する。

● 2. 腸閉塞

　従来，腸閉塞とイレウスが混同されていたが，現在では閉塞機転を有し，これにより腸管内容の肛門側への流れが障害されたものを腸閉塞と呼び，閉塞機転を有さない機能的なもの（麻痺性，痙攣性）のみをイレウスと呼び区別され

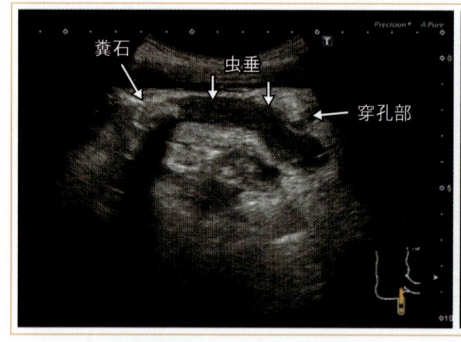

図4.11.15　糞石を伴う穿孔性虫垂炎

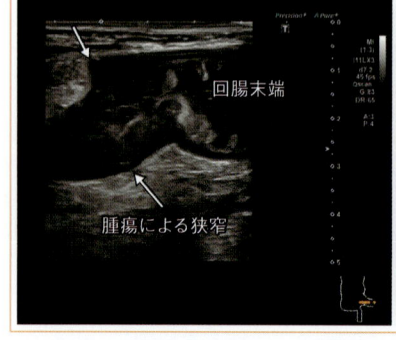
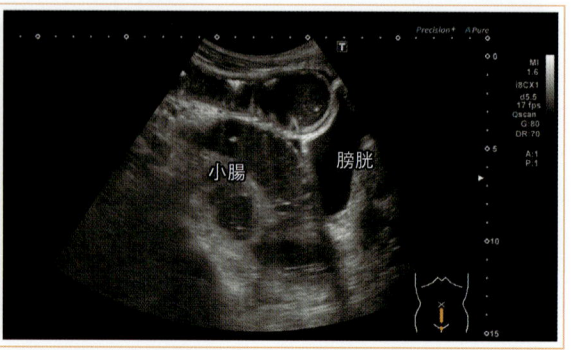

図4.11.16　回腸末端腫瘍による腸閉塞

る。腸閉塞はさらにその原因により，血流障害のない単純性（癒着性など）と血流障害を伴う複雑性（広義の絞扼性）に分けられる。間接的な超音波所見として，拡張した腸管，腸内容の充満，内容物のto and froの動き，keyboard sign（小腸）などがみられ参考となるが，可能な限り閉塞機転を直接同定することでより診断的となる（図4.11.16）。

● 3. 大腸癌

大腸癌は上皮性悪性腫瘍であり，大部分が腺癌である。超音波検査で観察できる大腸癌は，大腸が便や消化管ガスの影響を受けるためほとんどが進行癌である。超音波像には，低エコーを呈する不整な壁肥厚，壁の層構造の消失，pseudokidney sign などがみられる（図4.11.17）。

● 4. 大腸憩室炎

大腸憩室炎は腸管内圧の上昇によって粘膜が腸管壁の血管貫通路を通り漿膜側へと突出することで発生する。発生部位は欧米では左側結腸に多く，わが国では右側結腸に多くみられる。超音波像には，腸管壁より腸管外へ突出する低エコー域，低エコー腫瘤内の高エコー，筋層を貫く線状の高エコーなどがみられる（図4.11.18）。

● 5. 胃粘膜下腫瘍

主病変が胃の粘膜以下の層に存在して，その表面は正常な胃粘膜に覆われた隆起性病変であり，多くは非上皮性腫瘍である。良性の非上皮性腫瘍疾患として，良性GIST（gastrointestinal stromal tumor），平滑筋腫，脂肪腫，神経鞘腫，血管腫などがある。悪性の非上皮性腫瘍疾患には，悪性GIST，平滑肉腫，悪性リンパ腫などがみられる。代表的な疾患にGISTがあり，本疾患はカハールの介在細胞由来の間葉系腫瘍でありKIT またはCD34が陽性である。GISTの超音波像は，胃の筋層である第4層を主座として低エコーな腫瘍として観察される（図4.11.19）。

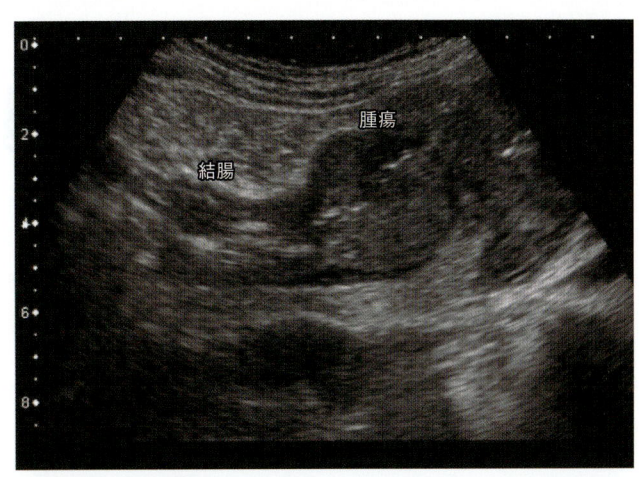

図4.11.17　大腸癌

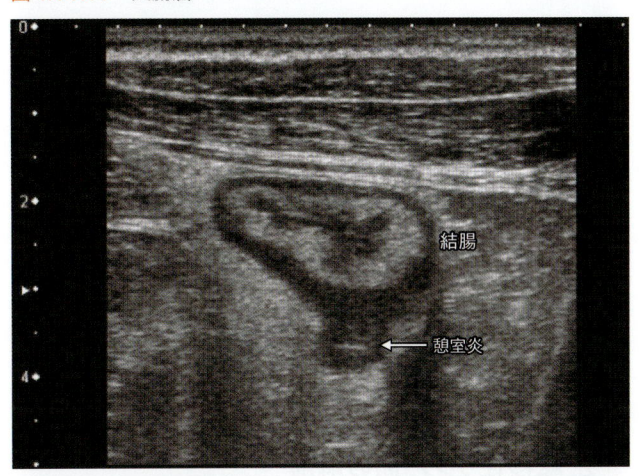

図4.11.18　大腸憩室炎

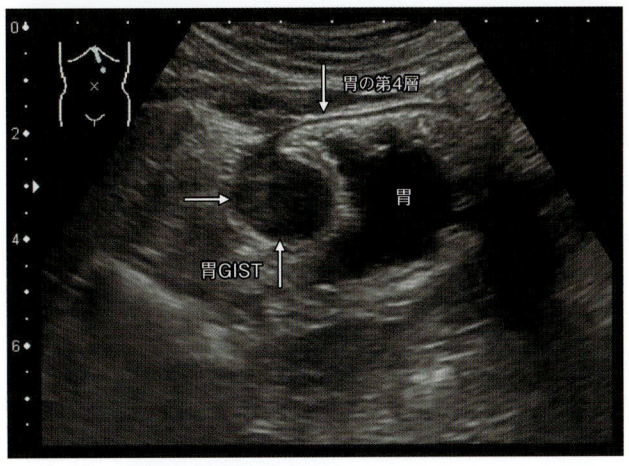

図4.11.19　胃粘膜下腫瘍（胃GIST）

📖 参考文献

1）関根智紀：新超音波検査 消化管．ベクトル・コア，東京，2006．
2）関根智紀，朝田寛：消化管の超音波解剖と基本走査　Medical Technology，2003；31：362-370．
3）畠二郎，他：消化管の正常像と異常像　Medical Technology別冊，超音波エキスパート；2006；5：27-33．
4）畠二郎，他：体外式超音波による消化管疾患の診断　消化器内科，2022；vol.4，No.3:13-21
5）森貞浩：虫垂炎の超音波検査　観察のコツと評価法　検査と技術，2021；vol.49，No10：1154-1162

4.12 ｜ 腹部リンパ節

4.12.1　リンパ節の解剖と観察

● 1. リンパ節の解剖

　正常なリンパ節の形状は楕円形を呈している。実質は皮質と髄質に大別され，皮質は被膜下のリンパ濾胞領域と深部の副皮質に分けられる。正常なリンパ節は，リンパ節内に多種のリンパ球が存在し，Bリンパ球が主に濾胞に，Tリンパ球が副皮質にみられる。血行動態では，リンパ門から動脈が流入して静脈が流出する。リンパ管は，輸入リンパ管が辺縁の数カ所から流入し，輸出リンパ管がリンパ門から流出する。なお，リンパ門には脂肪の沈着が年齢とともにみられるようになるが，その脂肪の沈着は周囲の脂肪組織と連続性がみられる。

● 2. 転移性リンパ節の解剖

　リンパ節が転移性のものか反応性のものかを鑑別することは，その後の治療方針の決定と予後判定に大切である。大きさによる縦横比は，転移性リンパ節が良性リンパ節に比べて低値を呈する。なお，結核症例はほかの良性リンパ節より低値である。中心高輝度域の描出は，その有無だけでは転移性リンパ節と炎症性の区別が困難である。なお，部分的な腫大は転移性リンパ節に特徴的である。血行動態は，正常リンパ節の動脈と静脈はリンパ門から出入りするが，転移性ではリンパ門以外からの新生血管による血流がみられるようになる。なお，結核症例はリンパ門以外からも観察され，さらに急性炎症では辺縁部に拡張した血管がみられるので注意する。

● 3. リンパ節の観察

　腹部のリンパ節は注意して観察しないと描出が容易ではないが，病的意義の乏しいものも含めて観察が可能である。
　リンパ節の観察は，大きさ，長径と短径の比率（縦横比）を計測し，リンパ節の内部構造を観察する。さらに，中心高輝度域と周囲の低輝度域の大きさと均一性を評価する。腫大したリンパ節では，リンパ節の血行動態としてリンパ門へ流入する血流とリンパ門以外から流入，さらに流出する血流があるかどうかを観察する。さらに，パルスド

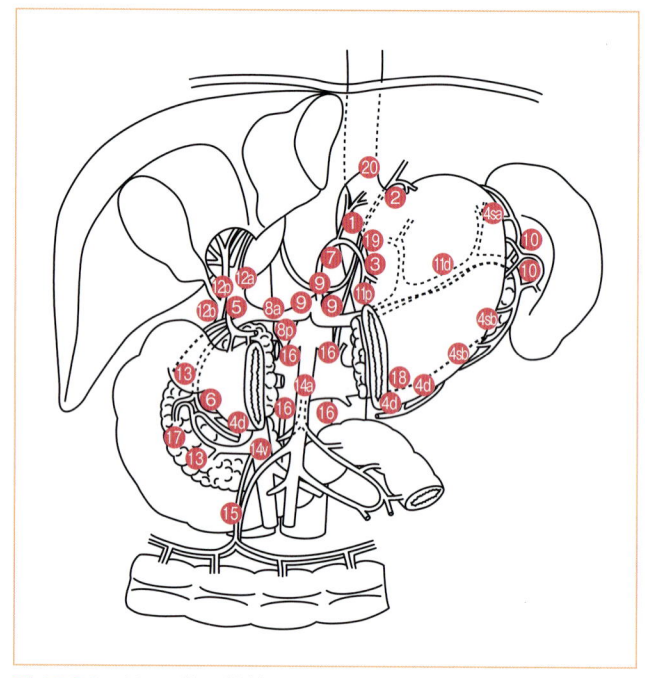

図4.12.1　リンパ節の解剖
1：右噴門リンパ節
2：左噴門リンパ節
3：小弯リンパ節
4sa：大弯リンパ節左群（短胃動脈）
4sb：大弯リンパ節左群（左胃大網動脈に沿う）
4d：大弯リンパ節右群（右胃大網動脈に沿う）
5：幽門上リンパ節
6：幽門下リンパ節
7：左胃動脈幹リンパ節
8a：総肝動脈幹前上部リンパ節
8p：総肝動脈幹後部リンパ節
9：腹腔動脈周囲リンパ節
10：脾門リンパ節
11p：脾動脈幹近位リンパ節
11d：脾動脈幹遠位リンパ節
12a：肝十二指腸間膜内リンパ節（肝動脈に沿う）
12b：肝十二指腸間膜内リンパ節（胆管に沿う）
12p：肝十二指腸間膜内リンパ節（門脈に沿う）
13：膵頭後部リンパ節
14v：上腸間膜静脈に沿うリンパ節
14a：上腸間膜動脈に沿うリンパ節
15：中結腸動脈周囲リンパ節
16a1：腹部大動脈周囲リンパ節a1
16a2：腹部大動脈周囲リンパ節a2
16b1：腹部大動脈周囲リンパ節b1
16b2：腹部大動脈周囲リンパ節b2
17：膵頭前部リンパ節
18：下膵リンパ節
19：横隔下リンパ節
20：食道裂孔部リンパ節
　　（関根智紀：新超音波検査　消化管，233，ベクトル・コア，2006より引用）

プラ法を用いると血流波形が解析できるので，可能ならカラー・パワードプラ法の後にパルスドプラ法を用いて血流の波形分析を進める。

腹部のリンパ節には番号がつけられていて，「胃癌・原発性肝癌・胆道癌および膵癌取扱い規約」により定められている（図4.12.1）。超音波検査で関与するリンパ節の多くは主要な血管系の周囲にあるため，この部分の低エコーな

楕円形〜円形の腫瘤（リンパ節）の有無を観察する。

健常者でみられやすい，また慢性肝障害などの良性疾患でみられやすい代表的なリンパ節に総肝動脈幹前上リンパ節がある。

4.12.2　代表的なリンパ節

● 1. 総肝動脈幹リンパ節8番

慢性肝炎などの良性疾患で，ときに総肝動脈幹リンパ節8番が低エコーな扁平結節として描出されることがある（図4.12.2）。

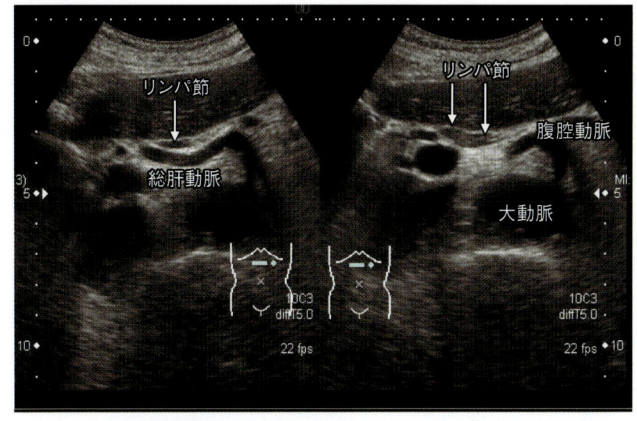

図4.12.2　総肝動脈幹リンパ節8番

4.12.3　リンパ節同定の目安

● 1. 代表的リンパ節と画像診断上の位置

図4.12.3に横断および縦断面での腹腔リンパ節の位置を

示す。図はCTを参考にしているが，超音波検査でも同様に血管や臓器との位置関係を目安に同定するとよい。

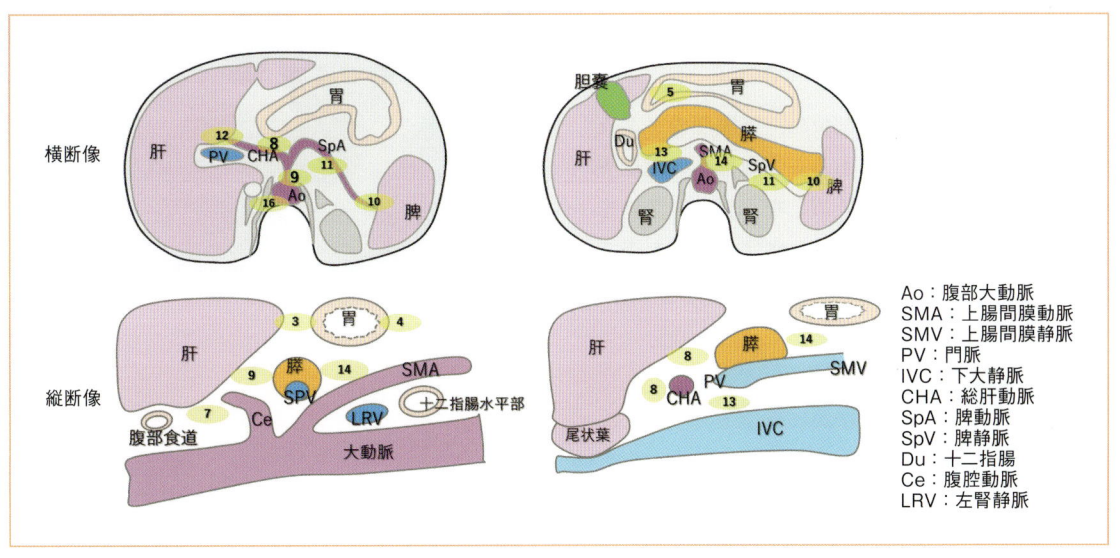

Ao：腹部大動脈
SMA：上腸間膜動脈
SMV：上腸間膜静脈
PV：門脈
IVC：下大静脈
CHA：総肝動脈
SpA：脾動脈
SpV：脾静脈
Du：十二指腸
Ce：腹腔動脈
LRV：左腎静脈

図4.12.3　腹腔リンパ節の位置

📖 参考文献

1）関根智紀：腹部アトラス 基本編（改訂版）．ベクトル・コア，東京，2002.
2）森秀明：Dr森の腹部超音波診断パーフェクト　改訂第2版，診断と治療社，東京，2023.
3）関根智紀：新超音波検査　消化管，ベクトル・コア，東京，2006.
4）荒木力：腹部CT診断100ステップ，中外医学社，東京，1991.

4.13 ｜ 腹水と胸水

4.13.1　腹　水

● 1. 腹　水

　腹水は腹膜腔に存在する液体である。発生機序により滲出液と濾出液に大別され，滲出性は癌や感染症などによる腹膜炎，手術後などに見られ，濾出性は肝硬変，ネフローゼ症候群，うっ血性心不全，栄養障害などで生じる。滲出性腹水はフィブリンの析出や細胞成分の増加をみることが多く，索状・網状エコー（fibrin net）や微細点状エコーとして認識される（図4.13.1，4.13.2）。また，微細点状エコーは血性腹水でよくみられ，腹腔内出血も考慮する必要がある。

　肝硬変では，門脈圧亢進と肝機能障害におけるアルブミン生合成の低下として血漿膠質浸透圧の低下，および肝静脈の機械的圧迫による類洞内圧の上昇などがあげられる。血管より出る水分が組織に吸収される水分量よりも多くなると腹水が貯留してくる。低アルブミン血症時には，胆嚢の壁（主に漿膜下）に肥厚が生じやすい。

● 2. 腹水の描出

　腹水が少量でも観察されやすい部位は，下腹部のダグラス窩と肝右葉下面のモリソン窩である。下腹部への縦走査で膀胱を音響窓にして腹腔内の低位置となるダグラス窩を観察する（図4.13.1，4.13.2）。モリソン窩は右肋間走査で肝右葉下面と右腎との間になる。その他の部位としては，

陰圧になりやすい横隔膜下，肝表面，脾周囲に腹水の貯留が観察される。

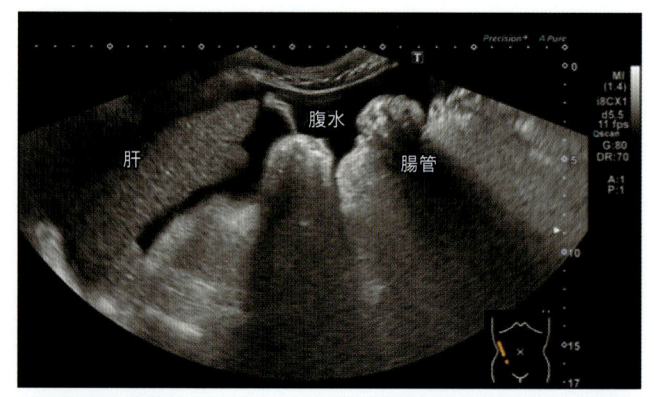
図4.13.1　腹水

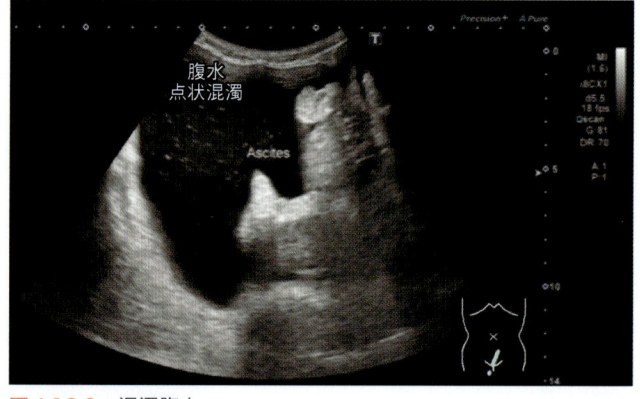
図4.13.2　混濁腹水

4.13.2　胸　水

● 1. 胸　水

　胸水は胸膜腔に存在する液体である。健常者においても，ごく少量の貯留があるものの超音波検査で描出されるほどの量ではない。

　発生機序により滲出性と濾出性に大別され，滲出性は肺炎や肺の悪性腫瘍，膠原病，食道破裂などでみられ，濾出性は心不全，腎不全，肝不全や低アルブミン血症などでみられる。滲出性胸水はフィブリンの析出や細胞成分の増加

をみることが多い。これらの所見は内部エコーの変化に現れ，フィブリンの析出は索状・網状エコー（fibrin net），細胞成分の増加は微細点状エコーとして認識される（図4.13.3，図4.13.4）。

● 2. 胸水の描出

　胸水の量は，ある程度あれば仰臥位でも描出ができるが，少量のときは半坐位で背側から観察するようにするとよい。

肋間に合わせてプローブを走査して，強い線状の横隔膜エコーの同定のもと，胸膜腔を観察する（図4.13.3，4.13.4）。

MEMO

胸水の量の目安

　横隔膜ドームを覆う程度までを少量，横隔膜及び肺を覆うようにあれば中等量，視野の大半を占め，肺・横隔膜などの周囲臓器・組織に変形（平坦化や下に凸）をきたすものを多量と大まかに分類する。

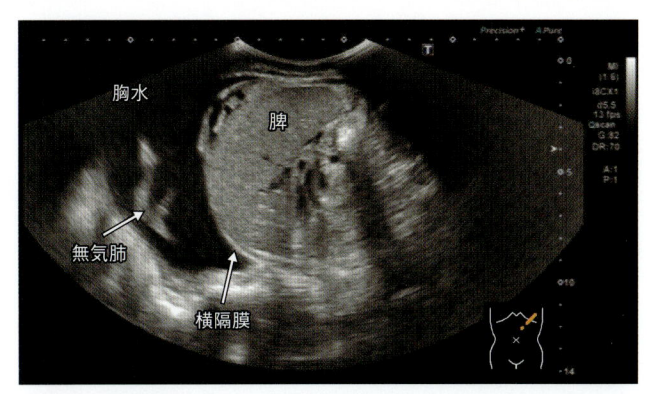

図4.13.3　胸水

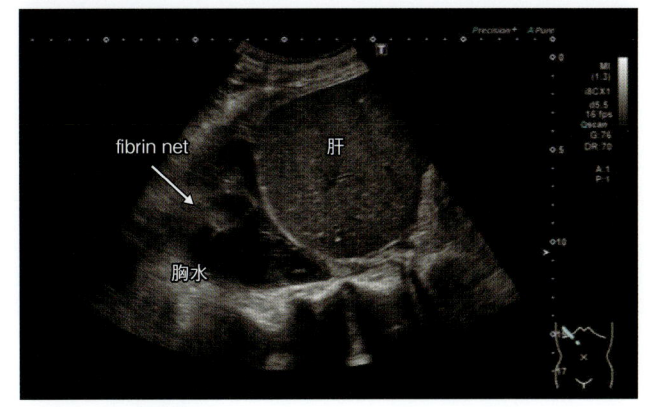

図4.13.4　混濁胸水

［森　貞浩］

📖 参考文献

1）森秀明：Dr森の腹部超音波診断パーフェクト　改訂第2版，診断と治療社，東京，2013.
2）辻本文雄，他：腹部超音波テキスト 上・下腹部，ベクトル・コア，東京，1992.
3）日本超音波医学会編：超音波診断 第2版，医学書院，東京，1994.
4）関谷充晃，ほか：胸部超音波検査　①胸水，呼吸，2014；Vol.33 No.11：1170-1172

5章 骨盤腔超音波検査

章目次

SUMMARY

　　骨盤内臓器の検査対象は，女性が子宮と卵巣を主体に，男性が前立腺を主体にして取扱われる。これらの描出には，消化管ガスが妨げとなるので，膀胱に尿を溜めた状態で検査を進めることが望ましい。子宮と卵巣の検査には，月経周期によりその形態に変化がみられるので，これらを加味したうえで判読を進めるようにする。卵巣の腫瘍性疾患の評価には，超音波検査による卵巣腫瘍のエコーパターン分類が有用である。前立腺の観察には経腹的超音波検査と経直腸的超音波検査があり，それぞれ得られる情報に特徴があるので目的に合わせた選択が必要である。前立腺の構造は内腺部と外腺部から構成され，一般的には良性の前立腺肥大症は内腺部の移行領域から，前立腺癌の70％は辺縁領域から発生すると考えられている。

5.1 ｜ 女性骨盤腔

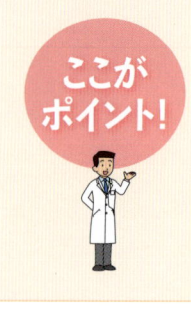

- 子宮の大きさとエコーパターンは，月経周期と年齢および未産婦あるいは経産婦などにより変化がみられる。
- 子宮の位置は，前傾前屈を呈することが多い。
- 子宮と卵巣の観察は，膀胱への尿充満状態（膀胱尿充満法）が大切である。
- 卵巣の腫瘤性疾患の評価には，超音波検査による卵巣腫瘍のエコーパターン分類が有用である。

5.1.1　子宮と卵巣の解剖

● 1. 子宮と卵巣の解剖

性成熟期女性の子宮は，大きさが長径7cmほどの鶏卵大で前傾前屈している。形状から頸部，峡部，体部に区分されるが，体部には底部も含まれる。子宮頸部は膣側1/3で一部が膣内に突出するので，この部を子宮膣部ともよぶ。膣鏡診では子宮膣部とその中央に開口する外子宮口を観察することができる。峡部は子宮体部と子宮頸部の移行部となり，非妊娠時には1cm程度だが，妊娠末期には10cmほどに伸びる。子宮体部は頸部を除く2/3で，子宮腔の頭側

の壁をなす部を底部とよび，左右の卵管子宮口より上部でもある。子宮壁は月経周期により厚みに変動がみられる子宮内膜，厚く発達した子宮平滑筋層，薄い子宮外膜の3層からなる。子宮の背側には直腸があり，子宮と直腸との間はダグラス窩（子宮直腸窩）とよばれる。このダグラス窩は，立位のときに低位となるので腹水や腹腔内出血が生じたときに最初に液体貯留を検出できる部分となる（図5.1.1）。

卵巣は，左右対称に子宮体部側方で腹腔下部にあり卵巣窩に位置する。大きさは月経周期により変化するが，通常は長径4cm以下で重さが5〜8gの母指頭大である。皮質と

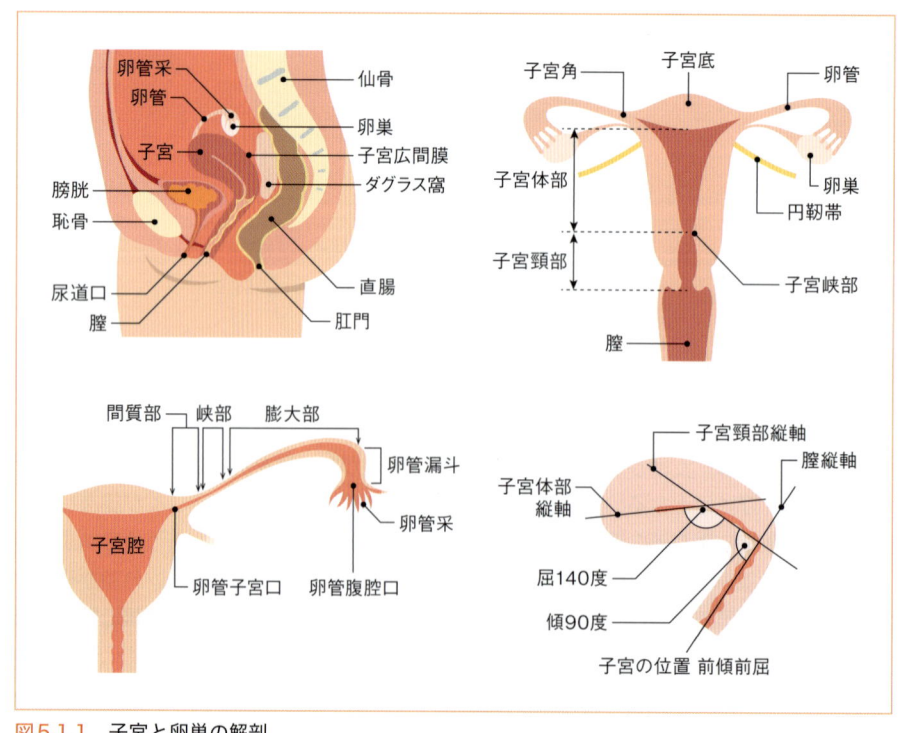

図5.1.1　子宮と卵巣の解剖

髄質に区別されるが，皮質に卵巣の主な機能があり，また月経周期ごとに数個の卵胞が成長して排卵直前には2cmほどになる。卵管は子宮広間膜の上縁，卵巣の上方に位置する10〜12cmの管である。外側端は漏斗状あるいはイソギンチャクのような形状の卵管采とよばれ，腹腔に開口して卵巣を被うように近接している。卵管采から卵管漏斗，そして膨大部さらに峡部と子宮間質部となり，子宮腔に連なっている。

Q 子宮の大きさはどの程度ですか？

A 性成熟期女性で長径7cm，短径4cmほど。

性成熟期女性の子宮は，大きさが長径7cmほどで短径4cmほどである。10歳ほどの子供では小さく，4×4×2cmほどである。未産婦と経産婦では子宮の大きさに変化がみられ，経産婦のほうがやや大きい。

▶ **参考情報**
子宮の大きさの評価は，年齢，未産婦・経産婦など条件により異なるので，その背景を考慮することが大切である。

Q 子宮の生理的な位置とは？

A 骨盤内のほぼ中央。

子宮は骨盤内のほぼ中央に位置し，通常は前方に傾きさらに屈曲している。この状態が子宮の前傾前屈であり，子宮は膣の長軸に対して約90度前傾し，かつ体部は頸部に対して前屈姿勢となっている。

▶ **参考情報**
子宮頸部が膣軸に対して後方に傾くものを後傾，子宮体部が子宮頸部に対して後方に傾くものを後屈とよぶ。

5.1.2　子宮と卵巣の基本走査法

● 1. 子宮と卵巣の描出

下腹部縦走査で，恥骨結合上縁正中線上にプローブを当て，最初に検査で必要な膀胱への尿の充満があることを確認する。次に，プローブを左右に扇動走査および平行走査して子宮の全体と傾き（前傾前屈など）を把握する。子宮の同定には，膣との連続性を得ることが重要である。子宮内膜の連続性を確認しながら，子宮の長軸面を描出していく。子宮の位置は骨盤内のほぼ中央となるが，必ずしも体軸と一致するとは限らず，左右どちらかに動いていることも少なくない。その後，プローブを左右に扇動走査して子宮の長軸全体を観察する（図5.1.2）。子宮を描出した後，プローブを左右に移動させて子宮に隣接する左右の卵巣を探していくが，子宮に比べるとやや困難である。子宮の両側で小さな類円形の均一な内部エコーをもつ構造物を探すようにする。その構造物のエコーレベルは子宮よりやや低く内部に小さな嚢状エコーである卵胞を確認できれば，卵巣と考える。

子宮の横断面の観察は，恥骨結合上縁にプローブを横に当て，膣部から子宮底部までを子宮の長軸に沿って平行走査と扇動走査により描出する。あるいは子宮の長軸面が描出されているなら，プローブを長軸面に対して90度ほど反時計方向に回転させて横断面を描出する。卵巣はプローブを左右に移動させて同様の走査を行い観察する。

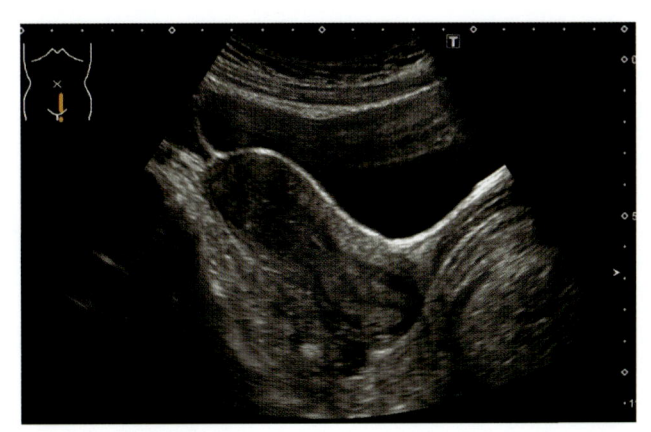

図5.1.2　子宮の描出

MEMO

走査のポイント

① 膀胱尿充満法：婦人科領域における超音波検査の対象臓器は，骨盤腔の深くに位置するために，消化管ガスの影響を受けやすい。このため，膀胱に尿を充満させることで消化管を膀胱より頭側に押し上げて描出能を向上させる。検査前に尿の溜まりがないようであれば尿意をもよおしたら検査を行うようにする。ただし，尿をあまり溜めすぎると膀胱が拡大しすぎて子宮が観察の遠位となり，小さな病変などを見逃すこともある。また，救急時には必ずしも膀胱に尿が貯留しているとは限らないので，膀胱に尿の貯留がなくても検査を進めることもある。

② 恥骨結合上縁にプローブの下端を当てて頭側に見上げることにより，子宮内膜に対して垂直に超音波をあてることができ，子宮内膜面が明瞭に描出できる。

③ 子宮と卵巣は，月経周期や年齢などにより変化するので一様ではない。このため走査のポイントは，月経の時期，年齢，初潮の有無，未産婦，経産婦などの情報を把握したうえで検査を進めることである。

Q 卵巣の位置は模式図でみると腸骨の近くにあるのですが？

A 卵巣の位置は子宮体部の側後方になる。

　卵巣は左右対称に子宮体部の側後方に位置している。大きさは4cm以下で楕円形を呈している。一般的に模式図では平面的に表記されるので卵巣が腸骨近くにあるように思われがちだが，実際には子宮の近傍にあることが多い。

▶**参考情報**

　解剖は，立体的な三次元解剖で理解を深めるようにする。

Q 卵巣は嚢状それとも充実性？

A 卵巣には卵胞がみられる。

　卵巣の超音波像は充実性として描出されるが，排卵期は卵胞が確認できて嚢胞状の部分が多くを占めるように観察される。また，卵巣の周辺には血管の走行が嚢状にみえることもある。

▶**参考情報**

　卵巣は，卵巣周期に伴い多彩に変化するので，超音波像にも変化がみられる。とくに卵胞の増大時には，嚢胞状部分の占める割合が大きい。

5.1.3　子宮と卵巣の正常と異常像

● 1. 子宮と卵巣の評価法

　性成熟期女性は月経周期により子宮と卵巣に多彩な変化がみられるので，評価の第一歩は月経周期を理解することである（図5.1.3）。子宮内膜の変化は，月経周期により増殖期，分泌期，月経期の3期に区分される。増殖期は，月経が終わり排卵までの約10日間で，卵巣周期の卵胞期に相当する。月経により脱落して萎縮した子宮内膜は再生上皮により被われる。分泌期は，排卵後から月経開始までの約14日間で，卵巣周期の黄体期に相当する。月経期は，約4日間である。

　卵巣も子宮と同様に卵巣周期に伴い変化がみられる。卵巣内の卵胞は通常2個以上が，卵巣周期に伴い大きさが変化する。卵胞は排卵の4〜5日前頃から1日あたり2mm前後の割合で増大するが，排卵するとただちに退縮してその径が縮小し黄体を形成する。月経終了後は通常の卵巣の形態を呈するようになる。なお，排卵に伴う卵胞液の排出によりダグラス窩に少量の液貯留がみられる。

　卵巣の腫瘤性疾患の評価には，超音波検査による卵巣腫瘤のエコーパターン分類が有用である（表5.1.1）。これは卵巣の腫瘤をパターン化して，悪性腫瘍の確率や頻度の高い疾患名を導き出せるようにしたものである。卵巣の代表的な疾患には，漿液性嚢胞腺腫，粘液性嚢胞腺腫，子宮内膜症性嚢胞（チョコレート嚢胞），成熟嚢胞奇形腫，線維腫，悪性卵巣腫瘍などがある。悪性腫瘍は充実性の部分を伴っているので，検査時には嚢胞性主体であってもこの充実性部分が見逃されていないか，エコーパターンや壁の厚みなどの観察が大切である。

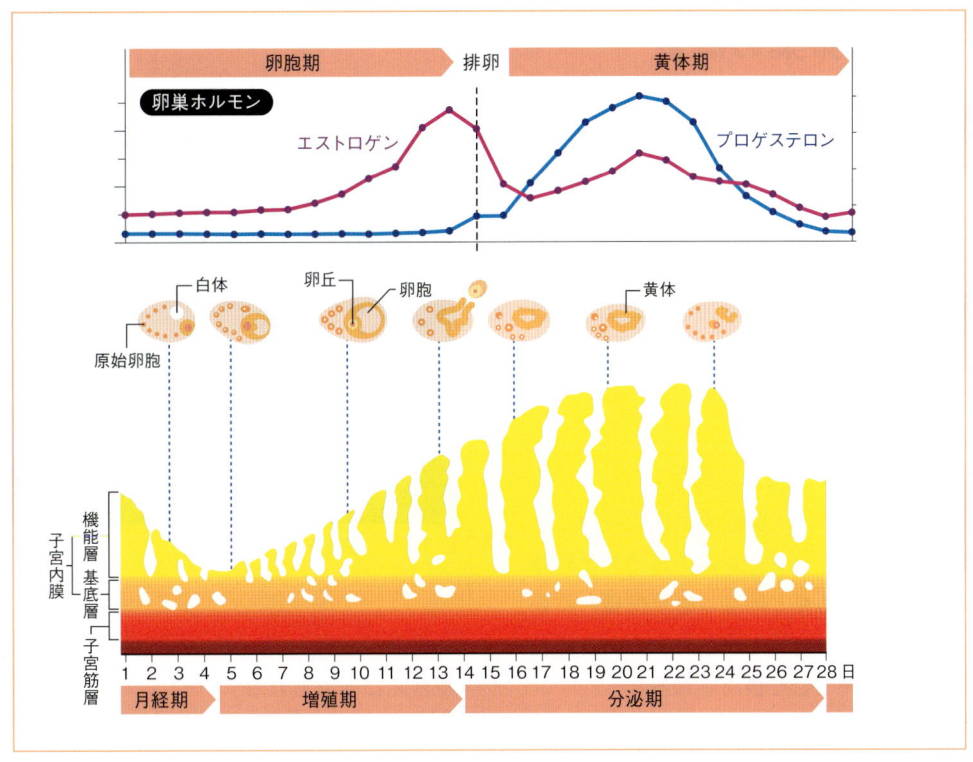

図5.1.3 性周期

表5.1.1 卵巣腫瘍のエコーパターン分類

パターン			追記が望ましい項目	解説
Ⅰ型		嚢胞性パターン（内部エコーなし）	隔壁の有無（二房性～多房性）	1～数個の嚢胞性パターン 隔壁の有無は問わない 隔壁がある場合は薄く平滑 内部は無エコー
Ⅱ型		嚢胞性パターン（内部エコーあり）	隔壁の有無（二房性～多房性） 内部エコーの状態（点状・線状）（一部～全部）	隔壁の有無は問わない 隔壁がある場合は薄く平滑 内部全体または部分的に点状エコーまたは線状エコーを有する
Ⅲ型		混合パターン	嚢胞性部分：隔壁の有無,内部エコーの状態 充実性部分：均質性；均質・不均質 辺縁・輪郭	中心充実エコーないし偏在する辺縁・輪郭平滑な充実エコーを有する 後方エコーの減弱（音響陰影）を有することもある
Ⅳ型		混合パターン（嚢胞性優位）	嚢胞性部分：隔壁の有無,内部エコーの状態 充実性部分：均質性；均質・不均質 辺縁・輪郭	辺縁・輪郭が粗雑で不整形の（腫瘍壁より隆起した）充実エコーまたは厚く不均一な隔壁を有する
Ⅴ型		混合パターン（充実性優位）	嚢胞性部分：隔壁の有無,内部エコーの状態 充実性部分：均質性；均質・不均質 辺縁・輪郭	腫瘍内部は充実エコーが優位であるが，一部に嚢胞エコーを認める 充実性部分のエコー強度が不均一な場合と均一な場合がある
Ⅵ型		充実性パターン	内部の均質性：均質・不均質 辺縁・輪郭	腫瘍全体が充実エコーで満たされる 内部エコー強度が均一な場合と不均一な場合とがある
分類不能			上記全ての項目	Ⅰ～Ⅵ型に分類が困難

注1）隔壁全体または一部が厚い場合には，充実性部分とみなし，Ⅳ型にいれる。
　2）記載は医用超音波用語による。
　3）エコーパターン（型）毎に悪性腫瘍・境界悪性腫瘍である可能性は異なる。
　　Ⅰ型・Ⅱ型・Ⅲ型では3％以下であり，Ⅳ型は約50％，Ⅴ型は約70％，Ⅵ型は約30％である。

（日本超音波医学会 用語・診断基準委員会：Jpn J Med Ultrasonics Vol.27 No.6（2000）より引用）

5.1.4　子宮と卵巣の病変

● 1. 子宮筋腫

　子宮筋腫は子宮の腫瘍の中で高頻度でみられる良性の平滑筋腫である（図5.1.4）。35歳以上の女性の20〜30％にみられ，好発年齢は40歳代となる。発育する部位により，漿膜下筋腫，筋層内筋腫，粘膜下筋腫に大別される。臨床的意義の大きいものに不妊症や過多月経の原因となる粘膜下筋腫があげられる。

　超音波検査では腫瘤（筋腫）と子宮が連続性を有している確認が大切である。筋腫は境界が明瞭な充実性の腫瘤として描出され，筋腫核の内部エコーレベルは子宮筋層と同等かやや低く，内部構造も割面所見と同等に唐草模様あるいは渦巻き状の層構造を呈する。変性も来しやすく，石灰化が生じている部分は高エコーとして描出される。

● 2. ナボット嚢胞

　子宮頸部の頸管部分に生じる良性疾患である。子宮頸部の扁平上皮の過形成によって閉塞した子宮腟部にみられる粘液性嚢胞である（図5.1.5）。

● 3. 子宮内膜症

　子宮内膜あるいは類似した組織が子宮の内側以外の場所で発生して発育する疾患である。20〜30歳代での発症が多くみられる。子宮内膜症は女性ホルモンの影響で月経周期に合わせて増殖し，月経時の血液が排出されなかったり，周囲の組織と癒着を生じてさまざまな痛みを引き起こしたり，不妊症の原因にもなる。超音波像は，辺縁不整な低エコー域として描出されるが，月経の周期性変化に伴い，経時的に内部エコーが変化する。子宮内膜症が最もできやす

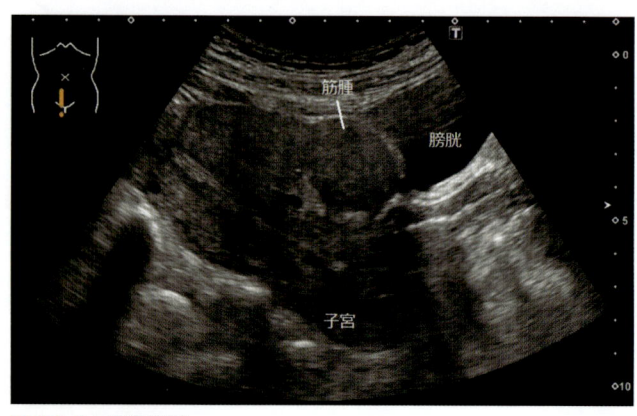

図5.1.4　子宮筋腫

い場所は卵巣だが，ダグラス窩や仙骨子宮靭帯および膀胱子宮窩にもみられる。

● 4. 子宮癌

　子宮癌は子宮頸部と体部に発生するが，前者のほうが頻度が高い。超音波検査は経腹より経腟超音波検査のほうが詳細な情報を多く得られるが，進行例では子宮全体や周囲を評価するうえで経腹超音波検査も有用である。体部癌では子宮内膜エコーに肥厚と不整を観察し，子宮頸管が閉塞すると子宮内腔に液体の貯留像を認めることがある。

● 5. 卵巣腫瘍

　卵巣腫瘍にはさまざまな種類があるが，臨床経過からは，良性腫瘍，境界悪性腫瘍，悪性腫瘍の3群に分類される。良性腫瘍の卵巣嚢腫（図5.1.6）は，単胞性と多房性に分けられるが，いずれも嚢胞壁は薄く平滑であり，充実性病変部を認めない。内部エコーは無エコーであるが，嚢胞内に

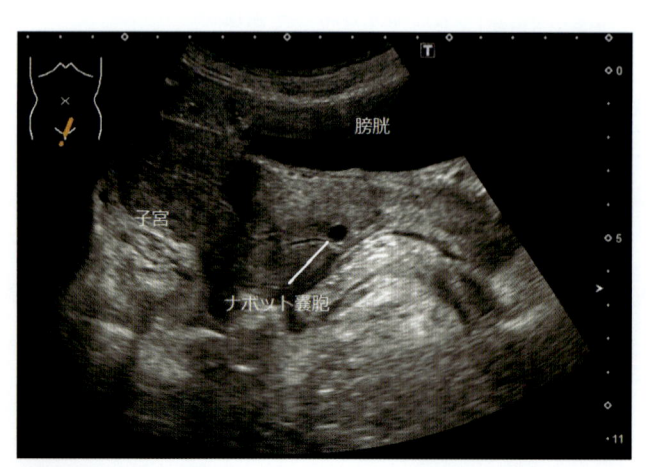

図5.1.5　ナボット嚢胞

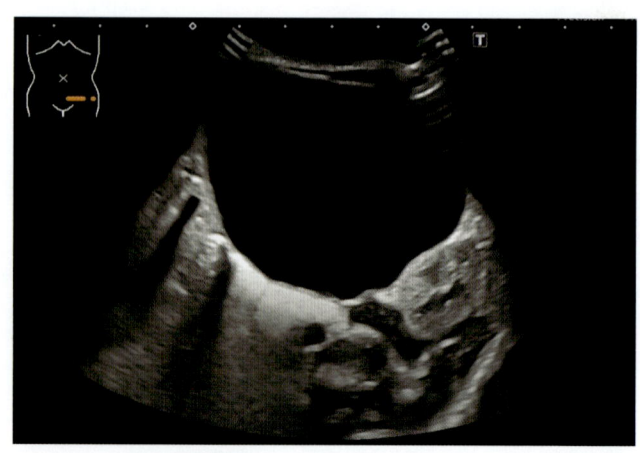

図5.1.6　I型　卵巣嚢腫

出血が起きたり，粘液成分があると内部エコーを生じてくる（図5.1.7）。代表的なものに，漿液性嚢胞腺腫，粘液性嚢胞腺腫，成熟嚢胞性奇形腫（図5.1.8）がある。卵巣腫瘍の症状には，腹部膨満感（お腹が張って苦しい），下腹部痛，頻尿などがあり，小さいうちは無症状だが，大きくなったり腹水が溜まったりしてから症状が出現することも少なくない。腫瘍の破裂や茎捻転を生じると，突然の強い下腹部痛が出現する。

● 6. 子宮内膜症性嚢胞

　子宮内膜が卵巣に異所性増殖をして，内膜の機能によって出血による血液が貯留する嚢胞形成である。血腫の経時的変化と類似しており，チョコレート嚢胞ともよばれる。本症では，内部に貯留する血液成分にて液面形成や貯留物を認めることもある（図5.1.7）。

● 7. 卵巣癌

　卵巣癌の大部分（漿液性嚢胞腺癌，粘液性嚢胞腺癌）は多房性嚢胞性腫瘍を形成する（図5.1.9）。超音波像は，嚢胞壁に充実性部分が認められる。また，全体の腫瘍径が大きく，全体像を一画面に描出しきれないことが多い。充実性部分は内腔に乳頭上に大きく発育することもあれば，壁の不整な肥厚像のみの場合もある（図5.1.10）。ときに，腫瘍全体が充実性である卵巣腫瘍もみられるが頻度は低く，胃癌からの転移性卵巣腫瘍（クルーケンベルグ腫瘍）や比較的珍しい類内膜癌であることが多い。いずれの悪性腫瘍においても，腹水が同時にみられることが多い。

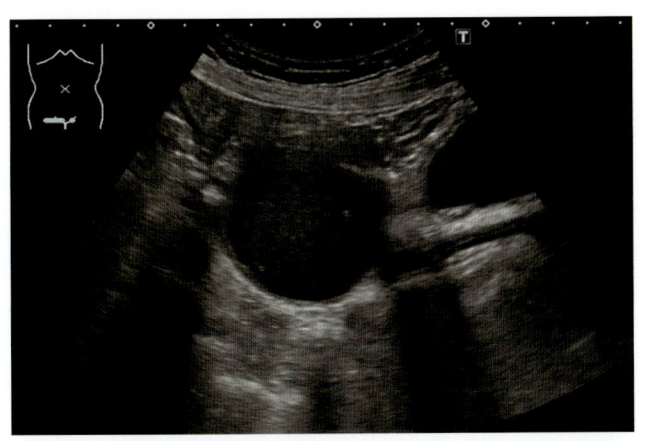

図5.1.7　Ⅱ型　子宮内膜症性嚢胞

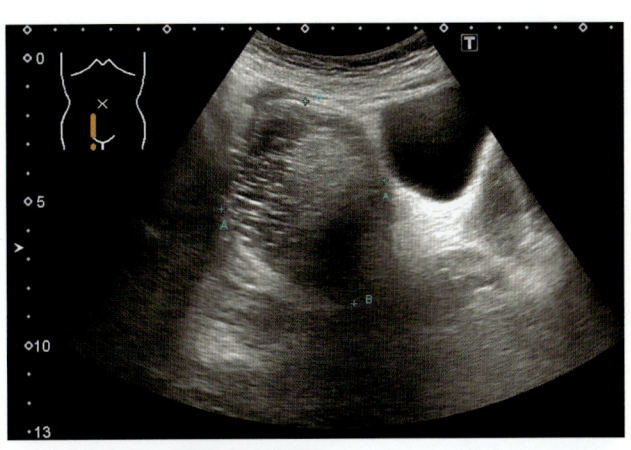

図5.1.8　Ⅲ型　成熟嚢胞性奇形腫

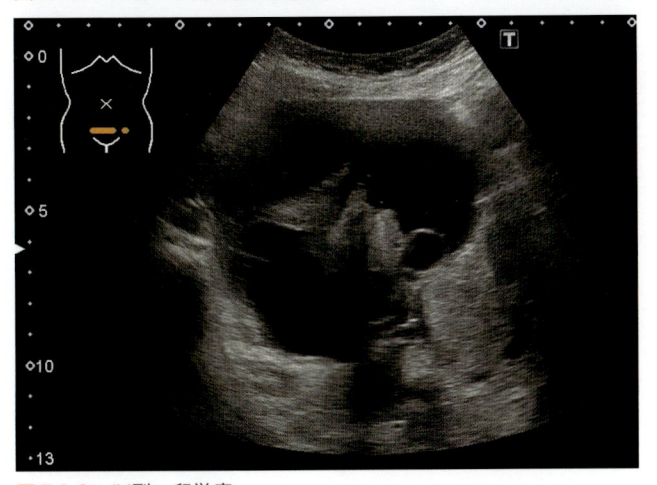

図5.1.9　Ⅳ型　卵巣癌

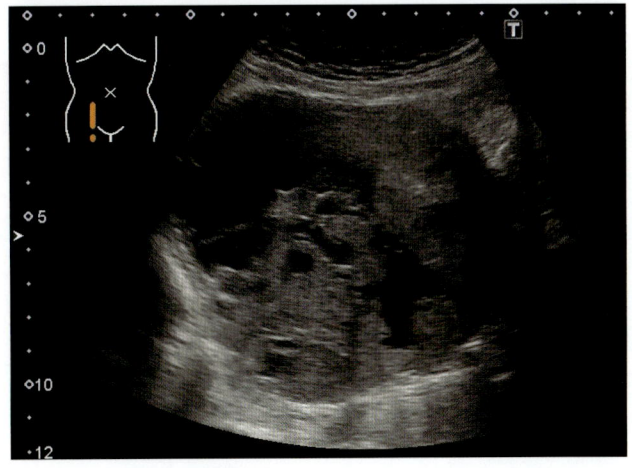

図5.1.10　Ⅴ型　卵巣癌

📖 参考文献

1）辻本文雄，他：腹部超音波テキスト 上・下腹部 第3版，ベクトル・コア，東京，2002.
2）日本超音波検査学会 監：日超検 腹部超音波テキスト 第2版，医歯薬出版，東京，2014.
3）日本超音波医学会 用語・診断基準委員会：J Med Ultrasonics，2000：27（6）.

5.2 ｜ 男性骨盤腔

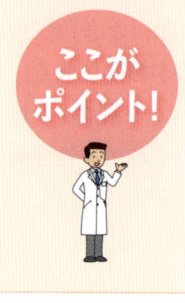

ここが ポイント!

・前立腺の大きさの目安は，横径4cm以下×縦径3cm以下×上下径3cm以下である。
・前立腺は，移行領域と中心領域からなる内腺部と，辺縁領域からなる外腺部からなる。
・精嚢は膀胱背側で前立腺に接して観察され，精巣は陰嚢内に左右1対みられる。
・前立腺の超音波検査には，経腹的と経腸的超音波検査があり，それぞれ得られる情報に特徴がある。

5.2.1　前立腺の解剖

● 1. 前立腺と精嚢の解剖

　前立腺の大きさの目安は，横径4cm以下×縦径3cm以下×上下径3cm以下で，重量15〜20gである。栗の実のような形状で尿道を取り囲む実質臓器である。内部は，移行領域と中心領域からなる内腺部と，辺縁領域からなる外腺部からなる。一般的には，良性の前立腺肥大症は移行領域から，前立腺癌の約70%は辺縁領域から発生するといわれている。前立腺の働きは精液の一部を産生することであ

り，生殖器の1つとしてなくてはならない器官である（図5.2.1）。

　精嚢は，膀胱背側で精管膨大部の外側にある紡錘状のふくらみで左右1対みられる。淡黄色を帯びたアルカリ性の分泌物を出し，射精の際には前立腺の分泌物とともに精液として排出される。精巣は，陰嚢内に左右1対みられ，線維性の白膜に包まれ，多数の小葉に分けられている。各小葉には数条の曲精細管があり，この曲精細管で精子がつくられる。

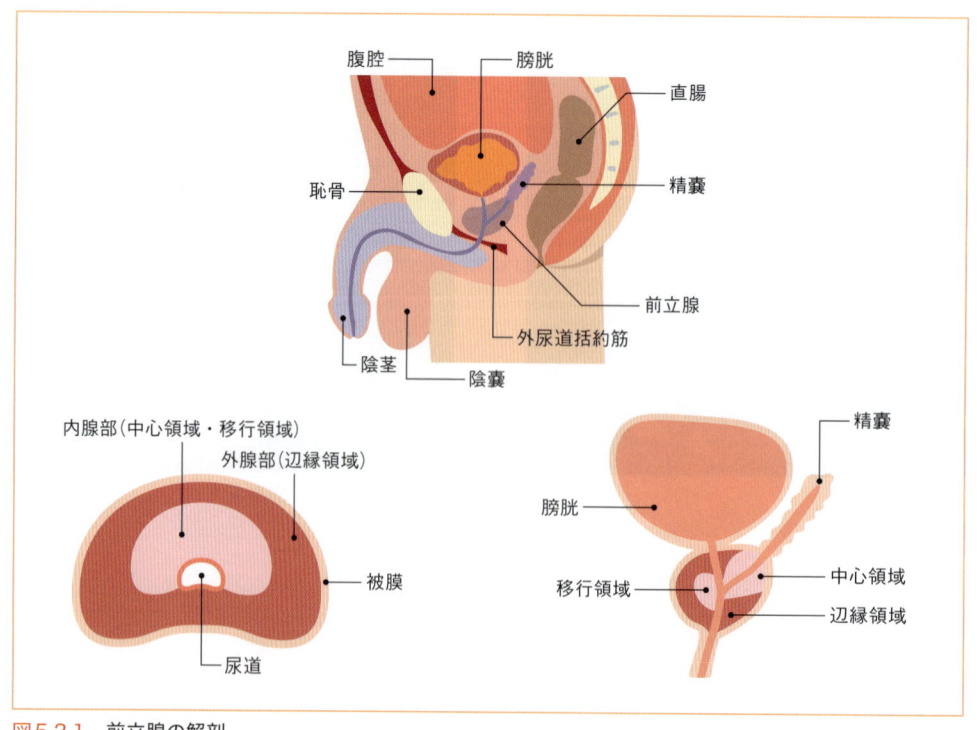

図5.2.1　前立腺の解剖

A 横径（W）×縦径（D）×上下径（H）×0.5

　体積を求める方法は，いくつか提案されているが，代表的な計測法に横径（W）×縦径（D）×上下径（H）×0.5で表して，20mL以下を正常とする方法がある（図5.2.2）。

▶参考情報
　前立腺の上下径の計測は，施設により図5.2.2でのH1とH2がみられる。

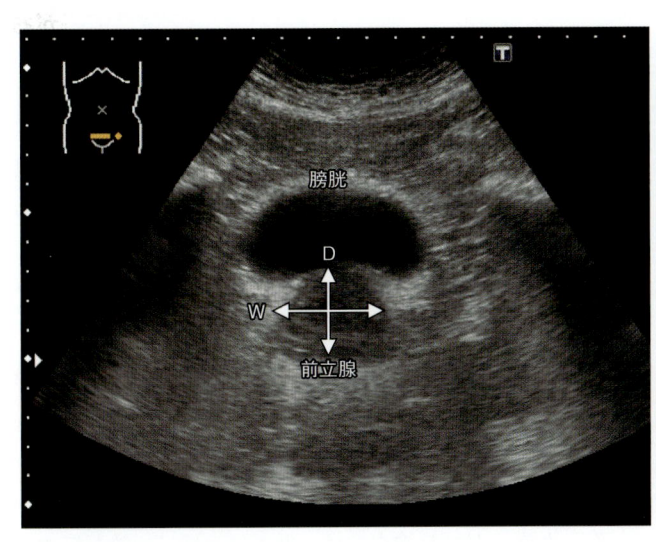
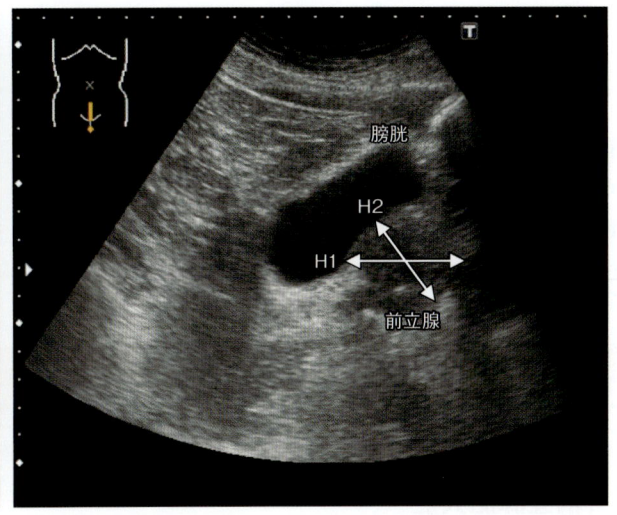

図5.2.2　前立腺の計測

5.2.2　前立腺の基本走査法

● 1. 前立腺の描出

　下腹部への横走査で，最初に検査で必要な尿の貯留があることを確認する。次に，プローブを膀胱の背側となる膀胱三角部の方向に走査して，膀胱の背側をみると左右対称の精嚢が描出されてくる。さらに，プローブを尾側に傾けていくと前立腺の横断像が描出されてくる（図5.2.3）。その背側には直腸の短軸像も観察される。前立腺の縦断面の観察には，プローブを90度ほど時計方向に回転させて，膀胱を少し圧排するようにして足側に傾けると，膀胱に接して前立腺の縦断像が描出される。

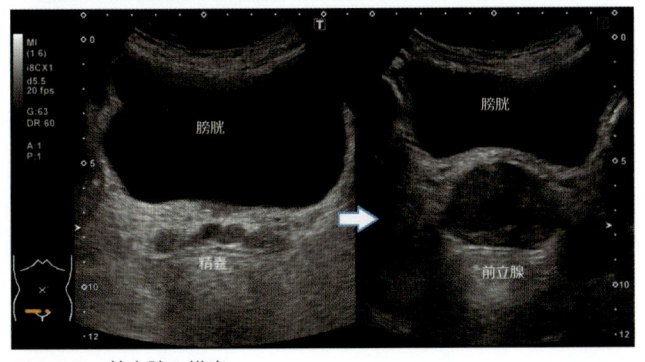

図5.2.3　前立腺の描出

MEMO

走査のポイント

　前立腺は，膀胱の背側にあり栗の実のような形状なので描出が容易である。しかし，観察が困難となりやすい部位として，尖部と内尿道口の部分があげられる。尖部は恥骨の陰になりやすく，内尿道口はやや陥凹を呈しているので見逃しをしないためにもていねいな描出が必要である。

> **Q** なぜ前立腺の観察には膀胱を音響窓とするのですか？
>
> **A** 前立腺の描出能を向上させるため。
> 　　前立腺の描出は，前立腺の位置が消化管のガス像の影響を受けやすいため，膀胱に尿を溜めて音響窓とすることで描出能が向上する。

▶**参考情報**
　膀胱への尿充満量は，あまり貯留しすぎると前立腺が深い位置となるので適量に注意する。

5.2.3　前立腺の正常と異常像

● 1. 前立腺の評価法

　前立腺の超音波像は，境界が明瞭で左右対称の栗の実のような形状である。評価は，大きさ（肥大の有無），左右の対称性，エコーレベルの変化（低エコー域の混在の有無），被膜エコーの連続性の変化などがあげられる。また，

石灰化やその他の病変がない限り，実質は均一パターンを呈している。内尿道口の部分は陥凹となるので病変様にみえてくるが，特徴的な形態なので区別が可能である。精嚢は，前立腺の頭側に接してみられ，やや細長いふくらみ形状である。

5.2.4　前立腺の病変

● 1. 前立腺肥大症

　前立腺肥大症は，前立腺に発症する良性疾患である。加齢とともに発生頻度が高くなる。前立腺の中心部で尿道をとりまく移行域の増大であり，肥大することで尿道を圧迫して排尿障害を生じてくる。超音波像は，左右対称の肥大，被膜エコーは連続して整を呈して，移行域は均一でやや高エコーである（図5.2.4）。

● 2. 前立腺癌

　前立腺癌は，前立腺肥大症と同様に加齢に伴いみられるようになる。経腹超音波検査では診断情報が乏しいが，経直腸超音波検査では前立腺を近距離から高周波プローブで詳細に観察できる。超音波像は，左右非対称の肥大，被膜

エコーは不連続，内部エコーには低エコーの混在がみられる。カラードプラ検査では，低エコー域に一致して血流部分がみられることがある。合わせて周囲への進展やリンパ節への転移を評価する。

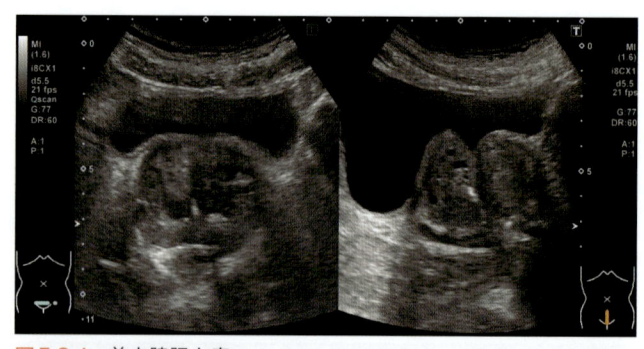

図5.2.4　前立腺肥大症

［松崎俊樹］

📖 **参考文献**

1）千葉裕，他：泌尿器科超音波を使いこなす，メディカルビュー社，東京，2014.
2）辻本文雄，他：腹部超音波テキスト 上・下腹部 第3版，ベクトル・コア，東京，2002.
3）日本超音波医学会編：日超検 腹部超音波テキスト 第2版，医歯薬出版，東京，2014.
4）日本泌尿器科学会編：前立腺癌取り扱い規約 第5版，メディカルレビュー社，2022.

6章 体表超音波検査

章目次

SUMMARY

　本章では，甲状腺，乳腺，唾液腺，リンパ節など，体表臓器の超音波検査について解説する。

　体表臓器の超音波検査では，病変の位置や大きさに合わせてフォーカス位置を調整することが大切である。びまん性甲状腺疾患は，病態によって甲状腺の大きさや形態，内部エコー，血流情報が変化するので，経過が比較できるように記録する。結節性疾患では，形状不整な低エコー腫瘤や微細高エコーを有する腫瘤は悪性が疑われる。乳腺腫瘤は形状や境界部，内部エコー，後方エコー，ドプラ所見などの性状を評価し，非腫瘤性病変では限局的な低エコー，点状高エコー，乳管拡張，構築の乱れなどを捉え，見落としのないように2方向以上の走査を行う。唾液腺疾患には，腫瘤のほかに炎症や唾石，貯留嚢胞などがあるので，導管（唾液腺管）拡張の有無も必ず確認する。腫瘤は，形状不整や辺縁粗雑な場合は悪性を疑う。リンパ節は，リンパ門の偏位・消失，リンパ門以外からの血流は悪性を疑う所見であり，皮質の不整や厚みのあるリンパ節に注意する。

6.1 ｜ 体表超音波検査総論

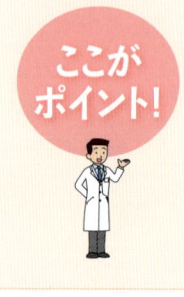

ここがポイント！

- 体表臓器の超音波検査では10MHz以上のリニア型プローブを主に使用し，病変や観察深度によってプローブを使い分ける。
- ゲインやフォーカスは画像に大きく影響するので適宜調整する。
- 検査室の準備として，患者に配慮した検査衣やバスタオルに加え，体位調整に使用する予備の枕などを準備しておく。
- 検査前の手指衛生やプローブなどの消毒を常に心がけ，水平感染が起こらないように注意する。

6.1.1　前処置

● 1. 前処置

　体表臓器では，乳房，甲状腺，唾液腺，リンパ節などのほかに皮膚腫瘤や軟部組織由来の腫瘤，さらに整形外科領域では筋肉・腱・靭帯・神経の損傷や炎症，骨折部の同定など幅広く超音波検査が利用されている。これらの体表臓器の検査を行う際には，とくに前処置は必要としないが，超音波検査ガイド下穿刺を行う場合は患者にその旨を説明し，同意書を取得してから行われる。

6.1.2　プローブの選択と装置の設定

● 1. プローブの選択

　体表臓器で使用するプローブの基本は，中心周波数10MHz以上のリニア型プローブである。皮膚病変や乳房の薄い患者などには，より高周波のプローブを使用する。また，乳房や甲状腺，耳下腺などでは，少し視野幅の広い5cm前後のプローブが使用されることが多い。対象臓器や病変が大きい，または深部に存在する場合は，血管で使用されるような中心周波数8MHz前後の低めの周波数のリニア型プローブを併用する（図6.1.1）。

耳下腺は脂肪沈着で深部減衰が強い場合が多いので，低周波のリニア型プローブや，ときには腹部用のコンベックス型プローブを併用して病変部の評価を行う。腹部用コンベックス型プローブは，耳下腺以外に対象臓器や病変が大きい場合に併用される。体表領域では，高周波のリニア型プローブが基本であるが，目的や対象病変によりプローブを使い分けることが大切である。

● 2. 装置の設定

　ほとんどの超音波診断装置は，検査領域ごとに基本設定条件を登録できるようになっている。体表臓器において乳房用，甲状腺用，整形外科領域用など用途に合わせてそれぞれ画像表示条件を設定する。ゲインやフォーカスは検査時に調整して最適な画像で検査を行う。

（1）ゲインの設定

　ゲインは高すぎると全体が明るく（白く）なり，低すぎると全体が暗く（黒く）なるため，適正なゲイン調整を行う。ゲインが低すぎると弱いエコーが消えてしまい，超音

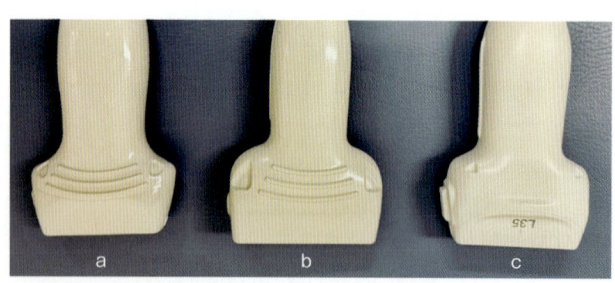

(a)中心周波数18MHz　(b)中心周波数13MHz　(c)中心周波数9MHz
　　　　　　　　　　　　主に甲状腺で使用

図6.1.1　周波数や視野幅の異なるリニア型プローブ

波診断に大きく影響することがあるので，とくにゲインが低くなりすぎないように注意する。

(2) STC (sensitivity time control) の設定

STCについては，図6.1.2に示すように現在の装置では浅部から深部まで中央に揃えるのが基本となっているので，検査開始前には常に中央に揃っていることを確認し，検査時に必要に応じて浅部や深部を微調整する。

(3) フォーカスの設定

フォーカスの位置は画像に大きく影響する。フォーカスから外れているところでは，画像が不明瞭になる。これによって内部性状のみえ方が変わってくることもあるので，目的とする観察部位（深度）にフォーカスを合わせてからゲインを微調整する。図6.1.3に乳腺線維腺腫のフォーカス位置による画像のみえ方の違いを示す。図6.1.3.aは線維腺腫にフォーカスが合わせてあり，腫瘤内部性状が明瞭

に描出されているが，図6.1.3.bのフォーカス位置は深く，線維腺腫輪郭がぼやけており，内部性状が不明瞭になっている。正しく腫瘤性状を評価するにはフォーカス位置のこまめな調整が必要となる。最近は深さ方向の全域でフォーカス調整がされている機器も存在し，そのような機器ではフォーカス調整は不要である。

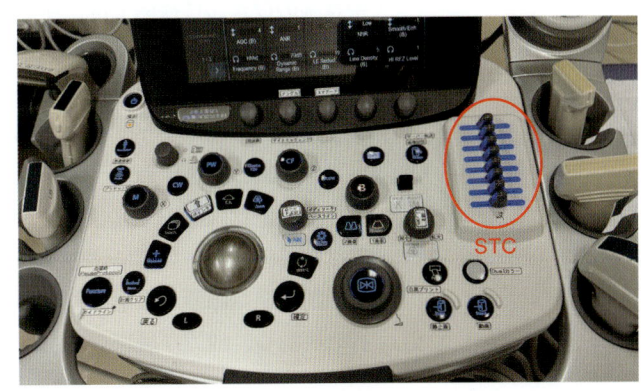

図6.1.2　STCの基本設定（中央に揃える）

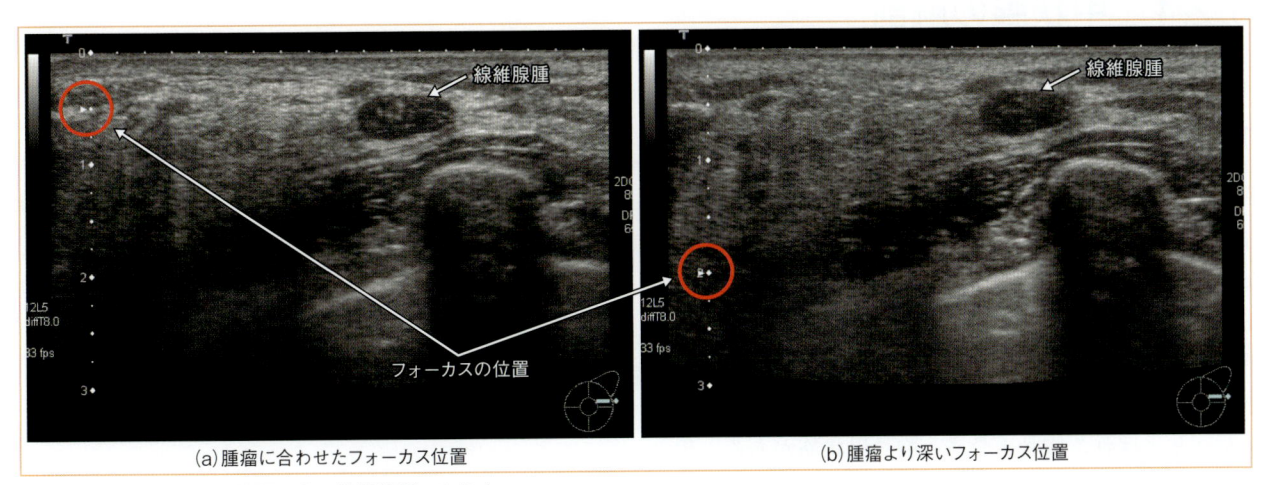

(a) 腫瘤に合わせたフォーカス位置　　　(b) 腫瘤より深いフォーカス位置

図6.1.3　フォーカスの位置による線維腺腫のみえ方

6.1.3　検査前準備

● 1. 検査前準備

検査室は調光式ライトが望ましく，あまり明るすぎず暗すぎないように明るさを調整する。室温は患者が上半身裸になることもあるので25℃以上として，バスタオルを用意しておく。当院では，乳房超音波検査時にはディスポーザブルの検査衣を利用している（図6.1.4.a）。また，甲状腺検査時には鎖骨まで十分に頸部を露出できるように患者に準備してもらう（図6.1.4.b）。検査室には，乳房や甲状腺検査時に肩枕を使用することがあるので，枕やバスタオルを用意しておく。超音波ゼリーは，ウォーマーを使用し検査前には電源を入れて温めておく。また，検査前後に消毒薬にて手指衛生が常に行える環境を整えておく。検査後には

プローブに残ったゼリーを拭き取り，消毒液で拭くなど検査後の処理にも注意を払う。

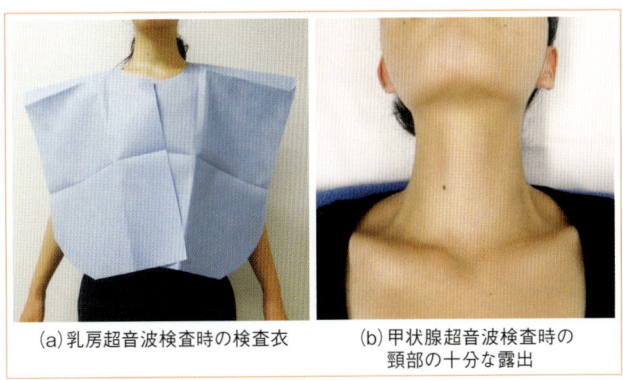

(a) 乳房超音波検査時の検査衣　　(b) 甲状腺超音波検査時の頸部の十分な露出

図6.1.4　検査時の準備

6.2 │ 甲状腺

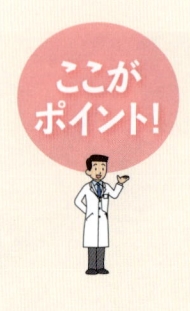

ここがポイント！

- 甲状腺のびまん性疾患では，甲状腺の大きさと形態，内部エコー，血流情報が大切である。
- 甲状腺のびまん性疾患は，甲状腺機能異常の状態で甲状腺の形態が変化するので，超音波検査では経過観察による変化を捉えることが大切である。
- 甲状腺癌のほとんどが乳頭癌であり，形状不整な低エコー腫瘤として認められることが多く，しばしば高エコーを伴う。
- 多結節性甲状腺腫では乳頭癌を合併していることがあるので，最も大きい腫瘤だけに注目するのではなく低エコー腫瘤に注意する。
- 濾胞癌は濾胞腺腫と鑑別が難しいが，低エコー腫瘤で囊胞形成が乏しい場合は腫瘤内の血流の多寡を確認し，血流が豊富な場合は悪性を考慮する。

6.2.1　甲状腺の解剖

● 1. 甲状腺の解剖

　甲状腺は気管（第3〜4気管軟骨）の前面と側面に位置し，左右の側葉（lateral lobe）とそれをつなぐ峡部（isthmus）からなるH型の臓器で，峡部から上方に向かう錐体葉（pyramidal lobe）を認める場合もある（図6.2.1）。

　甲状腺の重量は年齢や性別で個人差がみられるが，健常人では20g前後である。甲状腺の前面には，前頸筋群（strap muscles）とよばれる胸骨舌骨筋，胸骨甲状筋がある。甲状腺の側面には総頸動脈，内頸静脈，後面には頸長筋，気管，食道などがある。そのほか，迷走神経，反回神経，副

甲状腺（上皮小体）などが存在するが，超音波検査では反回神経や正常の副甲状腺は描出することができない。

　甲状腺の動脈は，外頸動脈から分岐する上甲状腺動脈と甲状頸動脈から分岐する下甲状腺動脈が左右1対あり，まれに最下甲状腺動脈が発達していることがある。甲状腺の静脈には，上・中・下甲状腺静脈が左右1対ずつ認められる（図6.2.2）。

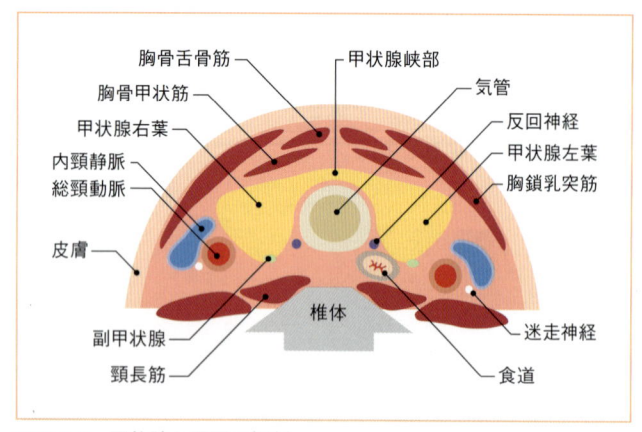

図6.2.1　甲状腺と周囲の解剖

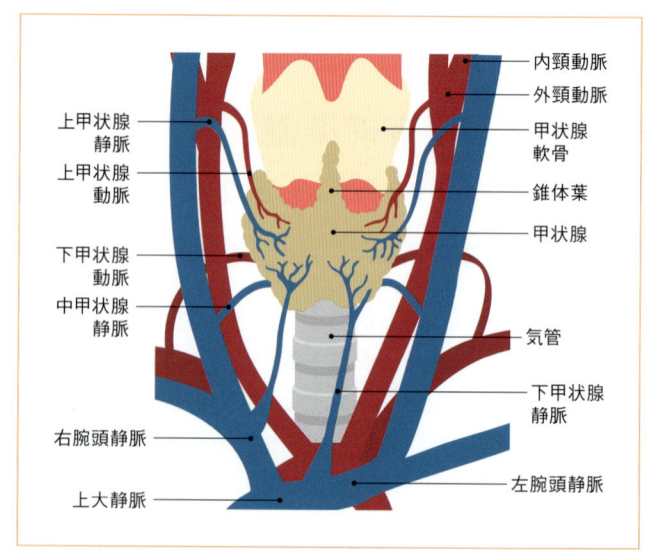

図6.2.2　甲状腺の血管

6.2.2　甲状腺の基本走査法

● 1. 検査体位

　検査時は被検者を仰臥位とし，顎を挙げて十分に頸部を伸展させる。図6.2.3.aは仰臥位で顎を挙上する前であり，前頸部の範囲が狭いのに対し，図6.2.3.bは顎を挙上させた状態であり前頸部が広く走査がしやすい。また，頸部の伸展がしにくい患者には，肩に枕やバスタオルを入れると患者も楽に顎を挙上することができる（図6.2.3.c）。さらに側葉の観察時には，検査部位と反対側に顔を傾ける。また，理容室で利用されているリクライニングシートを使って座位にて検査を行っている施設もある。

● 2. 基本走査法

　最初に横断走査にて頭尾方向にプローブを走査して甲状腺全体を観察するのと同時に峡部と錐体葉を確認する。このとき，画面の左側が患者の右側になるように表示する。次に右葉，左葉をそれぞれ横断走査と縦断走査にて検査を進める。縦断走査では画面の左側が患者の頭側になるように縦断像を表示し，正中から外側への平行移動や扇動走査にて側葉を観察する（図6.2.4）。下極側が鎖骨で描出しにくいときは，被検者に大きく息を吐かせる。図6.2.5.aは，

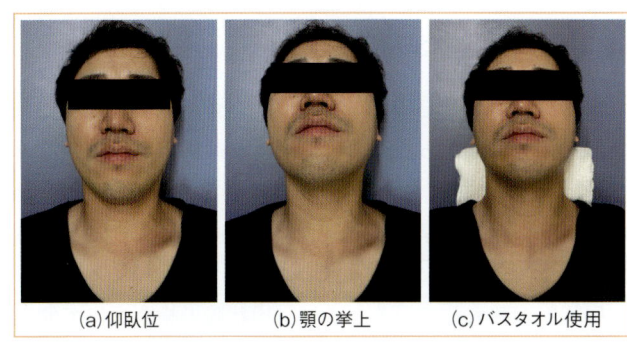

図6.2.3　甲状腺の検査体位

(a)仰臥位　　(b)顎の挙上　　(c)バスタオル使用

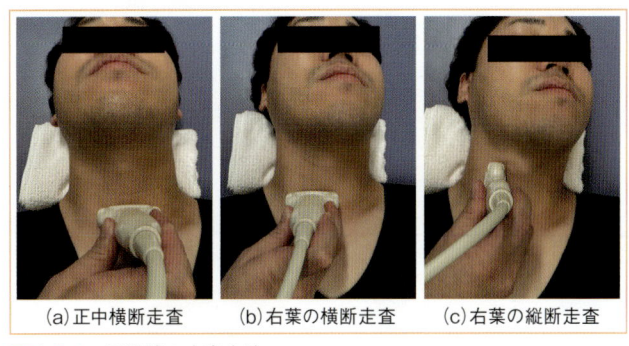

図6.2.4　甲状腺の走査方法

(a)正中横断走査　　(b)右葉の横断走査　　(c)右葉の縦断走査

安静吸気時であり，下極の腺腫様結節の描出が不十分だが，図6.2.5.bのように息を吐かせることで，甲状腺が頭側に動き下極の結節の全体像が描出される（図6.2.5.b）。

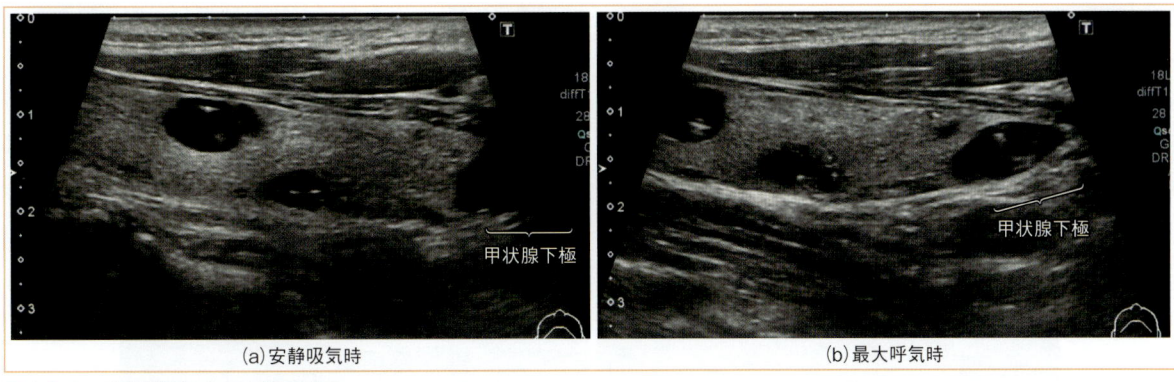

(a)安静吸気時　　　　　　　　　　　　　(b)最大呼気時

図6.2.5　呼吸調整による下極の描出

6.2.3　甲状腺のチェックポイント

● 1. 甲状腺腫大の有無

　正常甲状腺の大きさは，図6.2.6に示すようにそれぞれの側葉の長軸像から長径を計測し，横断像から側葉の厚みと横径を計測する。正常の目安は長径50mm，厚さ15mm，幅20mm，峡部の厚さ3mmとし，これ以上は腫大とする（表6.2.1）。

　甲状腺が腫大しているときは，甲状腺の横断面にて側葉が上に凸となっていることが多い。

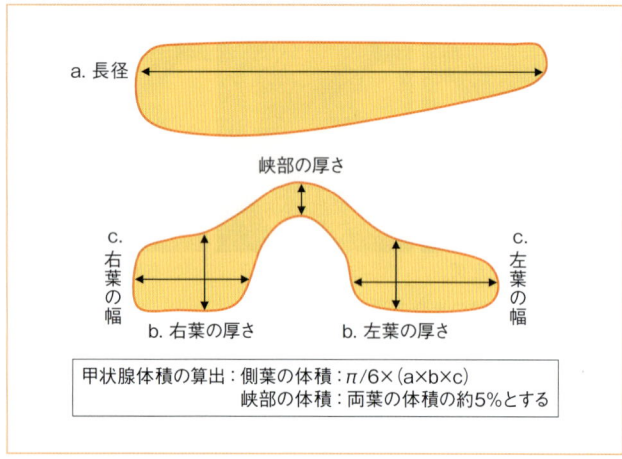

図6.2.6　甲状腺の計測

表6.2.1　成人甲状腺の大きさ（mm）

	右葉	左葉
長径	43.9 ± 4.6	42.8 ± 5.3
厚さ	13.2 ± 3.6	11.5 ± 2.9
幅	15.4 ± 3.1	14.4 ± 3.4
峡部厚	2.5 ± 0.9	

(n=90)

● 2. 甲状腺萎縮の有無

　橋本病では初期のリンパ球浸潤の段階では甲状腺は腫大するが，濾胞構造の破壊と線維化が進むと甲状腺は萎縮する。

● 3. 甲状腺実質エコーの変化

　正常甲状腺はエコー輝度が高く均一な充実性臓器として描出される。橋本病は全体的にエコー輝度の低下と不均一化，粗雑化を認め，病態によって変化する。バセドウ病も，エコー輝度の低下と不均一化を認め，こちらも病態によって変化する。破壊性甲状腺炎では，限局的な低エコー域が認められる（図6.2.7）。

● 4. 甲状腺の血行動態

　バセドウ病や甲状腺体積が増加している場合は，血行動態にも変化を生じ血流量の増加を認め，甲状腺動脈は拡張しドプラ法上も甲状腺内に豊富な血流シグナルを認める。バセドウ病患者の甲状腺内の血管拡張や血流増加には，血管内皮細胞増殖刺激因子（vascular endothelial growth factor；VEGF）が関与している。バセドウ病患者のIgGによりTSH受容体が刺激され，VEGFが産生され血管内皮細胞が増殖・融合して血管が拡張し，甲状腺内の血流が増加する。バセドウ病で治療とともに甲状腺機能が正常化してくれば，血流シグナルも低下してくることが多い。

　パルスドプラ法による血流計測では，主に上甲状腺動脈が利用され，未治療のバセドウ病では最高血流速度が50cm/s以上となることが多い。図6.2.8はバセドウ病初診

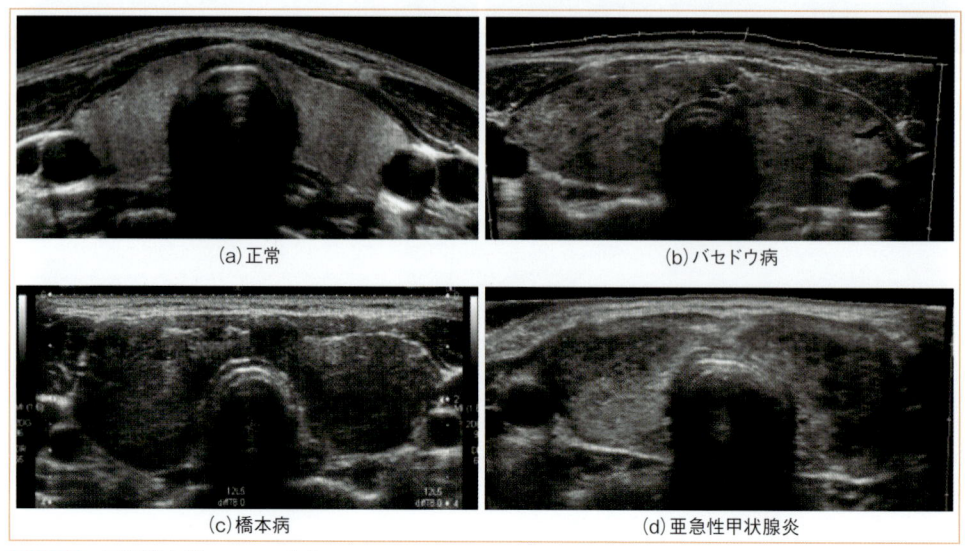

(a)正常　　(b)バセドウ病　　(c)橋本病　　(d)亜急性甲状腺炎

図6.2.7　甲状腺内部エコーの変化

時の患者の超音波像で，上甲状腺動脈の最大血流速度は125cm/sと高速化していた。

亜急性甲状腺炎や無痛性甲状腺炎の破壊性甲状腺炎においては，濾胞構造の破壊された低エコー域で血流シグナルが乏しく，回復とともに低エコー域は消失する（図6.2.9）。

● 5. 結節性病変（腫瘤）

結節性病変（腫瘤）については，形状，境界，内部エコーの直接所見に加え，前頸筋群や気管への浸潤所見などの間接所見を併せて評価する。また，カラードプラ法による腫瘍内の豊富な血流は悪性を疑う参考所見として利用されている。また，最近ではエラストグラフィによる腫瘤の硬さについても検討されている。しかし，悪性疾患においても完全被包型乳頭癌や，濾胞型乳頭癌，微少浸潤型濾胞癌

や髄様癌などは，良性所見を呈することがある。日本超音波医学会からは，2011年に主に乳頭癌を対象にした甲状腺結節（腫瘤）超音波診断基準の改訂版が報告されている（表6.2.2）[4]。

超音波検査で悪性を疑う所見のポイントは，形状不整な低エコー腫瘤で，腫瘤内部の血流が豊富であることである。

（1）形　状

腫瘤全体から受ける印象（概観）で，整と不整で分けられ，整は断面が円形，楕円形，類円形などを指し，不整形は多角形，分葉形，カリフラワー状などで表現される。腺腫は円形から楕円形を呈することが多く，癌では形状不整な腫瘤として描出される（図6.2.10）。

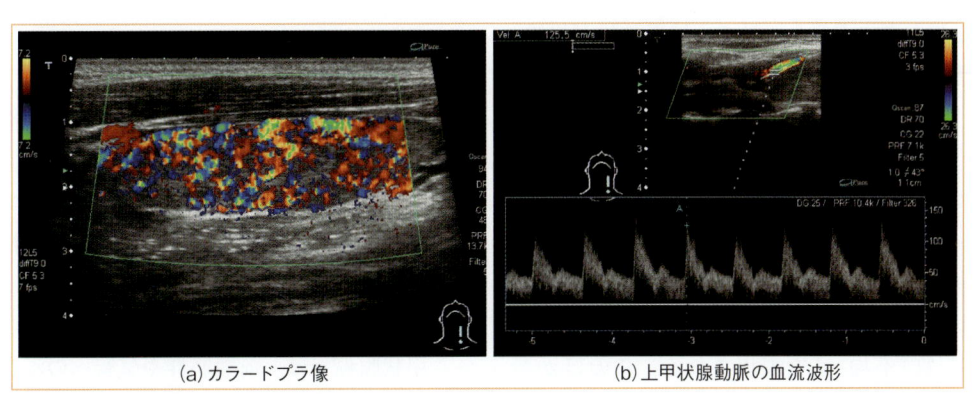

(a) カラードプラ像　　　　　(b) 上甲状腺動脈の血流波形

図6.2.8　バセドウ病のドプラ所見

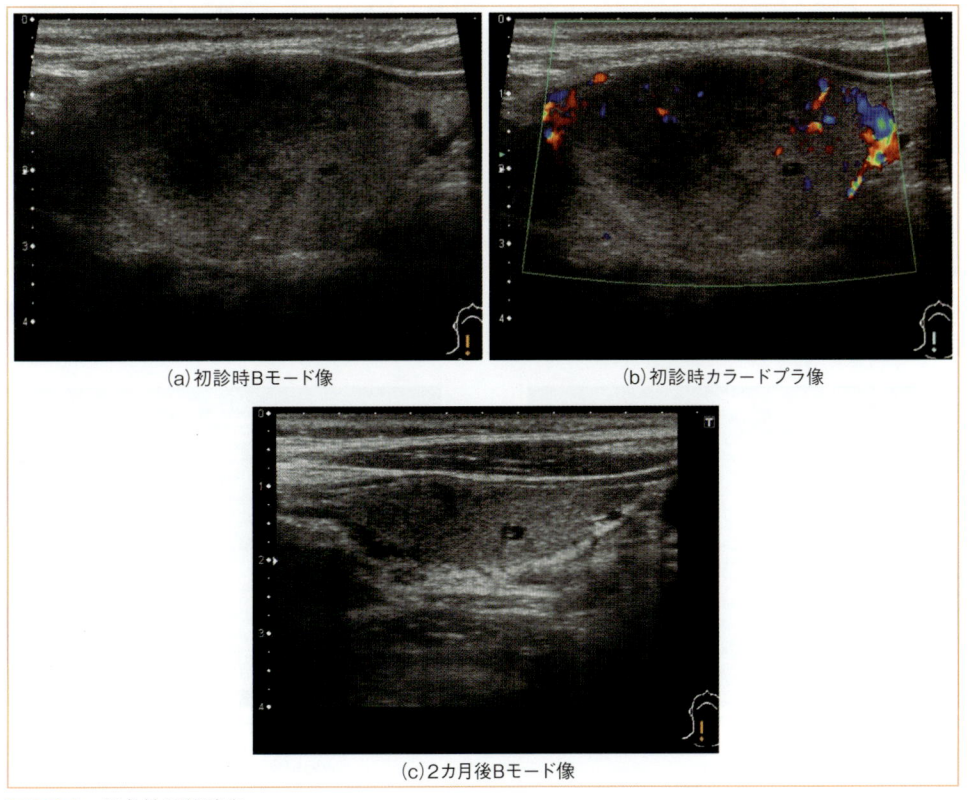

(a) 初診時Bモード像　　　　　(b) 初診時カラードプラ像

(c) 2カ月後Bモード像

図6.2.9　亜急性甲状腺炎

表6.2.2　甲状腺結節（腫瘤）超音波診断基準

| | | | ＜主＞ | | | | ＜副＞ | |
| | 形状 | 境界の明瞭性・性状 | 内部エコー | | 微細高エコー | 境界部低エコー帯 |
			エコーレベル	均質性		
良性所見	整	明瞭平滑	高～低	均質	（－）	整
悪性所見	不整	不明瞭粗雑	低	不均質	多発	不整／無し

＜付記＞
1. 超音波所見として客観的評価の中から有用性が高い（明らかなもの）を「主」とした。
　また，悪性腫瘍の90％を占める乳頭癌において特徴的であるが，主所見に比べ有所見率の統計学的差異が低い所見を「副」とした。
2. 内部エコーレベルが高～等は良性所見として有用である。
3. 粗大な高エコーは良性悪性いずれにもみられる。
4. 所属リンパ節腫大は悪性所見として有用である。
5. 良性所見を呈する結節の多くは，腺腫様甲状腺腫，濾胞腺腫である。
6. 悪性所見を呈する結節の多くは，乳頭癌，濾胞癌，髄様癌，悪性リンパ腫，未分化癌である。
7. 良性所見を呈しうる悪性疾患は，微少浸潤型濾胞癌および10mm以下の微小乳頭癌・髄様癌，悪性リンパ腫である。
8. 悪性所見を呈しうる良性疾患は，亜急性甲状腺炎，腺腫様甲状腺腫である。

（日本超音波医学会 用語・診断基準委員会：Jpn J Med Ultrasonics Vol.38 No.6, 667（2011）を一部改変）

（2）境界の明瞭性・性状

　境界は腫瘤と周辺組織の境を表し，辺縁は腫瘤内側の最外側の性状を表す。明瞭性と性状の2つで表現され，悪性の周囲組織への浸潤を表す重要な所見で，境界性状が粗雑である場合は悪性が強く疑われる（図6.2.10）。

（3）内部エコー

　内部エコーはエコーレベルと均質性から表現される。エコーレベルは同一深度の周囲組織（主に正常甲状腺組織）と比較し，高エコーレベル，等エコーレベル，低エコーレベル，無エコーレベルで表現される。均質性（均一性）は，均質（均一）と不均質（不均一）で表現される。このほか，内部エコーが無エコーな嚢胞性パターン，内部エコーを有する充実性パターン，嚢胞性パターンと充実性パターンが混在する混合性パターンの3つのパターンで表現される。主な癌では，甲状腺の正常組織に比べてエコー輝度が低く，腺腫では甲状腺の正常組織と同程度かやや高くなる。

（4）微細高エコー

　石灰化を示唆する高エコーは，粗大から微細なものまでみられ，微細な高エコーの多発は乳頭癌を疑う所見として，診断基準の副所見に記載されている（図6.2.11.b）。粗大な

高エコーは，腺腫や腺腫様結節といった良性腫瘍にみられるが，乳頭癌や髄様癌，未分化癌などの悪性腫瘍にもみられる。

（5）境界部低エコー帯

　腫瘤の線維性被膜や血管，周囲正常組織の圧排によってみられ，均一な境界部低エコー帯は腺腫の特徴的所見の1つにあげられる（図6.2.10.a）。境界部低エコー帯が不整で，途絶や限局的である場合は，悪性の可能性がある。

（6）前頸筋群や気管への変化

　甲状腺癌では，前頸筋群や気管への浸潤像が認められる場合があるので，この所見が認められた場合は，悪性腫瘍を強く疑う（図6.2.12）。また，大きな良性腫瘍では前頸筋群を圧排するため，嚥下などをさせて動的観察を行い，浸潤像との判別を行うようにする。気管への浸潤は，腫瘤との境界の明瞭性で確認する。大きな良性腫瘍においても気管への圧排・偏位がみられるので浸潤と誤らないように注意する（図6.2.13）。

（7）ドプラ法

　カラードプラ法による良悪性の鑑別は難しく，Bモード

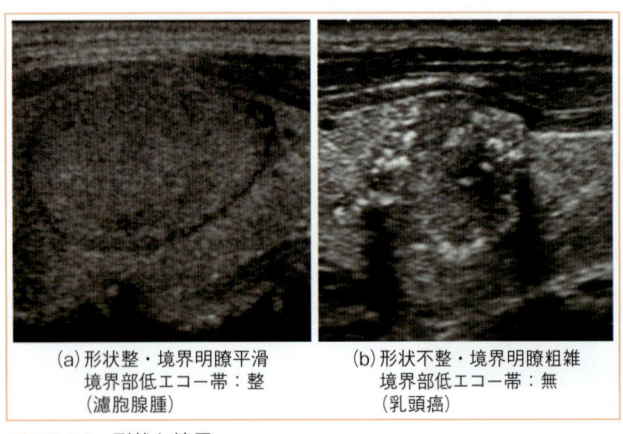

(a) 形状整・境界明瞭平滑
　境界部低エコー帯：整
　（濾胞腺腫）

(b) 形状不整・境界明瞭粗雑
　境界部低エコー帯：無
　（乳頭癌）

図6.2.10　形状と境界

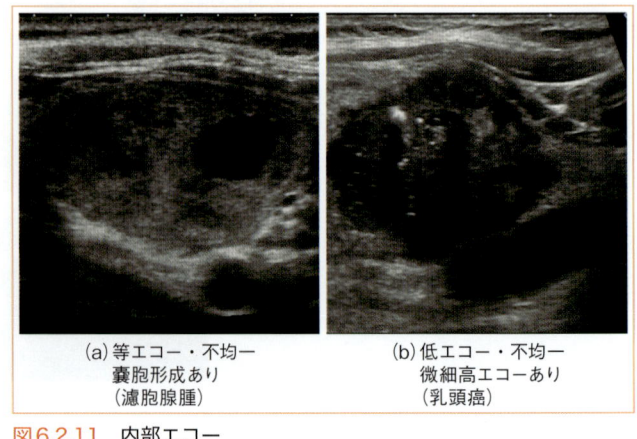

(a) 等エコー・不均一
　嚢胞形成あり
　（濾胞腺腫）

(b) 低エコー・不均一
　微細高エコーあり
　（乳頭癌）

図6.2.11　内部エコー

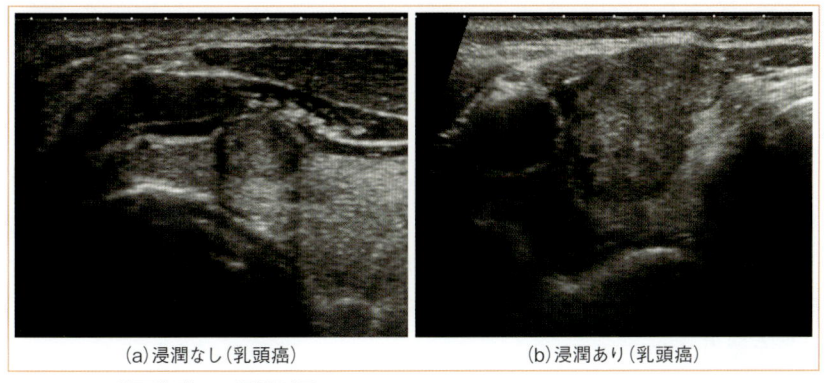

| (a) 浸潤なし（乳頭癌） | (b) 浸潤あり（乳頭癌） |

図6.2.12　前頸筋群への浸潤所見

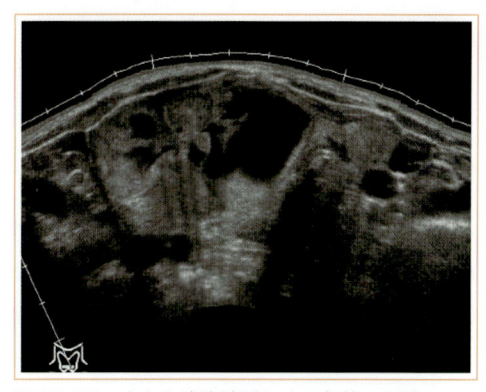

図6.2.13　大きな濾胞腺腫による気管の圧排

所見と併せて超音波診断を行う。腺腫では腫瘤境界部を中心に血流シグナルがみられ，濾胞癌では腫瘤内部の血流シグナルも豊富になってくる。乳頭癌は，腺腫のような腫瘤辺縁部の血流シグナルはみられず，腫瘤内部に点状や線状の血流シグナルがみられ，ときに豊富な血流シグナルを認める。図6.2.14に典型的なカラードプラ像を示す。(a)濾胞腺腫では，腫瘤境界部にリング状に血流シグナルを認め，内部にも血流シグナルを認めるが，(b)濾胞腺腫の出血では，急速に腫瘤が増大したにもかかわらず内部に血流シグナルは認めない。(c)乳頭癌の典型例では，腫瘤境界のリング状の血流シグナルはなく，内部に比較的豊富な血流シグナルを認め，(d)広汎浸潤型濾胞癌では辺縁から内部を貫通する多数の血流シグナルがみられ，内部の血流シグナルが非常に豊富となる。

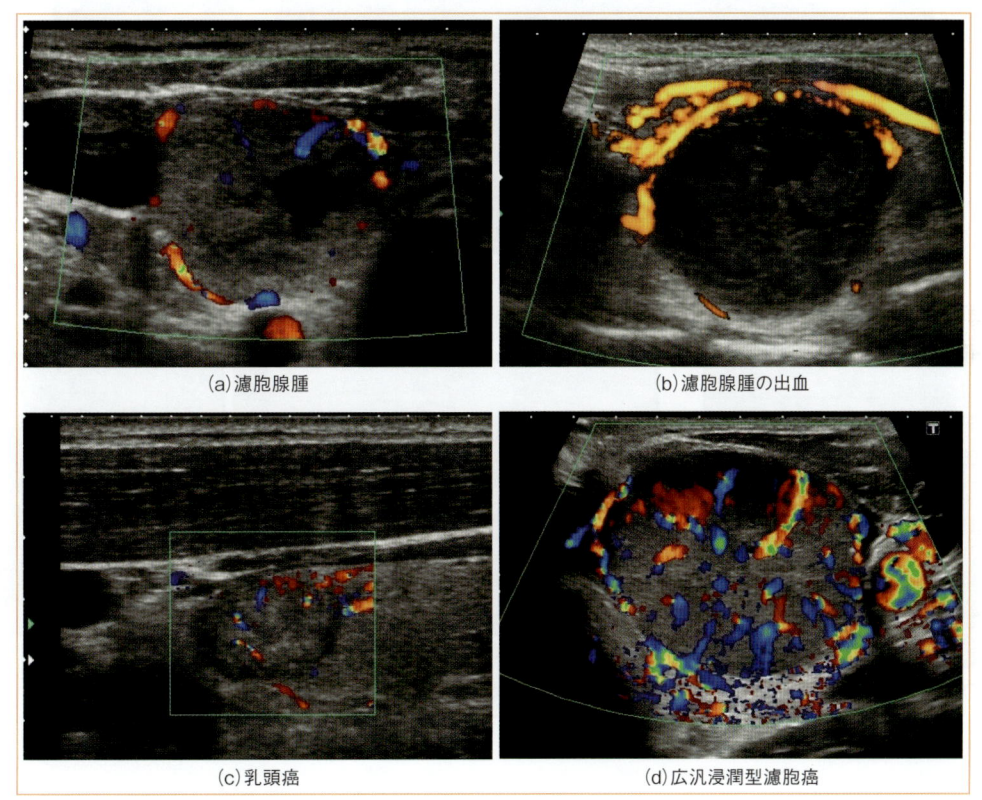

| (a)濾胞腺腫 | (b)濾胞腺腫の出血 |
| (c)乳頭癌 | (d)広汎浸潤型濾胞癌 |

図6.2.14　腫瘤の血流所見

6.2.4　甲状腺の正常像

● 1. 甲状腺の正常像

　甲状腺は前頸部の気管前面から側面に描出され，エコー輝度は高く均一な充実性臓器として描出される（図6.2.15）。側葉の長軸断面（図6.2.16）では，細長い臓器として描出される。気管前面には峡部から頭側に延びる錐体葉を認め

ることがある。

　上甲状腺動脈は，外頸動脈の分岐直後から分岐し，気管前面を走行し甲状腺上極に至るので，血流計測を行う際には気管に沿った甲状腺に向かう動脈を探すと容易に描出することができる（図6.2.17）。

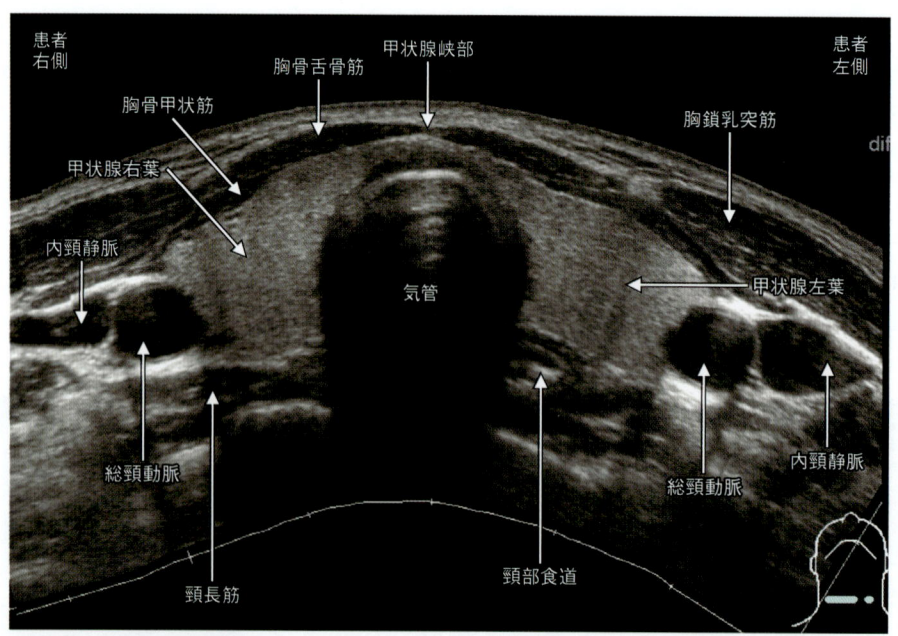

図6.2.15　甲状腺の横断像

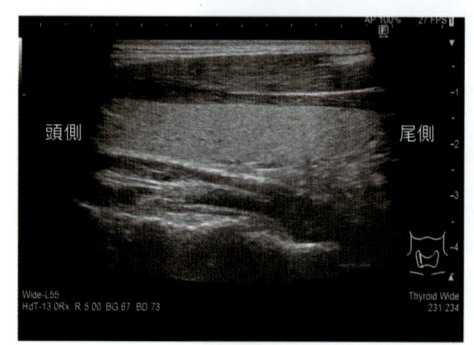

図6.2.16　甲状腺の長軸像

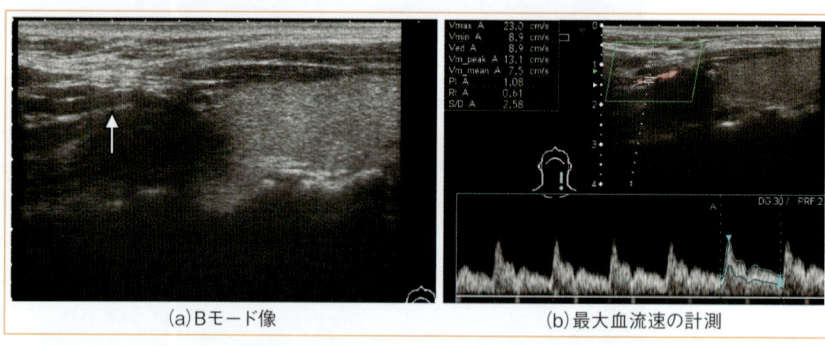

(a)Bモード像　　　(b)最大血流速の計測

図6.2.17　左上甲状腺動脈（↑）の描出

6.2.5 甲状腺の異常像

● 1. びまん性疾患

甲状腺のびまん性疾患には，バセドウ病，橋本病のほかに単純性甲状腺腫や破壊性甲状腺炎がある。破壊性甲状腺炎には亜急性甲状腺炎，無痛性甲状腺炎，橋本病の急性増悪，急性化膿性甲状腺炎，アミロイド甲状腺腫，リーデル甲状腺炎，IgG4関連甲状腺炎などがある。びまん性甲状腺疾患は，臨床症状や血液生化学検査所見，画像診断などを総合的に評価して診断，治療が行われる。超音波検査画像のみでは診断が難しいことも多く，臨床経過によって画像は変化するので，超音波検査では診断だけでなく甲状腺の大きさや内部エコーの変化などの経過観察が重要となる。

(1) バセドウ病 (図6.2.18)

甲状腺のTSH受容体に対する自己抗体を有する自己免疫疾患で，甲状腺ホルモンの産生・分泌が過剰となる。このため，甲状腺機能亢進症に伴った Merseburgの三徴（甲状腺腫，眼球突出，心悸亢進）がみられる。超音波像は，甲状腺の腫大に加え，内部エコーレベルは軽度低下と不均一を認める。甲状腺周囲および内部には拡張した血管像を認め，ドプラ上も甲状腺内に豊富な血流シグナルを認める。これらの所見は治療により変化し，甲状腺機能が正常化してくれば，内部エコーも均一化し血流シグナルも正常と同様に低下する。

(2) 橋本病 (慢性甲状腺炎) (図6.2.19)

自己免疫性慢性甲状腺疾患で，抗甲状腺マイクロゾーム（またはTPO）抗体や抗サイログロブリン抗体が陽性となる。組織学的にはリンパ球浸潤と線維化とともに濾胞構造の破壊などがみられ，甲状腺機能は低下する。初期のリンパ球浸潤の段階では甲状腺は腫大し，濾胞構造の破壊と線維化が進むと甲状腺は萎縮する。悪性リンパ腫を合併することがあるので，急速に甲状腺腫大がみられたときには注意する。超音波像は，甲状腺の腫大と甲状腺表面の凹凸不整像を認める。濾胞構造の破壊と線維化が進行すると甲状腺萎縮を認め，甲状腺内部エコーレベルは全体的に低下する。初期では内部エコーは正常で病態によって変化する。限局的にエコーレベルの低下がみられ結節状に認められることがある。

(3) びまん性単純性甲状腺腫 (図6.2.20)

甲状腺機能異常を伴わない甲状腺の腫大した疾患で，甲状腺腫以外にはとくに症状はみられず，思春期の女性に多くみられる。超音波像は，軽度の甲状腺の腫大を認めるが，甲状腺の内部エコーレベルに変化はみられない。

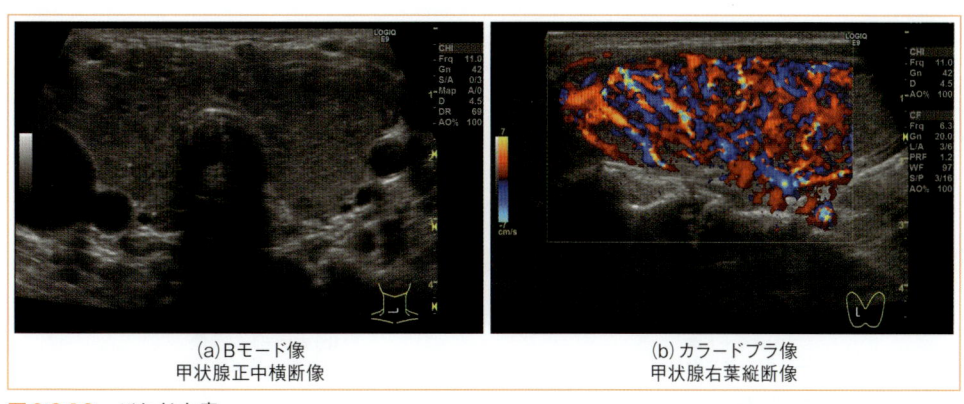

| (a) Bモード像
甲状腺正中横断像 | (b) カラードプラ像
甲状腺右葉縦断像 |

図6.2.18　バセドウ病

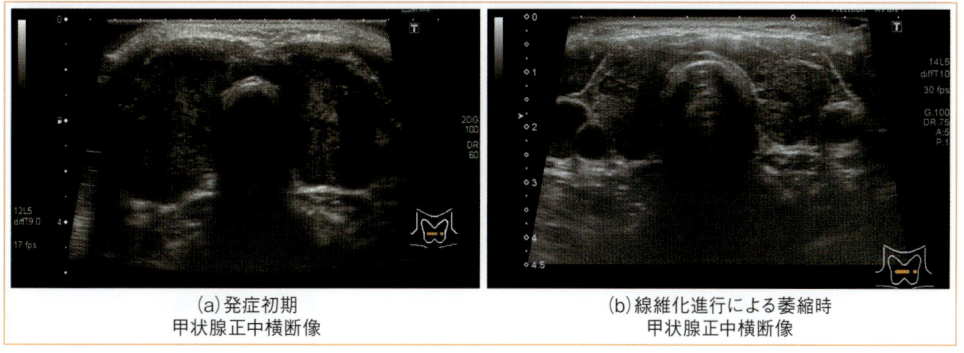

| (a) 発症初期
甲状腺正中横断像 | (b) 線維化進行による萎縮時
甲状腺正中横断像 |

図6.2.19　橋本病 (慢性甲状腺炎)

(4) 亜急性甲状腺炎 (図6.2.21)

　甲状腺の炎症により，甲状腺濾胞が破壊されるため甲状腺ホルモンが急激に血中に漏出し，一過性の甲状腺機能亢進症状を認める破壊性甲状腺炎の代表的疾患である。その後，一過性に甲状腺機能低下症となった後に治癒する。

　ウイルス感染が原因と考えられており，発熱，倦怠感，甲状腺腫大，限局的な甲状腺の硬結とそれに一致した自発痛および圧痛とCRP高値，赤沈亢進が認められる。30～50歳代の女性に多くみられる。超音波像は，疼痛部に一致して境界不明瞭の低エコー域と甲状腺の軽度腫大を認める。低エコー域は両葉に及ぶこともある。疼痛を伴う低エコー域は，経過とともに対側甲状腺へ移動するクリーピング現象がみられることがある。ドプラ法では，この低エコー域の血流シグナルは周囲に比べて乏しい。

● 2. 結節性病変

　結節性病変では充実性パターン，囊胞性パターン，混合性パターンの3つのパターンに分けて，形状や境界，内部性状から超音波診断を進めていく。とくに充実性パターンでは，低エコー腫瘤に注意する。形状不整な低エコー腫瘤や形状整でも腫瘤が大きく低エコーで囊胞形成がみられない場合は悪性を疑う。最も多くみられるのは良性の囊胞性病変で，コロイド囊胞と腺腫様結節（過形成結節）や腺腫の被膜内の組織が変性・壊死して液状成分に置換された病変である。

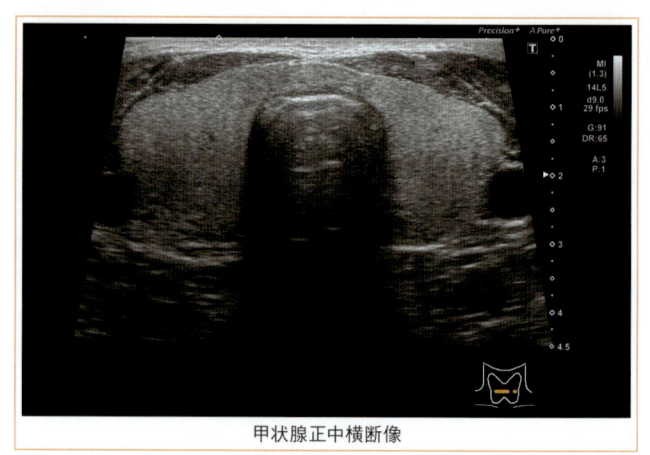

甲状腺正中横断像

図6.2.20　びまん性単純性甲状腺腫

(1) 濾胞腺腫 (図6.2.22)

　濾胞上皮由来の良性腫瘍で線維性被膜により被包され，内部はほぼ均一な組織像であるが，一部に囊胞形成がみられることがある。腫瘤の急速な増大と痛みを伴う場合は，腫瘍内出血が考えられる。また，まれではあるが甲状腺中毒症を呈する単発または多発する機能性甲状腺結節を認める。超音波像は，境界明瞭平滑な球状もしくは楕円状の腫瘤で，被膜形成のため全周性の境界部低エコー帯を認める。内部エコーはほぼ均一で，コロイド成分が多いとエコーレベルは高くなる。また，囊胞形成や高エコーを伴うことがあり，高エコーは粗大で腫瘤辺縁に描出されることが多い。カラードプラ法では，腫瘤辺縁を中心に血流シグナルを認める。

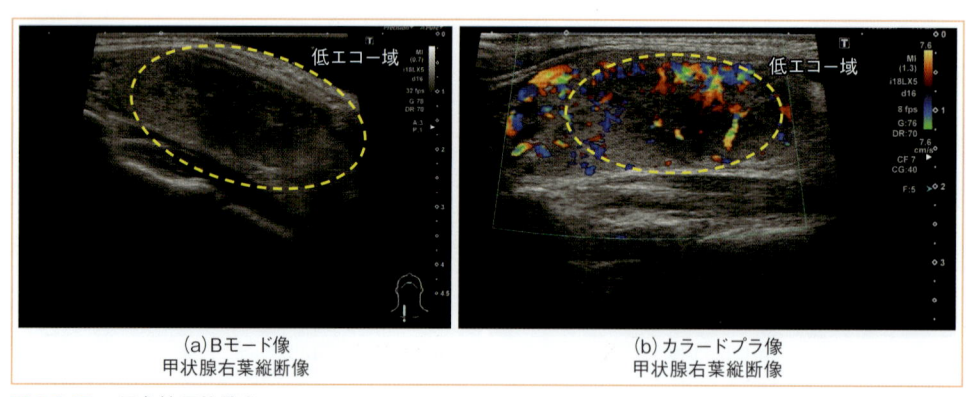

（a）Bモード像　　　　　　　　（b）カラードプラ像
甲状腺右葉縦断像　　　　　　　甲状腺右葉縦断像

図6.2.21　亜急性甲状腺炎

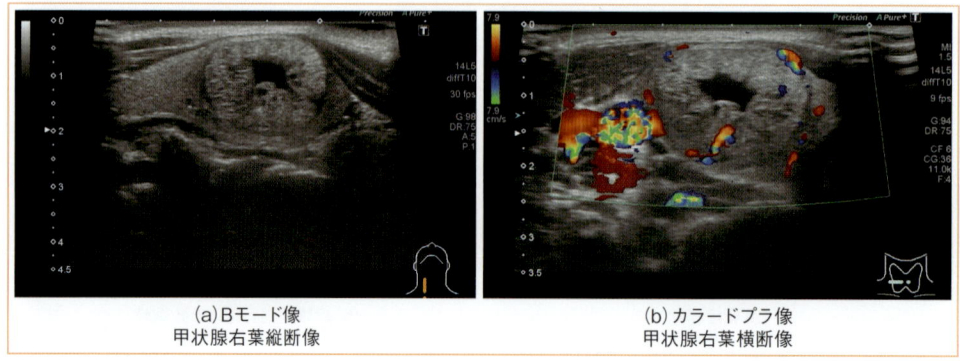

（a）Bモード像　　　　　　　　（b）カラードプラ像
甲状腺右葉縦断像　　　　　　　甲状腺右葉横断像

図6.2.22　濾胞腺腫

(2) 腺腫様甲状腺腫 (図6.2.23)

　甲状腺内に非腫瘍性の過形成による結節が多発している病変で，組織学的診断がされていない場合は多結節性甲状腺腫として扱われる。組織学的には，大小さまざまな濾胞構造を呈し濾胞上皮細胞の乳頭状増殖や小さな濾胞の増生を認め，出血や壊死による囊胞形成や石灰沈着を伴う。

　結節が1個あるいは少数のみの場合は腺腫様結節とよび，腺腫との鑑別は困難なことが多い。また，多発する結節の中に乳頭癌を合併していることがあるので注意する。超音波像は，両側性または片側性に大小さまざまな腫瘤を認める。充実性腫瘤は内部エコー不均一で，囊胞形成や粗大な高エコーを伴うことが多い。囊胞性腫瘤は最も多くみられ，コロイド囊胞は内部がコロイドで充満しており，後方エコーの増強は乏しく，コメットサインを伴う点状高エコーを有する (図6.2.24)。

(3) 乳頭癌 (図6.2.25)

　甲状腺癌全体の約90%を占め，発生頻度の最も高い甲状腺癌である。腫瘍の多くは被膜を欠いた充実性結節で，硝子化や石灰沈着を伴う間質の形成や砂粒小体が高頻度に認められる。濾胞構造を示す濾胞型乳頭癌や完全被包型乳頭癌，囊胞形成した乳頭癌，腫瘤を形成せずに甲状腺に広がるびまん性硬化型乳頭癌など特殊なタイプもある。超音波像は，形状不整，辺縁粗雑な低エコー腫瘤で，微細もしくは粗大不整な高エコーを伴うことが多い。前頸筋群や気管などへの浸潤像を認めることがあり，この所見がみられた場合は，悪性を強く疑う所見となる。

(4) 濾胞癌 (図6.2.26)

　濾胞癌は被膜浸潤像と脈管侵襲像の組織診断により確定診断され，微少浸潤型と広汎浸潤型に分類される。乳頭癌に比べ血行性転移を来しやすい。腫瘤の形状では濾胞腺腫と濾胞癌の鑑別は難しい。広汎浸潤型濾胞癌を疑う超音波像は，境界部低エコー帯の不整像に加え，充実性に腫瘍細胞が増殖した組織構築を反映し内部エコーは低く不均質となる。また，腫瘤が大きいわりに囊胞形成がみられず，カラードプラ法にて腫瘤内に豊富な血流シグナルが認められる。

　微少浸潤型濾胞癌では濾胞腺腫との鑑別は難しい。濾胞腺腫の超音波像で急速に増大した場合は，微少浸潤型濾胞癌の可能性が考えられる。ただし，腺腫内の出血や囊胞形成で急速に増大することがあるので，内部性状の変化や血流シグナル欠損の有無を考慮する。

(5) 髄様癌 (図6.2.27)

　カルシトニン産生能を有する甲状腺傍濾胞細胞 (C細胞) 由来で，甲状腺癌の1〜3%前後とまれである。散発性 (非

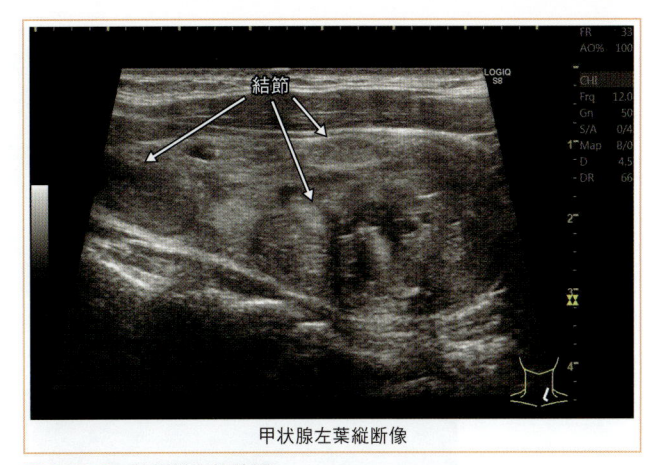

図6.2.23　腺腫様甲状腺腫

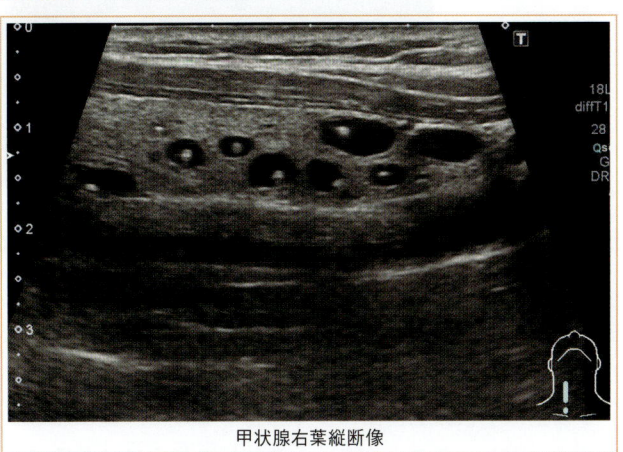

図6.2.24　コロイド囊胞

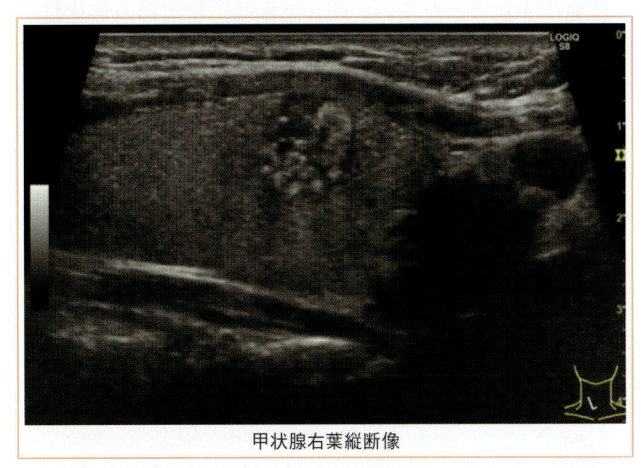

図6.2.25　乳頭癌

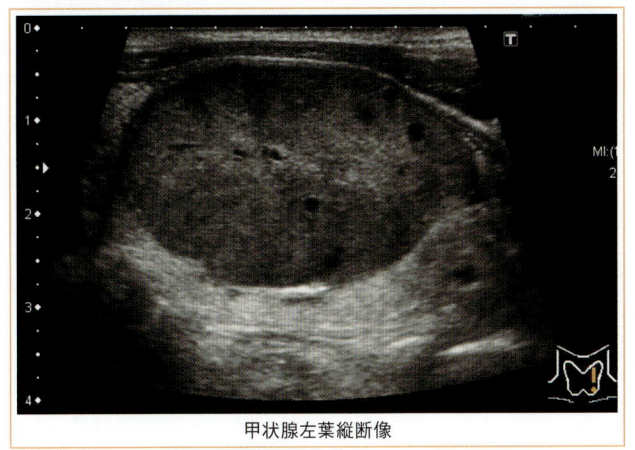

図6.2.26　広汎浸潤型濾胞癌

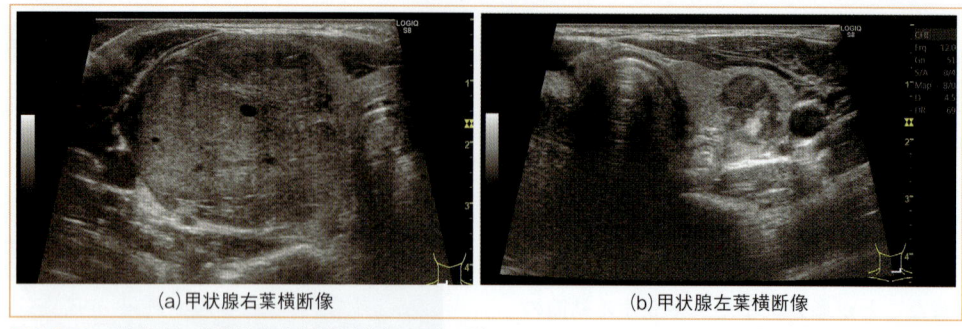

(a)甲状腺右葉横断像　(b)甲状腺左葉横断像

図6.2.27　髄様癌：多発性内分泌腺腫症（MEN）2型

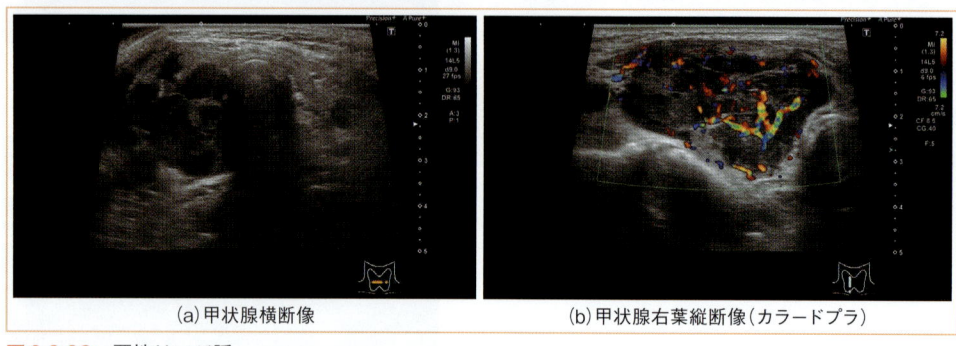

(a)甲状腺横断像　(b)甲状腺右葉縦断像（カラードプラ）

図6.2.28　悪性リンパ腫

遺伝性）と遺伝性に分類され，遺伝性は常染色体優性遺伝で多発性内分泌腺腫症（MEN）2型にみられる。

　C細胞は甲状腺上極側に多く存在するので，髄様癌も上極寄りに発生することが多い。遺伝性の場合は多発性で両葉に発生することが多い。超音波像は，楕円形の形状整で比較的境界明瞭低エコー腫瘤として描出され，濾胞腺腫と鑑別が難しいことがある。境界部低エコー帯は認めず，辺縁は平滑から粗雑なものもみられる。内部エコーレベルは低く不均一で，しばしば粗大な高エコーを伴う。高エコーを伴わない腫瘤もみられ，囊胞形成を伴うことがある。また，副甲状腺の腫大を伴うことがあるので，同時に確認する。

(6) 悪性リンパ腫 （図6.2.28）

　節外性辺縁帯B細胞リンパ腫（MALTリンパ腫）とびまん性大細胞型B細胞性リンパ腫がほとんどを占めており，橋本病を合併している。組織学的にはリンパ系の腫瘍細胞が甲状腺にびまん性あるいは結節性に増殖し，濾胞内に腫瘍細胞の充填や甲状腺周囲組織への浸潤が認められる。超音波像は，内部エコーレベルは極めて低く，内部には淡い点状や線状エコーがみられ，後方エコーは増強する。病変部の辺縁には正常部分の残存による切れ込み像がみられる。

　結節性病変として多発している場合や，びまん性に甲状腺全体あるいは側葉全体を占めることがある。カラードプラ法では病変内に豊富な血流シグナルを認める。

Q　甲状腺が描出されないときは？

A　異所性甲状腺を疑う。

　甲状腺の発生異常では，甲状腺無形成（片葉無形成），異所性甲状腺，甲状腺低形成，甲状腺舌管囊胞を呈する。甲状腺が正常の位置に描出されない場合は，異所性甲状腺を疑う。異所性甲状腺は，胎生期の発生過程に生じ，甲状腺原基の下降不全に生じるものと，正常の位置に定着後に被膜形成前に近位組織に侵入して生じるものがある。前者は，正常の位置に甲状腺が描出されず，甲状腺原基の下降路にみられ，舌根部が最も多い。後者の場合は，正常の位置に甲状腺が描出されるが，近位の離れた位置に甲状腺がみられる。異所性甲状腺癌はまれであるが，報告例は舌根部に多く，組織型は甲状腺癌同様に乳頭癌が多い。

▶参考情報

　甲状腺の発生異常は先天性甲状腺機能低下症（クレチン症）を生じる。甲状腺発生異常以外にも，甲状腺ホルモン合成障害でも生じる。先天性甲状腺機能低下症の約85％は甲状腺の発生異常で，約10％が甲状腺ホルモン合成障害で生じる。先天性甲状腺機能低下症は3,000〜4,000人に1人の発生頻度とされている。

Q 甲状腺癌の危険因子は何ですか？

A 遺伝性に発生する甲状腺癌がある。

甲状腺癌の危険因子は19歳以下での放射線被曝が知られているが，遺伝性にも甲状腺癌が発生する。代表的なものに多発性内分泌腫瘍症1型の髄様癌がある。このほかにも遺伝性に発生する甲状腺癌には，患者本人を含めて第1度近親者に少なくとも2名以上みられる場合と定義されている家族性非髄様癌性甲状腺癌（FNMTC）やAPC遺伝子の点変異に起因する家族性大腸ポリポーシスに合併する頻度が高い甲状腺乳頭癌がある。この場合，35歳以下の女性では健常者の160倍の罹患率があると報告されている。また，甲状腺腫や甲状腺結節の存在は甲状腺癌のリスクファクターであることが報告されている。

Q 微小癌とは？

A 微小癌は腫瘍径が10mm以下の癌。

微小癌は腫瘍径が10mm以下の癌で，ラテント癌や偶発癌，オカルト癌に多い。微小癌では発育速度が非常に遅いことが知られており，手術が行われず経過観察する症例もある。このため，超音波検査にて，腫瘍径や内部性状の変化，腺内転移の有無を慎重に評価するとともに，頸部リンパ節転移の有無についても必ず確認することが大切である。

Q 副甲状腺にも腫瘍は発生しますか？

A 副甲状腺では，過形成，囊胞，腺種，癌が発生する。

副甲状腺は上下左右の4腺あり，正常時は超音波検査で描出することはできないが，副甲状腺機能亢進症で副甲状腺が腫大した場合は描出可能となる。副甲状腺機能亢進症には，原発性と血中カルシウムの低下が持続している主に透析患者にみられる二次性がある。原発性は1腺のみが腫大していることが多く，その原因の多くは副甲状腺腺種で約90％を占め，癌は2〜3％と非常にまれである。二次性は複数腺が腫大していることが多い。副甲状腺の位置は，上副甲状腺が下甲状腺動脈と反回神経交差部より頭側の甲状腺側葉後面にみられることが多く，下副甲状腺は下甲状腺動脈より尾側の甲状腺側葉下極後面にみられることが多い。上腺と下腺が接して描出されることもある。

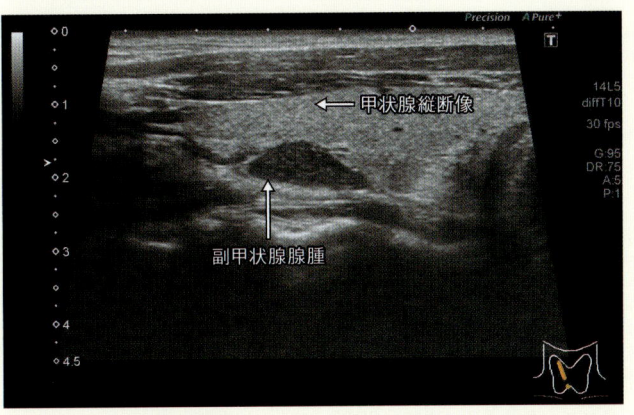

図6.2.29　副甲状腺腺腫

📖 参考文献

1）髙梨 昇：甲状腺・唾液腺アトラス　ベクトル・コア，東京，2004.
2）東海大学病院超音波検査室編：超音波診断要覧　Ⅳ乳房・甲状腺・その他の体表臓器編，東海大学出版会，東京，1993.
3）伴 良雄 編：よくわかる甲状腺疾患のすべて　永井書店，東京，2003.
4）日本超音波医学会　用語・診断基準委員会：甲状腺結節（腫瘍）超音波診断基準公示について　超音波医学2011；38（6）：667-668.
5）日本甲状腺学会：甲状腺結節取扱い診療ガイドライン2013　南江堂，東京，2013.
6）日本乳腺甲状腺超音波医学会 甲状腺用語診断基準委員会：甲状腺超音波診断ガイドブック（改訂第3版）　南江堂，東京，2016.

6.3 ｜ 乳　腺

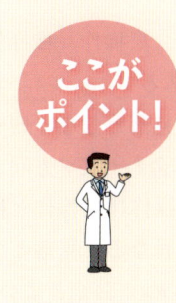

ここが
ポイント！

- 乳房の走査は，見落としのないように2方向から観察するのが望ましく，基本となる操作の縦走査と横走査である。
- 超音波所見用語を理解し，病変の超音波像を腫瘤と非腫瘤性病変に分けて評価する。
- 腫瘤の良・悪鑑別において，境界（境界部高エコー像），境界線の断裂，形状，縦横比が重要な所見となる。
- 低エコー域の良・悪鑑別において，分布，低エコー域の厚み，低エコー域内の点状高エコーが重要な所見となる。
- Bモード所見が最も基本で重要であるが，ドプラ所見や硬さの評価，さらには造影超音波検査といった評価法を付加して，総合的な評価を行う。

6.3.1　乳腺の解剖

● 1. 乳腺の解剖

　乳腺組織は，乳管と小葉およびそれを取り囲む線維性結合織から構成される。乳房全体で15〜20個の乳管腺葉系が存在しており，これが放射状に配列して乳頭に開口している。小葉は終末乳管の先端にある複数の盲管状の細乳管より構成されている。多くの乳癌はこの終末乳管–小葉単位（terminal duct lobular units；TDLU）から発生する。また，Cooper靱帯は浅在筋膜浅層から乳腺前縁の結合織に連結しており，乳房を支持している（図6.3.1〜6.3.3）。

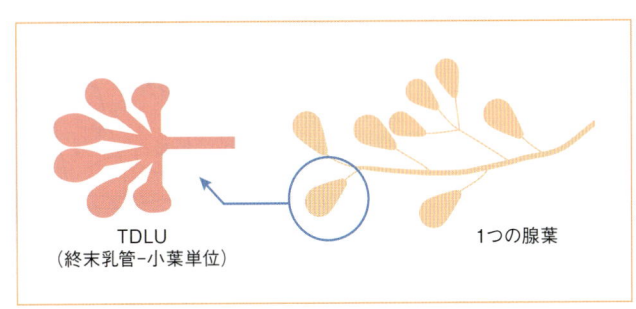

図6.3.2　終末乳管–小葉単位

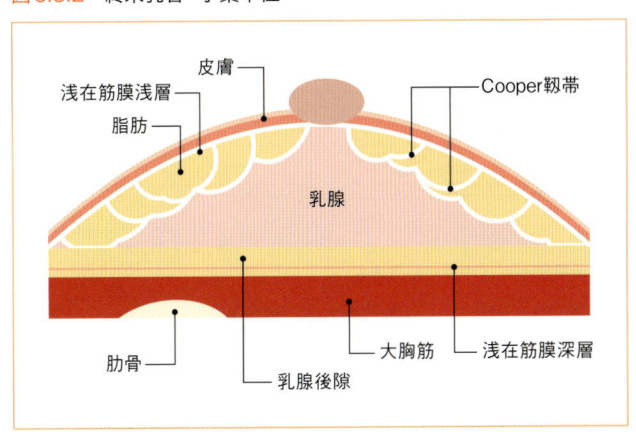

図6.3.1　乳房の断面図

図6.3.3　乳房の超音波解剖図

211

6.3.2 乳腺の基本走査法

● 1. 検査体位

被検者は上半身を脱衣して検査を受けるため，検査衣または胸にかけるバスタオルを用意するなどの配慮が必要である。

乳房検査時の基本体位は，仰臥位で脇を開けるように腕を横にずらすか挙上してもらい，外側の走査がしやすい体位をとってもらう。大きい乳房で脇に流れてしまう場合は，検査する側の肩の下に枕などを入れて軽い斜位状態にして，乳房が胸郭上にできるだけ均等に乗るようにする（図6.3.4）。乳房が脇に流れたままで検査を行うと外側のプローブの操作が難しく，見落としの原因になる（図6.3.5）。

● 2. プローブの操作方法

使用するプローブは中心周波数10MHz程度の電子リニア式探触子を使用する。探触子を持つ際はできるだけ下方を持ち安定させる。力加減は基本的に圧がかからないようにフェザータッチで行う。探触子を乳房の曲面に対して垂直に当てて走査する。超音波ビームが乳房に対し垂直に入射できないと音波の送受信が不十分で鮮明な画像が得られない。その場合は画像をみながら当てる角度を調節する（図6.3.6）。

乳房検査時のプローブの操作方法には，縦操作，横操作，回転操作，遠心性・求心性操作などがある（図6.3.7）。乳房の検査時に大事なことは，乳房全体を見落としなく観察することで，そのためにはこれらを組み合わせて2方向から操作することが望ましい。基本となる操作は縦操作と横操作である。毎回患者ごとに操作手順が異なると見落としの原因になるので，自分の操作手順をきめておくとよい。観察範囲は，頭側は鎖骨まで，尾側は乳腺下溝から1〜2cm程度下まで，外側は中腋窩線まで，内側は胸骨までで，全体を四角く観察する。また，乳頭下は乳頭による減衰によりみえにくいため，ゼリーを多めに塗布し少しずらしてのぞき込むように観察する。大きな所見があったときには，その所見に集中するあまりほかの部位の観察がおろそかになり見落としにつながるので注意する。所見をみつけたときには，所見を画面に描出したままプローブを回転させて

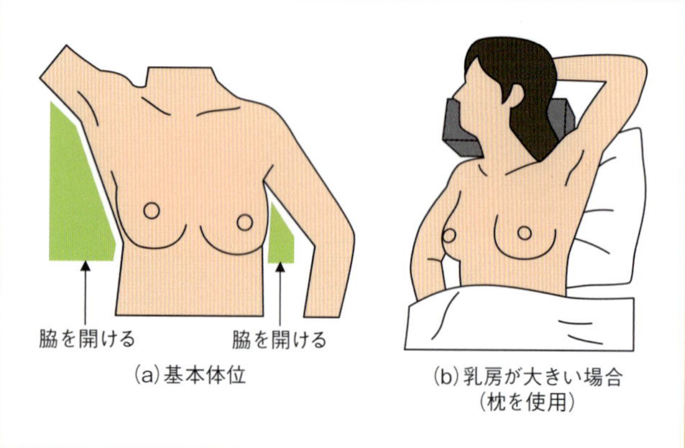

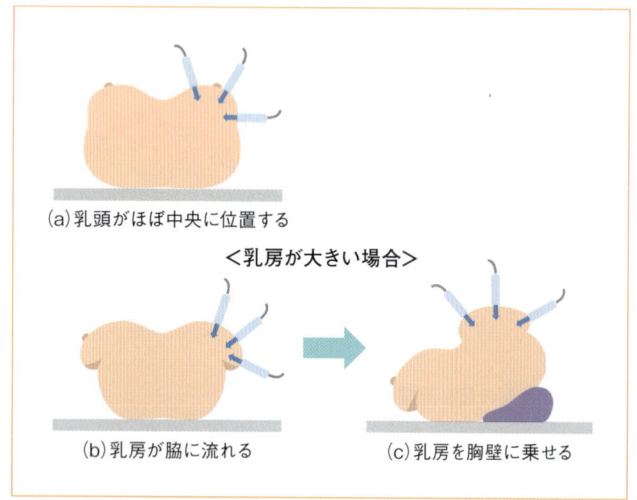

図6.3.4 乳房超音波検査の検査体位

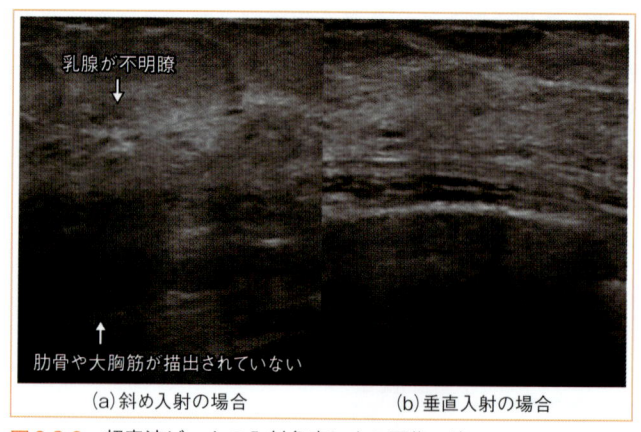

図6.3.6 超音波ビームの入射角度による画像の違い

図6.3.5 乳房が大きい場合の対応

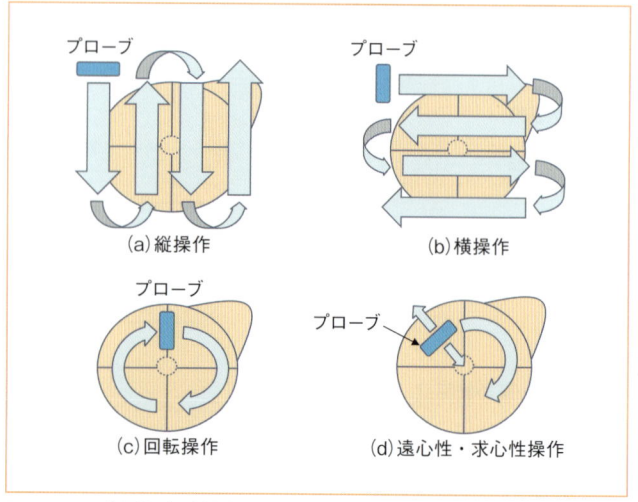

図6.3.7 乳房超音波検査時のプローブの操作方法

いろいろな角度から観察する。

(a) 縦操作：横断走査の断層像にてプローブを頭側から尾
　　側，尾側から頭側へと移動させる。

(b) 横操作：縦断走査の断層像にてプローブを内側から外
　　側，外側から内側へ移動させる。

(c) 回転操作：乳頭・乳管から腺葉方向に平行に走査し，
　　回転移動させる。病変の広がりを意識した走査で，回
　　転操作による全乳房走査には熟練を要する。

(d) 遠心性・求心性操作：乳管・腺葉に沿った回転操作の
　　直交断面の走査を，乳頭を中心に遠心性から求心性に
　　移動させる。

● 3. 病変の存在部位の表示方法

病変の存在部位は，他画像との比較や超音波ガイド下穿
刺，診断，治療効果判定などの基本情報となるので，正確
に記載することが重要である。

簡便な方法として，乳頭を中心として乳房を内上部：A
区域，内下部：B区域，外上部：C区域，外下部：D区域，
乳輪部：E区域，乳頭部：E'区域，腋窩部：C'区域とす
る乳房内局在表示法が広く利用されている（図6.3.8a）。詳
細な位置情報は時計盤表示法と，乳頭腫瘍間距離を計測す
る（図6.3.8b, c）。

(1) 時計盤表示法

乳頭を時計盤の中心として1〜12時に分けて時計方向回
りに30度刻みで時間表示する方法である（例：10時方向，
3時30分方向など）。時計盤表示法では，左右にて内側と

外側の表示が異なるので，利用時には乳房内局在表示法と
併記することが望ましい。

(2) 超音波画像上の乳頭腫瘍間距離

乳頭周囲の皮膚下面を結ぶ直線の中点から，腫瘍縁との
最短距離を測定する（図6.3.8.c, 6.3.9）。

● 4. 病変の計測

(1) 腫瘍の最大径の計測

腫瘍の最大断面にて，最大径（x）と，直交する高さ（z），
最大断面に直交する断面の最大径（y）を計測する。境界部
高エコー像が描出される腫瘍では，これを含めて計測する
（図6.3.10.a）。

✏️ **MEMO**

境界部高エコー像を含めて計測する場合
　誤差が生じやすく境界部高エコー像の境界が不明瞭
な場合は計測困難となるため，低エコー部分を計測し
付記するとよい。

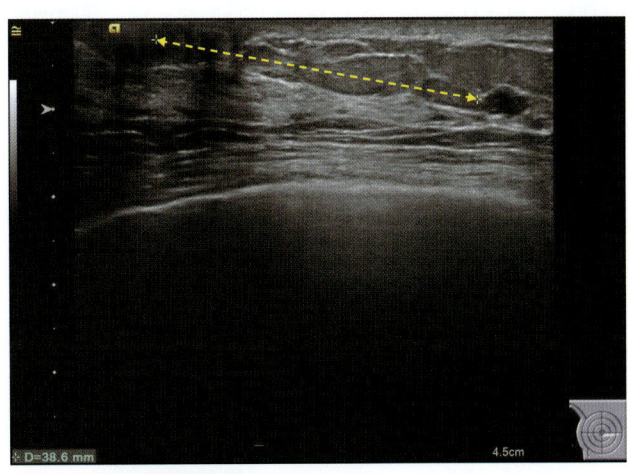

図6.3.9　乳頭腫瘍間距離
腫瘍部位：右3時間方向（AB区域）乳頭腫瘍間距離39mm

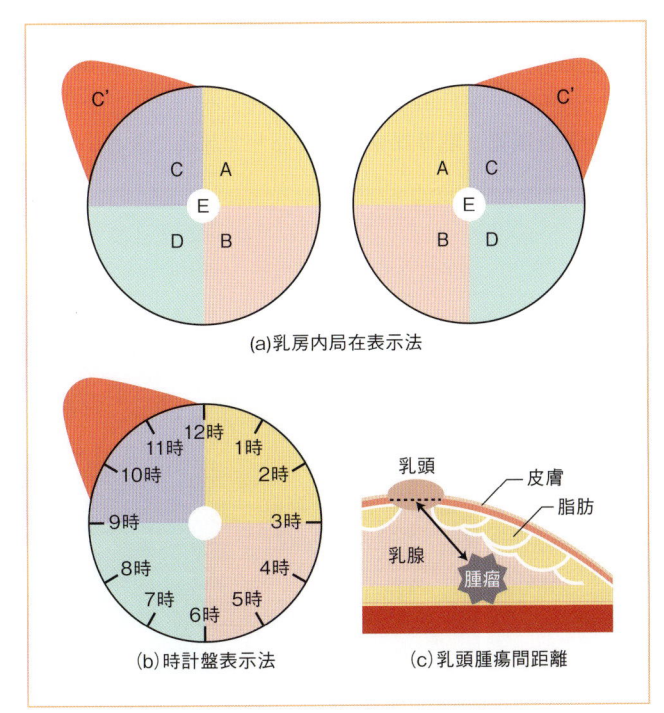

(a) 乳房内局在表示法

(b) 時計盤表示法　　(c) 乳頭腫瘍間距離

図6.3.8　存在部位表示方法

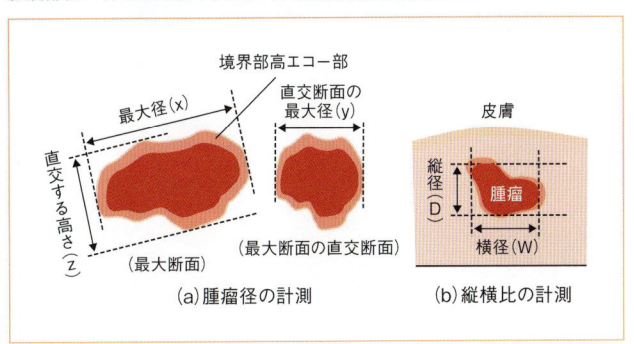

(a) 腫瘍径の計測　　(b) 縦横比の計測

図6.3.10　腫瘍径の計測と縦横比の計測

(2) 縦横比の計測

腫瘤の評価において重要な所見として縦横比（DW ratio；D/W）がある。縦横比は，病変の最大断面で境界部高エコー像を含めない部分を計測する。最大縦径（D）/最大横径（W）で算出されるが，腫瘍径の計測とは異なり，皮膚面に対して垂直および平行に計測する（図6.3.10b）。縦横比は

悪性病変が硬く探触子の圧迫によっても扁平化しにくいことを反映しており，良悪性を鑑別するために重要な指標の1つである。腫瘤径が20mm以下の場合，0.7を閾値とし大きい場合には悪性の可能性が高くなる。しかし小さい腫瘤では良性でも大きく，大きい腫瘤では悪性でも小さくなる傾向があることも知っておく必要がある。

6.3.3 乳腺のチェックポイント

● 1. はじめに

超音波検査にて所見がみられた場合，周囲組織とは異なった成分が塊をなしている場合を腫瘤とし，腫瘤として認識困難な病変を非腫瘤性病変として，それぞれの超音波所見用語を用いて表される。

● 2. 腫　瘤

腫瘤を認めたときは，以下の超音波所見用語を用いて表される。超音波検査と診断を行う際には超音波の組織特性を理解しておくことが大切である。

(1) エコーパターン

囊胞性と充実性，囊胞性部分と充実性部分が混在する混合性に分類される（図6.3.11）。混合性腫瘤には，囊胞内腫瘤と充実性腫瘤内部に囊胞性部分を有する腫瘤が含まれ，後者の場合は，充実性パターンの所見を参考に良悪性の鑑別を行う。囊胞内腫瘤については，内部の充実性部分が不整で広基性に壁を這うように広がる場合は悪性を疑う。また，囊胞周囲への充実性部分の浸潤像は悪性を疑う。良性の囊胞内乳頭腫では，充実性部分が囊胞壁から急峻な立ち上がりがみられ，良悪性の鑑別ポイントとなる。囊胞内腫瘤が高齢者にみられる場合は，悪性の可能性が高いので注意深く観察する。このほか，囊胞内腫瘤では囊胞内への出血によって血球成分が沈澱することにより，液面形成を生

じる場合がある。

(2) 腫瘤の形状

腫瘤全体から受ける印象で，形状を最も反映している像で判断する。かどやくびれの有無により円形・楕円形，分葉形，多角形，不整形に分類される（図6.3.12）。悪性の充実性病変では，多角形や不整形になることが多い。

(3) 境　界

腫瘤と腫瘤に接する非腫瘤部との接する面を境界といい，この境界付近の腫瘤部分を辺縁とよぶ。腫瘤近くの非腫瘤部は周辺とよぶ。境界が不明瞭な場合は合わせて境界部と表現する（図6.3.13）。境界は良悪性を鑑別するのに最も重要な所見である。とくに浸潤傾向の強い癌では，粗ぞうになり境界部高エコー像を伴う場合もある（図6.3.14）。

①境界の分類
- (a) 明瞭平滑：腫瘤部と非腫瘤部との接する面が1本の細い線で表され，大きなくびれがあっても滑らかである。
- (b) 明瞭粗ぞう：腫瘤部と非腫瘤部との接する面が比較的はっきりしているが滑らかでない。
- (c) 不明瞭：辺縁と周辺が明瞭に区別できない。境界部高エコー像（halo）の有無を記載する。
- (d) 評価困難：境界部分が減衰などで評価できない。

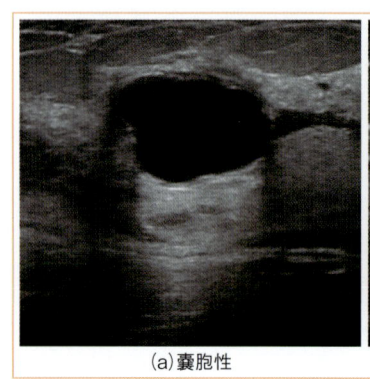 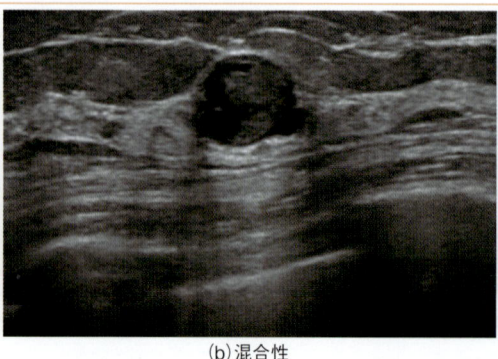 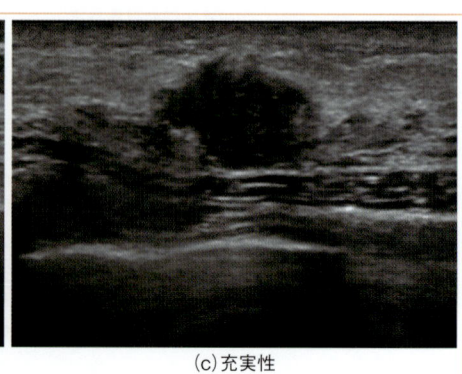

(a)囊胞性　　(b)混合性　　(c)充実性

図6.3.11　腫瘤のエコーパターン

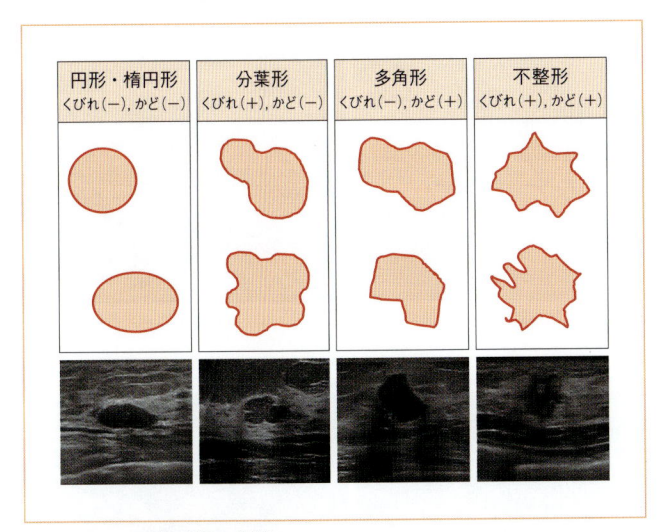

図6.3.12　腫瘤形状の分類

| 円形・楕円形
くびれ(−), かど(−) | 分葉形
くびれ(+), かど(−) | 多角形
くびれ(−), かど(+) | 不整形
くびれ(+), かど(+) |

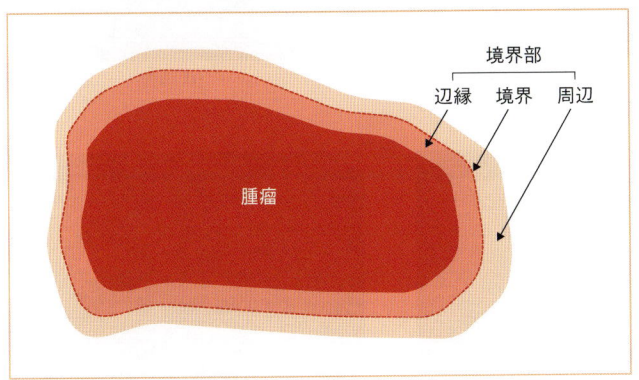

図6.3.13　腫瘤の境界部

MEMO

境界部高エコー像

腫瘤と周辺組織との境界で発生し，ハロー(halo)ともよばれる。脂肪組織よりエコーレベルは高く，淡く不明瞭な高エコー像で，腫瘤が周辺組織に浸潤し腫瘍細胞と脂肪，炎症細胞，線維などが入り混じって発生する後方散乱に由来する。悪性を強く疑う所見である。

(4) 内部エコー

境界部を含まない腫瘤の内部エコーで，エコーレベルと均質性（均一性）について評価し，混合性腫瘤は充実性部分を評価する（図6.3.15）。

①エコーレベル

腫瘤の内部エコーの輝度を皮下脂肪層と比較して，無エコー，低エコー，等エコー，高エコーとし，混在する場合は併記する。

②均質性（均一性）

内部エコーの規則性にて，均質（均一）と不均質（不均一）に分類する。また，内部に高エコーを伴っている場合は併記する。高エコーは石灰化であることが多いが，断定はできないため所見で表す。

(5) 後方エコー

腫瘤の後方に認められるエコー輝度を同じ深さの周辺組織と比較し，増強，不変，減弱，消失に分類する（図6.3.16）。なお，外側陰影は後方エコーに含めない。

MEMO

内部エコーと後方エコーで内部構造を推定

内部エコーレベルの差は音響インピーダンスの異なる微細な構造物が混在する場合に起こる。したがって内部構造が均一な場合反射や散乱はあまり起こらずエコーレベルは低く，内部構造が不均質な場合は反射や散乱が多く生じてエコーレベルが上昇する。後方エコーは腫瘤内部の減衰の程度を表しており線維成分に富む腫瘤では，散乱・吸収減衰が強く後方エコーは減弱，細胞成分の多い腫瘤では増強する。これらのことから内部エコーと後方エコーは内部構造を推定するのに重要な意味をもつ。

(6) 随伴所見

腫瘤の性状に加え，乳腺境界線の断裂（図6.3.17），腫瘤に集中するひきつれなどの構築の乱れ，腫瘤と連続する管状構造物，腫瘤周囲の点状高エコー，Cooper靭帯の肥厚や浮腫，皮膚の肥厚や牽引（引きこみ像，図6.3.18）があれば記載する。乳腺境界線の断裂は悪性を疑う重要な所見となる。構築の乱れも悪性を疑う所見となるが，放射状硬化性病変などの良性疾患でも認められる。また，腫瘤と連続する管状構造物は，乳癌の乳管内進展を疑う所見として

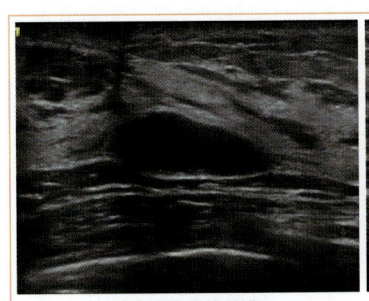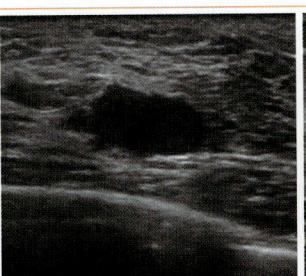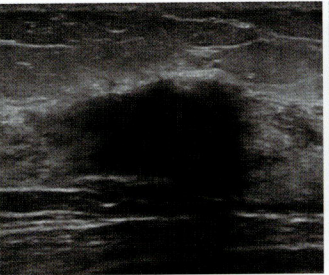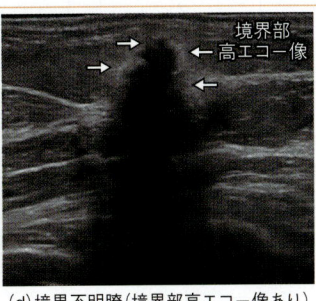

(a)境界明瞭平滑　　(b)境界明瞭粗ぞう　　(c)境界不明瞭(境界部高エコー像なし)　　(d)境界不明瞭(境界部高エコー像あり)

図6.3.14　腫瘤の境界性状

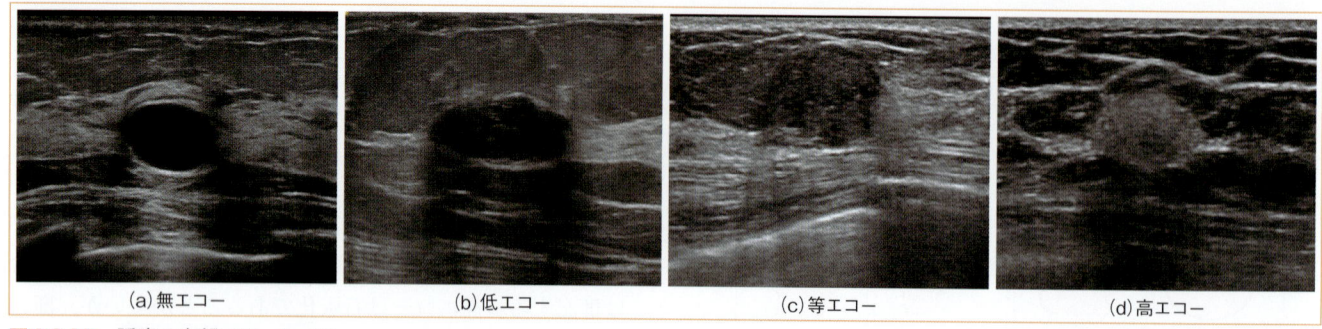

(a) 無エコー　　(b) 低エコー　　(c) 等エコー　　(d) 高エコー

図6.3.15　腫瘤の内部エコーレベル

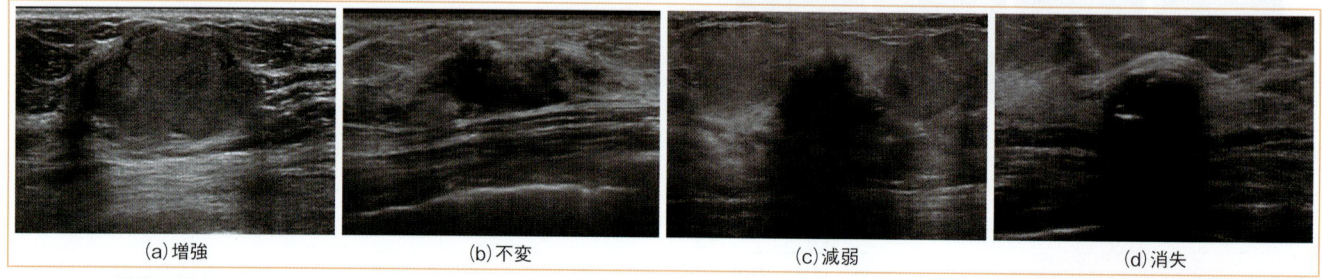

(a) 増強　　(b) 不変　　(c) 減弱　　(d) 消失

図6.3.16　腫瘍の後方エコー

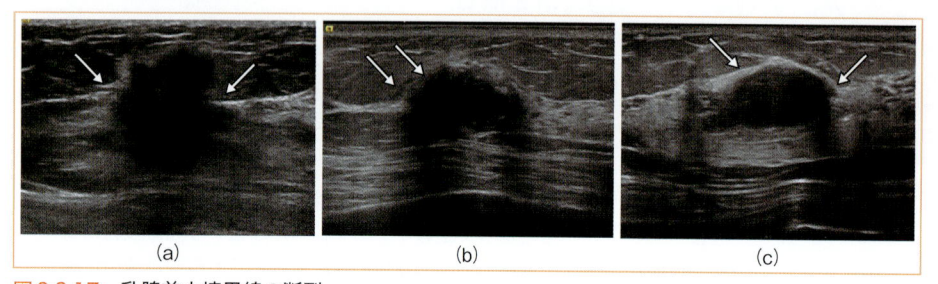

(a)　　　　　(b)　　　　　(c)

図6.3.17　乳腺前方境界線の断裂
(a)：明らかに前方境界線が断裂している（↑）
(b)：一部前方境界線が断裂している（↑）
(c)：前方境界線が押し上げられているが断裂していない（↑）

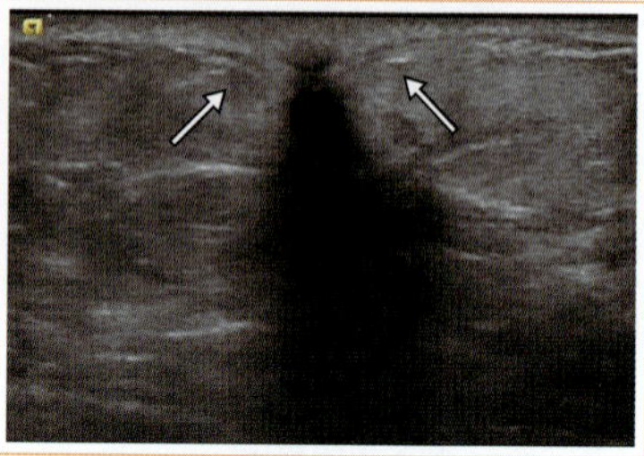

図6.3.18　皮膚の肥厚を牽引
腫瘤により皮膚の引きこみがみられ皮膚は肥厚している（↑）

広がり診断に重要である。点状高エコーが微細で集簇している場合や乳管に沿ってみられる場合は悪性を疑う所見となる。粗大な高エコーを有する場合は，陳旧性線維腺腫が最も多い。ただし，超音波検査で微細石灰化を拾い上げるには限界があり，意識過剰となってアーチファクトまでも拾いすぎることがあるので注意する。

● 3. 非腫瘍性病変

(1) 乳管の異常

乳管の拡張や乳管内エコー，乳管壁の肥厚，乳管内腔の広狭不整について評価する。乳管拡張については，乳頭・乳輪下を越えない拡張のみの場合は異常所見としない（図6.3.19.a）。また，妊娠後期や授乳中についても乳管拡張のみでは異常としない（図6.3.19.b）。乳管拡張が多区域や両側性の場合は乳腺症などが考えられるが，単区域の場合は乳管内乳頭腫（図6.3.20.a）や非浸潤性乳管癌（図6.3.20.b），浸潤癌の乳管内進展の可能性が考えられるので，乳管の内部エコーや乳管壁の肥厚，広狭不整の有無，拡張乳管末梢側の病変の有無を注意深く観察する。また，乳房内の血管

が乳管様に描出されることがある。この場合は乳頭との連続性がなく，乳腺内から皮下脂肪層を一定の径で走行し，ドプラ法にて血流シグナルを認める。高齢者では，動脈壁の石灰化を複数認めることがある。

乳管内エコーでは，充実性エコーのほか点状高エコーや線状エコー，あるいは流動性が観察される場合もある。乳管内に内部エコーを認めた場合は，プローブによる軽い圧迫などで流動性を確認することや，ドプラ法を併用して乳管内の充実性病変を確認する。

(2) 乳腺内低エコー域

周囲乳腺や対側乳腺組織と比べて性状を異にする低エコー域である。この場合，腫瘤の内部エコー評価とは異なり周囲乳腺のエコーレベルを基準とし，それより低エコーとして認識できる領域を示す。低エコー域の性状により斑状，地図状，境界不明瞭の亜分類があるが必ずしも分類しなくてもよい。低エコー域がみられた場合はまずその分布に注意する。悪性では限局性や区域性，良性では両側性や多発性にみられることが多い。また，対側乳房の同部位と比較し，同じような低エコー域がみられた場合は乳腺症の可能

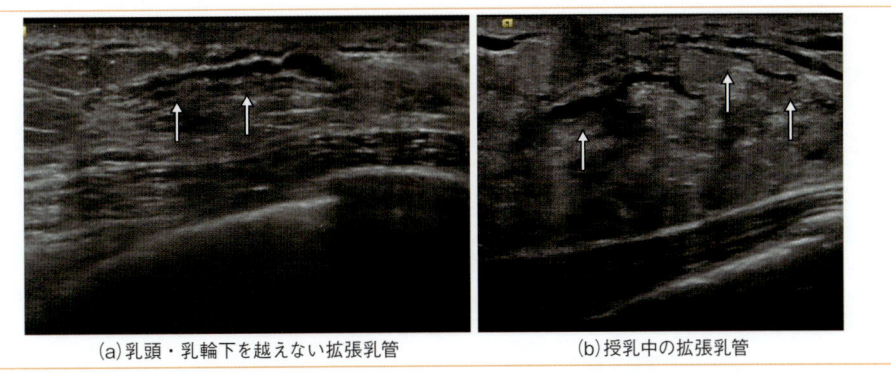

(a)乳頭・乳輪下を越えない拡張乳管 | (b)授乳中の拡張乳管

図 6.3.19　異常所見としない拡張乳管
(a)：拡張乳管がみられるが，乳頭・乳輪下を超えていない。内部に充実性エコーを認めなければ正常とする。
(b)：妊娠後期や授乳中では，拡張乳管がみられても異常所見とはしない。

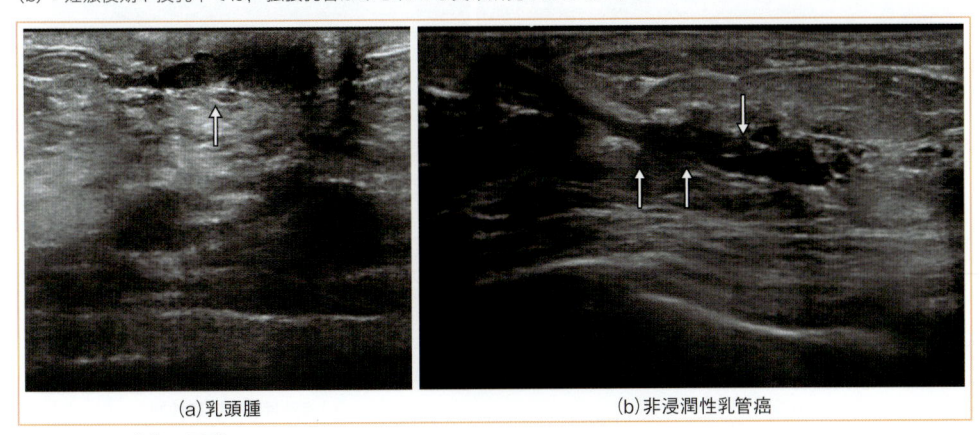

(a)乳頭腫 | (b)非浸潤性乳管癌

図 6.3.20　乳管の異常
(a)：乳頭から連続する拡張乳管内に，立ち上がりが急峻な充実部エコーを認める。
(b)：乳頭から連続する拡張乳管内に壁に沿う様に充実部エコーが広範囲に認められる。

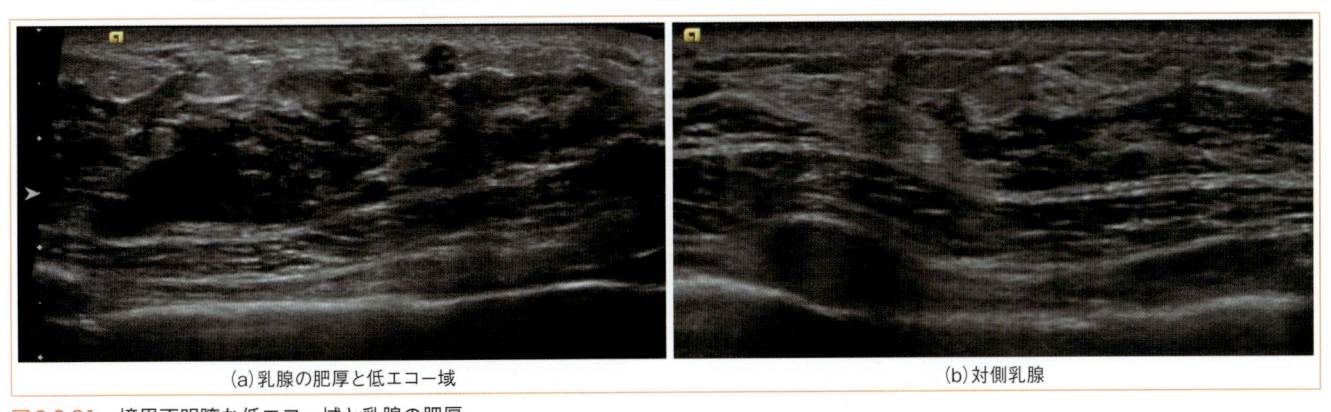

(a)乳腺の肥厚と低エコー域 | (b)対側乳腺

図 6.3.21　境界不明瞭な低エコー域と乳腺の肥厚
管内成分優位の浸潤性乳管癌の症例。(a)の右側乳腺は低エコーで(b)の対側乳腺と比較し明らかな肥厚を認める。

性が高くなる。低エコー域の部分が局所的に肥厚している場合には悪性を考慮する (図6.3.21)。低エコー域内部に微細石灰化を示唆する点状の高エコーが認められればより悪性を考慮する所見となる (図6.3.22)。また，参考所見として低エコー域に一致して豊富な血流がみられる場合には，増殖性病変の存在が示唆され，悪性の場合は血流が豊富なことが多い (図6.3.23)。また，高齢になるほど乳腺に腫瘍性病変以外の変化がみられることは少ないため，年齢も参考とするとよい。

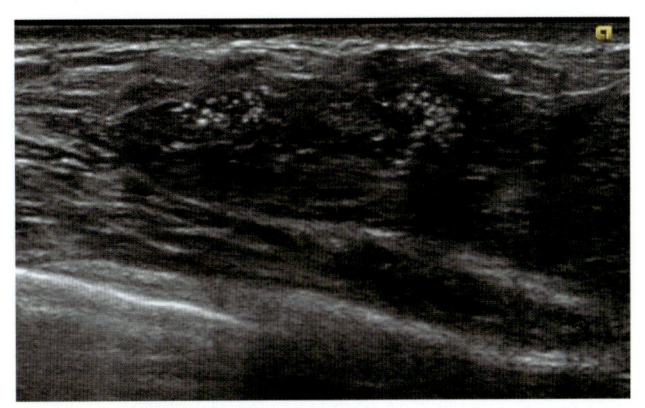

図 6.3.22　点状高エコーを伴った低エコー域
低エコー域内に多数の点状高エコーを認める

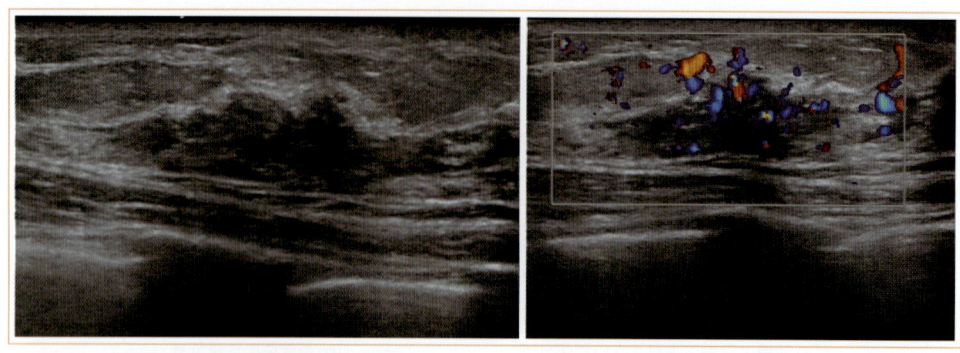

図6.3.23　血流シグナルの豊富な低エコー域
低エコー域に一致して豊富な血流シグナルを認める

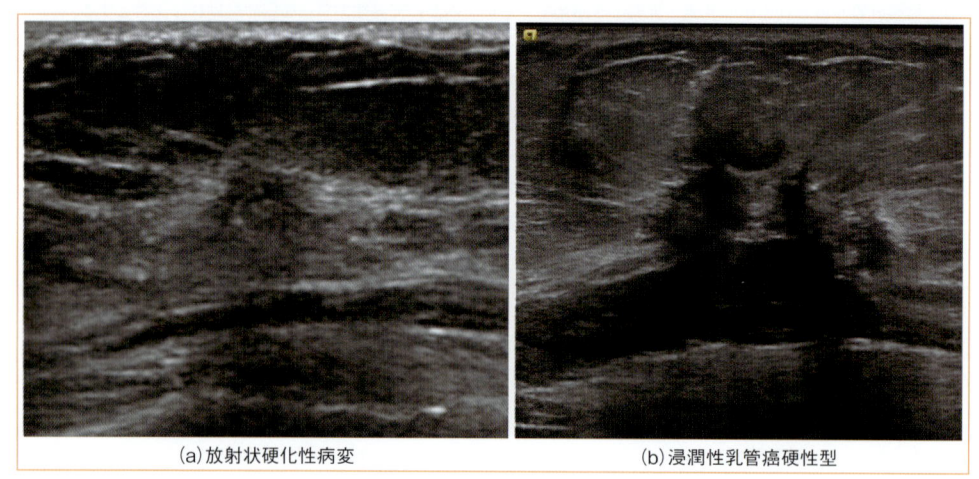

| (a)放射状硬化性病変 | (b)浸潤性乳管癌硬性型 |

図6.3.24　構築の乱れ
(a)：低エコー域に向かってわずかにひずみがみられる
(b)：低エコー域に向かって周囲組織の引きつれがみられる

(3) 構築の乱れ

乳腺内の1点または限局的に引きつれや歪みがみられる所見で (図6.3.24)，悪性では小さな浸潤癌や非浸潤性乳管癌，小葉癌，良性では放射状硬化性病変や硬化性腺症などで認められる。放射状硬化性病変は，中心部の瘢痕様線維弾性組織とそれを放射状に取り巻く乳管，小葉よりなる良性の増殖性病変であり，浸潤性乳管癌硬性型や小葉癌との鑑別を要する。構築の乱れは超音波検査のみで良悪性の判断は難しく，生検などによる病理組織学的評価を行う。ドプラ法で，周囲よりも血流シグナルが豊富な場合には悪性を疑う所見の1つとなる。構築の乱れについては，走査時にいかに見落とさずに拾い上げるかが重要である。

(4) 多発小嚢胞

乳腺内に数mm程度の小嚢胞が局在性または区域性に多数認められるものである。集簇してみられる場合は，小嚢胞集簇とよぶ。多くは乳腺症にみられるが，まれに非浸潤性乳管癌や管内成分優位の浸潤性乳管癌などに認められる。嚢胞の壁肥厚や不整像，嚢胞内の充実性部分，微細点状高エコーがみられるときや明らかに区域性の分布を呈する場合は，悪性の可能性があるので注意が必要である (図6.3.25)。

(5) 点状高エコーを主体とする病変

周囲に明らかな低エコー域や乳管拡張を伴わず，複数の微細石灰化と考えられる点状高エコーを局在性または区域性に認める病変を表している。多数の微細石灰化像は悪性を疑う所見の1つになるが，乳腺症でもみられる所見である (図6.3.26)。また，超音波像の点状高エコーは必ずしも石灰化を捉えているわけではなく，Cooper靭帯や小嚢胞壁が高エコーに描出されることがあるので多方向から確認する。嚢胞壁にみられる点状高エコーや低エコー域を伴わない点状高エコーは，良性に認められることが多い。点状高エコーがみられた場合は，周囲組織との関係や境界不明瞭な低エコー域がないか注意深く観察する。

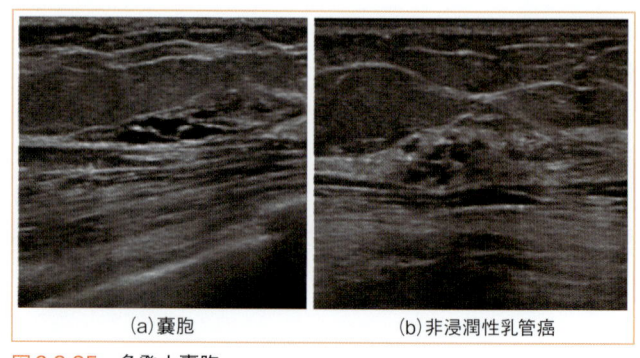

| (a)嚢胞 | (b)非浸潤性乳管癌 |

図6.3.25　多発小嚢胞

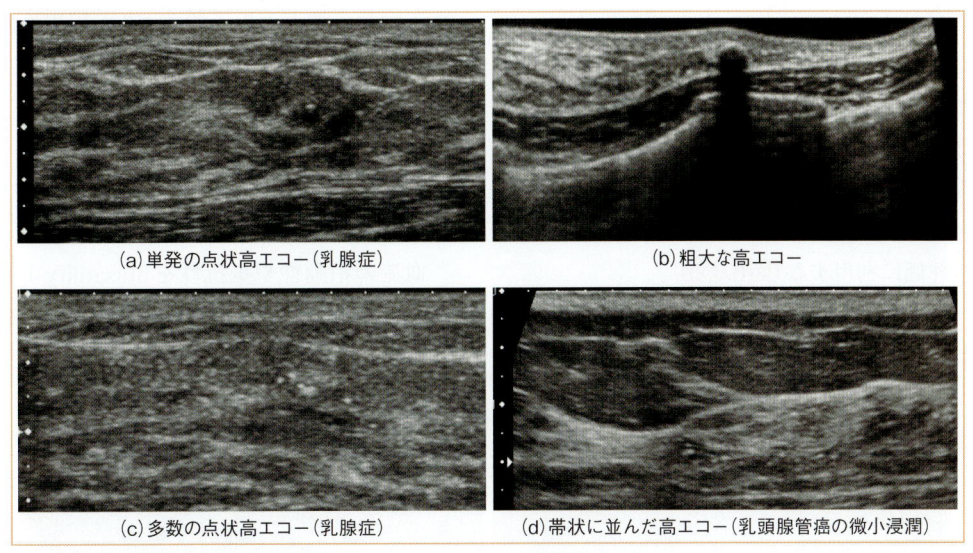

図6.3.26　点状高エコー
(a)：点状エコーと微小嚢胞がみられるが，高エコーの集簇は認めない。
(b)：音響陰影を伴う粗大な高エコーで，良性の石灰化病変である。
(c)：複数の点状高エコーが集簇しているが，周囲に低エコー域は認めない。
(d)：点状高エコーが帯状に並んでおり，この高エコーと同様に周囲に帯状の低エコー域がみられる。

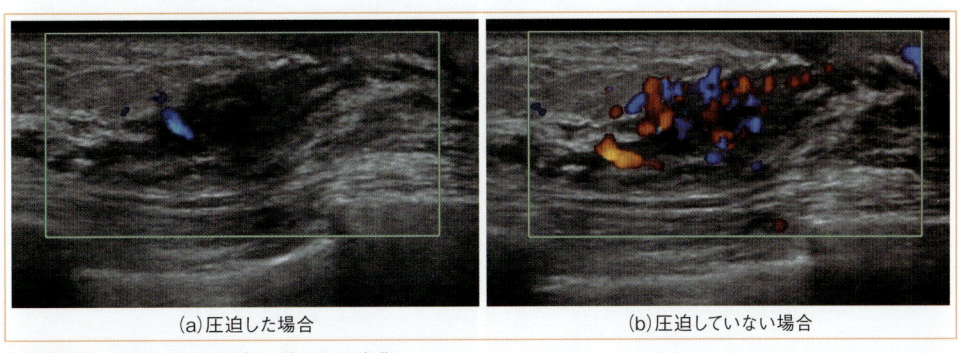

図6.3.27　圧迫による血流シグナルの変化

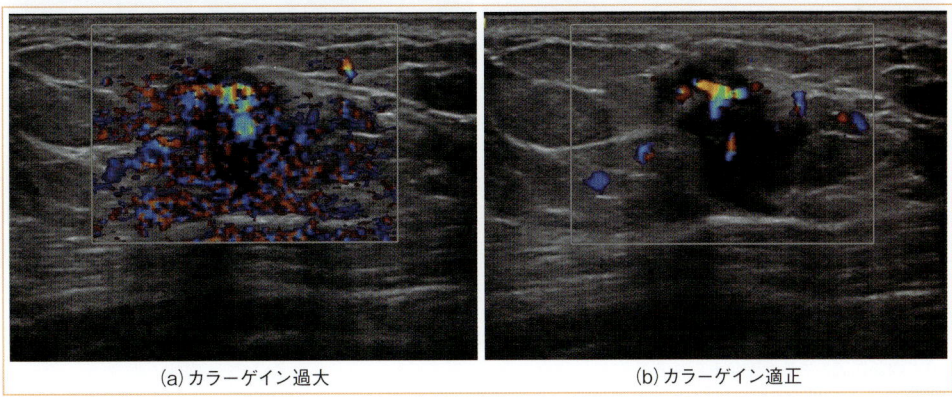

図6.3.28　カラーゲインの調整

● 4. 血流評価

(1) カラードプラ法の検査手順

　効率よく反射信号を受信するためBモード検査時と同様に皮膚面と垂直に探触子をあてる。その際，圧迫により本来表示されるべき血流シグナルが表示されない場合があるので，圧迫しないように注意が必要である（図6.3.27）。Bモードゲインはやや低めにすることで視認性が向上する。速度レンジは3〜5cm/sを目安に調整する。カラーゲインはノイズが発生するレベルまで一度大きくしてからノイズがなくなるぐらいに下げて調節する（図6.3.28）。カラー表示エリアはフレームレートに影響するため，広げすぎず病変全体と周辺が1cm程度含まれるように合わせる。

(2) 血流情報の評価方法

　病変内の血流評価についてはカラードプラ法やパワードプラ法による血流の多寡と血流形態，パルスドプラ法による血管抵抗などが良悪性の鑑別の参考所見に利用される。

①血流の多寡

　主観的に周囲と比較しながら，一般的に（−）avascular,

（+）hypovascular，（++）moderate vascular，（+++）hyper vascularと表している。

　悪性腫瘍では血流が多く良性腫瘍では少ない傾向がある。しかしながら悪性でも浸潤性乳管癌硬性型のように線維成分の多い病変の場合，血流は乏しく，良性でも乳管内乳頭腫や線維腺腫で血流が豊富な場合もあり，良悪の鑑別というよりは増殖能の評価に利用する（図6.3.29）。

②血流形態

　腫瘍においては，「血流を欠く，境界に沿う，なだらかな血流，貫入する，貫通する，周辺の血流増加」と表現する。「血流を欠く，境界に沿う，なだらかな血流」は良性

を示唆し「貫入する，貫通する，周辺の血流増加」は悪性を示唆する。囊胞性腫瘤では「血流を欠く，1本の流入血流，複数の流入血流」と表現し血流を欠く，1本の流入血流は良性，複数の流入血流は悪性を示唆する（図6.3.30）。非腫瘍性病変における血流形態の評価は困難な場合が多い。

③パルスドプラ法による波形解析

　血流の拍動性や抵抗性をpulsatility index（PI）やresistance index（RI）で求められるが，良性と悪性で数値がオーバーラップするため，良悪性の鑑別の参考所見として利用される。悪性では，腫瘍内の血管の蛇行や狭小不整化，線維による血管弾性の低下などを反映してこれらの指標は

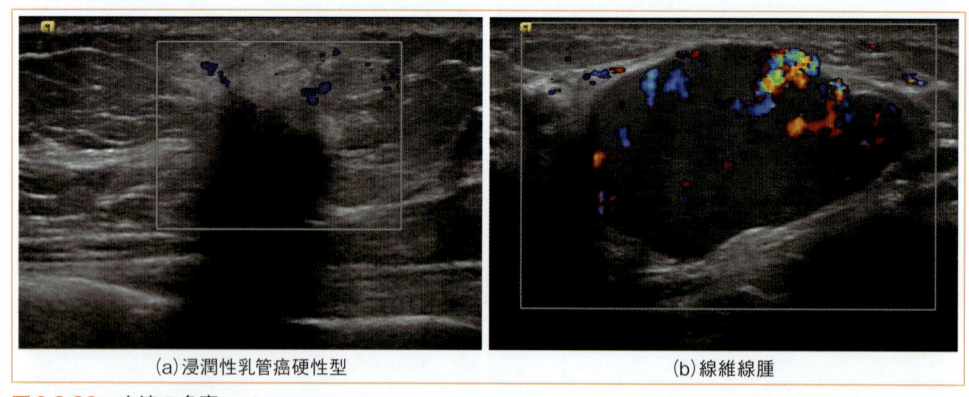

(a)浸潤性乳管癌硬性型　　　(b)線維線腫

図6.3.29　血流の多寡
組織構築を反映して血流シグナルが変化する

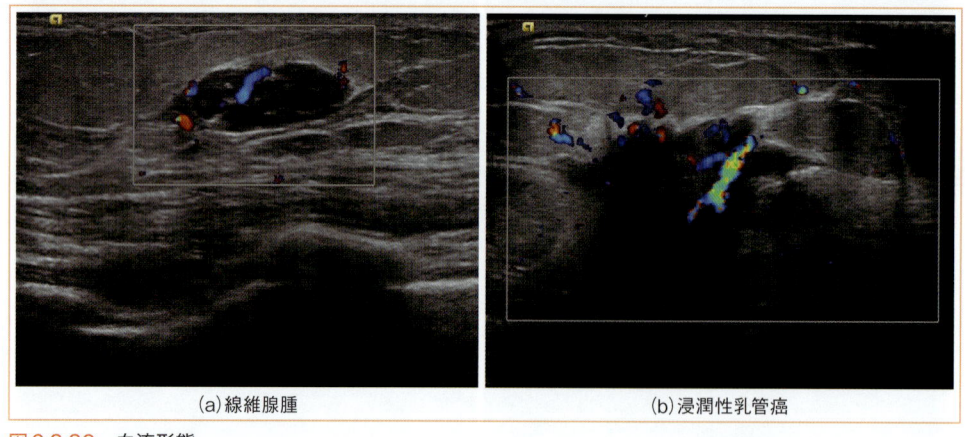

(a)線維腺腫　　　(b)浸潤性乳管癌

図6.3.30　血流形態
(a)：なだらかな血流がみられる
(b)：内部に流入する血流がみられる

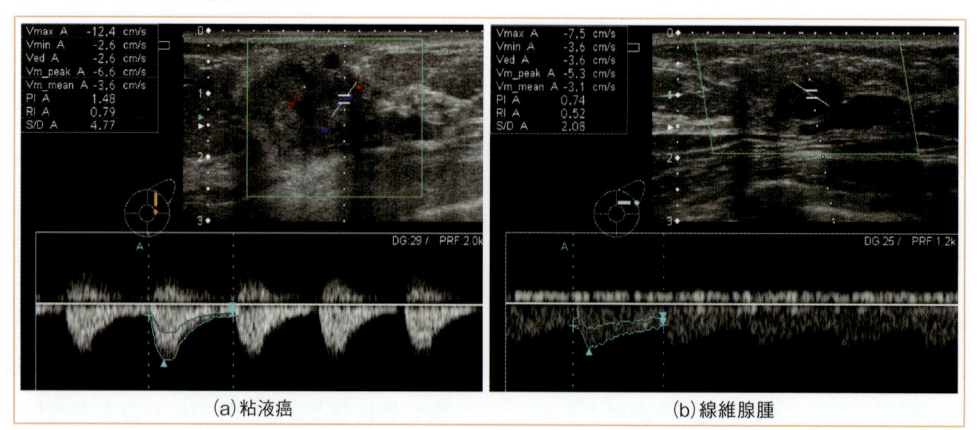

(a)粘液癌　　　(b)線維腺腫

図6.3.31　腫瘍とパルスドプラ所見
(a)：粘液癌に流入する血流は最高流速12.4cm/sで，RIは0.79と高い。
(b)：線維腺腫に流入する血流は最高流速7.5cm/sで，RIは0.52と低い。

高くなる。あくまでも参考的な評価であり，Bモード画像を基本に超音波診断が行われる（図6.3.31）。

(3) 造影超音波検査

第二世代の超音波造影剤ペルフルブタンマイクロバブル（ソナゾイド®）が2012年8月に乳房腫瘤性病変に対して保険適用となった。主に良悪鑑別診断や乳癌の広がり診断，術前薬物療法における効果判定について有用な可能性が示唆されている。しかし，乳房造影超音波は一般的に多くの施設で利用されるまでには至っておらず，各施設で検討が行われているのが現状である。乳房超音波診断ガイドラインでは悪性腫瘤の染影パターンとして，①病変の染影に一部の欠損を伴う，②不均一な造影，③染影のwash outが極端に早い，④Bモードよりも広く造影されるとし，良性腫瘤では①まったく染影されない，②均一に造影されるとしている[1]。今後のさらなる検討が期待される領域である。

● 5. 硬さ評価

硬さとは加圧に対する物質の変形のしにくさをいい，以前から硬さ評価についてはダイナミックテストとしてBモード画像の変化を用手的に行ってきた（図6.3.32）。しかし再現性や小病変の判定については課題とされてきた。そこでより客観性を高める技術として超音波組織弾性映像法（エラストグラフィ）が開発された。現在診断装置は，探触子を用いて用手的な加圧などにより惹起されて制定組織のひずみを検出し画像化する「strain elastography」，用手的な加圧・加振の代わりに，音響放射力パルス（ARFI）を用いる「ARFI imaging」，音響放射力パルス（ARFI）の作用により生体組織に後方への変異を発生させ，この復元時におこる剪断波（share wave）を検出する「share wave elastography」に分類される。

(1) strain elastography

一般的に硬い部分が青色で軟らかくなるにしたがい緑色，黄色，赤色に表示し，この色調変化を5つのパターンにスコア化したつくば弾性スコアが広く用いられている。Bモードにおける低エコー腫瘤の全体およびその周辺まで青色に表示される場合と低エコー腫瘤の全体が青色に表示される場合に悪性を疑う（図6.3.33）。また，皮下脂肪織と病変部にROIを置いてひずみ量を求め，皮下脂肪組織のひずみ量を病変部のひずみ量で除したfat lesion ratio（FLR）が半定量的な評価法として利用されている。

(2) ARFI imaging

ARFIによる変位が小さい（硬い）ものは黒く，変位が大きい（軟らかい）ものは白く表示される。評価方法の1つと

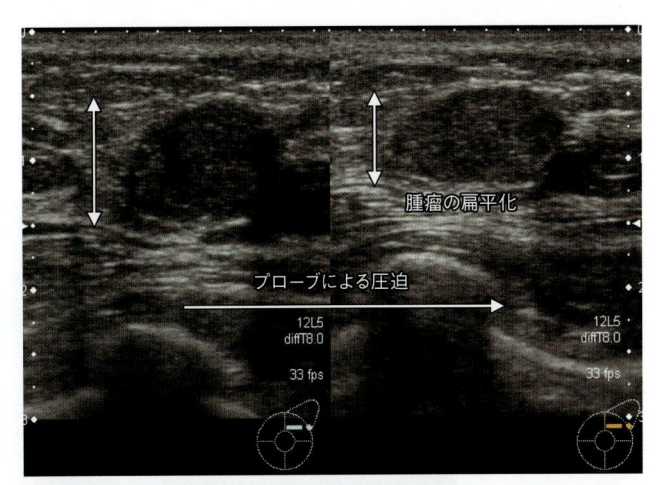

図6.3.32　プローブの圧迫による腫瘤の変化

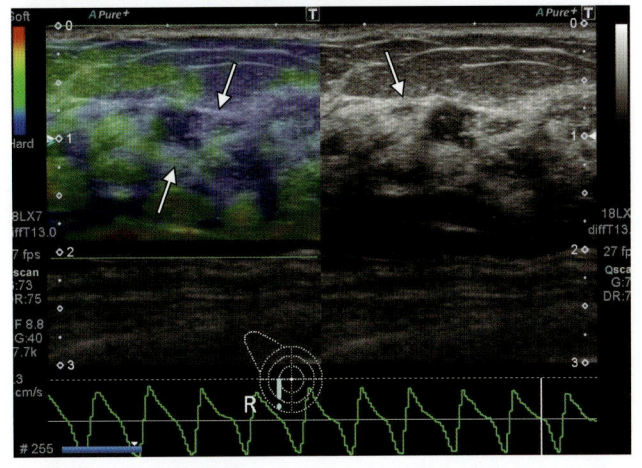

図6.3.33　エラストグラフィ
形状不整な6mm大の小腫瘤で，内部には点状高エコーを認める。
エラストグラフィでは，腫瘤全体が青色となり，スコア4の硬い腫瘤を表しており，悪性を疑う所見を呈している。

してはエラストグラフィ画像とBモード画像の横径比を使用したE/B ratioがある（図6.3.34）。

(3) share wave elastography

point shear wave speed measurement（VTQ）とshear wave speed imaging（VTIQ）とに細分類される。VTQは関心領域における剪断波の伝搬速度（m/s）にて評価する

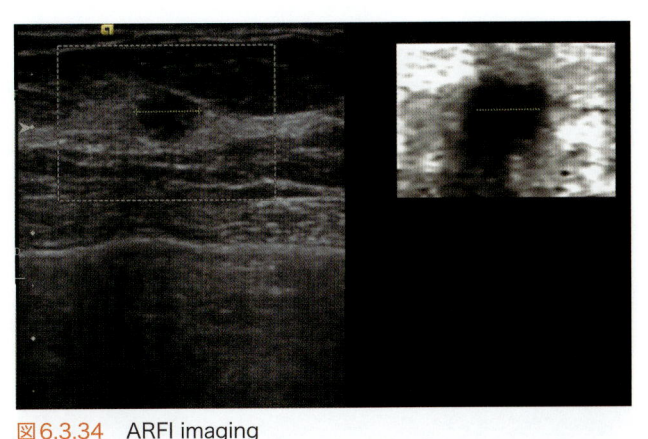

図6.3.34　ARFI imaging
腫瘤は黒く表示され硬いことを意味している。また，Bモードよりエラストグラフィ画像の横径が大きく表示され，E/B ratio ＞1.0と評価される

（図6.3.35.a）。shear wave speed imaging（VTIQ）は剪断波の伝搬速度（m/s）や弾性値（kPa）あるいはこれらの分布をカラー表示し評価する（図6.3.35.b）。評価方法としては、剪断波の伝搬速度によるものや、弾性値によるものなどがあるが、使用する装置によってもカットオフ値も異なり、今後さらなる臨床研究が期待される。

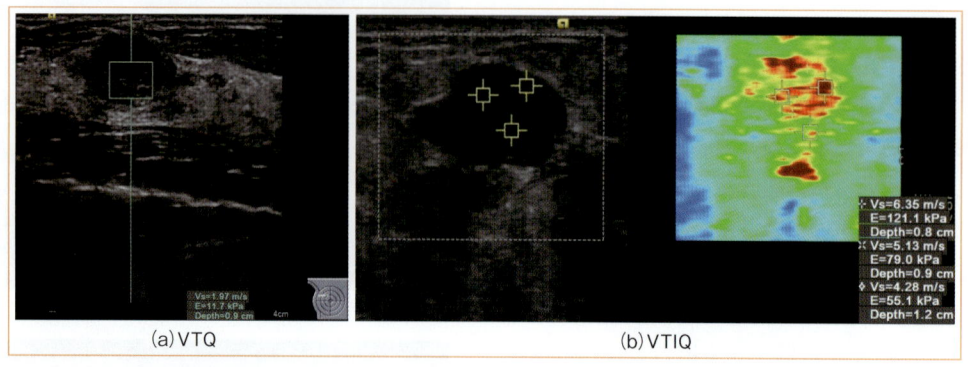

図6.3.35　shear wave elastography
（a）：剪断波の伝搬速度は1.97m/s
（b）：腫瘤は赤く表示され硬いことを意味している。剪断波の伝搬速度は6.35m/s

6.3.4　乳腺の正常像

● 1. はじめに

　正常乳房の超音波像は、前面から皮膚、皮下脂肪層、乳腺、乳腺後隙、大胸筋がみられる。皮下脂肪層内には浅在筋膜浅層と浅在筋膜浅層から乳腺に延びるCooper靭帯の線状高エコーを認める。浅在筋膜深層は乳腺後隙に線状エコーとして描出される（図6.3.36）。

　乳腺組織は年齢や妊娠、授乳で変化を生じ、超音波像も変化する。月経周期においても妊娠や授乳期ほどの大きな変化はみられないが、月経前にはわずかに乳腺組織が発達し乳腺エコーは不均一となる。また、腋窩などの乳腺堤線上にも乳腺組織が存在することがあり、副乳という（図6.3.37）。

　男性においても思春期や更年期のホルモンバランスの乱れや薬剤の摂取により乳腺が肥大することがあり、女性化乳房症とよばれる（図6.3.38）。

● 2. 年齢による変化

　年齢とともに乳腺組織の発達が進みやがて退縮していくが、超音波像も年齢により変化がみられる（図6.3.39）。乳腺の1つの腺葉は乳管とブドウの房状に連なる多数の小葉から形成される。さらに小葉内には細乳管が複雑に増生し球状となっており、周囲には軟らかい間質（小葉内間質）を含んでいる。この小葉の大きさは100～300μmであるのに対し、10MHzの超音波の波長は約150μmであるため、小葉内の構造は波長以下となり後方散乱を生じてしまう。このため、小葉の発達した乳腺はエコーレベルが高くなる。
① 初経前：腺房の形成がなく、乳腺組織はエコーレベルが低く均一である。
② 初経後：乳管や小葉の発達とともに間質も増生し、乳腺は厚く不均一となる。加齢とともに乳腺組織は退縮し脂肪組織に置換される。妊娠や授乳の経験

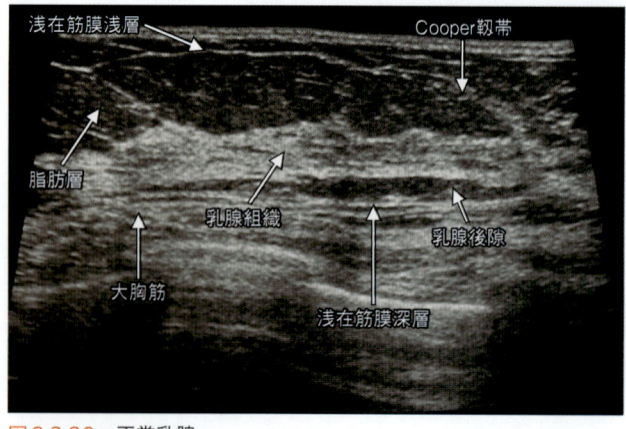

図6.3.36　正常乳腺

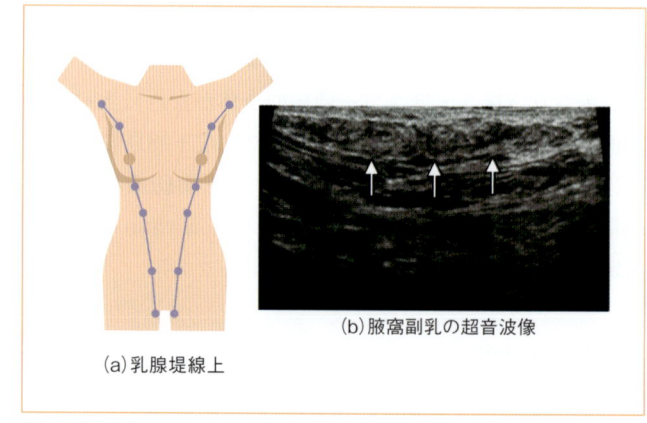

（a）乳腺堤線上
（b）腋窩副乳の超音波像

図6.3.37　副乳

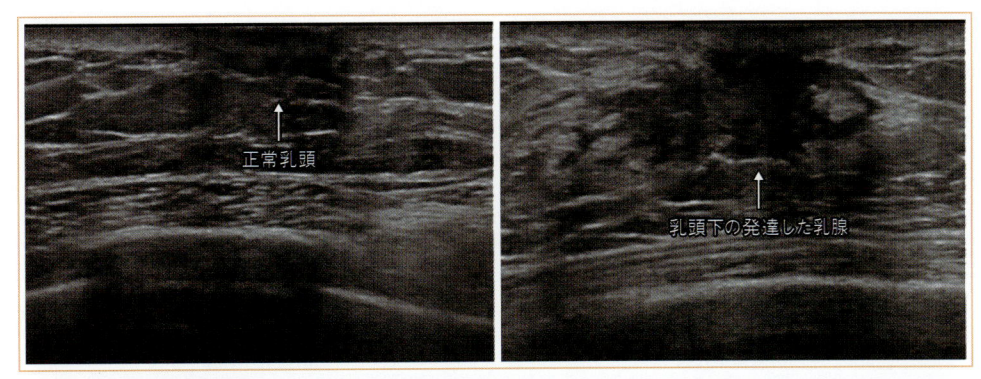

図6.3.38　女性化乳房症

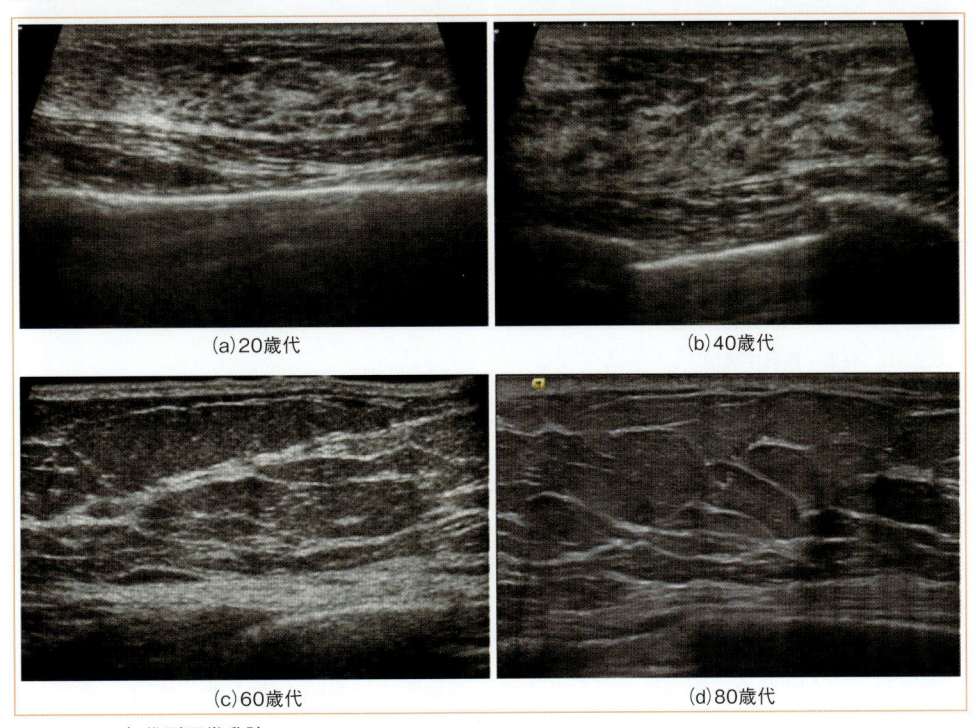

図6.3.39　年代別正常乳腺
20歳代では豹紋状を呈し，40歳代では乳腺組織も発達し厚みを増している。
60歳代では乳腺組織は脂肪に置換され，80歳代では乳腺組織は菲薄化を認める。

がない場合は比較的乳腺が均一に保たれている。
③閉経後：乳腺組織は薄くなり，脂肪組織に置換される。

● 3. 妊娠，授乳による変化

　妊娠に伴い乳腺組織は著明に発達し，乳房のほとんどが乳腺組織となる。乳腺エコーはやや低下し不均一となり，乳管の拡張がみられるようになる。とくに授乳期では乳管の拡張が著明である。また，乳汁が貯留してできる乳瘤を認めることがある。乳瘤は，最初は内部無エコーの嚢胞性腫瘤であるが，ミルクの濃縮と脂肪分と漿液成分の分離によって液面形成がみられる。乳瘤の液面形成は，嚢胞内腫瘍にみられる出血と異なり，上層部分が混濁しチーズ様に固形化することにより上層側の輝度が高くなる。このため後方エコーは，増強から減弱までさまざまに変化する（図6.3.40）。また，授乳中は乳頭からの細菌感染により乳腺炎を発症することがあるので，乳管の拡張とうっ滞像，膿瘍の有無に注意する。

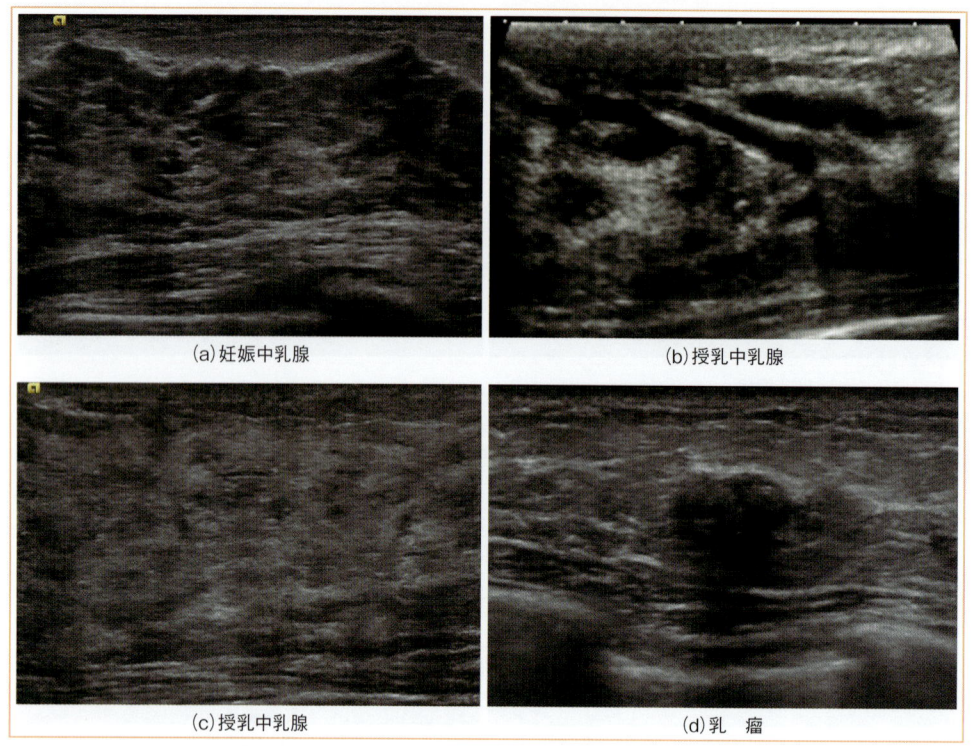

(a) 妊娠中乳腺	(b) 授乳中乳腺
(c) 授乳中乳腺	(d) 乳瘤

図6.3.40　妊娠・授乳中乳腺

Q 液面形成とは？

A 異なる液体成分の境界面。

　2つの異なる液体成分により生じる液面の境界面であり，多くは腫瘍からの出血が示唆され，混合性腫瘤の囊胞性部分に生じる。液面形成は囊胞内癌に認められることが多いが，囊胞内乳頭腫でもみられることがある。また，授乳中や授乳後に生じる乳瘤にも液面形成を認める。

Q 副乳はどうして発生するのですか？

A 左右9対の乳腺原基の発達で発生する。

　乳腺は胎生6週頃から，外胚葉の表面に腋窩から鼠径部にかけて乳腺堤として認められ，乳腺堤線上に左右9対の乳腺原基が出現する。乳腺は前胸部にある第4番目の左右1対の乳腺原基が発達したもので，このほかの乳腺原基は退化・消失する。退化・消失せずに遺残したものが副乳となり，多くは腋窩にみられるが正常乳房の下内側などの乳腺堤線上であればどこにでも発生する可能性があり，女性の5％程度にみられる。

▶**参考情報**

　脂肪壊死によるoil cystでも液面形成を認めるが，腫瘤が皮下脂肪層内に認められる点で，囊胞内癌や囊胞内乳頭腫と異なる。

▶**参考情報**

　副乳は乳頭や乳輪が存在するものや乳腺組織のみが存在するものがあり，腋窩や乳房以外の胸壁に皮下腫瘤をつくる。左右両側や片側だけにみられる場合もあり，正常乳腺と同様でホルモン分泌に反応するため，女性では生理前のホルモン分泌の多い時期（黄体期）に腫れや痛みを伴うことがある。妊娠授乳期では，副乳腺も発達して乳汁を産生することもある。また，副乳にも線維腺腫や乳癌の発生する可能性がある。

A 女性ホルモンの過多によって男性も乳腺肥大する。

　女性ホルモンの過多によって生じ，片側性または両側性で乳頭・乳輪下に圧痛を伴う硬結が認められる。組織学的には，管腔をもつ乳管様構造と浮腫状の線維性間質がみられるが，小葉形成には至っていない。思春期と老年期のホルモンバランスが乱れて女性ホルモンが多くなったときにみられるが，肝機能低下による女性ホルモンの分解不十分な場合にも生じる。また，女性ホルモンに似た働きをする薬の副作用で起こる可能性がある（アダラート，アルダクトンＡ，ガスター，ドグマチール，ナウゼリン，デパス，プロスタール，プロペシアなど）。超音波検査では，乳頭・乳輪下を中心に境界不明瞭な低エコー域がみられ，乳腺の発達が進むと高エコー域が混在するようになる。

▶参考情報

　男性乳癌も乳癌全体の1％未満でみられ，腫瘤の形成や微細高エコーの有無を確認し，男性乳癌との鑑別を行う。男性乳癌も女性と同様に浸潤性乳管癌や非浸潤性乳管癌がみられるが，女性と違って乳腺組織は薄いため皮膚や筋層へ浸潤しやすいので，浸潤所見がないかを確認する。

Q 乳腺炎にはどのような種類がありますか？

A うっ滞性，急性化膿性，慢性の３つに分類される。

　うっ滞性乳腺炎は，乳管が狭く乳汁が乳管内にうっ滞することにより生じ，初産の出産後数日以内で発症することが多い。多くは片側乳房で，乳房の腫れと痛みを伴う。急性化膿性乳腺炎は，乳頭の傷や不衛生にて細菌感染を生じて炎症を起こした状態で，乳房は赤く腫れて激しい痛みと発熱を伴う。炎症が進むと膿瘍を形成する。慢性乳腺炎は，急性化膿性乳腺炎が再発して慢性的に膿瘍形成と排膿をくりかえしている状態で，乳頭近傍にて皮膚への瘻孔を形成することもある。陥没乳頭を合併していることが多く，乳頭や乳管の形成不全と関係しており授乳経験がなくても生じることがある。

▶参考情報

　乳腺炎の超音波像は，乳管の拡張と乳管内のうっ滞像を認める。また，膿瘍形成している場合は，境界不明瞭で形状不整な低エコー域がみられる。後方エコーは増強し，周囲は輝度上昇を認める。カラードプラ法では，低エコー域内の血流シグナルは乏しく，逆に周囲の血流は増加している。乳腺炎では臨床症状から診断がつきやすいので，膿瘍形成の有無を確認する。

6.3.5　乳腺の異常像

● 1. はじめに

　乳腺腫瘍の分類には，日本乳癌学会の乳癌取扱い規約による乳腺腫瘍の組織学的分類とWHO分類がある。日本では日本乳癌学会の分類が広く利用されている（表6.3.1）[2]。この分類に示されているように，乳腺にもさまざまな病変が認められる。超音波検査を行ううえでは，これらの疾患の特徴とそれぞれの超音波像を理解し，良悪性の鑑別を行う。

　また，豊胸術を施行している患者を自己申告のないまま検査を行うことがある。豊胸術の施行内容により超音波像も異なるので，その超音波像を理解し悪性病変と誤判読したり，悪性病変を見落とすことのないように注意が必要である（図6.3.41）。

● 2. 悪性疾患

　乳腺の悪性疾患は，2020年の全国乳がん患者登録調査報告（日本乳癌学会）によれば，約70％は浸潤性乳管癌が占めており，非浸潤性乳管癌は約13％であり，残りの約16％に特殊型などのさまざまな悪性疾患が含まれている。また，乳癌の薬物治療方針決定においてホルモン受容体の発現やHER2蛋白の過剰発現，Ki-67の発現状況によってサブタイプ分類が行われ，治療戦略が立てられている。

（1）浸潤性乳管癌

　癌巣が基底膜を破って間質に浸潤しているもので，浸潤癌巣の形態により腺管形成型，充実型，硬性型，その他の4型に分類している。また，1つの腫瘍内に2つ以上の組織像が混在することもあり，この場合，超音波像も1つの腫

表6.3.1　乳腺腫瘍の組織学的分類

Ⅰ　上皮性腫瘍	Ⅱ　結合織性および上皮性混合腫瘍
A　良性腫瘍	A　線維腺腫
1　乳管内乳頭腫	B　葉状腫瘍
2　乳管腺腫	C　その他
3　乳頭部腺腫	
4　腺腫	Ⅲ　非上皮性腫瘍
a　管状腺腫	A　間質肉腫
b　授乳性腺腫	B　軟部腫瘍
5　腺筋上皮腫	C　リンパ腫および造血器腫瘍
6　その他	D　その他
B　悪性腫瘍	
1　非浸潤癌	Ⅳ　その他
a　非浸潤性乳管癌	A　いわゆる乳腺症
b　非浸潤性小葉癌	B　過誤腫
2　微小浸潤癌	C　炎症性病変
3　浸潤癌	D　乳腺線維症
a　浸潤性乳管癌	E　女性化乳房症
(1)腺管形成型	F　副乳
(2)充実型	G　転移性腫瘍
(3)硬性型	H　その他
(4)その他	
b　特殊型	
(1)浸潤性小葉癌	
(2)管状癌	
(3)篩状癌	
(4)粘液癌	
(5)髄様癌	
(6)アポクリン癌	
(7)化生癌	
(i)扁平上皮癌	
(ii)間葉系分化を伴う癌	
①紡錘細胞癌	
②骨・軟骨化生を伴う癌	
③基質産生癌	
④その他	
(iii)混合型	
(8)浸潤性微小乳頭癌	
(9)分泌癌	
(10)腺様嚢胞癌	
(11)その他	
4　Paget病	

（日本乳癌学会編　「臨床・病理　乳癌取扱い規約　第18版」，24-25，金原出版，2018より）

瘤の中で，異なる超音波像を呈する。

①硬性型

　癌細胞がばらばらに小塊状や索状となって間質に浸潤し，間質結合織の増生を伴う。超音波像は，形状不整で境界部不明瞭な内部エコーの低い腫瘤で境界部低エコー帯を伴うことが多い。Cooper靱帯の牽引もしばしばみられる。また，後方エコーは線維成分の増生に伴い減弱することが多いが，細胞成分が多ければ不変または増強する（図6.3.42）。

②腺管形成型

　浸潤癌胞巣が腺管形成を示すものである。超音波像は間質成分が多い場合硬性型に，癌細胞成分が多い場合には充実型に似た像を呈すると考えられるが多彩な画像を示す。そのため超音波で腺管形成型を推定することは現状では難しい（図6.3.43）。

③充実型

　癌胞巣が充実性に増殖し腺管は形成しない。周辺組織に対して圧排膨張性の発育を示す。中心部壊死や線維化を示すことがある。超音波像は形状が円形，楕円形，分葉形を示し，境界は明瞭粗ぞうで縦横比が大きい。細胞成分が多いことを反映して内部エコーは低エコーで後方エコーは増強する。線維腺腫との鑑別を要する場合もあるが，辺縁の評価や縦横比が鑑別点となる。また，年齢も参考にするとよい（図6.3.44）。

(2) 非浸潤性乳管癌

　乳癌の多くは終末乳管−小葉単位（TDLU）の小葉内で発生し，乳管内を進展しながら発育してさまざまな形態を示す。非浸潤性乳管癌は，乳管上皮細胞より発生した癌が，乳管内だけに増殖して間質組織への浸潤がみられないもの

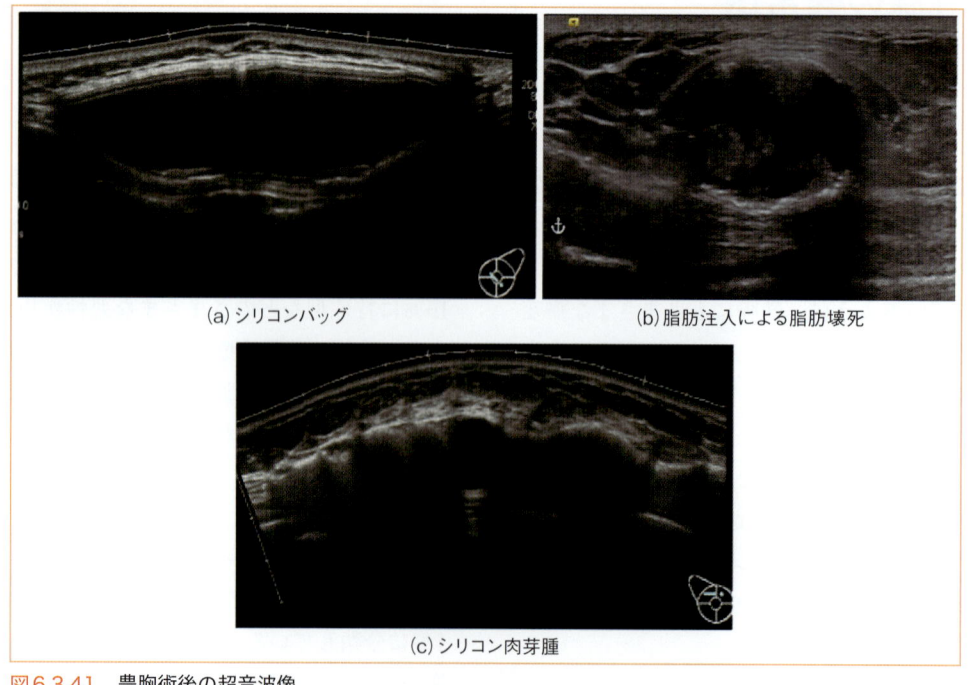

(a) シリコンバッグ　　　(b) 脂肪注入による脂肪壊死

(c) シリコン肉芽腫

図6.3.41　豊胸術後の超音波像

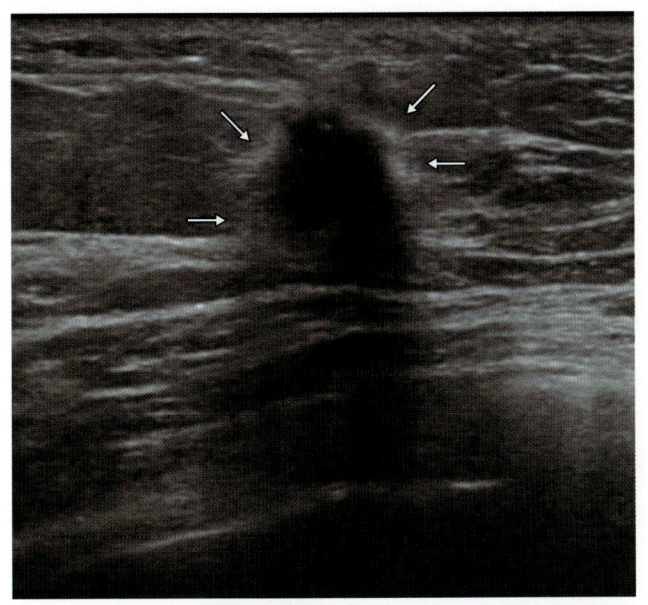

図6.3.42　浸潤性乳管癌　硬性型
浸潤型の典型像で，境界部高エコー像（↑）を認める。また間質結合織の増生により後方エコーの減弱を認める。

である。したがって，間質内の血管やリンパ管に癌細胞が侵入して遠隔転移やリンパ節転移を起こすことがないので，乳房温存手術では正確な術前の広がり診断が非常に重要となる。広がり診断には，超音波検査以外にマンモグラフィやMRI検査，乳房造影超音波検査などが行われる。病理組織学的にはさまざまな形状や形態を呈する。

　超音波像は，乳癌の進展状況により多彩な超音波像を呈

するが，低エコー域や低エコー腫瘤が多い。

①限局性または区域性の低エコー域：形状不整で境界不明瞭な低エコー域が限局性または区域性にみられ，内部に微細な高エコーが多数存在する場合がある（図6.3.45.a）。

②小腫瘤像：癌細胞によって押し広げられた乳管が集合し，充実性腫瘤を形成する（図6.3.45.b）。前方境界線の断裂や境界部高エコー帯は認めない。

③嚢胞内腫瘤像：嚢胞内の充実性部分の立ち上がりが不明瞭で嚢胞壁を這うようなものや，広基性で不整な壁肥厚があることが多い（図6.3.45.c）。嚢胞外への浸潤が明らかなものは癌を疑うが，この場合は浸潤癌の可能性が高い。乳頭状で立ち上がりが急峻なものは乳管内乳頭腫などの良性を疑う。また，嚢胞内出血を疑う液面形成がみられることがあるが，乳管内乳頭腫でもみられるので，充実性部分の評価が重要となる。

④乳管の異常を主体とする病変：拡張乳管内に隆起性病変として描出される。充実性部分の診断は，嚢胞内腫瘤像と同様に広基性である。拡張乳管末端に腫瘤が存在することもあるため，拡張乳管末端まで確認することが重要である（図6.3.45.d）。

⑤限局する多発小嚢胞像：非常にまれで，非浸潤性乳管癌の低乳頭型のことが多い。

(3) 特殊型乳癌
　特殊型乳癌では粘液癌や浸潤性小葉癌が多くみられる。

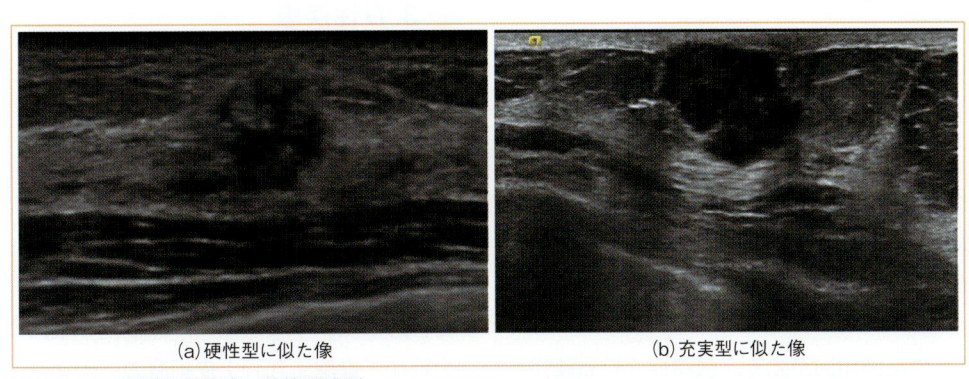

|(a)硬性型に似た像|(b)充実型に似た像|

図6.3.43　浸潤性乳管癌　腺管形成型

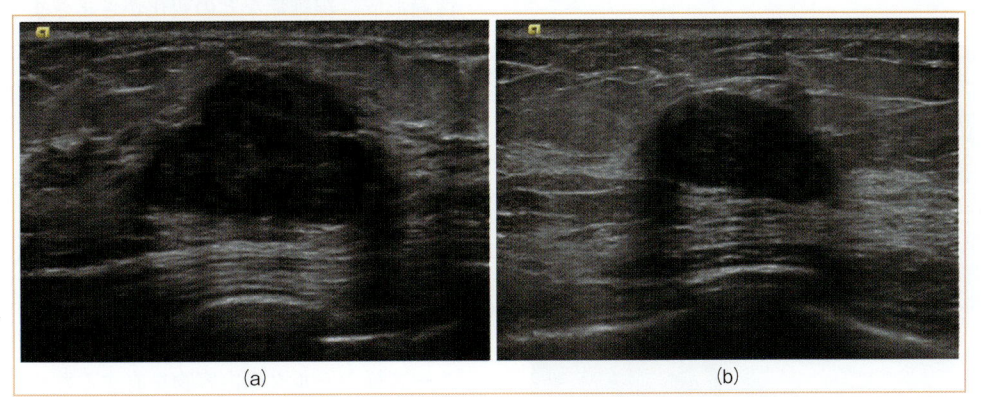

|(a)|(b)|

図6.3.44　浸潤性乳管癌　充実型
(a)：圧排膨張性の発育を示し，細胞成分が多いため後方エコーの増強を認める
(b)：線維腺腫との鑑別は辺縁の粗ぞうさや細胞成分の多さを反映した内部エコーの低さがポイントとなる

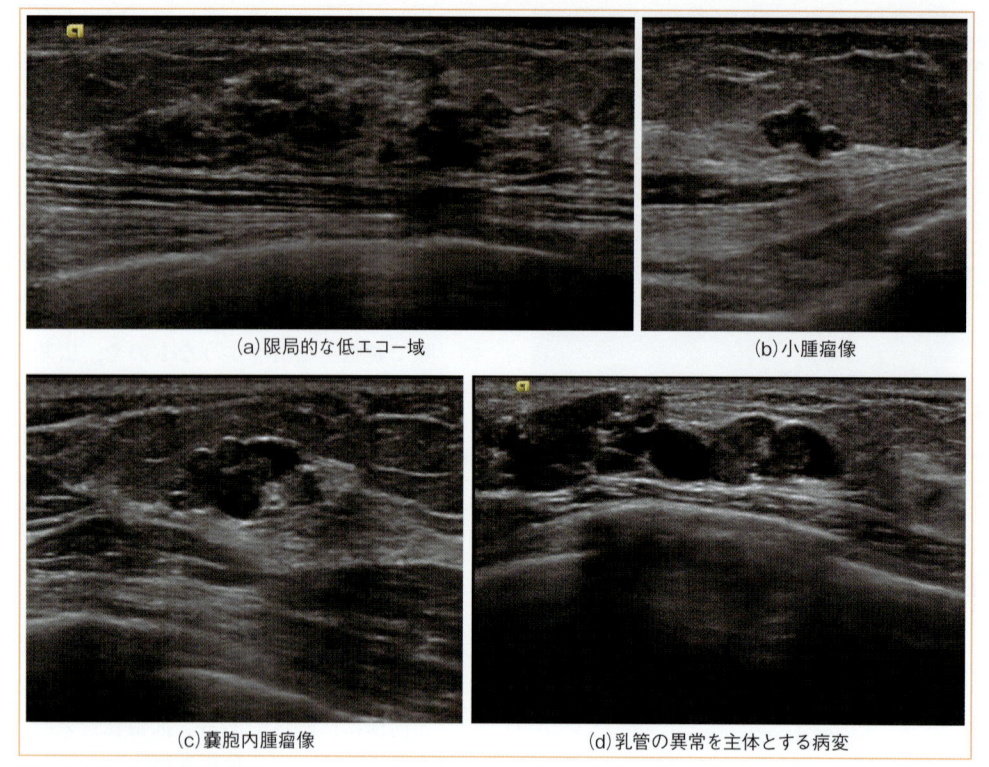

(a)限局的な低エコー域

(b)小腫瘤像

(c)囊胞内腫瘤像

(d)乳管の異常を主体とする病変

図6.3.45　非浸潤性乳管癌

①粘液癌

粘液癌は，癌細胞が粘液を産生しこの粘液湖の中に癌細胞が浮遊する形態をとる。腫瘍の90%以上に粘液産生を伴うものをpure typeとし，細胞が少なく粘液の多いA型と，細胞が多く粘液が少ないB型に分けられる。粘液湖の間質と癌細胞により超音波が後方散乱を生じるため内部エコーは高くなり等〜高エコーとなる。また，粘液湖を主体としているため超音波の透過性がよく，後方エコーは増強する（図6.3.46）。

②浸潤性小葉癌

小型で異型の乏しい癌細胞が索状または孤立散在性に浸潤し，間質結合織の増生を伴うことが多い。既存の正常構造を壊さずに増殖することから画像診断が非常に難しいことがある。

超音波像は間質への浸潤傾向が強く，浸潤性乳管癌硬性型に類似した超音波像を呈する。ただし，浸潤性乳管癌硬性型より扁平で明らかな腫瘤像は呈さず，後方エコーの減弱する低エコー域や構築の乱れを伴う低エコー域として描出されることが多い（図6.3.47）。

● 3. 良性疾患

乳房の超音波検査では，乳腺症の一部分症である乳腺囊胞が日常で頻繁に認められる。このほか，良性の代表的な疾患には線維腺腫と乳管内乳頭腫がある。

(1) 乳腺症

乳腺の増殖性変化と退行性変化がみられ，組織学的には乳管過形成，小葉過形成，腺症，小葉間や小葉内結合織の線維症，囊胞，乳管上皮細胞のアポクリン化生，線維腺腫性過形成，線維症などの変化がさまざまな組み合わせでみられる。これらは正常乳腺にみられるため，Hughes LEらは，乳腺症は病変ではなく乳腺の正常発達および退縮の逸脱であるというANDI（aberrations of normal development and involution）とよばれる概念を提唱している。

超音波像は，乳腺内に大小不均一な低エコー域がみられる乳腺の斑状エコーで，囊胞が最も多くみられる（図6.3.48.a）。囊胞も大小さまざまでしばしば多発する。また，内部エコーを有する濃縮囊胞もみられる。これは粘調度の高いチーズ様やミルク様内容物を有するためで，円形で境界明瞭平滑な腫瘤であるが，後方エコーは不変または減弱する。腫瘤前面の境界部に特徴的な円弧状高エコーを認め，充実

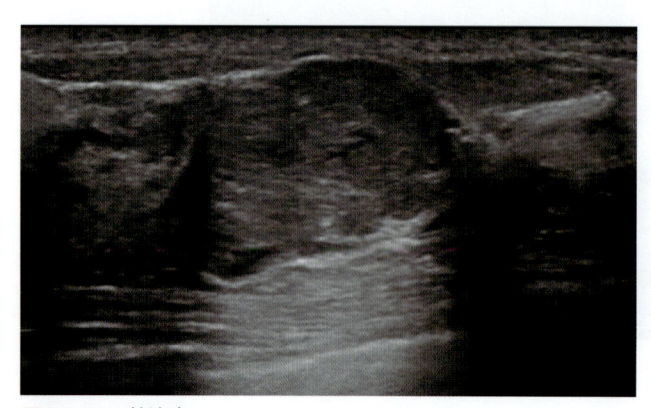

図6.3.46　粘液癌
pure type（A型）

性病変と鑑別される。また，エラストグラフィでは，癌に比べ軟らかく表示されるため鑑別方法として利用される。

このほか，乳管の拡張像や硬化性腺症，乳管過形成などで低エコー域を認める。とくに硬化性腺症は，10mm前後の小腫瘤として描出され，後方エコーは減弱するものから増強するものまである（図6.3.48.d）。縦横比が大きく辺縁不整で内部エコーも不均一なこともあり乳癌（とくに浸潤性乳管癌硬性型）との鑑別を要する。

(2) 線維腺腫

線維腺腫は充実性腫瘤では最もよく遭遇する良性腫瘍で，単発性からときに多発性に認められ，可動性のよい腫瘤として触知される。組織学的には，腺（乳管上皮成分）と線維（間質成分）の両方が増殖した混合性腫瘍である。線維成分は粘液状で未熟な線維芽細胞をもつものから，緻密な結合織を伴うものまであり，硝子化や石灰化を伴うこともある。腺成分の形態により①管内型，②管周囲型，③類臓器型，④乳腺症型の4型に分類される。また，若年性線維腺腫では巨大な腫瘤を形成する。まれではあるが，線維腺腫の中に癌が発生することもある。

超音波像は，境界明瞭平滑な扁平形あるいは分葉形の低エコー腫瘤として描出される。内部エコーは比較的均一であるが，粗大な音響陰影を伴うような高エコーをしばしば認め，線維腺腫の特徴的所見の1つである。乳腺症型では内部エコーが不均一となり，嚢胞性部分を伴うことがある。後方エコーは内部性状を反映して変化し，粘液腫状の未熟な線維成分のときは後方エコーが増強し，線維化が緻密になるにしたがって後方エコー不変，減弱へと変化する（図

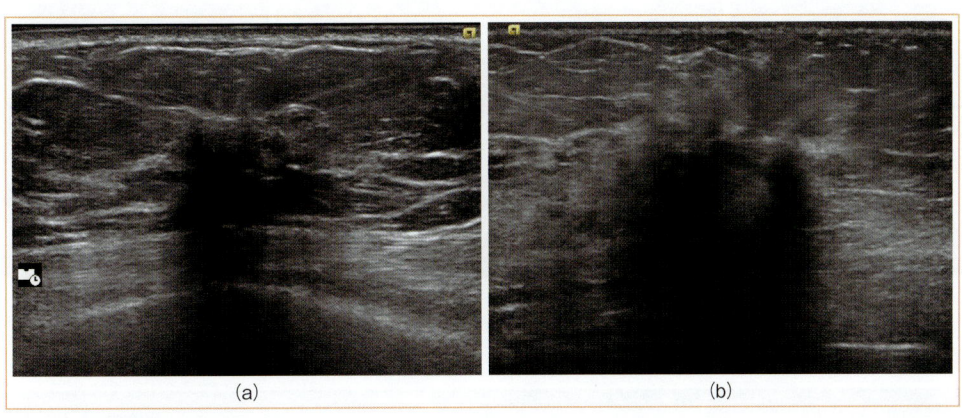

図6.3.47　浸潤性小葉癌
(a)：境界不明瞭な低エコー域を認める
(b)：乳腺の限局的肥厚と低エコー域を認める。

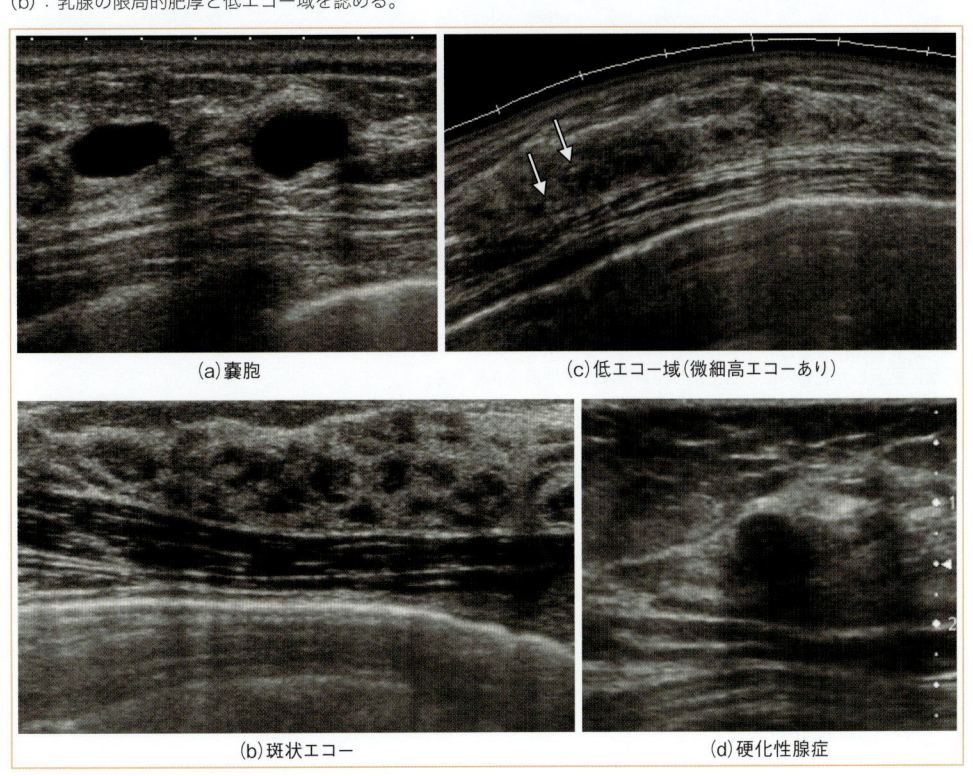

(a)嚢胞　　　(c)低エコー域（微細高エコーあり）

(b)斑状エコー　　　(d)硬化性腺症

図6.3.48　乳腺症にみられる超音波像
(c)の低エコー域には背景の乳腺は周囲乳腺と連続性がみられるが，点状エコー（↑）を伴っている。
(d)の硬化性腺症は一部境界不明瞭な円形の小腫瘤で，後方エコーの減弱を認める。

6.3.49)。また，線維腺腫の経過観察中に急速に増大がみられた場合は，線維腺腫内癌を考慮する。

(3) 乳管内乳頭腫

　乳頭に近い比較的太い乳管内に発生する良性腫瘍で，乳頭異常分泌がみられる場合がある。ときに末梢側の乳管に発生することもある。単発性が多いが，ときに多発性に認められる。組織学的には，血管を伴った間質の茎に乳管上皮細胞と筋上皮細胞が2層配列をなした乳頭状腫瘍である。嚢胞状に拡張した乳管内に認める場合は，嚢胞内乳頭腫とよばれる。

　超音波像は，拡張した乳管内に充実性病変を認め，充実性病変の立ち上がりが急峻であることで悪性と鑑別される。病変が小さい場合には，乳管の拡張がみられないことがあり，線維腺腫などの充実性腫瘤と鑑別が難しい場合がある。この場合は，周囲乳管との連続性の確認や，充実性病変の辺縁にわずかな嚢胞域がみられないかを確認することで鑑別の手がかりとなる。乳管内の充実性病変は，乳頭状の組織構造から後方散乱を来しやすく，内部エコー輝度はやや高く描出されることが多い。カラードプラ法では，充実性病変内に血流を認め，混濁した内部エコーを有する乳汁と鑑別される。また，プローブの圧迫による内部の流動性を確認することも鑑別の手がかりとなる（図6.3.50）。

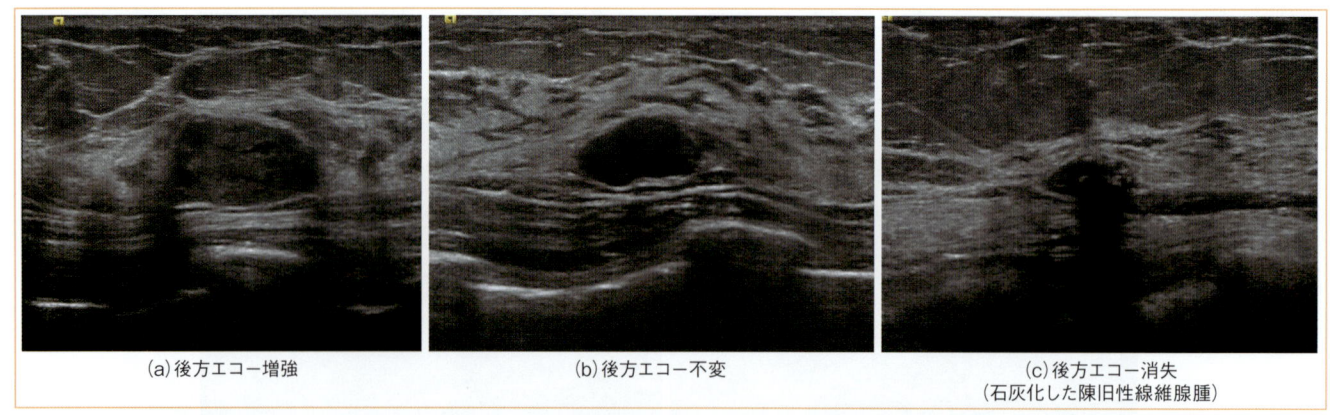

(a) 後方エコー増強 　　(b) 後方エコー不変 　　(c) 後方エコー消失
　　　　　　　　　　　　　　　　　　　　　　（石灰化した陳旧性線維腺腫）

図6.3.49　線維腺腫

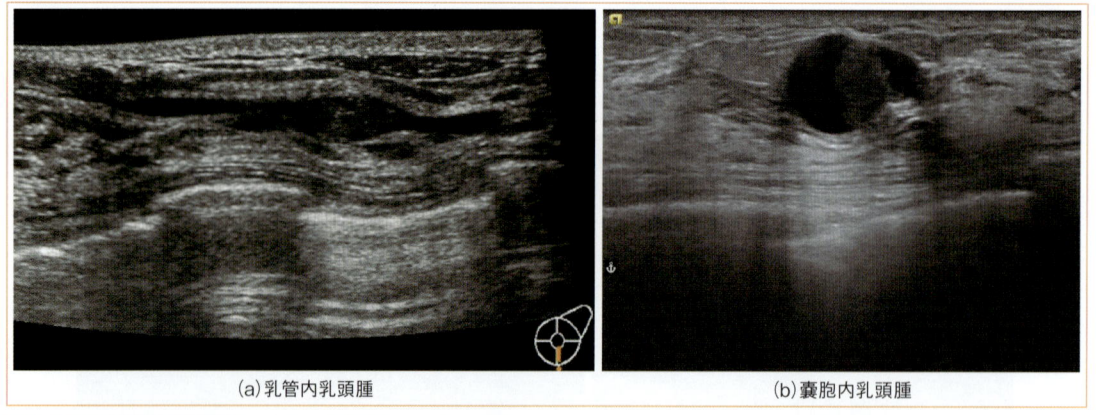

(a) 乳管内乳頭腫 　　　　(b) 嚢胞内乳頭腫

図6.3.50　乳管内乳頭腫
(a)：拡張した乳管内に急峻な立上がりの充実性病変を認める。
(b)：嚢胞状に拡張した乳管内に立ち上がりが急峻な充実性病変を認める。

Q 豊胸術にはどのようなものがありますか？

A 豊胸の方法は数種類ある。

①バッグプロテーゼ挿入法

シリコン系や生理的食塩水などの素材が異なるバッグがあり，挿入部位も乳腺組織背側や大胸筋膜下，大胸筋下など，患者によって異なる。

②脂肪注入法

自己吸引した脂肪を利用するもので，超音波検査では，厚い脂肪層が描出される。脂肪壊死を伴うことがあり，内部エコーを伴った嚢胞性腫瘤像を呈する。

③ヒアルロン酸注入法

ヒアルロン酸を注入して豊胸術を行う方法である。注入された部位は，無エコーとして描出される。

④パラフィンやシリコン注入法

現在は行われていないが，パラフィンやシリコンを皮下に直接注入していた時期があり，乳腺内に多数の肉芽腫が形成されている。

▶参考情報

超音波検査は，バックプロテーゼ挿入患者では壁の厚い嚢胞性腫瘤像を呈し，バッグの壁による多重エコーを認める。このバッグの破裂がないか辺縁の不整像を確認すると同時に，乳腺自体の病変の有無について忘れずに確認する。パラフィンやシリコンを皮下に直接注入した患者では，多数の後方エコーが減弱〜消失する高エコーとして描出され，無エコー域が混在する。

Q サブタイプ分類とは？

A バイオロジーを用いた分類

乳がんの代表的なバイオロジーである，エストロゲン受容体（ER），プロゲステロン受容体（PgR），ヒト上皮増殖因子受容体2型（HER2），Ki-67を用いた分類で下記のように分類される。

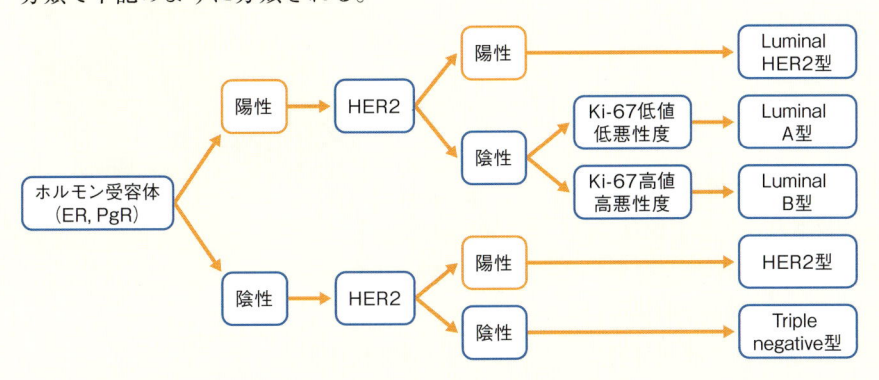

サブタイプ分類によって下記の通り薬物治療が選択される[3]。

	ホルモン受容体 陽性	ホルモン受容体 陰性
HER2陰性	Luminal型 ホルモン療法（+化学療法）	Triple negative型 化学療法
HER2陽性	Luminal HER2型 ホルモン療法+化学療法+抗HER2治療	HER2型 化学療法+抗HER2治療

［持冨ゆかり］

📖 参考文献

1）日本乳腺甲状腺超音波医学会 編：乳房超音波診断ガイドライン　改訂第4版，南江堂，東京，2020.

2）日本乳癌学会 編：臨床・病理　乳癌取扱い規約　第18版，金原出版，東京，2018.

3）研修医・臨床検査技師のための乳腺・甲状腺検査の手引き，全日本病院出版会，東京，2023.

6.4 ｜ 唾液腺

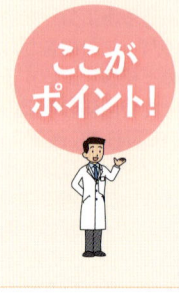

**ここが
ポイント!**

- 唾液腺の超音波検査は，腫脹や痛みの自覚で行われることが多い。
- 唾液腺腫脹が腫瘍によるものか，炎症によるものか，唾液腺以外の病変なのかを鑑別することが重要である。
- 唾液腺に腫瘍を認めた場合は，形状や辺縁などによって良悪性の鑑別を行う。
- 唾液腺腫瘍は，良性の多形腺腫でも悪性像を呈する場合や低悪性度の腫瘍では良性像を呈することがあるため，鑑別困難な症例があることも理解し，増大速度が速い場合には悪性を考慮する。

6.4.1 唾液腺の解剖

● 1. はじめに

　唾液腺は耳下腺，顎下腺，舌下腺の大唾液腺と，口腔や咽頭の粘膜に広く分布する小唾液腺に大別される。超音波検査では大唾液腺が主に検査対象となる。小唾液腺は数mm大の腺であり，通常は超音波検査での観察は困難であるが，腫瘍の由来臓器としては鑑別にあげるべきである。

● 2. 耳下腺

　耳下腺は唾液腺の中では最大の漿液腺で，唾液の消化酵素であるアミラーゼは耳下腺から分泌される。耳下腺は，耳介前面の咬筋上から胸鎖乳突筋にかけて下顎骨窩に位置している（図6.4.1）。大きさは上下径が約5〜6cm，前後径が3〜4cmである。耳下腺内には茎乳突孔を出た顔面神経が走行しており，この顔面神経により浅葉（浅部）と深葉（深部）に分けられる。顔面神経の内側には下顎後静脈が走行する。耳下腺管（ステノン管）は，耳介前面の耳下腺前端から頬骨弓の下方の咬筋上を走行し，頬筋を貫いて上顎の第二大臼歯の高さで口腔前庭の乳頭口に開口する。耳下腺管の長さは5〜6cmで，径1〜2mm程度である。唾液腺では唯一腺内にリンパ節を有する。また，耳下腺管に沿って咬筋上に耳下腺とは分離した副耳下腺を片側性または両側性に認める場合がある。副耳下腺は報告により差があるが，21〜69％の比較的高い頻度でみられる。

● 3. 顎下腺

　顎下腺は漿液腺が多く粘液腺の少ない混合腺で，顎舌骨

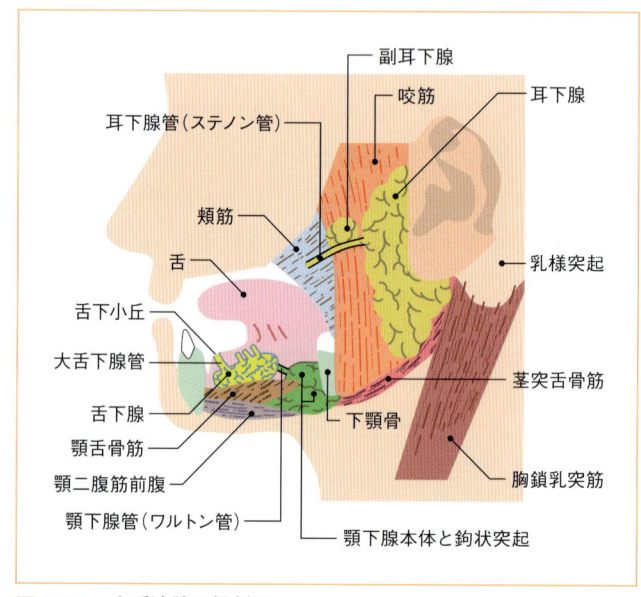

図6.4.1　大唾液腺の解剖図

筋の一部を覆うように下顎骨内側と舌骨との間の顎下三角部に位置している（図6.4.2）。大きさは前後径が約4cm，厚さが約1.5cm，上下径が約3cmである。顎下腺管（ワルトン管）は，舌下腺管と合流して舌小体近くの舌下小丘に開口する。顎下腺管の長さは約5cmで，径1〜2mm程度である。

● 4. 舌下腺

　舌下腺は粘液腺の多い混合腺で，大唾液腺では最も小さく，口腔底の粘膜下でオトガイ舌筋の両側に位置している（図6.4.3）。大きさは前後径が約3〜4cm，厚さ約1cmである。舌下腺は顎下腺管と合流または並走して舌下小丘に開

口する大舌下腺管の主導管を有する大舌下腺と，口腔底粘膜に直接開口する複数の小舌下腺管を有する小舌下腺から

なる。

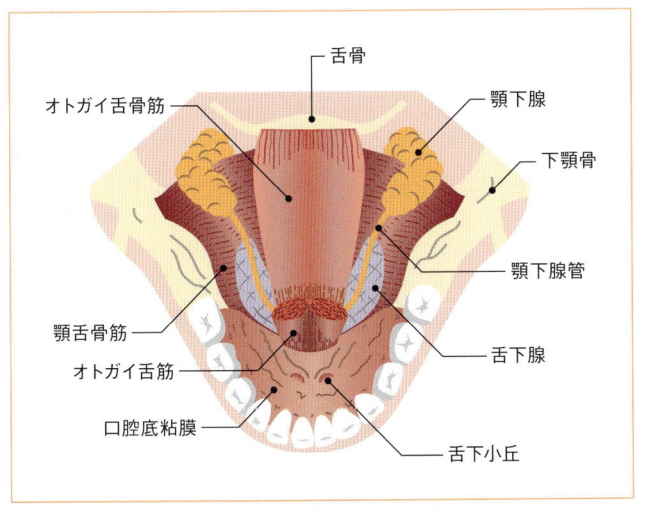

図6.4.2　口腔底側からみた顎下腺と舌下腺の解剖図
口腔底粘膜を切り取り，舌を除去してある。
顎下腺管は舌下腺の内側を走行し舌下小丘に開口している。

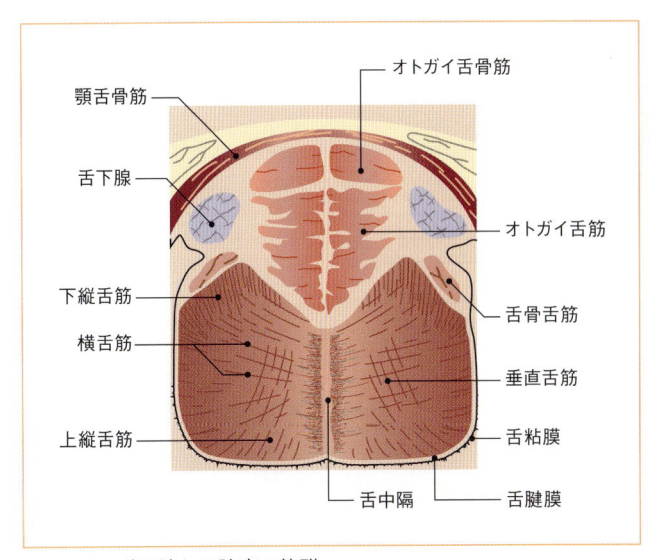

図6.4.3　舌下腺と口腔底の筋群
頭部の冠状断面。舌下腺周囲のみを超音波画像に合わせて上下反転して表示している。

6.4.2　唾液腺の基本走査法

● 1. 耳下腺

　被検者は仰臥位とし，検査部位と反対側に顔を向けて検査を行う（図6.4.4）。

①耳垂の後方から下顎骨に平行となるように下顎部にプローブを当て，耳下腺の上下径が確認できる最大断面を描出する。プローブを扇動走査して，病変の有無を確認する。耳下腺は脂肪化が進むと深部減衰が強くなるため深部にある病変が描出しづらくなるので，このような場合は，低周波数のリニア型プローブまたはコンベックス型プローブにて病変の有無を確認する。

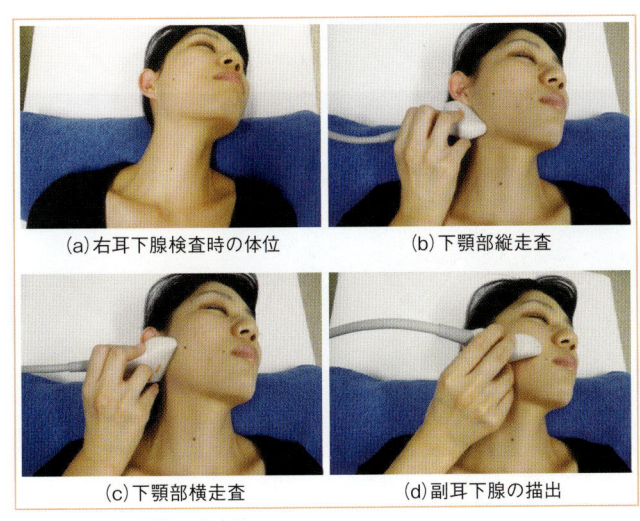

（a）右耳下腺検査時の体位　　　（b）下顎部縦走査

（c）下顎部横走査　　　　（d）副耳下腺の描出

図6.4.4　耳下腺の走査法

②耳垂をやや頭側に押し上げるようにして下顎骨に対してほぼ直交するようにプローブを当てると，下顎骨窩から咬筋上の耳下腺の前後径が描出される。この下顎骨との直交断面にて，プローブを顎下腺が描出されるまで平行走査して耳下腺を観察する。

③耳下腺の横走査から頬部側にプローブをずらし，咬筋上の耳下腺と耳下腺管の拡張の有無，副耳下腺について観察する。正常の耳下腺管は描出できない場合も多く，プローブの圧迫にて容易に内腔が潰れて描出できなくなる。走査時はゼリーを多めに塗布し，圧迫しないようにして耳下腺管の拡張の有無を確認する。近傍には顔面横動静脈が走行しているので，耳下腺管と間違えないように注意し，判断に迷うときはドプラ法にて血流の有無を確認すると容易に鑑別できる。

● 2. 顎下腺

　被検者は仰臥位とし，顎を上げて十分に頸部を伸展させ，そのまま観察する顎下腺と反対側に顔を少し傾ける（図6.4.5）。

①顎下部にて下顎骨下縁とほぼ平行にプローブを当て顎下腺の前後径の最大断面を描出し，扇動走査にて全体像を観察する。このとき，顎舌骨筋を挟むように顎下腺が描出される。顎下腺管は，顎下腺内側から舌下部に向かって内側に走行するが，正常では一部が径1〜2mmの管状エコーとして描出できる場合がある。

②下顎骨下縁と直交するように縦走査にて顎下腺の上下径が確認できる。この走査はプローブと皮膚の密着性が悪いので超音波ゼリーを多めに塗布して描出する。

● 3. 舌下腺

被検者は仰臥位とし，顎を上げて十分に頸部を伸展させる（図6.4.6）。

①オトガイ下の正中横走査にて，オトガイ舌筋を描出し，

左右の舌下腺を確認する。左右同時に描出可能であるので，左右を比較し，腫大や腫瘤，結石など正常と異なるエコー像がないかを確認する。

②横走査にて舌下腺を確認後，プローブを90度時計方向に回転し縦走査にて舌下腺を確認する。このときにオトガイ舌筋が描出される場合は扇動走査することにより舌下腺が描出可能である。また，オトガイ下側は下顎骨の影響により病変を見落としやすいので注意する。

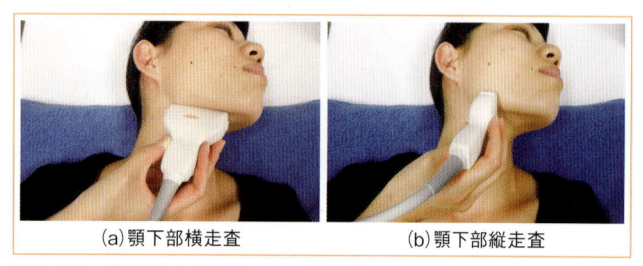

(a)顎下部横走査　　(b)顎下部縦走査

図6.4.5　顎下腺の走査法

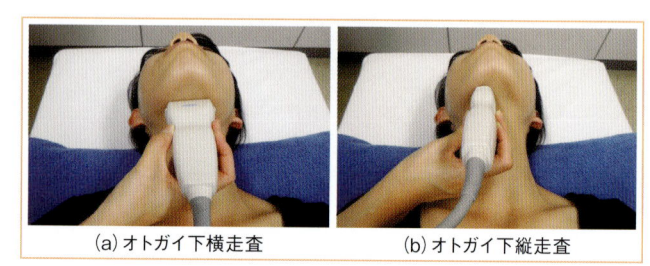

(a)オトガイ下横走査　　(b)オトガイ下縦走査

図6.4.6　舌下腺の走査法

6.4.3　唾液腺のチェックポイント

● 1. はじめに

耳下腺や顎下腺の超音波検査は，腫大や疼痛時の原因検索として行われることが多い。超音波検査時は，唾液腺の腫大の有無や実質エコーの変化，腫瘤の有無を確認し，腫瘤についてはその性状から良悪性の鑑別を行う。

● 2. 大きさ

唾液腺の大きさには個人差もあるため患側だけでなく，両側を比較することが大切である。また，唾液腺内の一部が腫大する場合もあるため扇動走査を行い，全体像を把握するとよい。耳下腺では下顎骨上の耳下腺の厚みを比較すると左右差がわかりやすい（図6.4.7）。

● 3. 実質エコーの変化

唾液腺の実質エコーの均質性とエコーレベルの変化を確認する。耳下腺炎では耳下腺のエコーレベルの上昇と不均一化，顎下腺炎ではエコーレベルの低下と粗雑化を認める（図6.4.8）。

シェーグレン症候群では萎縮とともに実質エコーレベルの低下と不均一化を認める。また，小児にみられる反復性耳下腺炎では，多数の小さな低エコー域がみられ不均一となる。IgG4関連疾患では顎下腺の一部が腫瘤様に描出される場合や，網目状にびまん性の低エコー域を認める場合がある（図6.4.9）。

図6.4.7　右耳下腺の腫脹（下顎骨上での比較）

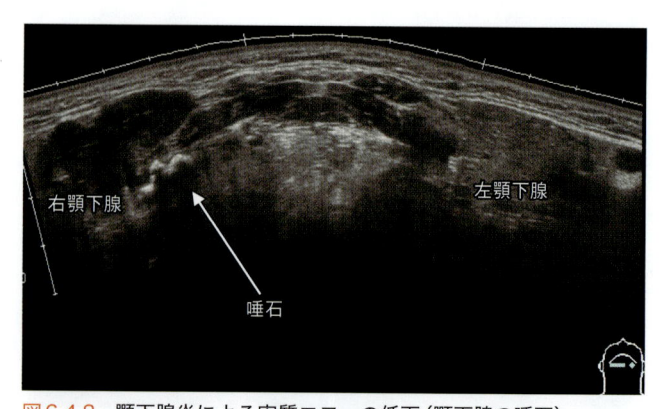

図6.4.8　顎下腺炎による実質エコーの低下（顎下腺の唾石）
右顎下腺の腫脹と実質エコーの低下を認め，顎下腺管には複数の音響陰影を伴う唾石を認める。

● 4. 唾液腺管の拡張の有無

耳下腺管や顎下腺管はいずれも1〜2mm程度と細く，正常では全体像を描出することは難しい。唾液腺管が容易に開口部付近まで描出されるときは，拡張していると考えてよい。

唾液腺管拡張時には開口部付近まで確認し，唾石や周囲から唾液腺管への圧排所見の有無を確認する（図6.4.10）。線維素性唾液管炎では唾液腺の腫脹と軽度の唾液腺管の拡張を認める。

耳下腺管の拡張の有無を確認する際には，耳下腺管が咬筋上の浅部を走行しているので，プローブにて圧迫しないように注意しながら咬筋上を観察する。

● 5. 唾石の有無

唾石は唾液腺管に認めることが多いため，腺内だけでなく唾液腺管の拡張の有無と同時に唾石の有無を確認する。とくに唾石は顎下腺管に多いので，開口部付近まで舌下腺部を確認する（図6.4.10.a）。また，唾石は数mmから4〜5cmまで大きくなることがある。小さな唾石は音響陰影を伴わないこともあるので，見落としのないように注意が必要である（図6.4.10.b）。

● 6. 腫瘤性病変の有無とその性状

耳下腺，顎下腺周囲にはリンパ節腫脹もみられ，腫瘤性病変がみられた場合には，唾液腺由来の腫瘤であるか，腺

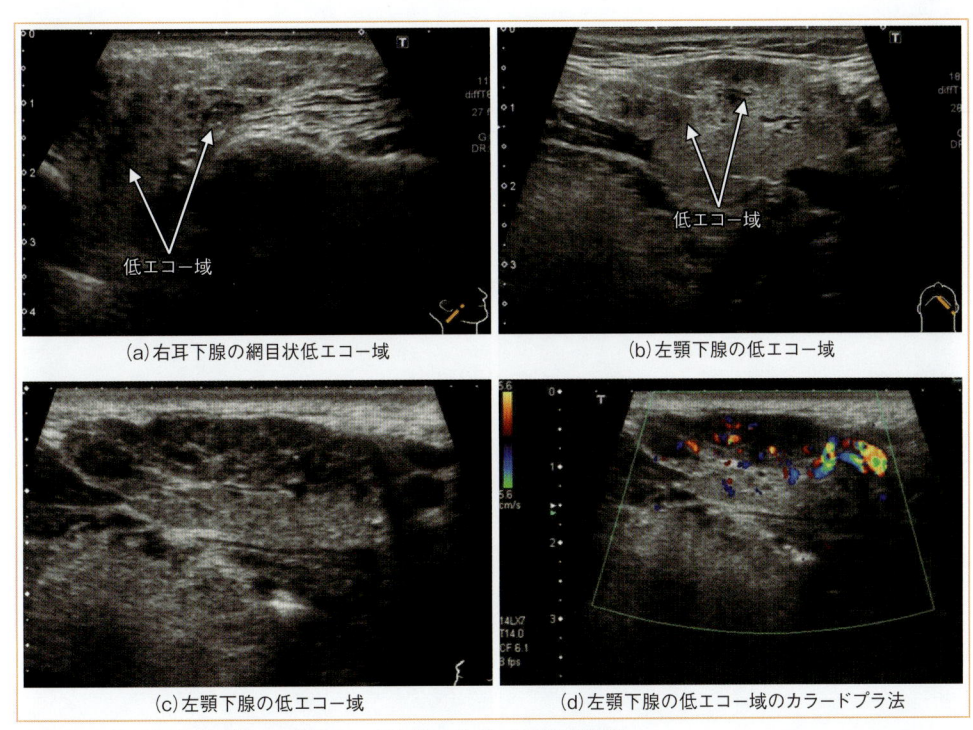

(a) 右耳下腺の網目状低エコー域　　(b) 左顎下腺の低エコー域
(c) 左顎下腺の低エコー域　　(d) 左顎下腺の低エコー域のカラードプラ法

図6.4.9　耳下腺と顎下腺の実質エコーの不均一化（IgG4関連疾患）
(a)：耳下腺内には網目状の小さな低エコー域が多数認められる。
(b)：(a) と同一症例で顎下腺は腫脹し，内部には境界不明瞭な低エコー域がみられる。
(c), (d)：(a), (b) とは別症例で，顎下腺の半分を占める腫瘤様の低エコー域で，以前にキュットナー腫瘍とよばれていたもの。カラードプラ法では豊富な血流シグナルを認める。

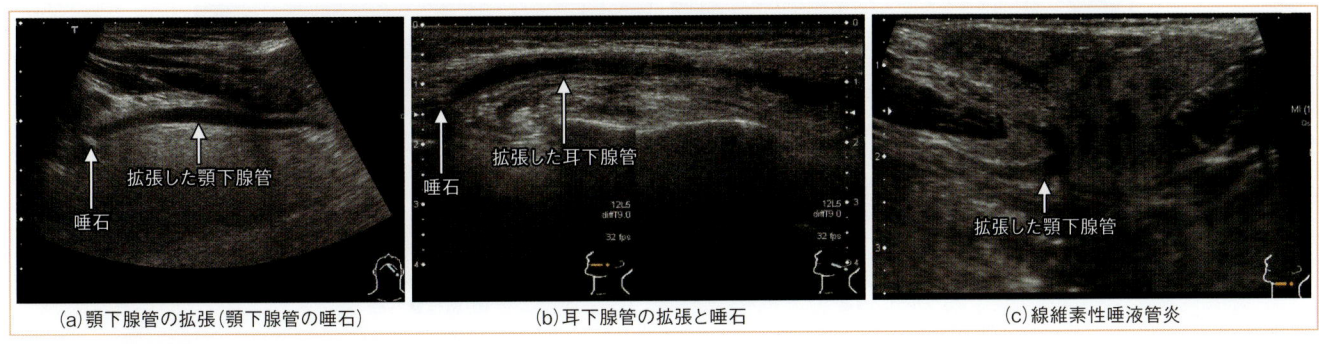

(a) 顎下腺管の拡張（顎下腺管の唾石）　　(b) 耳下腺管の拡張と唾石　　(c) 線維素性唾液管炎

図6.4.10　唾液腺管の拡張
(a)：顎下腺管は拡張し，オトガイ下側に唾石を認める。
(b)：耳下腺管は拡張し，壁の肥厚も認められる。また，開口部付近には音響陰影を伴わない小さな唾石を認める。
(c)：拡張した顎下腺管内には淡い内部エコーが充満している。

外の腫瘍であるのかを境界エコーや可動性などにより鑑別する。頬部に腫瘍がみられた場合は，副耳下腺由来を考慮し，副耳下腺の有無と腫瘍との関係を確認する。

顎下腺では，IgG4関連疾患にて腫瘍様に描出されることがある。この場合は，Bモード法にて病変部の低エコー部分の境界エコーや形状に注意する。ドプラ法では，病変周囲からの血流が病変による圧排・屈曲走行がみられるよ

うであれば腫瘍を疑い，血流の多寡を確認する。

腫瘍がみられた場合は，腫瘍の性状を評価し良悪性の鑑別を行う（図6.4.11）。

(1) 腫瘍の形状

良性腫瘍は円形や楕円形の形状整であることが多く，悪性腫瘍では形状不整となる。ただし，多形腺腫では分葉状

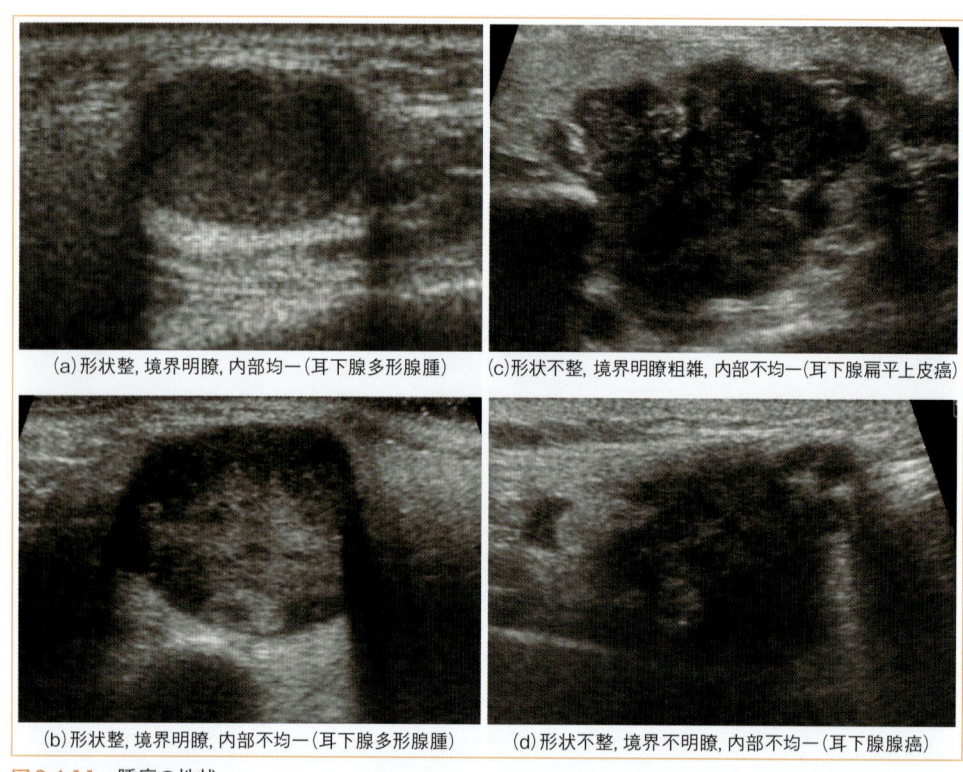

(a) 形状整, 境界明瞭, 内部均一（耳下腺多形腺腫）　(c) 形状不整, 境界明瞭粗雑, 内部不均一（耳下腺扁平上皮癌）

(b) 形状整, 境界明瞭, 内部不均一（耳下腺多形腺腫）　(d) 形状不整, 境界不明瞭, 内部不均一（耳下腺腺癌）

図6.4.11　腫瘍の性状

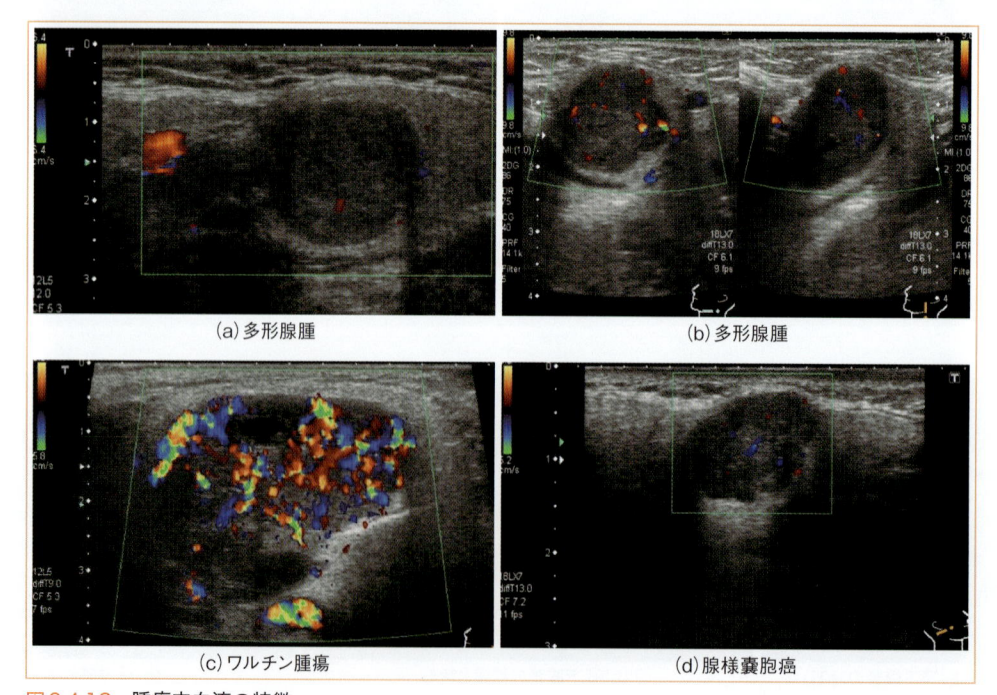

(a) 多形腺腫　(b) 多形腺腫

(c) ワルチン腫瘍　(d) 腺様嚢胞癌

図6.4.12　腫瘍内血流の特徴
多形腺腫では(a)のように血流が乏しいことが多いが，(b)のように比較的豊富な血流を認める場合もある。ワルチン腫瘍では(c)のように豊富な血流シグナルを認め，悪性腫瘍では血流を認めるが(d)のようにワルチン腫瘍ほどの血流を認めることは少ない。

になることもある。また，悪性度の低い腺房細胞癌や粘表皮癌あるいは多形腺腫由来癌では形状整の場合がある。

(2) 腫瘤の辺縁

良性腫瘍では辺縁平滑であるが，悪性腫瘍では辺縁粗雑となる。悪性腫瘍においても粗雑部分が一部のみにしかみられない場合があるので，部分的変化を見逃さないように注意する。また，悪性度の低い腺房細胞癌や粘表皮癌では辺縁平滑な場合があり，この場合は鑑別が難しい。

(3) 腫瘤の内部エコーと後方エコー

良性腫瘍においても内部エコーは多彩となり，この所見のみでは良悪性の鑑別は難しい。良性腫瘍で最も多い多形腺腫は，嚢胞変性や高エコーを伴うことも多く不均一となる。粘液腫様の基質が多い場合はややエコーレベルは高く後方エコーは増強し，細胞成分が豊富な場合は内部が低エコーとなって後方エコーは増強する。また，脂肪化が進むと高エコーとなり，線維化が進むと低エコーとなって後方エコーは減弱する。ワルチン腫瘍は低エコー腫瘤で，嚢胞性変化を認めることが多く，後方エコーは増強する。

腺様嚢胞癌や粘表皮癌，唾液腺導管癌では，嚢胞性変化を伴うことが多い。また，悪性リンパ腫はエコーレベルが低く，後方エコーの増強を認める。

(4) 血流評価

多形腺腫は，腫瘤内の血流は組織構築を反映して線維化や硝子様変化，粘液腫様の変化が強い場合には血流は乏しく，細胞成分に富んだ腫瘍の場合は豊富な血流を認める。一般的には多形腺腫の血流は乏しくなる。ワルチン腫瘍は，比較的豊富な血流を認める (図6.4.12)。悪性腫瘍も比較的豊富な血流を認めるが，組織構築により異なり，血流が乏しい場合もある。

6.4.4　唾液腺の正常像

● 1. 耳下腺

耳下腺を上下最大径で描出すると逆三角形に描出される。内部エコーは脂肪成分を多く含むため，緻密で均一な高エコー像を呈する (図6.4.13)。加齢により脂肪成分は増加する傾向にあり，深部減衰も強くなっていくので，深部の描出が困難である場合は周波数帯域の低いプローブなどを使用し，病変を見逃さないように工夫するべきである (図6.4.14)。耳下腺は顔面神経にて浅葉と深葉に区別されるが，顔面神経は超音波では同定困難であるため，顔面神経

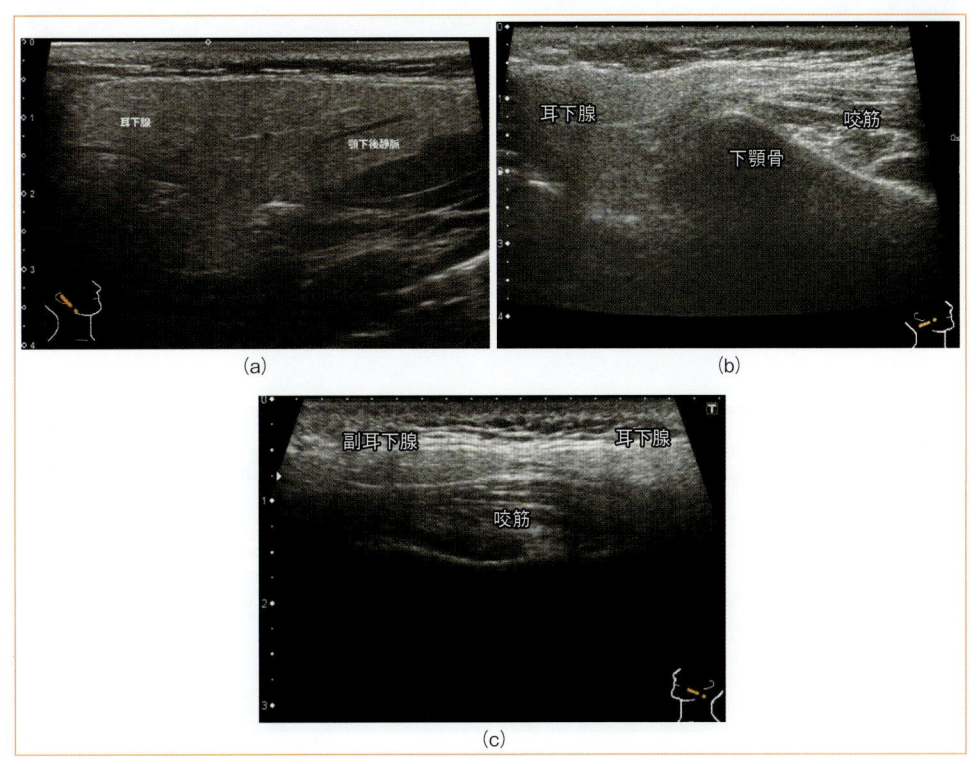

(a)　(b)　(c)

図6.4.13　正常耳下腺と副耳下腺
(a)：下顎後窩の縦走査にて耳下腺縦断像が描出される。耳下腺実質エコーは輝度高く深部減衰を認める。
(b)：耳下腺の横断像では下顎骨外側に深葉が描出され，下顎骨上から咬筋上に伸びる浅葉が描出される。
(c)：浅葉が頬部へと伸びた部分の近傍の咬筋上に，島状の高エコー像として副耳下腺が描出される。

の内側を走行する顎下後静脈を目印にするとよい。耳下腺管は通常耳下腺前方から咬筋上の浅部へ出た一部のみが描出される。耳下腺前方の咬筋上に副耳下腺が存在することがあり，扁平で耳下腺と同様のエコーレベルを呈する（図6.4.13.c）。また，唾液腺で唯一耳下腺内にはリンパ節が観察される。

● 2. 顎下腺

　顎下腺は逆三角形で内部均一な像を呈し，エコーレベルは耳下腺と同等かやや低エコーである（図6.4.15）。顎下腺管は顎下腺深部から舌下腺内側に向かって走行するが，超音波では顎下腺側の一部が描出されるのみである。

● 3. 舌下腺

　オトガイ下の横走査にてオトガイ舌筋の両側に筋層よりもややエコー輝度の高い充実性エコーとして描出される。縦走査ではオトガイ下側はやや厚みがあり，舌骨側に行くにしたがい厚みが薄くなる細長い臓器として描出される。

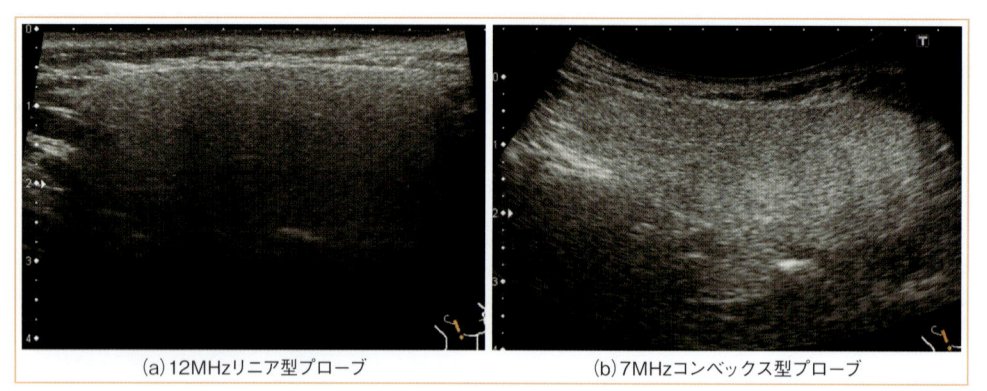

(a) 12MHzリニア型プローブ　　　　(b) 7MHzコンベックス型プローブ

図6.4.14　耳下腺の描出時の注意点
(a) の表在用の高周波数リニア型プローブでは，深部減衰のため耳下腺の深部側が明瞭に描出されないが，(b) の腹部用のコンベックス型プローブでは耳下腺の深部側が明瞭に描出される。

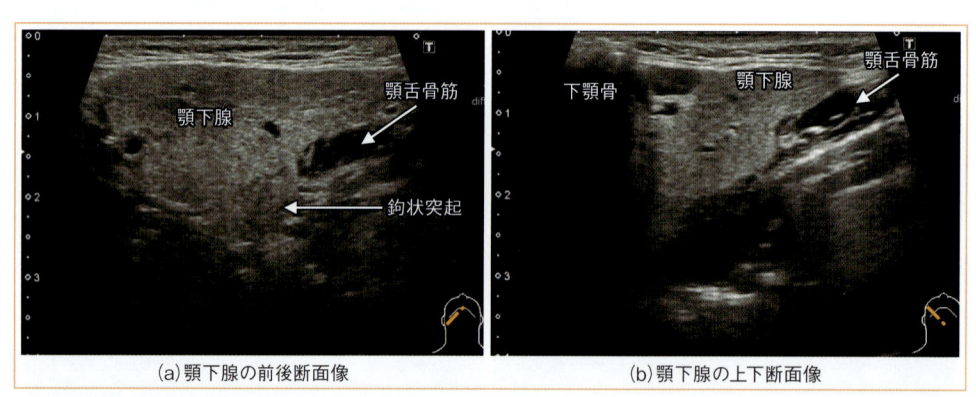

(a) 顎下腺の前後断面像　　　　(b) 顎下腺の上下断面像

図6.4.15　正常顎下腺
(a)：下顎骨下縁に沿ってプローブを走査すると顎舌骨筋を挟み込む鉤状突起と顎下腺本体が描出される。実質エコーは均一で，ときに顎下腺管の一部が描出される。
(b)：下顎骨と直交するようにプローブ走査すると顎下腺の上下断面が描出される。

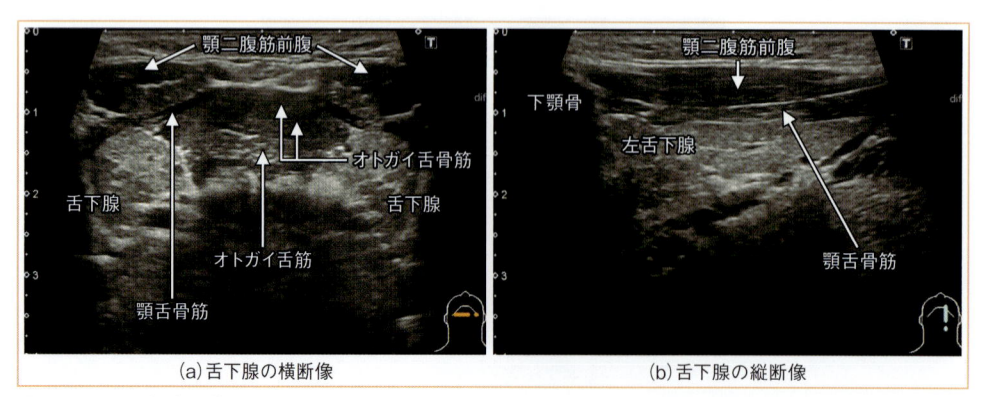

(a) 舌下腺の横断像　　　　(b) 舌下腺の縦断像

図6.4.16　正常舌下腺
(a)：オトガイ下横走査にてオトガイ舌筋の外側に接して舌下腺が描出される。実質エコーは均一で耳下腺ほど脂肪沈着はみられない。
(b)：オトガイ下縦走査では顎舌骨筋などの筋層下に下顎骨の後面から顎下腺方向に延びる舌下腺が描出される。

内部は比較的均一だが，ほかの大唾液腺に比べ線状エコーが目立つ（図6.4.16）。舌下腺管は描出することはできないが，顎下腺管が拡張している場合は，舌下腺の浅部に拡張した顎下腺管が描出される。

6.4.5　唾液腺の異常像

● 1. 唾液腺腫瘍

　唾液腺腫瘍は全頭頸部腫瘍の約3-5%を占める。そのうち耳下腺腫瘍が70〜80%，顎下腺腫瘍が約10%，小唾液腺由来の腫瘍と舌下腺腫瘍がそれぞれ数%を占める。耳下腺腫瘍では70〜80%が良性であり，その大半を多型腺腫とワルチン腫瘍が占めている。悪性の頻度は耳下腺腫瘍では15〜20%，顎下腺腫瘍では50〜60%，舌下腺腫瘍や小唾液腺由来の腫瘍では約80%といわれている。唾液腺悪性腫瘍は比較的緩徐な増大傾向であるものが多く，5年生存率は良好なものが多い一方で，再発率が高く，10〜15年で生存率が低下する傾向があるのも特徴である。

　唾液腺腫瘍の超音波像は多彩であるが，良性腫瘍では形状は円・楕円形などの整，境界明瞭，内部エコーは均一，後方エコーは増強する傾向にあり，悪性腫瘍では形状は不整，境界不明瞭，内部エコー不均一，後方エコー減弱の傾向にある（表6.4.1）。しかし，良性腫瘍であっても腫瘍径の増大に伴い内部不均一になること，悪性腫瘍であっても腫瘍径が小さい場合は良性腫瘍に類似した超音波像を呈することもあり，良悪性の判断が難しいことも多い。

（1）良性腫瘍
①多形腺腫

　唾液腺腫瘍の中で最も頻度が高く，耳下腺浅葉が好発部位（浅葉：深葉＝9：1）であり，耳下腺腫瘍の約70%，顎下腺腫瘍の約50%を占める。組織学的には上皮性腺腫様組織や粘液腫様組織，軟骨様組織など多彩な像を呈する筋上皮細胞成分が混在した腫瘤としてみられる。たいていは皮膜を有するため境界明瞭で，緩徐な増大傾向を示す場合が多い病変である。また，多型腺腫は再発頻度が高く，悪性転化（高齢者に多い）もみられるため切除後も含めて注意深い経過観察が必要となる。

　超音波像は類円形，境界明瞭，辺縁平滑，内部均一〜やや不均一な腫瘤像を呈する。しかし腫瘤径の増大に伴い形状は分葉形，辺縁凹凸化，内部は不均一化する傾向にあり，悪性腫瘍との鑑別が困難になる場合ある。腫瘤内の血流シグナルは乏しいことが多い（粘液腫様の変化が強い場合）が，細胞成分の多い腫瘤の場合は豊富になる場合もある。後方エコーの増強を伴うことが多い（図6.4.17，図6.4.18）。

表6.4.1　超音波診断装置を用いた唾液腺腫瘍超音波診断基準

	良性	悪性	備考
形状	円形，楕円形，分葉形，多角形	不整形	分葉形でもくびれが不規則な場合，多角形でもかどが鋭角の場合は悪性を疑う
境界	境界明瞭	境界粗雑，不明瞭	
内部エコー	均一	不均一	高エコースポットを有する場合は悪性を疑う
後方エコー	増強	減弱，消失	
血流	乏しい（ワルチン腫瘍では豊富）	豊富	悪性腫瘍やワルチン腫瘍でも腫瘍内部に嚢胞や壊死があると，その部分では血流はみられなくなる

（古川まどか，他：口腔・咽頭科22（1），75，2009より）

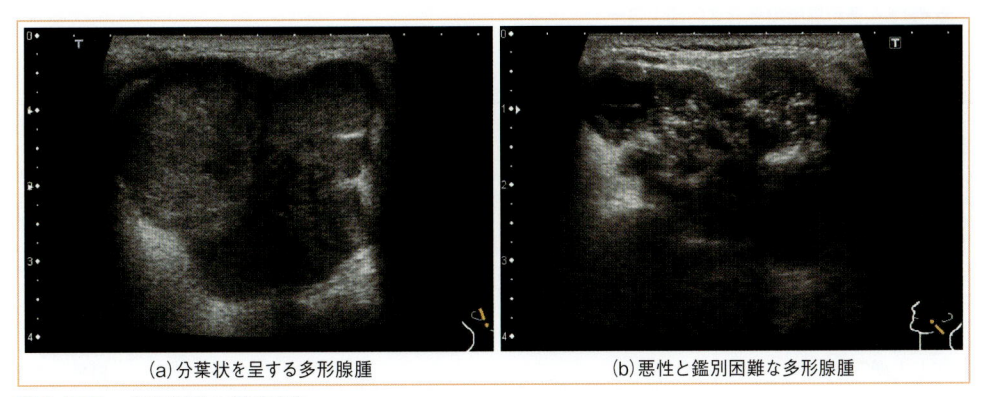

(a) 分葉状を呈する多形腺腫　　　(b) 悪性と鑑別困難な多形腺腫

図6.4.17　多形腺腫の超音波像
(a)：腫瘍は大きく分葉状を呈しているが，境界明瞭で辺縁は比較的平滑である。
(b)：(a)と同じような大きな腫瘍で分葉状を呈しているが，辺縁の凹凸不整がみられ，悪性を否定できない腫瘍であったが，病理組織診断は多形腺腫であった。

②ワルチン腫瘍

　ワルチン腫瘍は多型腺腫に次いで頻度の高い良性腫瘍であり，胎生期に迷入した耳下腺リンパ節内の腺房細胞や導管上皮などの唾液腺組織が腫瘍化したものと考えられている。40歳以上の男性に多く，ほとんどが耳下腺（特に下極）に発生する。たいていは単発であるが，両側性や多発性に発生することもある。悪性転化はほとんどないとされている。組織学的にはリンパ濾胞豊富なリンパ性の間質を伴って好酸性細胞が管状，乳頭状に増殖し，核が上下2層に配列するのが特徴的である。薄い線維性皮膜を有し，内部には嚢胞性部分を認めることが多い。

　超音波像は円形から楕円形，境界明瞭，辺縁平滑であり，内部エコーは低エコーと嚢胞部分の混在する不均一な腫瘤像を呈する。腫瘤径が増大してくると形状は分葉形，凹凸不整になる。腫瘤内の充実部分には比較的豊富な血流シグナルを認める（図6.4.19）。

(2) 悪性腫瘍

　唾液腺の悪性腫瘍では粘表皮癌（約20%），多型腺腫由来癌（約20%），腺様嚢胞癌（約12%），腺房細胞癌（約10%）唾液腺導管癌（約9%）などの頻度が高い。唾液腺癌の病理組織像は極めて多彩であり，その組織型によって悪性度が規定される。第4版WHO分類に基づいた悪性度別の唾液腺癌の分類を表6.4.2に示す。比較的頻度の高い組織型の臨床像の特徴として，若年発症では粘表皮癌が多い，腺様嚢胞癌は神経浸潤しやすい，唾液腺導管癌は早期に頸部リンパ節転移や遠隔転移をきたしやすい，ことがあげられる。また，唾液腺腫瘍が急速に増大する場合は多型腺腫由来癌が疑われるが，その悪性成分は唾液腺導管癌が多く，広範浸潤型の場合は予後不良である。

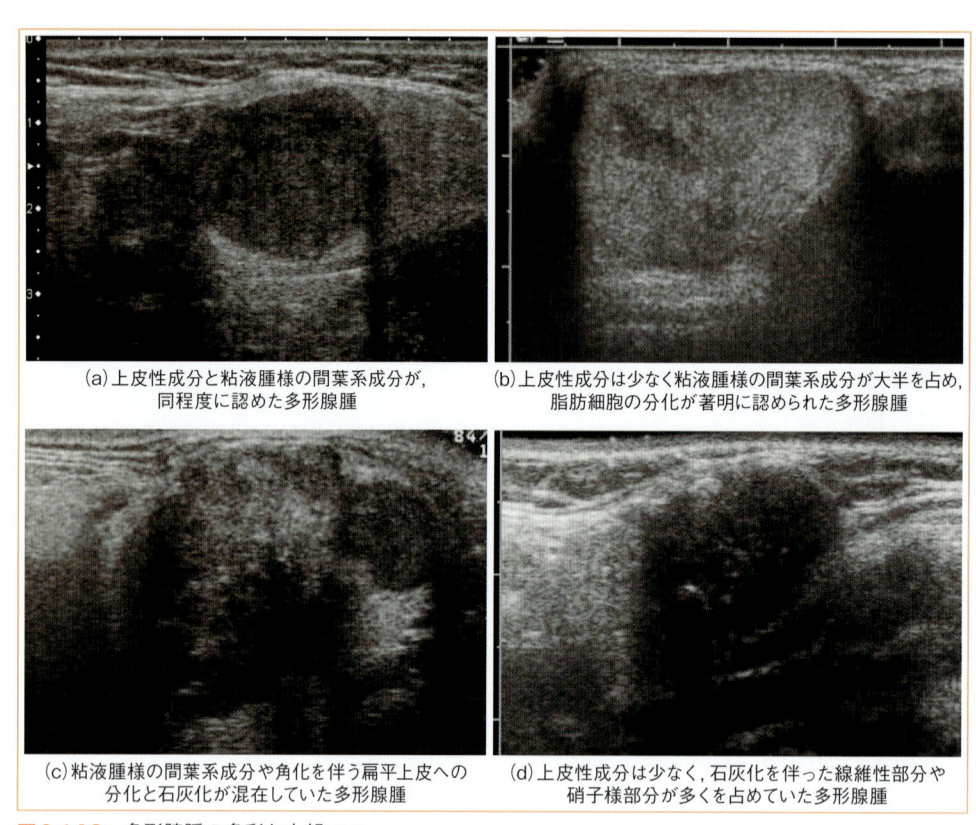

(a)上皮性成分と粘液腫様の間葉系成分が，同程度に認めた多形腺腫

(b)上皮性成分は少なく粘液腫様の間葉系成分が大半を占め，脂肪細胞の分化が著明に認められた多形腺腫

(c)粘液腫様の間葉系成分や角化を伴う扁平上皮への分化と石灰化が混在していた多形腺腫

(d)上皮性成分は少なく，石灰化を伴った線維性部分や硝子様部分が多くを占めていた多形腺腫

図6.4.18　多形腺腫の多彩な内部エコー

表6.4.2　第4版WHO分類に基づいた悪性度別の唾液腺癌の分類

低悪性度群	中悪性度群	高悪性度群
5年生存率85%以上	5年生存率50〜85%	5年生存率50%未満
粘表皮癌（低悪性度） 腺房細胞癌 腺癌NOS（低悪性度） 明細胞癌 基底細胞癌 多型腺腫由来癌 （被膜内・微小浸潤型） 多型腺癌 上皮筋上皮癌 道管内癌 分泌癌 唾液腺芽腫	粘表皮癌（中悪性度） 腺様嚢胞癌（篩状・管状型） 腺癌NOS（中悪性度） 脂腺腺癌 リンパ上皮癌	粘表皮癌（高悪性度） 腺様嚢胞癌（充実型） 腺癌NOS（高悪性度） 唾液腺導管癌 筋上皮癌（一部低〜中悪性） 多型腺腫由来癌（広範浸潤型） 癌肉腫 低分化癌 扁平上皮癌

オンコサイト癌の予後は報告によってばらつきが多いのでこの分類から除外

超音波検査では組織型の推定は困難であるとはされているが，悪性を疑う所見を指摘することは非常に重要である。超音波像で悪性を疑う所見は形状不整，辺縁粗雑，境界不明瞭，内部不均一などである。後方エコーの増強を伴わず，浸潤傾向の強い腫瘍では周囲組織との可動性が乏しくなる。周囲リンパ節転移の有無も確認する必要がある。一般的に高悪性度群では超音波像に悪性所見がはっきりすることが多いが，低悪性度群の腫瘍ではこのような所見に乏しい傾向にある。(図6.4.20，図6.4.21)

● 2. 唾　石

唾石は唾液腺の腺管や腺体の内部にみられる石灰化結石である。その発生部位のほとんどが顎下腺であり，理由としては顎下腺がより高粘度の唾液を分泌する混合腺であることや顎下腺管の走行や形状によるものと考えられている。唾石が腺管を閉塞することで感染を容易に引き起こすため，唾液腺炎の原因となることが多い。片側性の唾液腺の腫脹と疼痛により発症し，唾液腺炎が長期にわたると慢性化し，唾液腺の萎縮を来す。X線透過性の唾石が20〜40%存在す

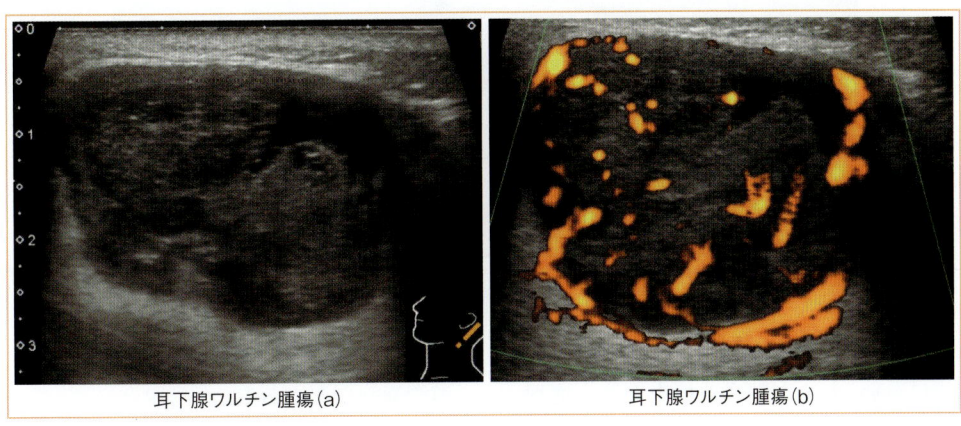

|耳下腺ワルチン腫瘍(a)|耳下腺ワルチン腫瘍(b)|

図6.4.19　耳下腺のワルチン腫瘍
(a)：形状整，境界明瞭平滑な腫瘍で，内部エコーは不均一で嚢胞性部分を認める。
(b)：パワードプラ法では，充実性部分に豊富な血流シグナルを認める。

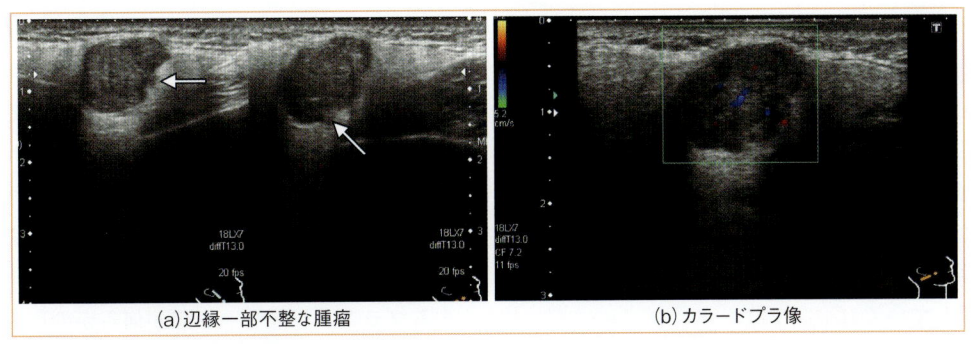

(a)辺縁一部不整な腫瘤　　(b)カラードプラ像

図6.4.20　耳下腺の腺様嚢胞癌
(a)：形状整，境界明瞭であるが，辺縁の一部が不整となっている。このような不整部分が一部でもみられる場合は，悪性が疑われる。
(b)：カラードプラ法では，内部に血流を認めるが，点状と線状の血流シグナルが数カ所にみられる程度である。

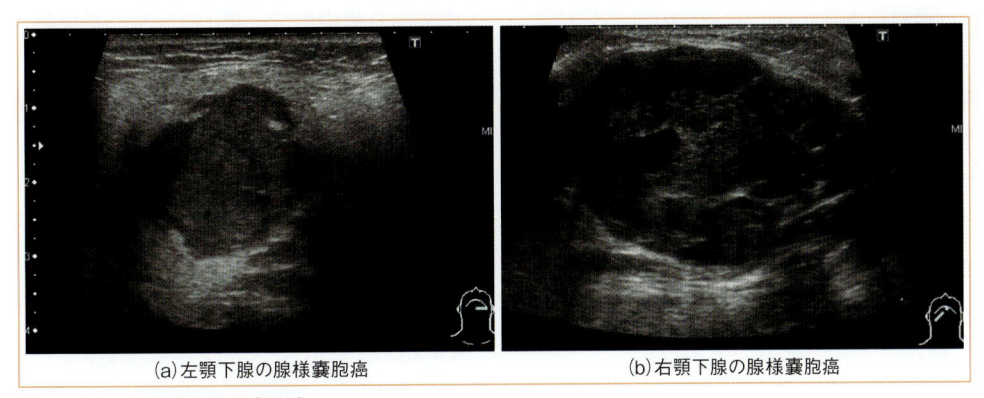

(a)左顎下腺の腺様嚢胞癌　　(b)右顎下腺の腺様嚢胞癌

図6.4.21　顎下腺の腺様嚢胞癌
(a)：内部エコーは比較的均一であるが，辺縁が一部不整となっており，悪性を疑う。
(b)：大きな腫瘤であるが，境界明瞭平滑である。内部は不均一で嚢胞性部分を認める。超音波性状からはワルチン腫瘍との鑑別が難しいが，顎下腺由来であることから嚢胞性部分を有することが多い悪性を考える。

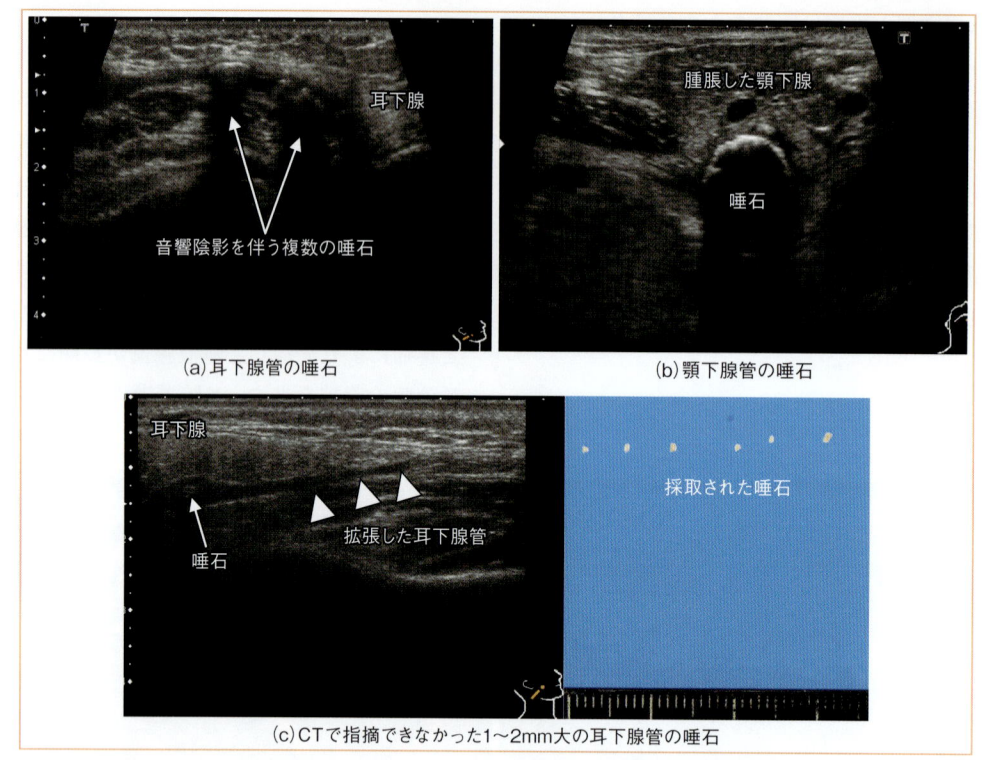

(a)耳下腺管の唾石　　　　　　　　　　(b)顎下腺管の唾石

(c)CTで指摘できなかった1〜2mm大の耳下腺管の唾石

図6.4.22　唾石

る（耳下腺唾石に特に多い）ため，超音波検査が第一選択として行われる。

　超音波検査では結石を反映した高エコーとそれに伴う音響陰影が典型的な像である。唾石の治療法は腺内か腺外かで異なるため，検査時には唾石の存在部位（開口部付近・腺管内・腺内）や数を確認することが重要である。唾石により腺管の拡張を伴うこともあり，腺体側から拡張部を観察していくと，拡張部の末梢に存在することがある。唾液腺実質は結石に伴う変化（腺房の萎縮・繊維化・脂肪変性・炎症性細胞浸潤など）により多彩な像を呈するが，一般的に急性期には実質のエコーレベルの低下と腫大がみられ，慢性化すると萎縮していく（図6.4.22）。

● 3. 唾液腺嚢胞

　唾液腺に発生する嚢胞性疾患には，舌下腺の唾液が貯留するガマ腫（ranula）が代表的疾患としてあげられる。

　ガマ腫は舌下腺の導管の損傷などにより，唾液が組織間隙へ漏出して生じる偽嚢胞であり，嚢胞壁には上皮をもたない。ガマ腫は存在部位により以下の3つに分類され，口腔底全体に及ぶような大きな嚢胞を形成することもある。

①舌下型：口腔底のみに存在する。
②顎下型：顎舌骨筋を越えて顎舌骨部やオトガイ下部に進展したもの。
③舌下・顎下型：両者にまたがったもの。

　ガマ腫以外の唾液腺嚢胞性疾患には，小唾液腺に発生する粘液嚢胞，耳下腺に発生するリンパ上皮性嚢胞や唾液腺導管嚢胞などがある。

　小唾液腺の粘液嚢胞は，唾液腺嚢胞性疾患では最も発生頻度が高く，大きさは5mm前後のことが多い。粘液嚢胞は，導管または腺房の損傷によって唾液が漏出してこの唾液を含んで肉芽組織による線維化した嚢胞壁が形成される漏出性粘液嚢胞と，小唾液腺の唾液の排出障害により導管が嚢状に拡張した貯留性粘液嚢胞に分けられる。前者は口唇や舌を噛むことによる損傷が原因と考えられており，下口唇に多く発生し，若年者に多くみられる。後者は下口唇や頬粘膜，上口唇などの小唾液腺に発生し，高齢者に多くみられる。舌尖の裏側にできる粘液嚢胞は，舌先部下面に存在するブランダン・ヌーン腺が何らかの理由で閉塞または損傷した粘液の貯留嚢胞からブランダン・ヌーン嚢胞（blandin-nuhn嚢胞）とよばれ，小児に多くみられる。

　耳下腺に発生するリンパ上皮性嚢胞は，胎生期の鰓裂（さいれつ）に由来する鰓嚢胞で，第1鰓嚢胞の好発部位が耳下腺内やその近傍であり，このほかに外耳道，中耳，上咽頭にそってどの部位にも生じる可能性がある。鰓嚢胞はほとんどが側頸嚢胞としてよばれる第2鰓嚢胞であり，下顎角部付近に発生することが多い。

　超音波像は，ガマ腫では口腔底に嚢胞性腫瘤として描出され，単房性のことが多い。超音波検査では，嚢胞の大きさや顎舌骨筋との位置関係，内部性状の評価を行う（図6.4.23）。

　粘液嚢胞ではサイズが小さいことが多く，浅部にみられるのでアーチファクトの影響を受けやすい。そのため，高周波数のプローブにて内部性状を確認，嚢胞性腫瘤である

ことを確認し，充実性病変との鑑別を行うことが重要である（図6.4.24）。

● 4. 唾液腺炎

　唾液腺炎はウイルス性や細菌性のほかに自己免疫性やアレルギー性などのさまざまな原因によって生じる。

(1) 流行性耳下腺炎

　パラミクソウイルスの一種でRNAウイルスであるムンプスウイルスの感染によるもので，おたふくかぜともよばれる。9歳までに多くが罹患する。潜伏期間は2〜3週間で，38℃以上の発熱と片側性あるいは両側性の耳下腺の有痛性腫脹を来す。また，顎下腺の腫脹を伴うこともある。超音波像は，耳下腺の腫大と実質の不均一化がみられる。耳下

腺管の拡張や膿瘍形成は認めない（図6.4.25）。

(2) 急性化膿性耳下腺炎・顎下腺炎

　急性化膿性耳下腺炎または顎下腺炎は，唾液腺管開口部からの逆行性感染によるものが多く，急性化膿性顎下腺炎では唾石に続発してみられる。長時間の禁食などによる脱水時などで，唾液量の低下による不潔状態は発症の原因となる。高齢者や乳幼児の免疫力の低下やシェーグレン症候群などの基礎疾患の存在のほかに，糖尿病，腎不全なども原因となりうる。超音波像は，耳下腺炎であれば耳下腺，顎下腺炎であれば顎下腺の腫大と実質の不均一化を認める。膿瘍形成がある場合には，流動性のある境界不明瞭な低エコー域を認める（図6.4.26）。また，唾液腺管の拡張と唾石の有無を確認する。炎症が強い場合は，周囲組織の輝度上昇を認める。

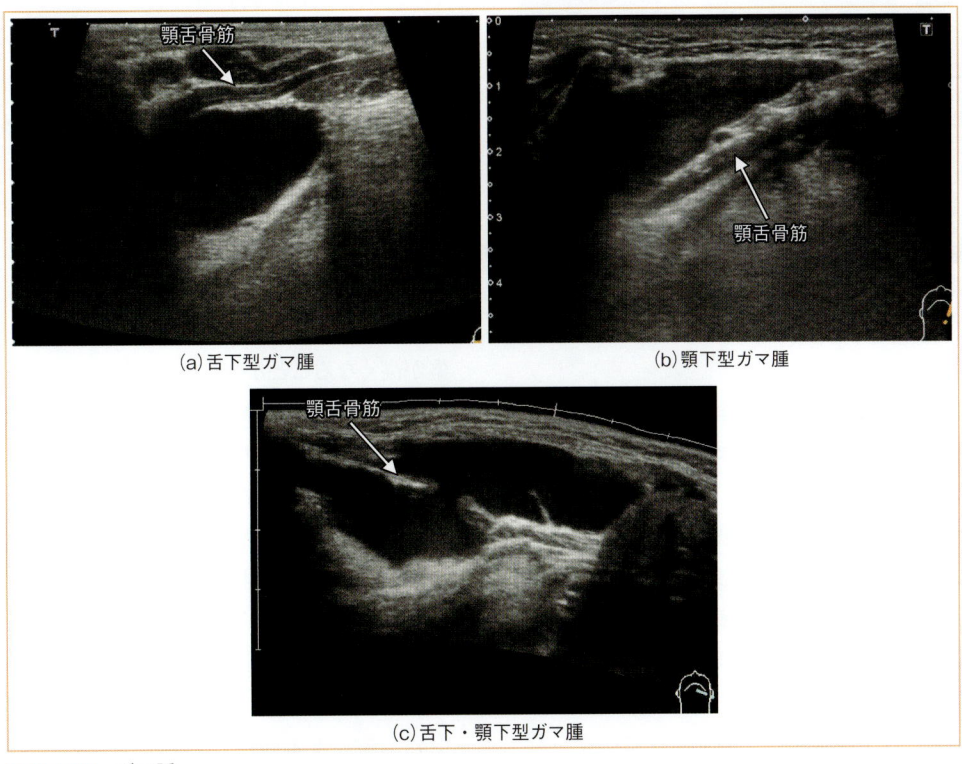

(a) 舌下型ガマ腫

(b) 顎下型ガマ腫

(c) 舌下・顎下型ガマ腫

図6.4.23　ガマ腫
(a)：右舌下部の顎舌骨筋よりも口腔底側に囊胞性腫瘤を認める。
(b)：下顎骨に接して顎舌骨筋よりも顎下部側に囊胞性腫瘤を認める。
(c)：顎舌骨筋を挟むように顎下部および口腔底に囊胞性腫瘤を認める。

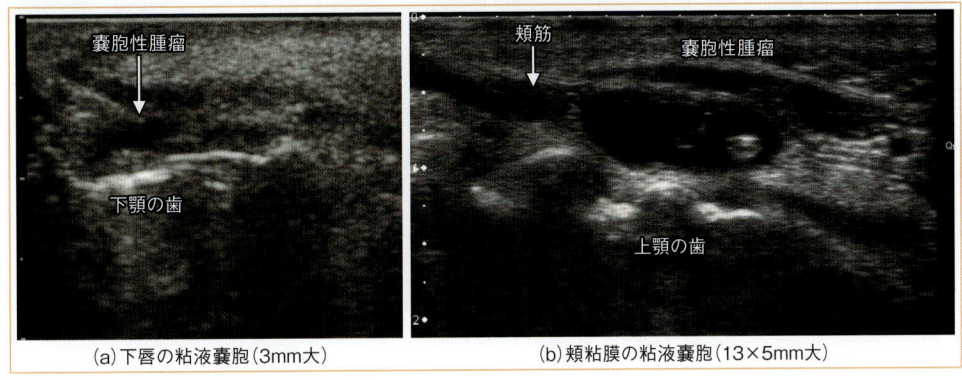

(a) 下唇の粘液囊胞（3mm大）

(b) 頰粘膜の粘液囊胞（13×5mm大）

図6.4.24　小唾液腺の粘液囊胞

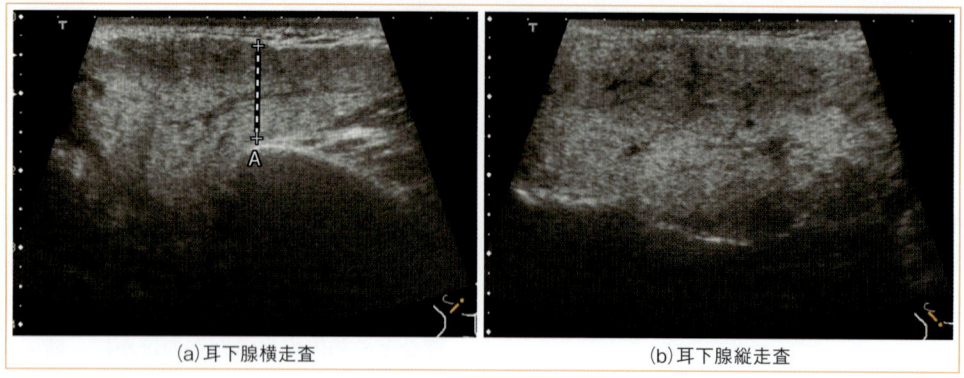

(a)耳下腺横走査　　　　　　　　　　(b)耳下腺縦走査

図6.4.25　流行性耳下腺炎
(a)：下顎骨上の厚みは14.2mmと厚く，耳下腺表面は凸状になっている。
(b)：耳下腺は腫脹しており，耳下腺実質は軽度不均一になっている。

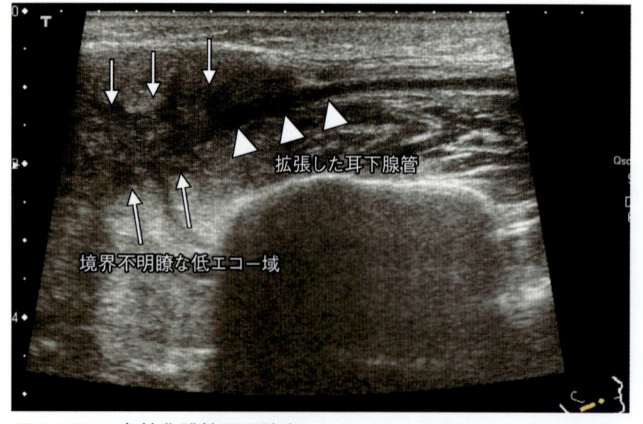

図6.4.26　急性化膿性耳下腺炎
拡張した耳下腺管と連続して，耳下腺内に境界不明瞭な低エコー域を認める。

(3)反復性耳下腺炎

　耳下腺の末梢導管の嚢状拡張による反復性の耳下腺炎で，小児の唾液腺疾患では流行性耳下腺炎に次いで多く，6歳までに発症する。病因としては，乳幼児期の免疫機能低下時に耳下腺の細菌感染のくりかえしで生じる末梢導管の変性による場合と先天性形態異常などが考えられている。

　症状は片側あるいは両側に反復性の腫脹，圧痛が起こり，ステノン管からの膿汁排泄を認める。流行性耳下腺炎が鑑別にあがるが，反復性耳下腺炎ではくりかえすことや，膿汁排泄があることが鑑別点となる。超音波像は，腫大した

耳下腺内に末梢導管の拡張を反映した多発性の低エコー域がみられる（図6.4.27）。

(4)シェーグレン症候群

　慢性唾液腺炎と乾燥性角結膜炎を主徴とする自己免疫性疾患の1つで，女性に多くみられる。唾液腺や涙腺では，腺房の萎縮や消失，導管周囲のリンパ球浸潤，導管上皮細胞の増殖による導管狭窄などがみられる。また，さまざまな自己抗体の出現がみられ，膠原病の合併のない一次性と，関節リウマチや全身性エリテマトーデスなどの膠原病を合併している二次性に分けられる。このほかに，MALTリンパ腫（mucosa-associated lymphoid tissue；MALT）の発生率が高くなることが知られている。

　超音波像は，耳下腺・顎下腺の腫大や萎縮を認め，実質は不均一化し多数の低エコー域を認める。萎縮に伴って耳下腺・顎下腺の輪郭が不明瞭となる（図6.4.28）。悪性リンパ腫を合併することがあるので，後方エコーの増強する低エコー腫瘤に注意する。

(5)IgG4関連疾患

　高IgG4血症および病変部へのIgG4陽性形質細胞浸潤を病態基盤とする全身性の慢性炎症性疾患（表6.4.3）で，涙腺と唾液腺病変ではミクリッツ病（Mikulicz's disease）と

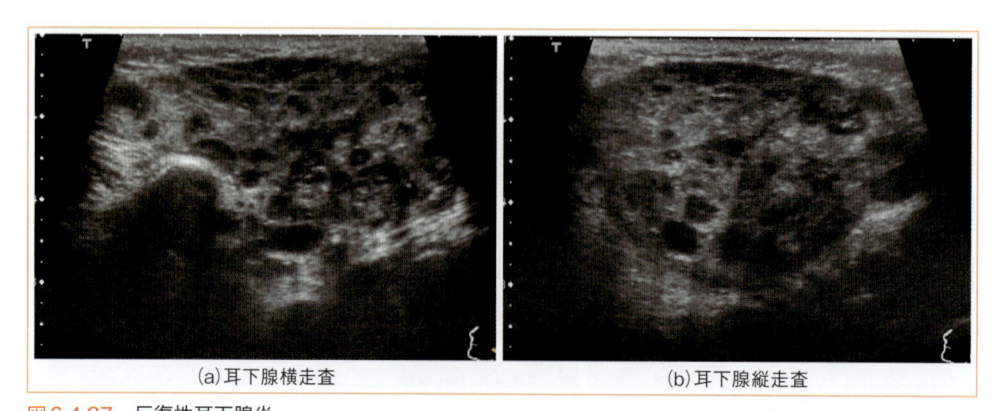

(a)耳下腺横走査　　　　　　　　　　(b)耳下腺縦走査

図6.4.27　反復性耳下腺炎
未就学児で左耳下腺のくりかえす腫脹を認めた。超音波検査では，耳下腺の腫脹と小さな低エコー域を無数に認める。

慢性硬化性顎下腺炎（キュットナー腫瘍：Kütner's tumor）が含まれる[16]。IgG4関連ミクリッツ病は臓器診断基準（表6.4.4）により診断される[17]。一般的に涙腺や耳下腺，顎下腺の腫脹は弾性硬で圧痛は認めない。超音波像は，顎下腺，耳下腺の腫大と不均一な低エコー域を認め，舌下腺についても同様な変化を認める（図6.4.29）。涙腺も同様な所見を認める。以前にキュットナー腫瘍とよばれていたものは，顎下腺に低エコーの腫瘤様病変として認められる。

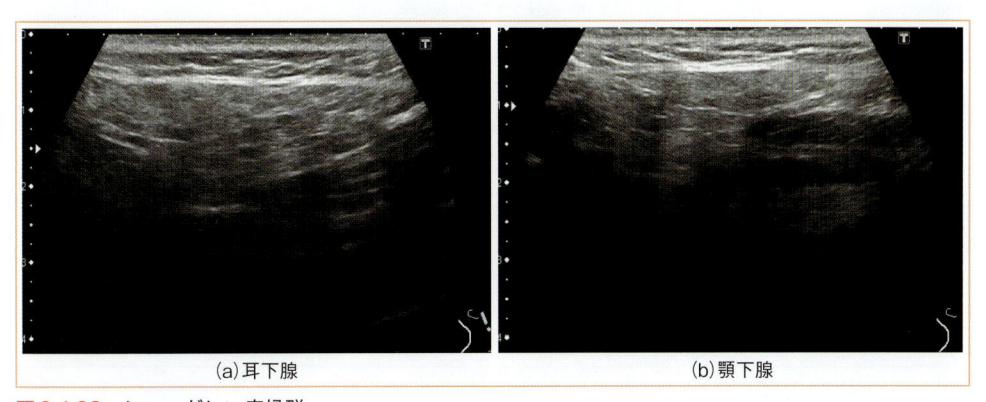

| (a)耳下腺 | (b)顎下腺 |

図6.4.28　シェーグレン症候群
耳下腺，顎下腺ともに萎縮を認め，実質エコーは不均一となっている。

表6.4.3　2020年改訂IgG4関連疾患包括診断基準

項目1：臨床的および画像的診断 　単一※または複数臓器に特徴的なびまん性あるいは限局性腫大，腫瘤，結節，肥厚性病変を認める（※リンパ節が単独病変の場合は除く）。
項目2：血清学的診断 　高IgG4血症（135mg/dL以上）を認める。
項目3：病理学的診断 　以下の3項目中2つを満たす。 　①著明なリンパ球・形質細胞の浸潤と線維化を認める。 　②IgG4陽性形質細胞浸潤：IgG4/IgG陽性細胞比40％以上かつIgG4陽性形質細胞が10/HPFを超える。 　③特徴的な線維化，特に花筵様線維化あるいは閉塞性静脈炎のいずれかを認める。
項目1＋2＋3を満たすもの：確診群（definite） 項目1＋3を満たすもの：準確診群（probable） 項目1＋2を満たすもの：疑診群（possible）

（梅原久範，岡崎知一，他：日本内科学会雑誌　110（5），965，2021より）

表6.4.4　IgG4関連ミクリッツ病の診断基準

1. 涙腺，耳下腺，顎下腺の持続性（3か月以上），対称性に2ペア以上の腫脹を認める。
2. 血清学的に高IgG4血症（135/dL）を認める。
3. 涙腺，唾液腺組織に著明なIgG4陽性形質細胞浸潤（強拡大5視野でIgG4陽性／IgG陽性細胞が50％以上）を認める。

上記項目1および2または3を満たすものをIgG4関連ミクリッツ病と診断する。しかしサルコイドーシスやキャッスルマン病，ウェゲナー肉芽腫症，リンパ腫，癌を除外する必要がある。

（高野賢一，他：耳鼻咽喉科・頭頸部外科，86（1），66，2014より）

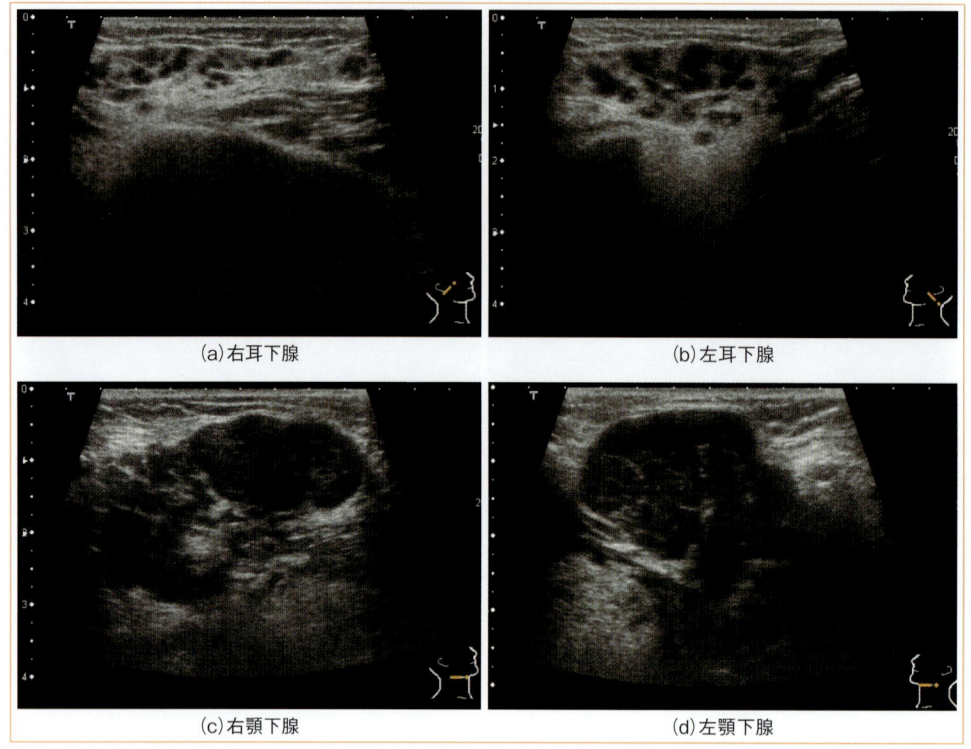

(a)右耳下腺　　　　　　　　　　(b)左耳下腺

(c)右顎下腺　　　　　　　　　　(d)左顎下腺

図6.4.29　IgG4関連疾患
(a), (b)：両側耳下腺には小さな低エコー域が多数認められる。
(c), (d)：両側顎下腺は腫脹し，実質エコーは不均一に低下し，腫瘤様に突出した部分を認める。

Q　副耳下腺にも腫瘍はできるのですか？

A　副耳下腺にも腫瘍は発生する。

　副耳下腺は，報告により異なるが，30〜70%の比較的高い頻度でみられる[25]。この副耳下腺由来の腫瘍は比較的まれで，耳下腺腫瘍が唾液腺腫瘍の約70%を占めるのに対し，副耳下腺腫瘍はその耳下腺腫瘍の中で1〜7.7%を占めるにすぎない。耳下腺腫瘍の約75%が良性腫瘍であるのに対し，副耳下腺腫瘍は井口らの報告では約45%が悪性であったとされている[11]。このため，副耳下腺由来の腫瘍の場合，悪性を念頭に検査を行う。

▶参考情報
　副耳下腺腫瘍の悪性腫瘍では粘表皮癌が最も多く次いで多形腺腫由来癌と悪性リンパ腫であり，良性腫瘍の多くは多形腺腫であった。

Q　小唾液腺にも唾石は発生しますか？

A　小唾液腺にもまれに唾石が生じる。

　唾石のほとんどは顎下腺に発生し，小唾液腺に発生することはまれである。横林らは，これまでの150例以上の唾石症の報告例による小唾液腺唾石症の発生頻度は0〜3.7%と極めて低い結果であったと報告している[15]。
　唾石は，核となる物質が起点となり唾液のうっ滞によって生じるが，小唾液腺では，導管が短いため唾液のうっ滞が生じにくく，唾石の発生頻度が低いとされている。

▶参考情報
　小唾液腺の唾石は外傷や咬傷による細菌感染を起点にして発生する可能性があると考えられている。頬粘膜や上唇に多いとされており，頬粘膜や口唇にみられる小腫瘤では，唾石も念頭に高エコーの有無に注意して検査を行う。

Q 線維素性唾液管炎はどのような疾患ですか？

A 導管から白色のゼリー状物質が排出されるのが特徴の原因不明の疾患。

線維素性唾液管炎は，耳下腺や顎下腺の有痛性の腫脹を認め，一般的には片側性または両側性で20歳以降の女性に多く認められる。まれに小児にもみられる。

唾液腺管開口部からの白色のゼリー状の物質が排出されるのが特徴とされており，導管の軽度の拡張を認める。このゼリー状物質は好酸球の集積からなり，アレルギーの関与が疑われている。くりかえし発症する場合もある。

▶参考情報

治療ではステロイドホルモンや抗アレルギー薬の投与が行われる。

Q 唾液腺症とはどのような疾患ですか？

A 唾液腺症は非炎症性，非腫瘍性に両側の唾液腺腫脹を来す疾患の総称。

無痛性，再発性でしばしば高アミラーゼ血症を認める。組織学的には腺房細胞の腫大と細胞質の淡明化がみられ，炎症細胞の浸潤は認めない。基礎疾患として糖尿病，下垂体ホルモン異常（末端肥大症，尿崩症），性ホルモン機能異常，甲状腺機能異常，アルコール中毒，降圧薬や向精神薬の連用などが関連していると報告されている。

若年者では摂食障害に伴うことが多い。

▶参考情報

無痛性に両側の耳下腺と顎下腺の腫脹がみられた場合は，基礎疾患を含めた総合的な診断を行う。

📖 参考文献

1）　木本誠二 編：新外科学体系　頭頸部の外科，中山書店，東京，1991．

2）　天野 修，草間薫 編：口腔生物学各論　唾液腺，学建書院，東京，2006．

3）　坂井健雄，河田光博 監訳：プロメテウス解剖学アトラス　頭頸部／神経解剖　第2版，医学書院，東京，2014．

4）　加我君孝，他 編：新臨床耳鼻咽喉科学　3巻，中外医学社，東京，2002．

5）　内海 治：超音波画像解析によるヒト唾液腺の形態的特徴に関する研究，東日本歯学雑誌，1998；17（2）：219-234．

6）　高梨 昇：コンパクト超音波αシリーズ，甲状腺・唾液腺アトラス，第1版，ベクトル・コア，東京，2004．

7）　Spiro RH：Salivary neoplasms overview of a 35-year experience with 2807 patient. Head & Neck Surgery, 1986；8：177-184．

8）　鮫島靖浩：診療所における唾液腺腫瘍診断の要点，MB ENT，2012；148：1-7．

9）　杉本太郎：耳下腺腫瘍の鑑別診断，MB ENT，2012；148：9-16．

10）　酒主敦子，他：耳下腺上皮性腫瘍手術症例の検討，耳鼻咽喉科・頭頸部外科，2009；81（7）：489-495．

11）　井口広義，他：副耳下腺腫瘍の臨床的検討，日耳鼻，2013；116：1,300-1,307．

12）　松延 毅：唾石症，耳鼻咽喉科・頭頸部外科増刊号，2014；86（5）：220-222．

13）　松延 毅：顎下腺腫瘍の鑑別診断，MB ENT，2012；148：18-26．

14）　永田博史：唾液腺に発生する囊胞性疾患とその鑑別診断，MB ENT，2012；148：41-46．

15）　横林敏夫，他：小唾液腺に発生した唾石症の3例，Niigata Dent. J.，2013；43（1）：51-55．

16）　梅原久範，岡崎知一，他：2020年改訂IgG4関連疾患包括診断基準，日本内科学会雑誌，2021；110（5）：962-969

17）　高野賢一，他：IgG4関連疾患の診断と治療，耳鼻咽喉科・頭頸部外科，2014；86（1）：64-69．

18）　Umehara H, et al: Comprehensive diagnostic criteria for IgG4-related disease（IgG4-RD），2011. Mod Rheumatol 22：21-30，2012．

19）　高野賢一，他：特殊疾患診療NAVI IgG4関連疾患．耳鼻咽喉科・頭頸部外科，2012；84：345-350．

20）　吉原俊雄：シェーグレン症候群とIgG4関連疾患，耳鼻咽喉科・頭頸部外科増刊号，2014；86（5）：185-191．

21）　Asai S, Okami K, Nakamura N, et al：The tortoiseshell pattern in one of both sides of the submandibular glands in mucosa-associated lymphoid tissue.

22）　吉原俊雄：唾液腺疾患の臨床最前線，病理と臨床，2011；29（6）：569-573．

23）　尾ヶ瀬葉子：唾液腺の超音波像と走査方法，Medical Technology別冊　超音波エキスパート15，頸部エコーのスクリーニングとステップアップガイド，74-80，医歯薬出版，東京，2015．

24）　尾ヶ瀬葉子：その他の唾液腺疾患，Medical Technology別冊　超音波エキスパート15，頸部エコーのスクリーニングとステップアップガイド，89-96，医歯薬出版，東京，2015．

25）　藤 英俊，他：ヒト副耳下腺の解剖学的研究（Ⅱ），福岡歯大誌，1998；14：389-384．

26）　岩田政広，他：甲状腺・頸部の超音波診断，第3版，金芳堂，京都，2012．

6.5 | リンパ節

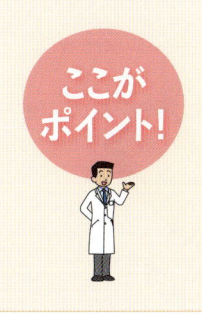

ここがポイント！

- 検査時には患者に，①単発性か多発性か，片側性か両側性か，②いつごろから腫れてきたのか，③痛みや熱感はあるのか，④増大傾向はあるか，急速な増大か，⑤発熱や倦怠感はあるか，⑥ペットにひっかかれていないか，といった点を確認しながら検査を進める。
- 無痛性で多発する低エコーなリンパ節腫脹は悪性リンパ腫を疑う。鑑別には結核性リンパ節炎，組織球性壊死性リンパ節炎があるが，ドプラ法にてリンパ節内の血流の有無は鑑別に有用である。
- 厚みのあるリンパ節は要注意で，リンパ門の偏位・消失は悪性を疑う。
- ドプラ法にてリンパ門以外からの血流シグナルは悪性を疑う。

6.5.1 リンパ系とリンパ節の解剖

● 1. リンパ系の働き

リンパ系の働きには，体液や静脈で吸収されなかった組織液や物質の吸収を行って静脈系へと運ぶ作用や，消化管で吸収された脂肪を運ぶ作用，さらに免疫細胞の生成と血液循環への輸送があげられる。リンパ器官には胸腺と骨髄の一次性リンパ性器官と，脾臓やリンパ節，扁桃などの二次性リンパ性器官がある。この中でリンパ節には，有害な微生物や老廃物などを濾過する働きと，骨髄でつくられたリンパ球を蓄えて成熟させる働きがある。

● 2. リンパ管の走行

リンパ系は静脈系に沿って走る脈管系で，リンパ管は左右の静脈角にて静脈系へとつながっている（図6.5.1）。このリンパ系の流れを知ることで，転移性リンパ節腫脹の原発巣の推定を理解しやすくなる。

(1) 右リンパ本幹

右リンパ本幹は，右内頸静脈と右鎖骨下静脈合流部の右静脈角に還流する右側のリンパ管であり，右頸リンパ本幹と右鎖骨下リンパ本幹，さらに気管支縦隔リンパ本幹が合流する。

(2) 左リンパ本管

左リンパ本幹（胸管）は，左上半身と下半身のリンパ管が合流して左鎖骨下静脈と内頸静脈が合流する左静脈角に還流する。この左リンパ本幹（胸管）は，左右の腰リンパ本幹と腸リンパ本幹が合流した囊状の乳び槽から始まり，左静脈角に流入する直前で左頸リンパ本幹と左鎖骨下リンパ本

幹，左気管支縦隔リンパ本幹が合流する。このため，胃癌や膵臓癌，腎癌，卵巣癌，精巣癌などのリンパ節の遠隔転移として左鎖骨上窩のリンパ節転移を生じることがあり，Virchowリンパ節転移として知られている。

● 3. リンパ節の解剖

リンパ節は薄い線維性被膜で覆われたそら豆状の形状で，リンパ節の実質はリンパ小節が並ぶ辺縁部の皮質と，髄洞

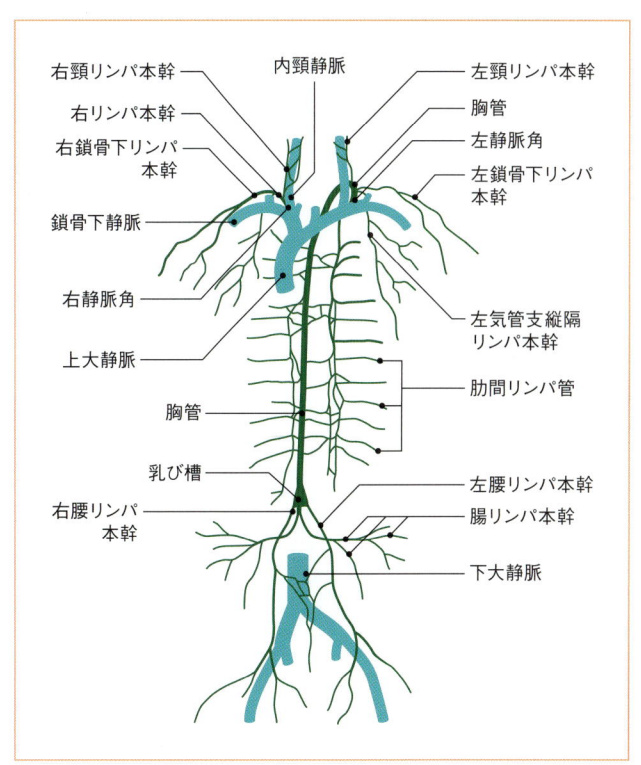

図6.5.1 リンパ管の走行

と髄索からなる中心部の髄質で構成されている。リンパ門からは動脈と静脈，輸出リンパ管が入出しており，複数の輸入リンパ管はリンパ門以外のところから被膜を貫通して流入している（図6.5.2）。リンパ液は輸入リンパ管からリンパ洞を通って輸出リンパ管に至る。このリンパ洞壁からリンパ液の一部がリンパ小節に入ってリンパ節内の静脈によって体循環系に流れる。リンパ小節（リンパ濾胞）の中心部の胚中心にてリンパ球を産生し，リンパ小節にはB細

胞が密に存在し，その周囲の傍皮質にはT細胞が密に存在する。産生されたリンパ球は，リンパ節内の静脈によって体循環系に入るが，一部はリンパ洞に入って輸出リンパ管から流出する。

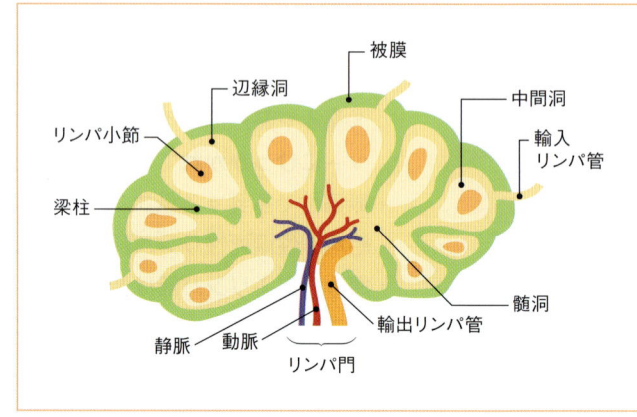

図6.5.2　リンパ節の解剖

MEMO

リンパ節の数

リンパ節はリンパ系の関所のような働きがあり，全身に約500〜800個程度あるといわれている。とくに頸部や腋窩，腸間膜，縦隔，鼠径部などに多くみられる。

6.5.2　リンパ節の基本走査法

● 1. はじめに

表在リンパ節の検査は，頸部，腋窩，鼠径部が主な対象部位となり，血管周囲を中心にリンパ節腫脹を検査するが，さまざまな部位で認められる。最も多くみられるのが頸部リンパ節腫脹である（図6.5.3）。

● 2. 頸部リンパ節

頸部リンパ節では，側頸部は耳下腺部から鎖骨上窩まで，正中はオトガイ下から胸骨上窩まで観察する。また，自覚症状がある場合はその部位を必ず確認する。

（1）側頸，鎖骨上窩，耳下腺リンパ節

被検者は検査部位と反対側に顔を向けて頸部を伸展させ，内頸静脈に沿って鎖骨上窩までリンパ節の腫脹を縦走査と横走査にて確認する。次に外頸静脈に沿って，浅頸リンパ節から耳下腺リンパ節を確認する（図6.5.4，6.5.5）。

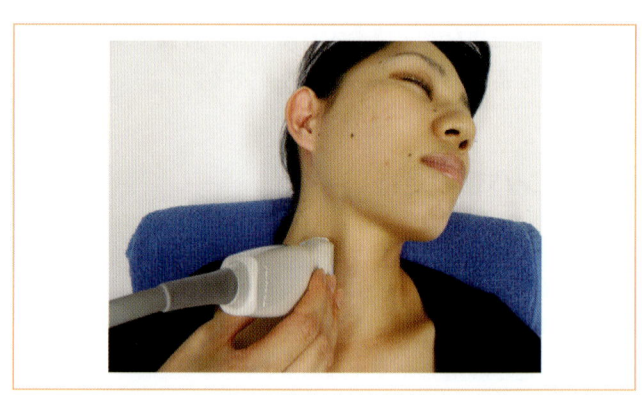

図6.5.4　側頸リンパ節の縦走査

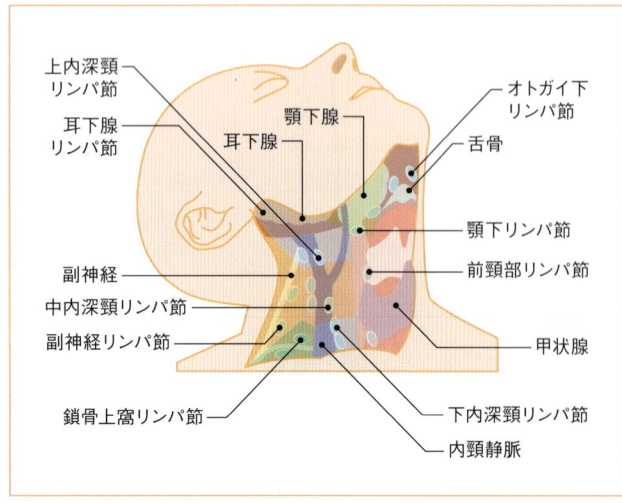

図6.5.3　頸部のリンパ節

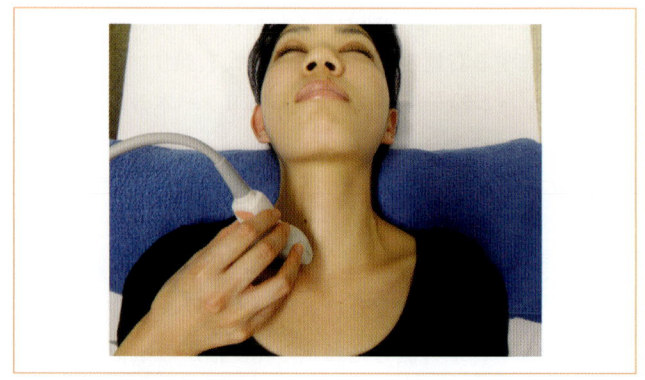

図6.5.5　鎖骨上窩の横走査

(2) オトガイ下，顎下，前頸部リンパ節

顎を上げて十分に頸部を伸展させ，オトガイ下から甲状軟骨，甲状軟骨から胸骨上窩にかけて横断走査にて前頸部を観察する。次に下顎骨に沿って顎下腺周囲を観察する（図6.5.6）。

● 3. 腋窩リンパ節

腕を挙上させ，腋窩動脈周囲を観察する。皮下脂肪の厚みによって，比較的浅部に描出される場合や深部に描出される場合があるので，フォーカスをこまめに調整する。また，脂肪に埋もれていることが多いので，リンパ節の皮質部分の低エコー部分を目安にリンパ節腫脹を確認する。静脈の一部が球形のリンパ節とまぎらわしいことがあるが，静脈はプローブの圧迫による変形にて鑑別される。また，ドプラ法による血流の有無でも容易に鑑別可能であるが，静脈がうっ滞している場合は非常に低流速であるので，流速レンジを下げて確認する。腋窩部分から鎖骨に沿ってプローブを移動して，鎖骨下のリンパ節腫脹を確認する。

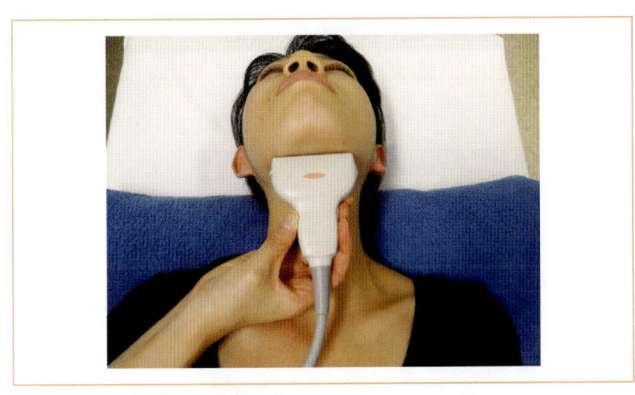

図6.5.6　オトガイ下の横走査

腋窩リンパ節はレベルⅠ～Ⅲに分けられ，小胸筋の外側をレベルⅠ，小胸筋の範囲をレベルⅡ，小胸筋より内側をレベルⅢとしており，小胸筋とリンパ節の位置関係を確認しながら走査する（図6.5.7）。

● 4. 鼠径リンパ節

鼠径リンパ節は，鼠径靭帯付近から総大腿動脈の横断走査にてプローブを平行移動させて深鼠径リンパ節を確認し，随時，縦断走査にてリンパ節の最大断面や，横断走査で見落としやすい陰部寄りの内側を扇動走査にて確認する。この陰部寄りの浅部には浅鼠径リンパ節の垂直群がある。また，鼠径靭帯付近の浅部には浅鼠径リンパ節の水平群があるので，必ず浅部を確認する。下方に移動し，大伏在静脈付近にも浅部には浅鼠径リンパ節の垂直群があるので，大伏在静脈の周囲も確認する（図6.5.8）。

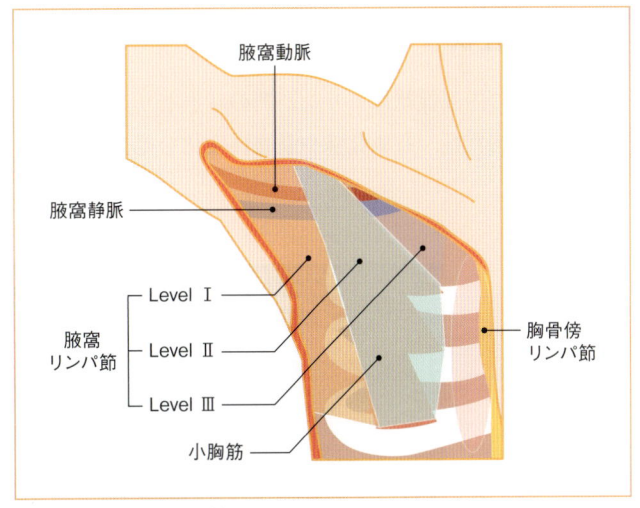

図6.5.7　腋窩リンパ節

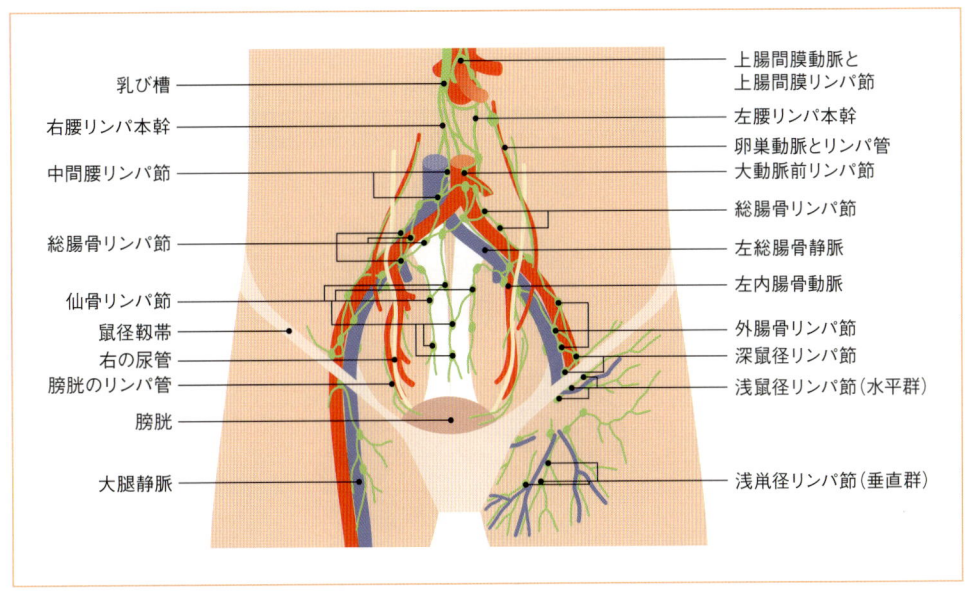

図6.5.8　鼠径リンパ節

6.5.3　リンパ節のチェックポイント

● 1. 大きさと形状

リンパ節は，健常者においても扁平な形状のリンパ節が描出されることが多い。炎症性腫脹では全体的に大きくなり，厚みを増してくる。転移性腫脹や悪性リンパ腫では，厚く球形に近いリンパ節がみられるようになる。短径が10mm以上のリンパ節は悪性を考慮する。悪性ではリンパ節の正常構築が破壊され不整な形状となり，悪性リンパ腫では融合傾向がみられる（図6.5.9）。良性では化膿性リンパ節炎において炎症が強く，膿瘍化が進むと厚く形状不整となる。

リンパ節の長径と短径から長径／短径比（longitudinal/transverse ratio：L/T比）を求め，悪性のリンパ節腫脹は2.0以下を目安として用いられている（図6.5.10）。

● 2. 内部性状

リンパ節の内部性状は，リンパ門の状態とリンパ節のエコーレベル均質性，石灰化像や囊胞性変化を確認する。

（1）リンパ門

正常のリンパ節では，リンパ門は線状の高エコー域として中央にみられるが，正常構築を破壊・圧排するような変化が生じた場合はリンパ門の高エコー域が偏位，または不明瞭化・消失する。転移性リンパ節腫脹では，転移巣の状態によりさまざまな形態がみられる（図6.5.11）。悪性リンパ腫や良性の結核性リンパ節炎，組織球性壊死性リンパ節炎（菊池病），化膿性リンパ節炎においてもリンパ門の偏

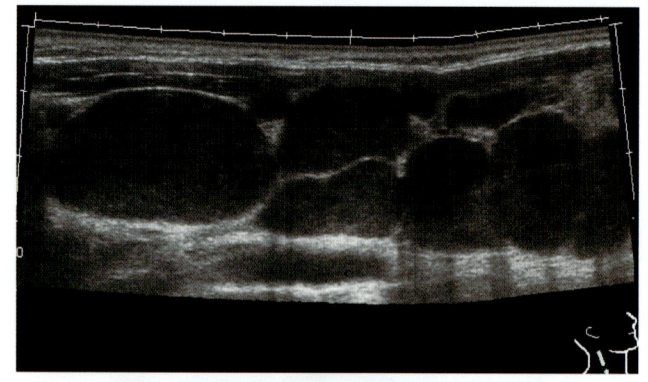

図6.5.9　悪性リンパ腫のリンパ節融合

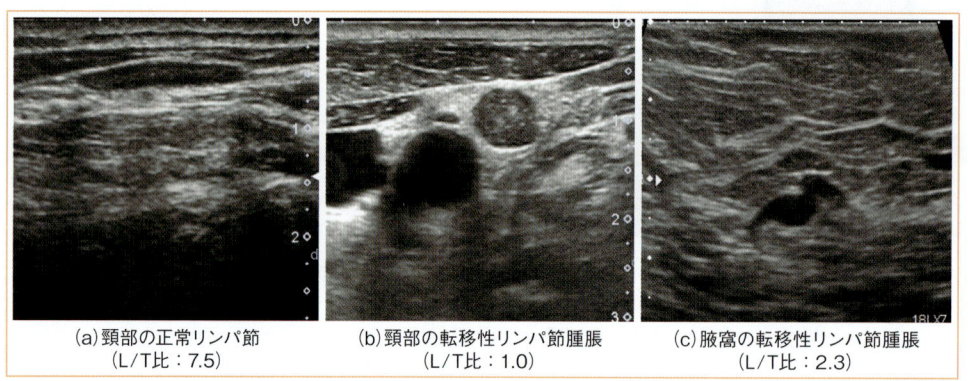

|(a)頸部の正常リンパ節
（L/T比：7.5）|(b)頸部の転移性リンパ節腫脹
（L/T比：1.0）|(c)腋窩の転移性リンパ節腫脹
（L/T比：2.3）|

図6.5.10　リンパ節の形状
(a)の正常リンパ節は形状扁平でL/T比：7.5となるが，(b)の転移性リンパ節腫脹は球形でL/T比：1.0となる。(c)の腋窩の転移性リンパ節腫脹は扁平な形状だが，部分的皮質が厚くなっている。これは腋窩リンパ節の部分転移であり，皮質部分の不整な肥厚部分は転移の可能性があるので，皮質の不整像も確認が必要である。

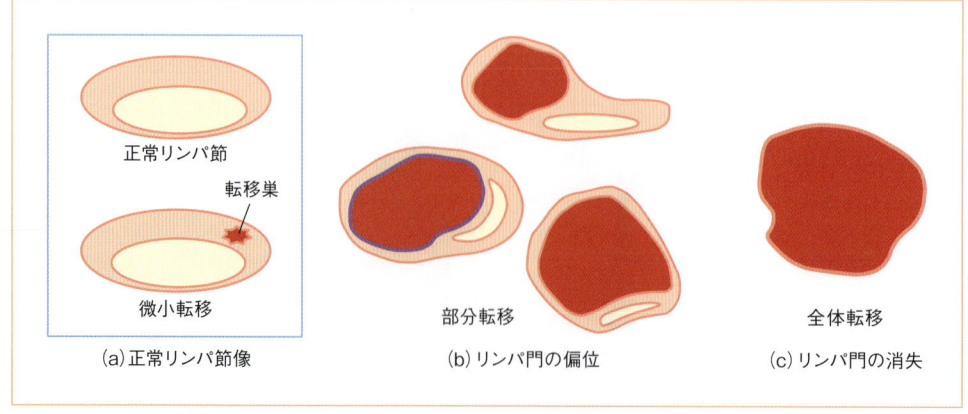

図6.5.11　リンパ節転移の形態

位や不明瞭化がみられ，とくに悪性リンパ腫や結核性リンパ節炎ではリンパ門が不明瞭となることがある。

(2) エコーレベル

　悪性リンパ腫では内部エコーが極めて低くなるが，内部に淡い点状エコーや線状エコーがみられる。悪性リンパ腫同様に，エコーレベルの低いリンパ節腫脹には結核性リンパ節炎があり，鑑別を要する疾患である（図6.5.12）。このほか，組織球性壊死性リンパ節炎（菊池病）もエコーレベルは低く不均一となる。転移性腫脹では，エコーレベルが低いものから高いものまでさまざまにみられる。

(3) 均質性

　転移性リンパ節腫脹においては，嚢胞性変化や石灰化像を認め不均一となることが多い（図6.5.13）。とくに石灰化像は，甲状腺癌の転移のほかに結核性リンパ節炎で認められる。

　悪性リンパ腫では，非常に淡い点状エコーや線状エコー

がみられる。

　結核性リンパ節炎では，内部無エコーで極めてエコーレベルが低い場合でも，辺縁に淡い帯状エコーが描出されることが多い。また，内部に高エコーを伴うことがある。

　伝染性単核球症などのウイルス感染は多数のリンパ節腫脹が認められ，悪性との鑑別を要する疾患である。多くはリンパ門が残っているが，皮質側が腫脹し，皮質内の中央寄りを中心に淡い点状エコーがみられ，点状エコーは悪性リンパ腫よりも目立って描出されることが多い（図6.5.14）。

● 3. 周囲組織の変化

　急性炎症性のリンパ節炎では，周囲のエコーレベルの上昇を認める。とくに化膿性リンパ節炎では，膿瘍に進展している場合には周囲の輝度上昇が強くみられる。このほか，組織球性壊死性リンパ節炎（菊池病）も周囲組織の輝度上昇を認め，多発性の悪性リンパ腫や伝染性単核球症との鑑別所見の1つとなる（図6.5.15）。

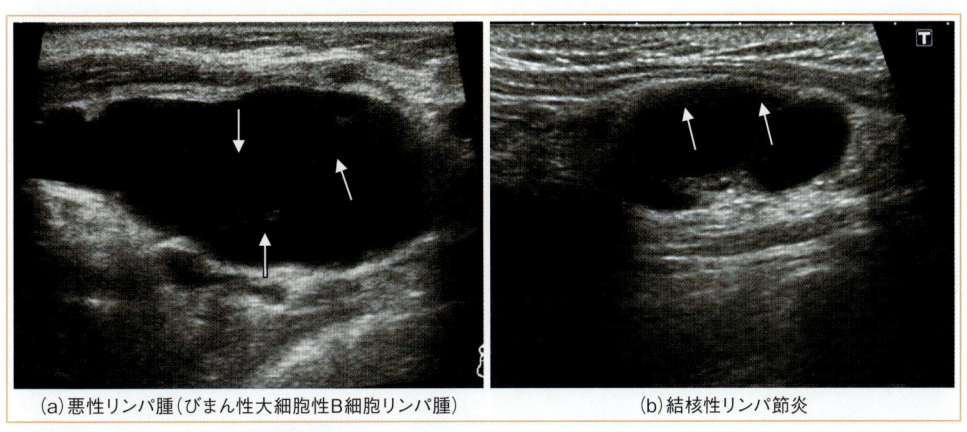

(a) 悪性リンパ腫（びまん性大細胞性B細胞リンパ腫）　　(b) 結核性リンパ節炎

図6.5.12　低エコーなリンパ節腫脹
(a)の悪性リンパ腫，(b)の結核性リンパ節炎ともにエコーレベルは極めて低い。
(a)の悪性リンパ腫は内部に淡い線状エコーと点状エコー（↑）を認める。
(b)の結核性リンパ節炎では，辺縁に淡い高エコー帯（↑）を認める。

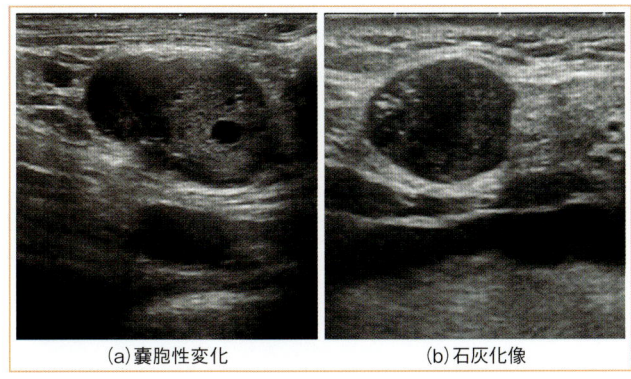

(a) 嚢胞性変化　　(b) 石灰化像

図6.5.13　転移性リンパ節腫脹の内部エコーの変化

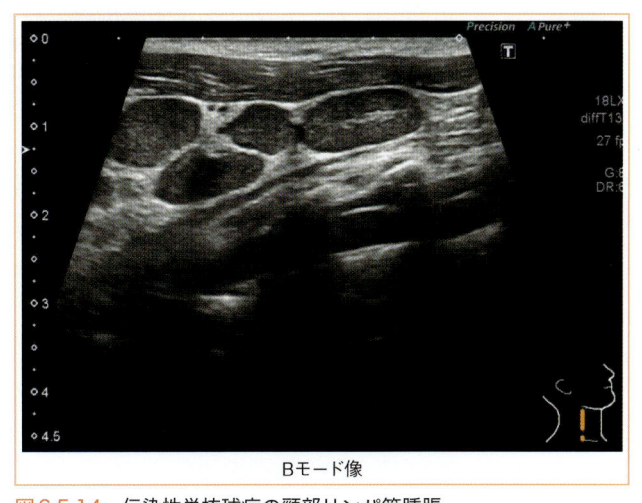

Bモード像

図6.5.14　伝染性単核球症の頸部リンパ節腫脹
Bモード画像では，多発するリンパ節腫脹だがお互いの融合傾向は乏しい。内部の皮質エコーは中心寄りに淡い点状エコーで高エコーに描出され，辺縁側で低エコーに描出される。

転移性リンパ節腫脹では，頸動脈や頸静脈への浸潤を伴うことがあるので，血管との境界エコーを確認する。リンパ節と血管との境界が不明瞭な場合は，横断走査にてリンパ節と血管を描出し，左手で左右上下に動かしてリンパ節が血管とずれて動くかを画面上にてリアルタイムに確認する。

● 4. 血流情報

カラードプラ法などを利用し，リンパ節内の血流情報を確認する。ポイントはリンパ節内の血流が豊富か消失しているか，リンパ門以外からの血流がみられるかである。

悪性リンパ腫では，リンパ節内には比較的豊富な血流シグナルを認め，リンパ節門以外からも流入する血流シグナルを認めることがある。結核性や壊死性リンパ節炎では低エコー域の血流シグナルは乏しく，悪性リンパ腫との鑑別に有用である（図6.5.16）。また，リンパ節転移ではリンパ門からの血流シグナルの偏位や走行異常，欠損を認める。リンパ節内の血流は，乏しい場合と豊富な血流がみられる場合があり，リンパ門以外の辺縁から流入する異常血流がみられる。

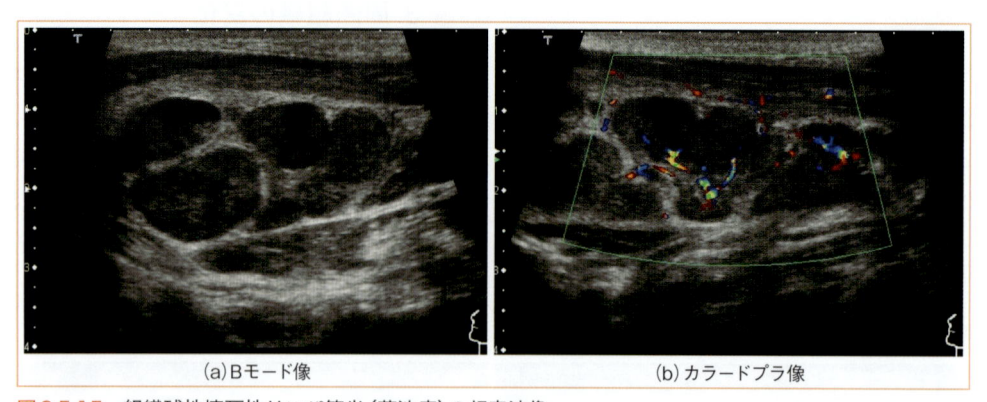

(a) Bモード像　　(b) カラードプラ像

図6.5.15　組織球性壊死性リンパ節炎 (菊池病) の超音波像
(a) のBモード画像は，多発するリンパ節腫脹だが，お互いの融合傾向は乏しい。内部の皮質エコーは不均一となっている。また，炎症を疑うリンパ節周囲の輝度上昇を認める。
(b) のカラードプラ像では，リンパ節門からの内部に血流シグナルを認めるが，皮質側の血流は乏しく，急性リンパ節炎とは異なる超音波像を呈している。

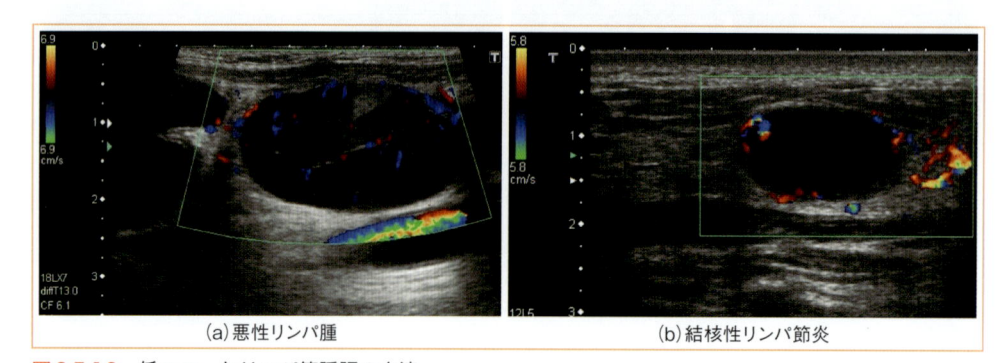

(a) 悪性リンパ腫　　(b) 結核性リンパ節炎

図6.5.16　低エコーなリンパ節腫脹の血流
(a) の悪性リンパ腫では，辺縁に複数の流入する血流シグナルと内部にも複数の血流シグナルを認める。
(b) の結核性リンパ節炎では，辺縁に血流シグナルを認めるが，複数の流入する血流シグナルや内部の血流シグナルは認めない。

6.5.4 リンパ節の正常像

● 1. リンパ節の正常像

　健常者にみられる自覚症状のない，いわゆる正常と判断されるようなリンパ節は，長径が長く扁平な形状のリンパ節で，中央にはリンパ門による高エコーがみられる（図6.5.17）。腋窩リンパ節では，脂肪沈着が進んでリンパ門から周囲の脂肪層と連続した脂肪層がみられ，皮質は薄く描出されることがある。このような脂肪沈着が進んだリンパ節は，鼠径リンパ節でもみられる（図6.5.18）。

　カラードプラ法では，リンパ門に動脈・静脈の血流シグナルがみられ，皮質側の血流シグナルは乏しい。

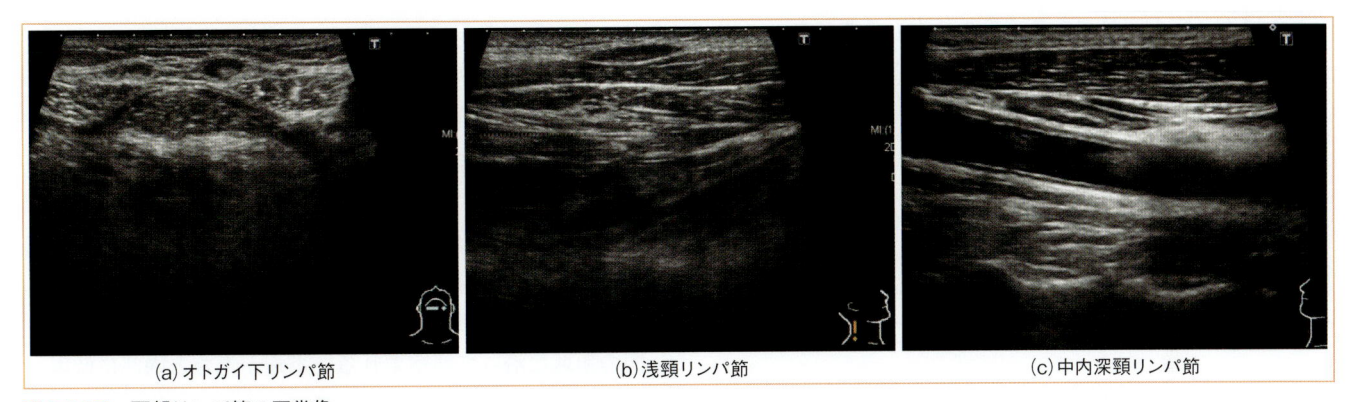

(a)オトガイ下リンパ節　　(b)浅頸リンパ節　　(c)中内深頸リンパ節

図6.5.17　頸部リンパ節の正常像
いずれも形状扁平で中央にリンパ門による高エコーが描出される。

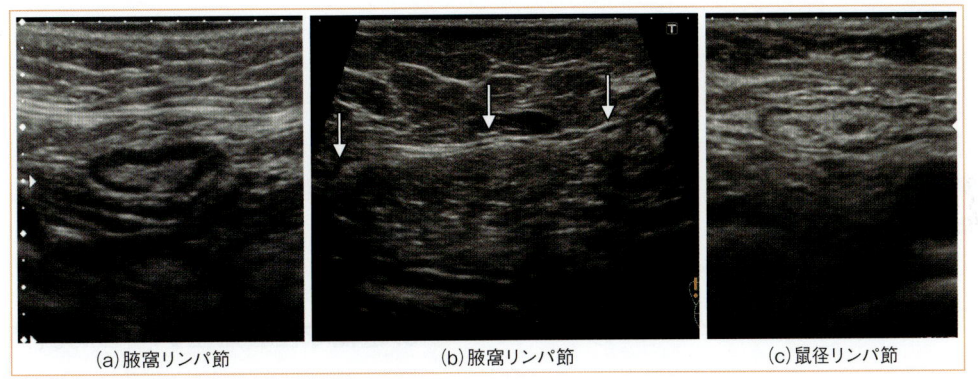

(a)腋窩リンパ節　　(b)腋窩リンパ節　　(c)鼠径リンパ節

図6.5.18　腋窩リンパ節と鼠径リンパ節の正常像
(a)：正常の腋窩リンパ節は扁平で中央にリンパ門を有し，厚みがほぼ均等な皮質を認める。
(b)：正常の腋窩リンパ節で，皮質が非常に薄く（↑）脂肪沈着が進んでおり，周囲の脂肪層からリンパ門にかけて脂肪層が連続している。
(c)：正常の鼠径リンパ節で，皮質は薄く形状扁平である。

6.5.5　リンパ節の異常像

● 1. はじめに

　リンパ節腫脹は，ウイルス性や細菌性などの感染症や自己免疫疾患などの感染症以外の反応性，悪性リンパ腫や転移による腫瘍性のほか，内分泌疾患やIgG4関連疾患などさまざまな疾患で認められる。リンパ節腫脹のみられる領域は，ある程度の疾患の特徴を表している（表6.5.1）。

　このほか，臨床所見でみる疾患の診方も重要であり，検査時には，患者に以下の点を確認しながら検査を進める。
①単発性か多発性か，片側性か両側性か
②いつごろから腫れてきたのか
③痛みや熱感はあるのか
④増大傾向はあるか，急速な増大か
⑤発熱や倦怠感はあるか
⑥ペットにひっかかれていないか

　無痛性のリンパ節腫脹の場合は，悪性に加え結核性リンパ節炎も念頭に検査を進める。無痛性で持続するリンパ節腫脹は悪性を考慮し，とくに高齢者では悪性の可能性が高くなるので悪性疾患を念頭に検査を行う。

　また，依頼医師から触診時の情報として硬さや弾性，圧痛，可動性について記載されている場合がある。表在超音波検査では，検査時に検査者が確認しながら行う場合もある。大まかな目安を以下に示す。
①反応性：弾性軟，圧痛（＋），可動性良
②悪性リンパ腫：弾性硬，圧痛（－），可動性良
③転移性腫脹：弾性硬，圧痛（－），可動性不良

表6.5.1　リンパ節領域別の代表疾患

リンパ節領域		腫瘍性病変	非腫瘍性病変
全身性		・悪性リンパ腫 ・癌の多発転移	・伝染性単核球症などのウイルス性疾患 ・慢性関節リウマチや全身性エリテマトーデスなどの膠原病 ・サルコイドーシスなどの特異的肉芽腫性リンパ節炎
頸部		・頭頸部癌 ・悪性リンパ腫	・頭頸部領域の感染症 ・上気道炎 ・伝染性単核球症 ・結核性リンパ節炎
鎖骨上窩	右側	・縦隔腫瘍，肺癌，食道癌	
	左側	・胃癌，大腸癌，胆嚢癌，膵臓癌，腎癌，卵巣癌，精巣癌，前立腺癌	
腋窩		・乳癌	・上肢の感染症 ・猫ひっかき病
鼠径部		・皮膚癌，子宮癌，直腸癌，肛門癌，卵巣癌，陰茎癌	・下肢の感染症 ・性行為感染症

● 2. 急性リンパ節炎

　細菌の感染などによってリンパ節に急性の炎症が生じたもので，リンパ節の腫大と圧痛を認める。炎症が進行すると発熱を伴い，小児では膿瘍化することがある。

　また，猫にひっかかれたり，噛まれたり，あるいは傷のある部分をなめられたりした後にリンパ節炎を発症する猫ひっかき病がある。

　このほか，伝染性単核球症に代表されるウイルス感染によるリンパ節腫脹もみられる。この場合は，細菌性の化膿性リンパ節炎に比べ痛みは軽く，痛みがみられない場合もある。

　超音波像は，急性化膿性リンパ節炎ではリンパ節の腫大を認めるが，長径／短径比（L/S比）は2以上であり，リンパ門の偏位は認めない。血流シグナルは亢進するがリンパ門の領域に沿って観察される。炎症が進むと内部に低エコー域がみられ不均一になり，膿瘍化すると形状不整となり，リンパ節門は偏位する。この場合，膿瘍化した低エコー部分の血流は乏しく，周囲の血流は豊富となる。周囲は炎症の波及により輝度上昇がみられる。

　細菌性リンパ節炎ではリンパ節腫脹は一側性であることが多く，ウイルス性リンパ節炎では両側性やときに全身性にリンパ節腫脹がみられる。感染性急性リンパ節炎は，2～4週間の経過で大きさの改善や血流信号の正常化が認められる。

● 3. 組織球性壊死性リンパ節炎（菊池病）

　感冒様の症状に引き続いて頸部リンパ節腫脹がみられ，38℃以上の発熱を伴うこともある。片側性または両側性の頸部リンパ節腫脹で自発痛や圧痛を伴うことが多い。リンパ節腫脹が長くみられるが，多くは1～3カ月以内に治癒する。ときに再発を認めることがある。好発年齢は20～30歳代の比較的若年層にみられ，女性に多い。

　検査所見では白血球数減少（4,000/μL以下）が特徴で，このほかに赤沈亢進やCRP値陰性または弱陽性，LDH上昇を認めることがある。

　超音波像は，頸部に孤立性に複数のリンパ節腫脹を認める。形状は扁平であるが辺縁が凹凸不整となることがあり，炎症が強いとリンパ節の融合傾向がみられる。内部のエコーレベルは低く，比較的均一な場合から不均一となることもあり，リンパ門は描出されるが，偏在している。周囲組織は輝度上昇を認める。カラードプラ法では，内部に血流シグナルを認めるが，欠落部分を認めることがある（図

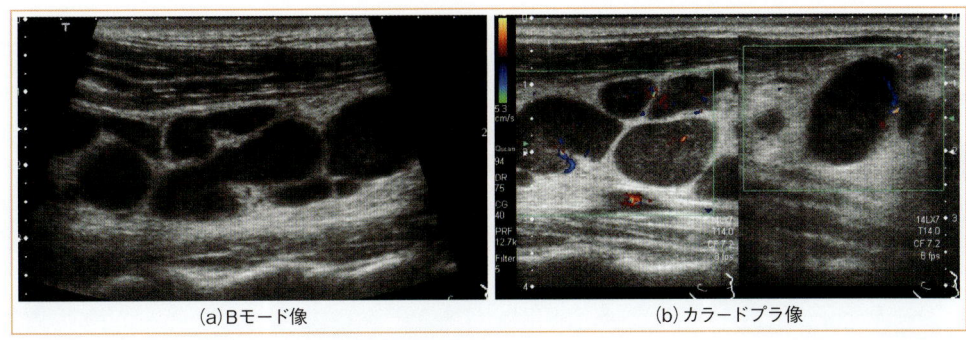

|(a)Bモード像|(b)カラードプラ像|

図6.5.19　組織球性壊死性リンパ節炎の超音波像
(a)のBモード画像は，多発するリンパ節腫脹で一部球状のものもみられるが，お互いの融合傾向は乏しくそれぞれにはリンパ門の高エコーが認められる。また，辺縁のわずかな凹凸不整像がみられ，炎症を疑うリンパ節周囲の輝度上昇を認める。
(b)のカラードプラ像では，リンパ節門からの内部に血流シグナルを認めるが，皮質側の血流は乏しい。

6.5.19）。

● 4. 結核性リンパ節炎

　結核性リンパ節炎は頸部に多く，通常二次結核症の1つとして考えられている。肺に活動性病変を認めないことが多く，喉頭粘膜，扁桃などから菌が頸部リンパ流に入り頸部リンパ節に病変を形成すると考えられている。初期には頸部リンパ節が孤立的に腫脹し，炎症が進むとリンパ節周囲に炎症が広がり塊状となって痛みを伴うようになる。さらに進むと，膿瘍化や瘻孔を認めることがある。

　超音波像は，多発性で内部エコーレベルの低いリンパ節で，石灰化像を伴うことがある。リンパ門は偏位し広範囲に無エコー域がみられ，辺縁には淡い高エコー帯を認める。血流シグナルは淡い高エコー帯にみられるが，経過とともに著明に低下する。炎症が進むと形状が不整となり，周囲組織の輝度上昇を認める。リンパ節融合を認めることもある。悪性リンパ腫との鑑別が困難なことも多いが，結節性リンパ節炎では2～4週間の経過で内部低エコー領域の拡大と血流シグナルの消失を認めることが鑑別の一助となる。

● 5. 転移性リンパ節腫脹

　原発巣から該当するリンパ領域の検査を行う場合と，リンパ節腫脹から原発巣の検索を行う場合，あるいはほかの検査時に偶然リンパ節腫脹が発見される場合など，さまざまな状況で検査が行われる。頭頸部癌では，頸部や鎖骨上窩リンパ節，乳癌では腋窩や鎖骨上，下肢の悪性疾患では鼠径部の領域リンパ節に転移を来すので，領域リンパ節を理解しておく。

　また，悪性黒色腫と乳癌においてセンチネル（見張り）リンパ節の概念が一般的になっており，そのほかの領域でも検討されている。

　転移性リンパ節腫脹の超音波像は，リンパ門の偏位は転

MEMO

センチネルリンパ節とは
　センチネルリンパ節とは原発巣から最初に癌細胞が流れ込むリンパ節であり，画像上にリンパ節転移を認めない場合はセンチネルリンパ節生検を行って，リンパ節郭清を最小限に留めるようになってきている。センチネルリンパ節を特定する方法として色素法と放射性アイソトープ法，併用法がある。

移巣の拡がりにより超音波像は異なり，微小転移では判別困難であるが，転移巣が拡がることによりリンパ門の偏位と限局的な腫脹がみられ形状不整となる。さらに転移巣が広がると，厚みが増してリンパ節全体が転移巣に置き換わるためリンパ門は消失する（図6.5.20）。形状不整で厚みがあり，リンパ門不明瞭な球形のリンパ節は悪性が疑われる。

　内部エコーについては，エコーレベルが低いものから高いものまでさまざまである。主病変の病理組織型を反映することがあり，内部に石灰化像や嚢胞性部分を伴うことがある。カラードプラ法では，リンパ門以外からの血流シグナルを認めるが，悪性リンパ腫のような豊富な血流を認めることは少なく，血流が乏しい場合もある。

● 6. 悪性リンパ腫

　悪性リンパ腫は，ホジキンリンパ腫と非ホジキンリンパ腫に大別され，日本では約90％を非ホジキンリンパ腫が占めている。非ホジキンリンパ腫は，B細胞性とT/NK細胞性に分けられる。また，非ホジキンリンパ腫は臨床経過からみた悪性度により分けられる。低悪性度には濾胞性リンパ腫，MALTリンパ腫など，中悪性度にびまん性大細胞型B細胞性リンパ腫，未分化大細胞型リンパ腫など，高悪性度にリンパ芽球性リンパ腫，成人T細胞白血病・リンパ腫，バーキットリンパ腫などがある。

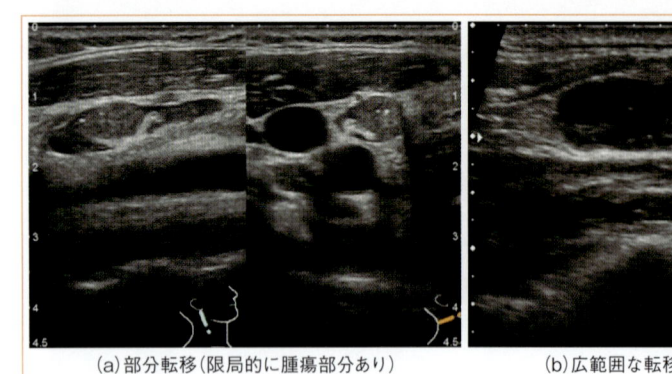
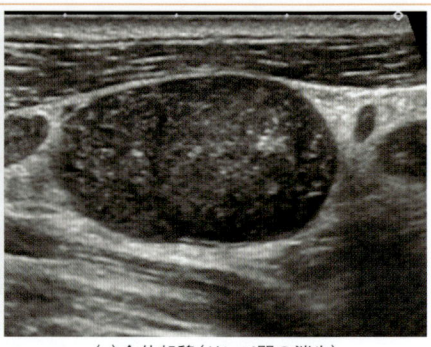

| (a)部分転移(限局的に腫瘍部分あり) | (b)広範囲な転移(リンパ門は偏在) | (c)全体転移(リンパ門の消失) |

図6.5.20 転移性リンパ節腫脹
(a):限局的に腫瘍部分があり,石灰化像を伴っている。
(b):形状は扁平だが,厚みがあり内部が不均一になっており,リンパ門は偏位している。
(c):全体が腫瘍で占拠され,リンパ門は消失している。

MEMO

悪性リンパ腫の検体検査

　検査値の異常として正球性正色素性貧血や白血球数の増加,血清LDH値上昇などのほか,Tリンパ球の活性化される病体のマーカーとして血清可溶性IL-2受容体が高値となる。このほか,血清β2マイクログロブリン値が高値となる。この血清β2マイクログロブリン値は赤血球を除く全身の有核細胞表面に広く分布し,とくにリンパ球,単球などに豊富に存在しており,リンパ腫や自己免疫疾患などで高値を示す。

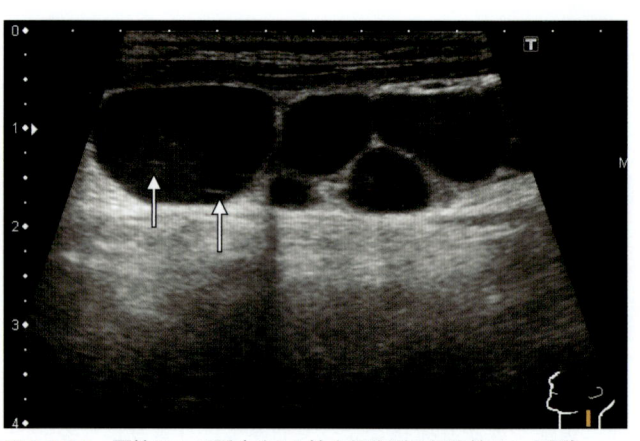

図6.5.21 悪性リンパ腫(びまん性大細胞型B細胞性リンパ腫)
複数のリンパ節が融合している。内部エコーはエコーレベルが低く,淡い点状エコーと線状エコー(↑)を認める。

　超音波像は,厚みのある低エコー腫瘤が多発して認められ,ときに融合して描出される。エコーレベルは低く内部に淡い点状や線状エコーを認める。リンパ門は圧排されており,ときに消失している(図6.5.21)。カラードプラ法では,リンパ門からの血流シグナルに加え辺縁にも流入する血流シグナルを認める。

　超音波検査にて病期分類(表6.5.2)の決定や経過観察に利用されるので,初発時には特徴的所見を捉え,最大断面を計測して経過を追えるようにする。

表6.5.2 悪性リンパ腫の病期分類 Lugano分類(2014)

病期		病変部位	節外病変
限局期	Ⅰ期	1つのリンパ節病変または隣接するリンパ節病変の集合	リンパ節病変を伴わない単独の節外病変
	Ⅱ期	横隔膜同側の2つ以上のリンパ節病変の集合	リンパ節病変の進展による,限局性かつリンパ節病変と連続性のある節外臓器の病変を伴うⅠ期またはⅡ期
	Ⅱ期 bulky※	bulky病変を有するⅡ期	該当なし
進行期	Ⅲ期	横隔膜両側にある複数のリンパ節病変または脾臓病変を伴う横隔膜上側の複数のリンパ節病変	該当なし
	Ⅳ期	リンパ節病変に加えてそれとは連続していないリンパ外臓器の病変	該当なし

病変の進展は,集積を示す悪性リンパ腫ではPET,集積を示さないリンパ腫ではCTで決定する。扁桃,ワルダイエル輪,脾臓は節性病変とみなす。
※bulky病変を伴うⅡ期を限局期または進行期のどちらで扱うかは,組織型や予後因子の数によって決定してもよい。

日本血液学会編,造血器腫瘍診療ガイドライン2023年版より

Q 猫ひっかき病とは細菌感染ですか？

A グラム陰性桿菌による感染。

　猫ひっかき病は，猫の赤血球中に存在するバルトネラ・ヘンセレ（*Bartonella henselae*）というグラム陰性桿菌の人への感染によって発症する。猫には症状がなく，猫のノミによって猫から猫に感染する。この寄生したノミの糞便中に菌が排出され，これを猫が歯牙や爪に付着させることによって，人は猫にひっかかれたり，噛まれたり，または傷口から猫の唾液によって菌が人へ侵入し感染する。

Q 伝染性単核球症とはどんな疾患ですか？

A EBウイルス感染。

　伝染性単核球症はエプスタイン–バーウイルス（EBV，ヒトヘルペスウイルス4型）により引き起こされる。主な感染経路はEBウイルスを含む唾液を介した感染で，幼児期の初感染は不顕性感染のことが多い。また，思春期以降の感染で発症することが多く，キス病（kissing disease）ともよばれる。これは唾液を介して主にBリンパ球（まれにTリンパ球，NK細胞）へ感染するためである。症状は倦怠感，発熱，咽頭炎，およびリンパ節腫脹が特徴で，疲労は数カ月続くこともある。脾腫と軽度の肝腫大を認め，重症化すると脾破裂の危険性がある。

　血液検査ではリンパ球の増加とリンパ球中10％以上の異型リンパ球の出現を認めるのが特徴で，血小板の減少を認めることもある。EBウイルス感染に伴う血球貪食症候群を併発した場合は，汎血球減少が認められる。EBウイルスに対する抗体反応検査には多くの種類がある。EBウイルス特異抗体は大きく分けてVCA（virus capsid antigen）抗体，EA（early antigen）抗体，EBNA（EBV nuclear antigen）抗体の3種類がある。急性期の感染では，EBNA抗体が陰性（感染後数カ月後から陽性）で，VCAIgMが初感染急性期に検出され，EAIgMも急性期に検出される。このほかにも各抗体価には特徴があり，総合的に判断する。

　また，伝染性単核球症様の症状をくりかえし発症し，数年から数十年の経過で重篤化する場合があり，慢性活動性EBウイルス感染症（chronic active EB virus infection；CAEBV）とよばれている。これは，EBウイルスに感染したTリンパ球，NK細胞の増殖症とされている。

▶参考情報

　猫による受傷から3〜10日間程度で，受傷部位は虫刺されように赤く腫れてきて，1〜2週間で手の受傷では腋窩リンパ節腫脹，足の受傷では鼠径リンパ節腫脹などがみられ，発熱や全身倦怠，頭痛，吐き気などの症状がみられる。一般的には数週間から数カ月で自然治癒するが，まれに脳炎の重篤な症状を引き起こすことがある。

▶参考情報

　異型リンパ球の出現は，EBウイルスに感染したBリンパ球に対する細胞性免疫反応にて活性化された幼若なT細胞が増加することによる。このほかにも異型リンパ球はウイルス感染症，薬物アレルギー，結核，自己免疫疾患などで末梢血中に出現する。

Q 悪性リンパ腫の分類で特徴はありますか？

A B細胞性の頻度が高い。

　悪性リンパ腫は30以上に分類されるが，頻度の高いものはB細胞性で，とくにびまん性大細胞型B細胞性リンパ腫，MALTリンパ腫，濾胞性リンパ腫，マントル細胞リンパ腫の4項目が全体の約半数を占める。ホジキンリンパ腫は20歳前後の若年者と60歳前後の高齢者に起こりやすいリンパ腫で，日本では悪性リンパ腫の5〜10％を占める。びまん性大細胞型B細胞性リンパ腫は非ホジキンリンパ腫で最も多くみられる。どの年代にもみられるが，とくに高齢者に多い。濾胞性リンパ腫は低悪性度リンパ腫では最も頻度が高いB細胞性リンパ腫で，限局した病変のときは，無治療で経過観察する場合もある。MALTリンパ腫は粘膜関連のリンパ組織のmarginal zoneより発生する低悪性度のB細胞性リンパ腫で正式名は節外性粘膜関連リンパ組織型辺縁帯B細胞リンパ腫（extranodal marginal zone B-cell lymphoma of mucosa-associated lymphoid tissue；MALT）である。胃やその他の消化管，肺，甲状腺，唾液腺などに認められる。原因として胃のMALTリンパ腫ではピロリ菌感染，唾液腺ではシェーグレン症候群，甲状腺では橋本病の自己免疫性疾患など，慢性炎症が発生の機序に関与していると考えられている。

▶参考情報

　悪性リンパ腫の病変の広がりは治療選択に大きく影響するので，病期の把握は重要である。悪性リンパ腫の病期分類にはホジキンリンパ腫に対して作られたAnnArbor分類の修正版であるLugano分類（表6.5.2）が非ホジキンリンパ腫にも用いられている。

［有安理紗］

📖 参考文献

1）　坂井建雄，他監訳：プロメテウス解剖学アトラス　解剖学総論／運動器系第2版；66-67，192-193，医学書院，東京，2011.
2）　坂井建雄，他監訳：プロメテウス解剖学アトラス　頸部／胸部／腹部・骨盤部；294-295，302-305，医学書院，東京，2008.
3）　光谷俊幸，他：リンパ節の解剖とリンパ節疾患の病理　臨床画像，2006；22(1)：10-27.
4）　中村恭子：リンパ節腫脹をどう診るか　medicina，2010；47(13)：2062-2067.
5）　佐久間浩，他編集：よくわかる超音波検査入門講座，体表臓器[4]　頸部リンパ節，114-127，永井書店，東京，2006.
6）　東海大学病院超音波検査室編：超音波診断要覧　IV乳房・甲状腺・その他の体表臓器編，東海大学出版会，東京，1993
7）　浅井さとみ，他：リンパ節の臨床検査　超音波検査　Medical Technology，2004；32(1)，64-68.
8）　河田了：診断・治療をマスターする14　頸部リンパ節炎　耳喉頭頸，2011；83(5)：285-289.
9）　菊池昌弘：特異な組織像を呈するリンパ節炎について　日血会誌，1972；35：379.
10）　Carbone PP, et al: Report of the committee on Hodgkin's disease staging classification Cancer Res，1971；31(11)：1860-1.

7章 造影超音波検査

章目次

SUMMARY

  ソナゾイド®を用いた造影超音波検査の2024年6月現在の保険適用は，肝腫瘤性病変，乳房腫瘤性病変である。肝腫瘤性病変については存在診断，質的診断，治療効果判定，経過観察，ラジオ波焼灼療法（radio-frequency ablation；RFA）などの治療ガイド，マーキングに用いられている。乳房腫瘤性病変では良悪性の鑑別診断，乳癌の広がり診断，薬物療法の治療効果判定，経過観察などに用いられている。造影剤の効果を最大限に発揮するためには画像の描画，装置の設定に気を配る必要がある。

7.1 ｜ 造影超音波検査総論

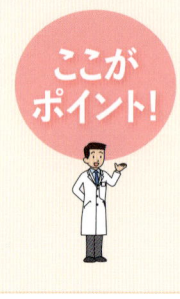

ここがポイント！

- Bモードの画像描画が最適になるような断面を選択する。
- 病変の位置，装置，プローブの特性を理解して設定を行う。
- 血管相，積算画像撮像時にはプローブをしっかり固定する。

7.1.1　造影超音波検査とは

● 1. はじめに

　2007年1月に経静脈性超音波用造影剤Sonazoid®（ソナゾイド）が日本で発売された。ソナゾイド®は1つの造影剤で「血管相（vascular phase）で血流診断」，「後血管相（post vascular phase）でクッパー診断」と2つの異なった時相と機序による診断が行える造影剤である。ソナゾイド®を用いた造影超音波検査（contrast enhanced ultrasonography；CEUS）は，結節の存在診断，質的診断，治療ガイドなどに広く用いられている。

　また，2012年8月には乳腺領域においても保険適用となり，乳腺病変の質的診断，病変の広がり診断，薬物療法の治療効果判定などに用いられている。本書初版では乳房腫瘤に対する造影超音波検査についても掲載していたが，本書は初学者対象であるので，本改訂では割愛させていただく。さらに令和3年7月9日法改正（臨床検査技師等に関する法律施行規則第10条の2として新設）により，超音波検査のため静脈路確保や造影剤投与，終了後の抜針および止血を行う行為など臨床検査技師が行える業務が追加された。

● 2. 造影超音波検査とは

　Bモードだけでは存在診断，質的診断が困難な場合，造影剤を用いてコントラストをつけて診断を行う。精密検査の1つに位置づけられる。肘静脈などからソナゾイド®を投与して，ターゲットとなる腫瘤性病変の血流診断，さらに肝臓では投与後10分以降に再度全体を観察し，クッパー診断を行う。

　2024年度現在日本で保険適用のある超音波用造影剤はソナゾイド®のみであり，その適応領域は肝腫瘤性病変と乳房腫瘤性病変に限定されている。他領域の検査には，原則自施設の倫理委員会で承認を得る必要がある。

● 3. ソナゾイド®の特性

　ソナゾイド®はペルフルブタンガスを内包し，鶏卵由来の安定剤（水素添加卵黄ホスファチジルセリンナトリウム）でシェルを形成した微小気泡（マイクロバブル）である（図7.1.1）。マイクロバブルの平均粒子径は約2〜3µmと赤血球より小さい気泡となる。製剤は凍結乾燥注射剤で，添付の2mLの注射用水で溶解すると微小気泡が形成される。

　第一世代のレボビスト®は血流診断，クッパー診断ともに可能であったが，主に高音圧でバブルを破壊して造影効果を得る手法であったため造影効果は短く，手技も煩雑であることから一般的な普及には至らなかった。現在は生産が中止されている。

　次に発売された第二世代のソナゾイド®は，造影剤が壊れない程度の低音圧で共振させることにより造影効果を得る手法のため，血管相において持続的にリアルタイム性を保ちながら結節の血流動態の評価を行うことが可能となった。

　また，肝臓では投与後10分以降の後血管相で造影剤のKupffer細胞（貪食細胞）への取り込みを利用したクッパーイメージングで診断を行うが，血管相と同様に造影剤の共振により造影効果が得られるため，持続した造影効果があり，くりかえし観察が可能である。造影効果持続時間が長いことは検者側の造影検査に対する精神的負担も減り，手技が容易になった。

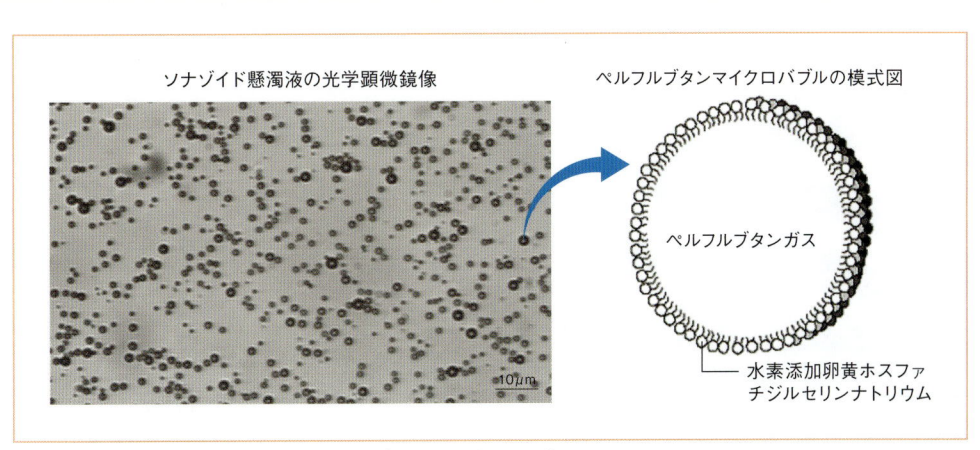

図7.1.1　ソナゾイド懸濁液とペルフルブタンマイクロバブル
ソナゾイド懸濁後のマイクロバブルの光学顕微鏡像（左）と懸濁後のマイクロバブルの模式図を表している。
光学顕微鏡像から，大きさが均一に揃ったマイクロバブルであることがわかる。

(Per C. Sontum, Ultrasound in Med. & Biol., Vol. 34, No. 5, pp. 824–833, 20082)を参考に作成

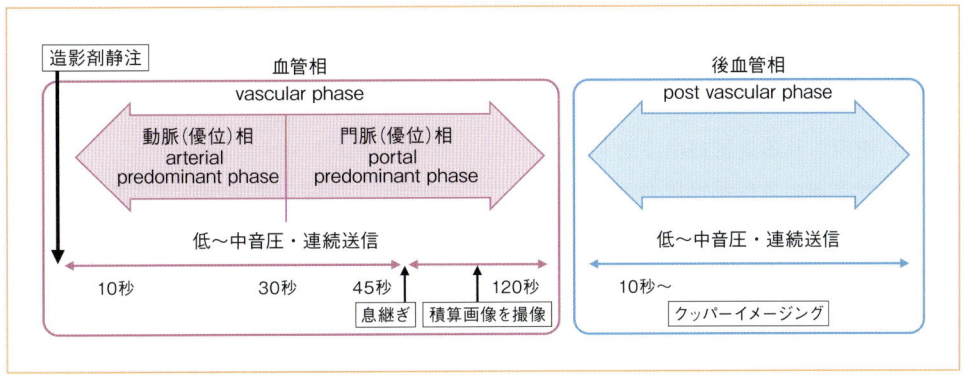

図7.1.2　肝臓の造影時相

● 4. 造影超音波検査の時相

　肝臓の造影時相は血管相（vascular phase）と投与後10分以降の後血管相（post vascular phase）（クッパーイメージング）の大きく2つに分けられる（図7.1.2）[3]。肝臓は肝動脈（25〜30%）と門脈（70〜75%）の二重血行支配である。そのため，血管相は動脈（優位）相（arterial（predominant）phase）と門脈（優位）相（portal（predominant）phase）に分けられる。造影剤が投与されてから10秒程度で最初に動脈血流が肝臓に到達する。ここから肝内門脈枝が造影されるまでの約30秒後までが動脈（優位）相と規定され，動脈相では腫瘤内の血管構築像，腫瘤の還流像が得られる。それぞれ血管イメージ（vascular image），還流イメージ（perfusion image）と呼称される。門脈相はおおよそ30秒以降から約120秒までと規定され，腫瘤の造影効果の持続程度（減弱か遷延か）と肝実質の染まりの輝度を比較する。血管相では質的診断を，後血管相では存在診断を主目的に使用される。

● 5. ソナゾイド®の調製と投与

　ソナゾイド®を投与する際には，微小気泡の破壊を防ぐためなるべく22G以上の太い針を使用する。調製後は懸濁液が白濁していることを確認する（図7.1.3）。混和してか

ら少し時間（10分程度）が経ち，2層化している場合には再度振とう混和する。後押しの生理食塩水は10mL以上使用する。

　肝腫瘤の観察は，右前腕からの投与では後血管相における右肋間走査の際にルートが邪魔になるので，なるべく左前腕からルートを確保している。推奨投与量は0.015mL/kgであるが，装置の感度が向上したため，背景肝実質が障害されていない場合，0.0075mL/kg，肝硬変，高度脂肪肝では0.01mL/kgでも造影効果は十分に得られる。0.5mL/bodyで統一している施設もある。

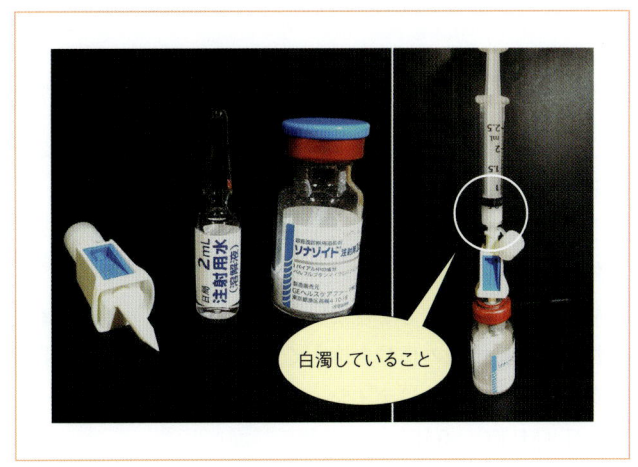

図7.1.3　ソナゾイド®の調製

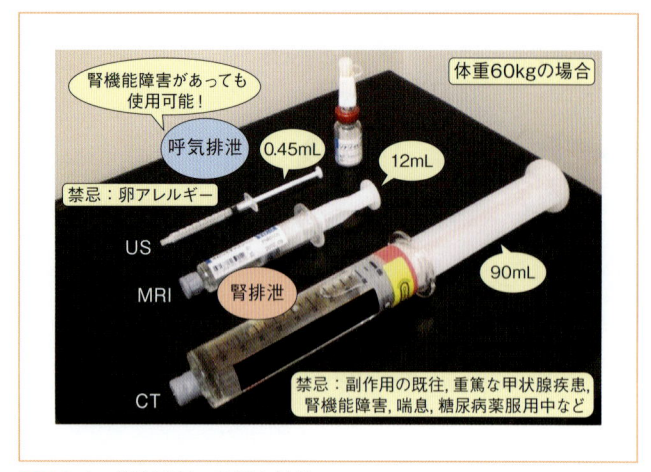

図7.1.4　各造影剤の容量と特徴
造影剤の使用にあたっては検査前に事前に患者から同意書を取得しておく。

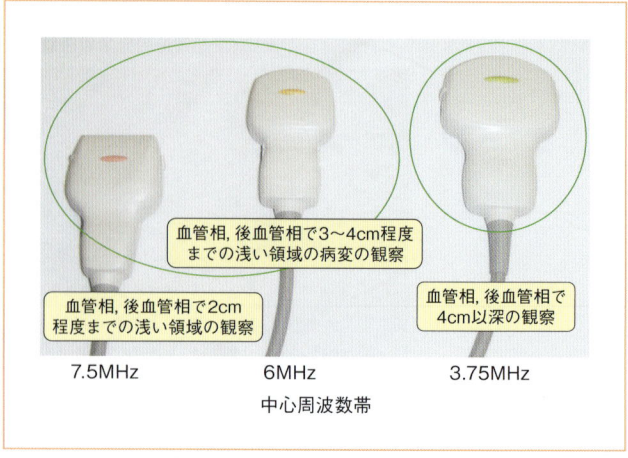

図7.1.5　プローブの使い分け

● 6. ソナゾイド® の副作用

　ソナゾイド®は臨床で使用される造影剤中，最も副作用の少ない造影剤である。承認前の乳腺腫瘍における臨床試験のデータでは副作用は3.9％で，主な副作用は下痢1.5％，注射部疼痛1.0％である。2023年9月時点で，ショックや腎不全などの重篤な副作用は報告されていない。

　ソナゾイド®は鶏卵由来の安定剤を使用しているため，卵，または卵製品にアレルギーのある患者には禁忌である。また肺を経由せず直接体循環に入るため，心臓や肺に動静脈シャントのある患者，排出経路は肺のため重篤な肺・心疾患のある患者は相対的禁忌であり注意が必要である。小児については使用実績がないため，慎重な投与が必要となる。自施設の倫理委員会で承認を得る必要がある。

　CT/MRI検査では，主に腎排泄の造影剤が使用されるが，ソナゾイド®は呼気排泄であるため腎臓に負担をかけない。そのため，ソナゾイド®は腎機能不全患者においても使用できる。また喘息，甲状腺機能亢進症，ペースメーカーなど体内に金属が埋め込まれている場合などCT/MRIの造影剤使用が禁忌，または躊躇される症例においても使用可能である（図7.1.4）。

● 7. 装置の設定

　CEUS施行の際には，装置の設定に十分留意する必要がある[5]。
①プローブの種類は目的によって選択する（図7.1.5）。
②使用周波数は目的病変の存在深度に応じて選択する。
③高分解能な造影信号を得たい場合はパルスインバージョン法を，背景組織の信号を抑えて，ターゲットの造影効果を際立たせたい場合はティシューサプレッション法を用いる。
④音圧（MI値）：0.16〜0.25前後
⑤フォーカス　血管相：結節の下端

　　　　　　　後血管相：肝下縁（最深部）
⑥ダイナミックレンジ：45dB
⑦フレームレート：15fps
⑧STC：肝臓の深部から浅部まで均一な明るさにする。

MEMO

使用周波数の選択

　現在のプローブ周波数は数種類切り替えられる場合が多い。大きく分けてパルスインバージョン法とティシューサプレッション法とあり，それぞれ利点と欠点がある。
　現在は，造影効果が際立つティシューサプレッション法が主流である。

● 8. 肝腫瘤性病変診断における役割[6]

①存在診断
・HCV，HBV感染患者の定期スクリーニング
・悪性腫瘍術前スクリーニング
・base line USにて同定困難な結節
②質的診断
・非造影USで診断困難な結節
・CT/MRIなど他画像診断で指摘された結節
・他画像診断で診断困難な結節
③治療効果判定，経過観察
④治療ガイド，マーキングなど

Q 乳房腫瘤に対する造影超音波検査について教えてください。

Q1 造影剤の投与量は？

A1 推奨投与量の0.015mL/kgを使用する。

　　原則，目的とする病変の対側の前腕から投与することが望ましい。乳腺は肝臓ほど血流が豊富ではないため，肝腫瘍の造影超音波より投与量は多くなる。持続注入を用いる施設も見受けられる。

Q2 観察のタイミングは？

A2 2022年版の乳癌診療ガイドラインで定められた時相の呼称はない。

　　前述のとおり，求められる目的も異なり，かつ施設や検査環境・処遇も異なるため，統一された観察方法は確立されていない。とはいえ，その目的により図7.1.6をご参照いただきたい。

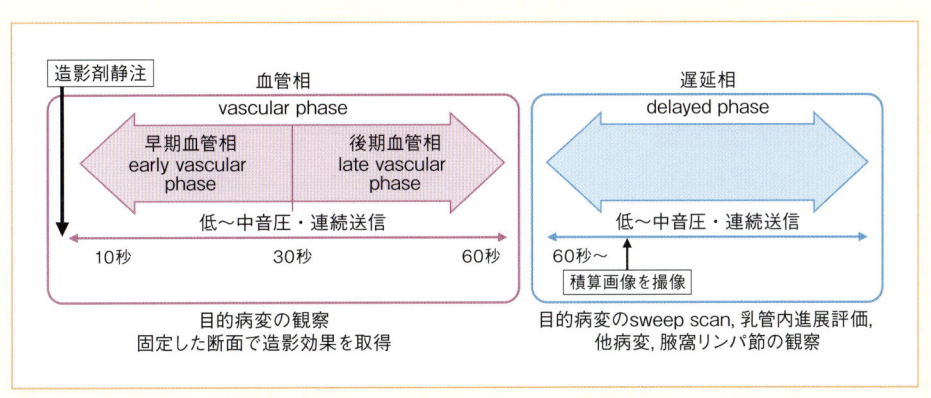

図7.1.6　乳房の造影時相

Q3 造影のポイントは？

A3 プローブで圧迫しないこと。

　　乳房腫瘤に対する造影超音波検査で重要なポイントは，プローブで圧迫し過ぎないことである。プローブと皮膚の間にエコーゼリーを多めに塗布し，浮かせ気味に走査する。圧迫し過ぎると十分な造影効果が得られないので注意する。

MEMO

乳房腫瘤性病変診断における役割

　前述のように初版では乳房腫瘤に対する造影超音波検査についても掲載したが，乳癌診療ガイドライン2022年版によると乳房腫瘤の造影超音波は精密検査と位置付けられる。Bモードの検査に加え造影超音波を追加することにより，診断能は向上する。ただし，症例によって造影超音波検査に何を求めるのかを考える必要がある。①良悪性診断，②乳癌の広がり診断，③術前薬物療法の治療効果判定，④リンパ節転移診断　など情報の必要性・重要性を他のMRI検査など代替し得る可能性を検討したうえで，適応を考慮すべきであるとの意見もある。すなわち，本書が初学者対象であることを踏まえると，まずはBモードでの乳房腫瘤をいかに検出するのか学んだ後に検者の手技や読影に習熟する必要性を考慮し，乳房腫瘤の造影超音波を段階的に学んでいただきたい。

Q MI値とは？

A メカニカルインデックスの略称。

　超音波の音響出力を定める指標の1つ。生体に対する機械的作用に関する指標で，フォーカスポイント周辺の値が示される。

　指摘MI値については装置の種類ごとに若干異なるため，メーカーに確認して推奨MI値前後で行うことが推奨される。

$$MI = P/CMI/\sqrt{fc}$$

P：生体内減衰を考慮した断層面内の負の最大音圧値（MPa）

fc：超音波パルス周波数

CMI：MI単位にするためにかける係数（1MPa/$\sqrt{MHz}$）

▶ポイント

　MI値はフォーカスポイントを動かしただけで簡単に変わる。造影途中などにフォーカスを変えた際に大きなMI値になり，造影剤のバブルを破壊することのないよう，気をつける必要がある。

Q 積算画像とは？

A 造影剤の最高輝度値を保ったまま画像を重畳する画像。

　装置メーカーによって呼称は異なる。造影剤の最高輝度値を保ったまま画像を重畳する画像のことである。MFI（micro flow imaging），Flash imagingなどとよばれている。超音波の造影剤はマイクロバブル（微小気泡）なので，高音圧を照射すると一瞬で破壊する。しかしながら静脈投与された造影剤は体内の血管を循環しているので，すぐに造影剤が再還流してくる。その造影剤の最高輝度値を保ったまま，造影効果を重畳した画像が積算画像と呼称される。主に腫瘍内の血管構築を観察する。

Q ソナゾイド®で副作用が生じる危険が高い状態は？

A 卵アレルギーなど。

①以前に超音波造影剤で，具合が悪くなったことがある

②卵または卵製品アレルギーがある

③心臓や肺に動静脈シャントのある

④重篤な心疾患，肺疾患がある

⑤妊娠中（胎児への影響がわかっていないため）

⑥授乳中（授乳中の投与に関する安全性が確立されていないため，投与する場合は授乳を避けること）

⑦低出生体重児，新生児，乳児，幼児または小児（安全性が確立されていないため）

⑧高齢者（高齢のために，潜在的に生理機能が低下しているため）

▶実際の副作用報告状況

　肝腫瘤性病変承認時使用成績調査：3,423例中，報告された副作用は0.5%（17例）（2010年10月）。

　乳房腫瘤性病変承認前臨床試験：206例中，報告された副作用は3.9%（8例）下痢，注射部疼痛など。

▶ポイント

　造影剤を投与し，血管相撮像後には患者の具合が悪くないか，必ず口頭で確認する。

Q 肝腫瘍の存在診断はCTとCEUSではどちらの診断精度が高いのでしょうか？

A 1cm以下ではCEUS。

肝腫瘍の存在診断について，他画像診断との対比ではソナゾイド®の第Ⅲ相臨床試験の報告から，1cm以下の結節の発見率はbase line USよりCEUSが高く（p＜0.001），さらにはDynamic CTよりも造影USが有意に高かった（p=0.008）[8]。このことから，CEUSは1cm以下の結節の発見に有用である。

📖 **参考文献**

1）工藤正俊，他：肝細胞癌 治療支援におけるSonazoid造影エコー法の新技術の提唱—Defect Re-perfusion Imagingの有用性　肝臓，2007；48：299-301.

2）Per C. Sontum, Ultrasound in Med. & Biol., Vol. 34, No. 5, pp. 824-833, 2008

3）熊田 卓，他：肝腫瘍の超音波診断基準　Jpn J Med Ultrasonics，2010；37（2）.

4）乳房超音波診断ガイドライン改訂第3版，日本乳腺甲状腺超音波医学会，南江堂，東京，2014

5）西田 睦：造影エコーのHow to —基本手技のコツとポイント　INNERVISION，2008；23（10）：5-9.

6）西田 睦，髙梨 昇：Medical Technology別冊　超音波エキスパート13 肝癌の造影超音波検査，医歯薬出版，東京，2012.

7）Miyamoto Y, Ito T, Takada E, et al: Efficacy of Sonazoid (perfurubutane) contrast-enhanced ultrasound in the differentiation of focal breast lesions: phase 3 Multicenter Clinical Trial. (AJR Am J Roentgenol), 2014 Apr；202（4）：W400-7.

8）Moriyasu, F., Itoh, K. : Efficacy of Perfluorob- utane Microbubble-enhanced Ultrasound in the Characterization and Detection of Focal Liver Lesions；Phase 3 Multicenter Clinical Trial. Am. J. Roentegenol., 193, 86〜95, 2009.

7.2 │ 造影超音波検査の流れ

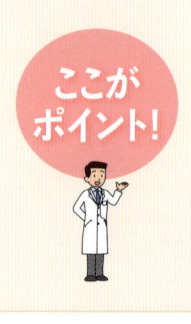

ここが
ポイント！

- ・検査前に同意書が取得されていることを確認する。
- ・開始前に患者の息止めの練習をする。
- ・造影剤使用後には患者に声かけし，状態を確認する。
- ・後血管相の撮像には高周波プローブによる観察も追加する。
- ・肝臓造影検査では，血管相で診断がつかず，後血管相で造影効果不領域を捉えた場合，積極的に
  re–injection（再静注）法[2]を実施する。
- ・乳腺造影検査では圧迫しないことが重要である。

7.2.1　造影前準備

● 1. はじめに

　依頼医から患者に検査の必要性を説明し，同意書を取得してもらう（図7.2.1）。同意書作成にあたっては他施設のものを参考にするとよい[1]。

● 2. Bモード検査（base line study）（図7.2.2）

①結節の描画が最適となるように観察断面を決定し，撮像条件を設定する。

②看護師／医師に造影剤投与用のルートを確保してもらう。
③投与ルートからスムーズに生理食塩水が投与されるかを確認する。

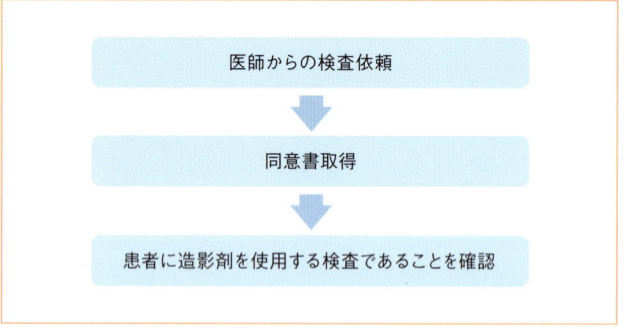

図7.2.1　検査開始前

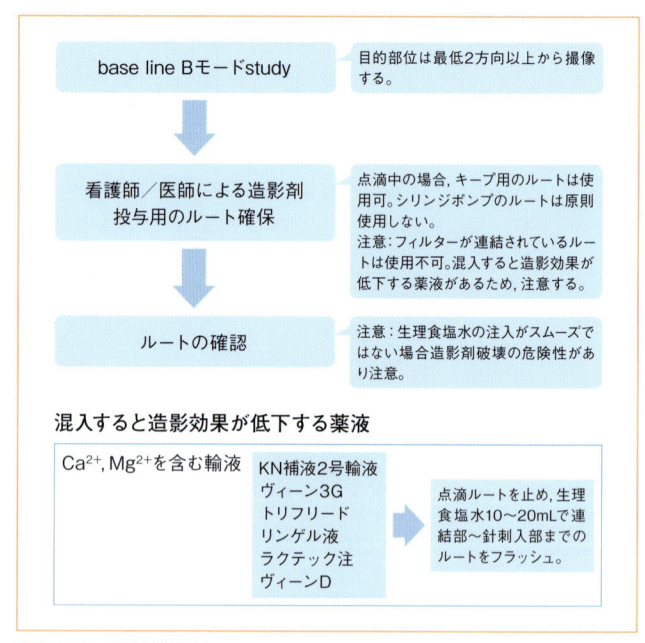

図7.2.2　造影検査前

7.2.2　造影超音波検査の実施

● 1. 装置の設定（図7.2.3）

①造影モードに切り替える。
②モニター画像（Bモード）と造影画像をデュアル画面にして撮像すると，ターゲットの造影効果がわかりやすい。

③視野深度，ズーム程度をBモードで調節した断面と同様に設定する。
④造影する周波数をターゲット病変の深度，エコーレベルに合わせ設定する。
⑤フォーカスはターゲットの背面（装置によってはターゲッ

トより2～3cm深部)，ゲインは背景のBモードがみえるかみえないか程度に，MI値は使用装置・プローブに合わせて最適に調節する。

⑥STCを浅部から深部までできるだけ均一になるように設定する。

● 2. 造影開始前 (図7.2.4)

①患者に息止めの必要性，おおよそ何秒程度かを説明し，息止めの練習をする。

②投与を行う医師や医療スタッフに声がけをして投与のタイミングを合わせる。造影剤が静脈内に投与された時点

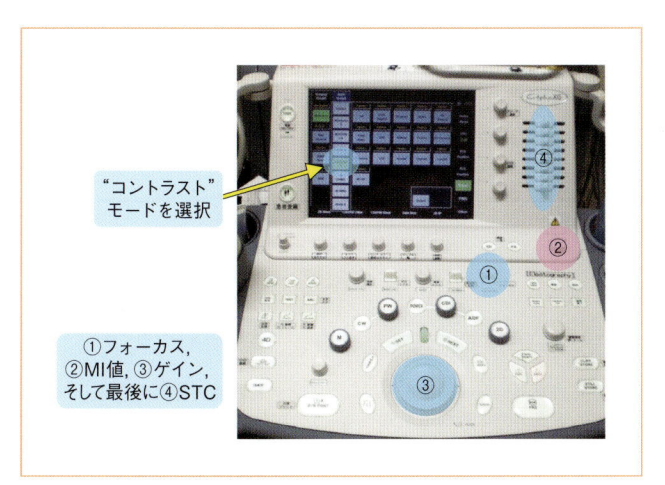

"コントラスト"
モードを選択

①フォーカス，
②MI値，③ゲイン，
そして最後に④STC

図7.2.3　造影モードでの調整パラメータ

でタイマーをスタートさせる。後押しの生理食塩水はルートの長さに応じて5～10mL程度投与してもらう。血管が細く静脈確保が困難な症例などの場合，急速静注で抵抗があるにもかかわらず執拗な圧を加えてボーラスするとバブルが壊れてしまい造影効果が得られないこともあるので注意を要する。

③おおよそ10秒以降から動脈血にのった造影剤が肝臓に流入する。個人の体循環によって到達時間はさまざまで，25秒以降から造影効果を認める場合もある。

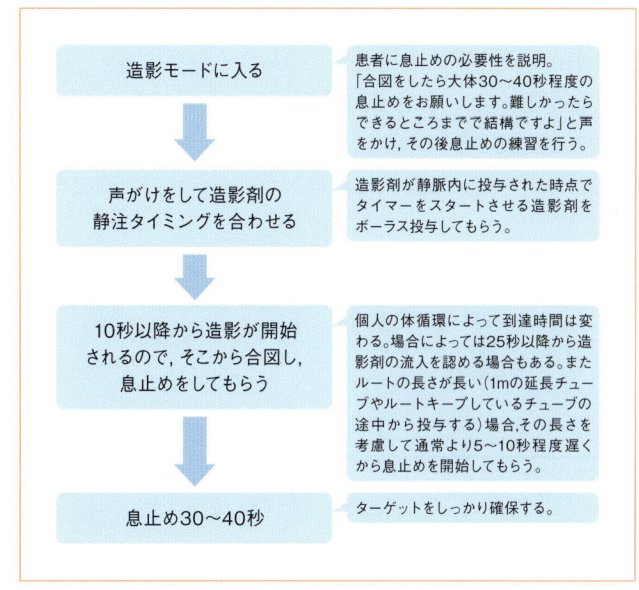

造影モードに入る	患者に息止めの必要性を説明。「合図をしたら大体30～40秒程度の息止めをお願いします。難しかったらできるところまでで結構ですよ」と声をかけ，その後息止めの練習を行う。
声がけをして造影剤の静注タイミングを合わせる	造影剤が静脈内に投与された時点でタイマーをスタートさせる造影剤をボーラス投与してもらう。
10秒以降から造影が開始されるので，そこから合図し，息止めをしてもらう	個人の体循環によって到達時間は変わる。場合によっては25秒以降から造影剤の流入を認める場合もある。またルートの長さが長い（1mの延長チューブやルートキープしているチューブの途中から投与する）場合，その長さを考慮して通常より5～10秒程度遅くから息止めを開始してもらう。
息止め30～40秒	ターゲットをしっかり確保する。

図7.2.4　造影開始前

造影開始前のポイント

・結節のbase line Bモードの撮像は最低2方向以上の断面で行う。
検査前に外来／病棟でルートを確保してもらうと検査はよりスムーズに行える。

・点滴中の場合はキープ用のルートを使用することが可能。中心静脈からのルートや途中にフィルターなどが接続されている場合は，フィルター部で造影剤のバブルが破壊される可能性があるので使用しない。また，時間で静注されているシリンジポンプも避けたほうがよい。

・投与ルートからの生理食塩水のスムーズではなく抵抗がある場合は，造影剤が破壊される危険性が高いので別ルートを取り直すなどの対策が必要となる。逆血がなくても注入がスムーズな場合，そのルートの使用をOKとしている。

・外来などでルート確保後造影剤を投与し，後血管相から検査を開始する場合もある。

・装置の設定は造影検査の質を決定する重要なポイントとなる。造影モードで用いる周波数はマルチに変更可能な装置が多い。浅い病変の場合には最も高い周波数を，深い病変の場合には低い周波数を用いる。高エコー結節の場合にはティシューサプレッション法の周波数設定を用いると造影効果を評価しやすい。

・MI値は使用装置における最適な値を認識し，ほかの画像条件を変えると連動して変化することを頭に入れておく。造影開始時には必ずMI値が最適になっているか確認する。一般的には0.16～0.23前後である。

・基本的には左葉は縦走査，右葉は肋間走査のほうが結節を見失いにくく，超音波の透過性もよい。深吸気のほうが鮮明に描出される場合と呼気のほうがよい場合とさまざまなので，造影前の呼吸調整は重要となる。

・Bモードで観察している際にはさほど気にならない肋骨の音響陰影も造影検査では大きく影響する。少しでも音響陰影が存在する状態での造影検査では，造影効果が十分に得られない場合が多い。

● 3. 造影中 (図7.2.5)

(1)肝　臓

①血管相の撮像：約10秒後から息止めを開始し，30〜45秒後までプローブの固定をしっかりとし，ターゲットの造影効果がぶれないようにする。

②一度息継ぎ後，ターゲットのスイープ走査を施行する。

③バブルを高音圧で破壊 (flash) し，積算画像データを取得する。

④観察断面を90度変え，同様にスイープ走査と，必要に応じて積算画像データを取得する。

⑤ほかにも病変がある場合はその病変も観察する。

⑥具合が悪くないか患者に状態を確認し，投与10分後に検査を再開することを伝える。

⑦待ち時間の間に血管相で取得した動画から静止画を保存する。

⑧後血管相での撮像：スクリーニングはシングルモニターで行い，全肝を観察する (図7.2.6)。まず，高周波プローブで肝表面の観察を行う (図7.2.7)。

⑨続いて3.5MHzプローブで全肝走査を行う。

⑩造影欠損を発見した場合，必要に応じてre-injection法を施行する (図7.2.8)。

● 4. 造影後 (図7.2.9)

①患者の状態を確認する。

②抜針する。

③動画から静止画を保存し，必要に応じて時間輝度曲線 (time intencity curve；TIC) による行う。

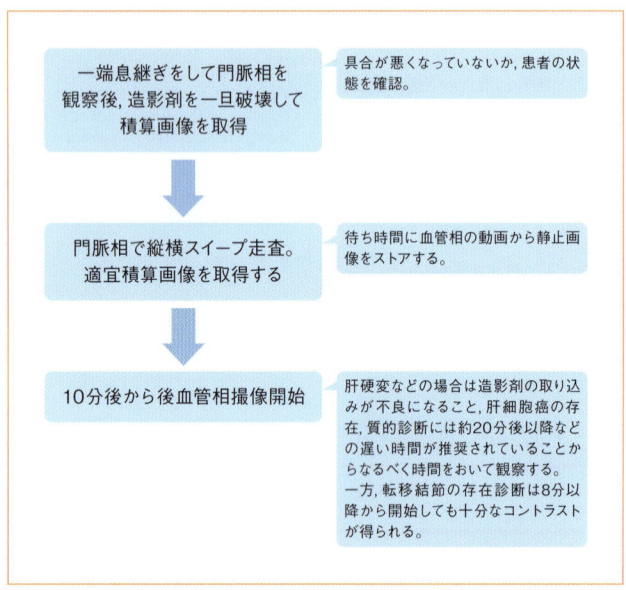

図7.2.5　造影中

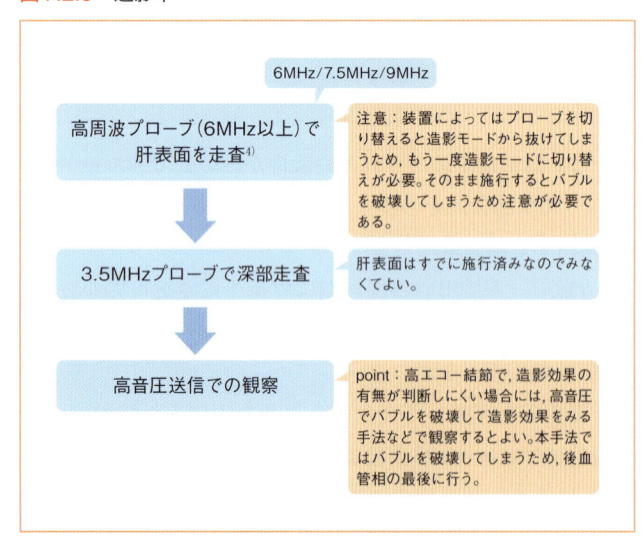

図7.2.7　後血管相での観察

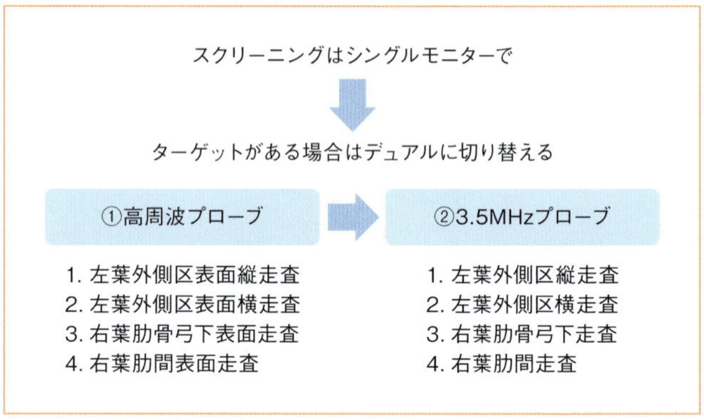

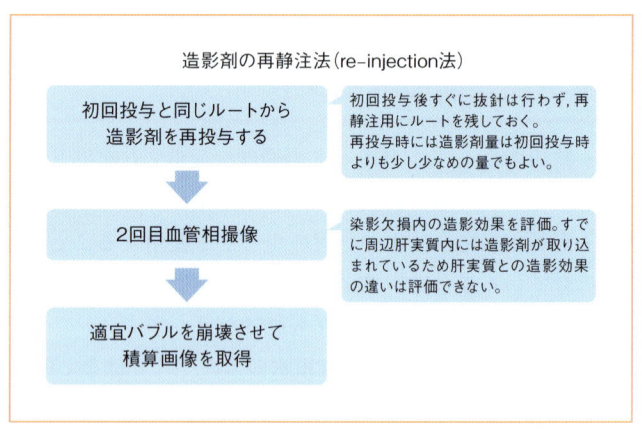

図7.2.6　後血管相の走査手順

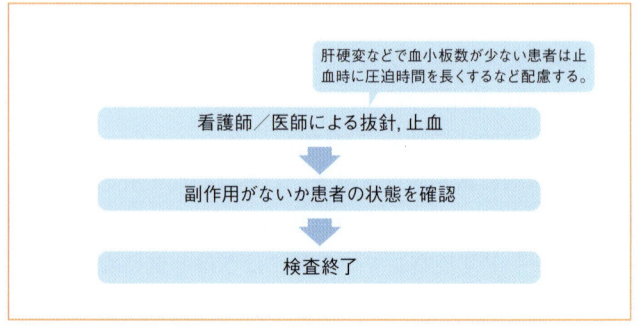

図7.2.8　re-injection法
血管相での診断は難しかったが，後血管相で染影欠損を呈した病変のvascularityを確認する。

図7.2.9　造影検査終了

Q 肝臓の血管相撮像時のポイントは？

A 造影剤投与を開始する前に患者と呼吸調節の練習をする。

　　血管相は息止めが重要である。造影剤投与を開始する前に患者と呼吸調節の練習をする。患者の息止めが無理な場合は，どの呼吸時相でも安定して結節が描画できる断面で行う。造影剤投与後には，患者には10分経つと造影剤が肝臓に溜まってくること，その状態で肝臓全体を観察することを説明する。また，観察したときに必要があれば，造影剤を再投与する可能性のあることも説明しておく。

Q 後血管相のポイントは？

A 想定される結節によって開始時間を調節する。

　　背景に高度の肝硬変などがある場合は造影剤の取り込みが不良になることが多く，肝細胞癌の造影剤による門脈相以降の染影低下や染影欠損もはっきりしない場合がある。そのような場合は20分以降に後血管相の観察を行うことも推奨されている。

　　肝転移検索の場合は，背景肝が障害されていない場合が大部分であり，転移結節はクリアな染影欠損を呈するため，背景肝実質との十分なコントラストがつきやすい。そのため7〜8分後から後血管相の走査を開始してもよい。最初に6MHz以上のプローブで肝表面を観察する。2〜3mmの結節を鮮明に捉えるためには7.5MHz以上の高周波プローブが有効である。深部感度が不良の場合には適宜周波数を低くして観察する。

▶**参考情報**

きれいな画像を撮るには

　CEUSといえども，基本のBモードが描画されていなければきちんとした造影効果を得ることはできない。その原因にはBモードの描画，造影時の条件設定など，さまざまな要因が考えられる。われわれ検査技師は装置の設定，描画法の工夫などを行い，最良の造影効果が得られるように努力する必要がある。結局のところ鮮明な画像が得られていなければ信頼度の低い検査となってしまう。

▶**参考情報**

　高エコー結節の場合には造影効果が組織からの信号でマスクされてしまうため，ティシューサプレッション法で観察を行う。ティシューサプレッション法にても造影効果がはっきりしない場合には高音圧でバブルを破壊して結節内の造影効果を確認する。近年では，Low MIモードで観察できる機種もある。

7.2.3　肝腫瘤の典型的な造影所見

　腹部超音波検査で肝腫瘤性病変の存在診断や質的診断を行う意義は非常に高いが，Bモードやドプラ所見のみでは診断能に限界がある。とは言ってもBモードやドプラ所見を軽視してはいけない。段階的に肝腫瘤の特徴を把握した

うえで造影所見が活きてくる。
　実臨床において比較的多い頻度で遭遇する4つの肝腫瘤について，その特徴を示すので参考にしていただきたい。

主分類	血管相（vascular phase）		後血管相 （post vascular phase）
	動脈（優位）相 arterial predominant phase	門脈（優位）相 portal predominant phase	
肝細胞癌（2cmを超える結節型） 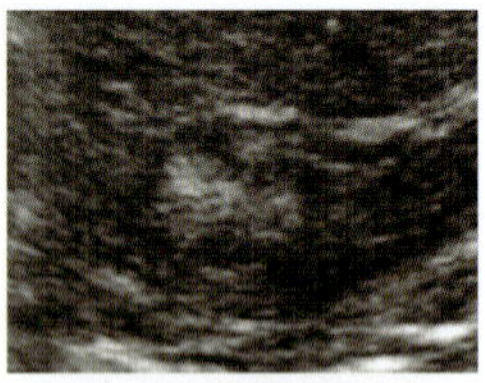	腫瘤辺縁からバスケットパターンを呈する染まり，肝実質に対して強い濃染 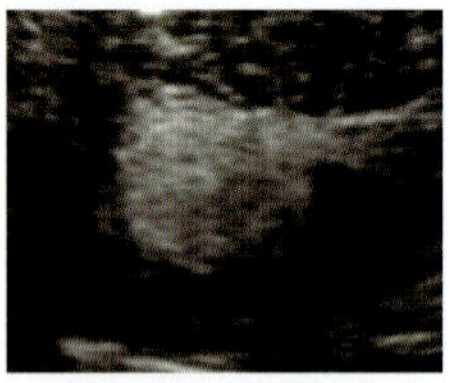	肝実質に対して染影は低下 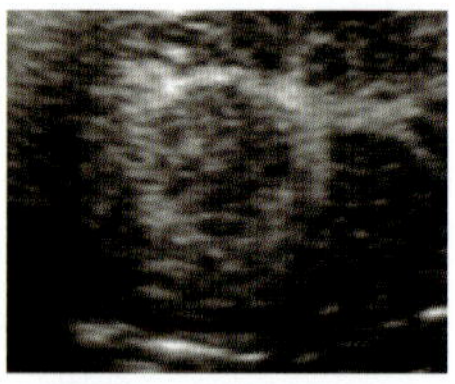	欠損像あるいは染影低下を呈する 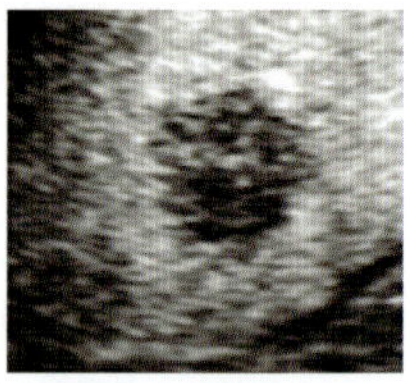
転移性肝腫瘍 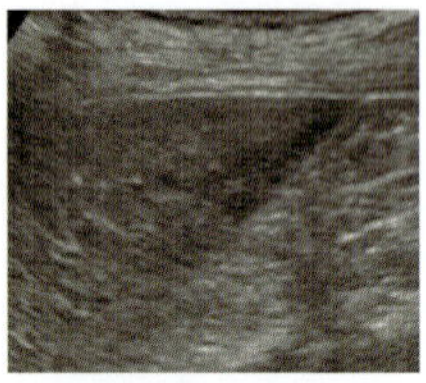	腫瘤辺縁のリング状濃染 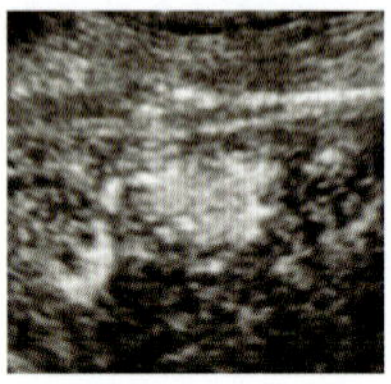	瘤辺縁のリング状濃染と内部は肝実質に対して低下あるいは欠損する 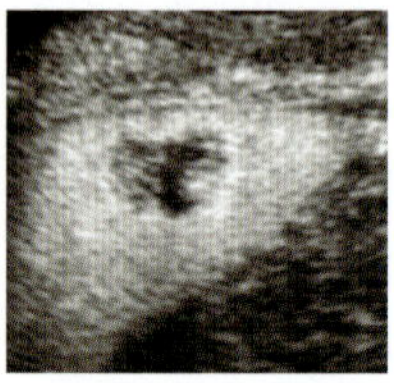	肝実質と比して明瞭な欠損もしくは不完全な欠損 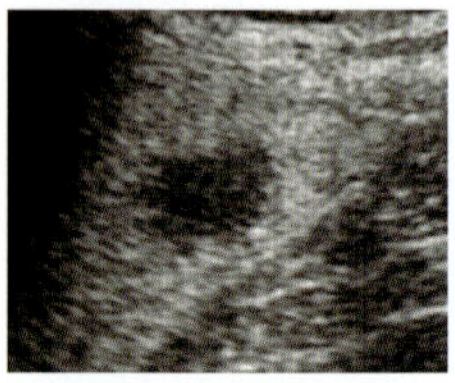
肝血管腫 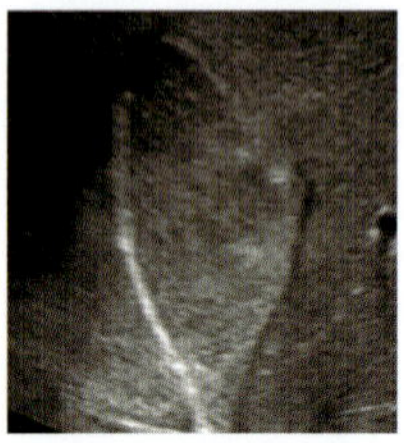	腫瘤辺縁から中央に向かって徐々に濃染，辺縁が点状あるいは斑状に濃染（fill-in pattern） 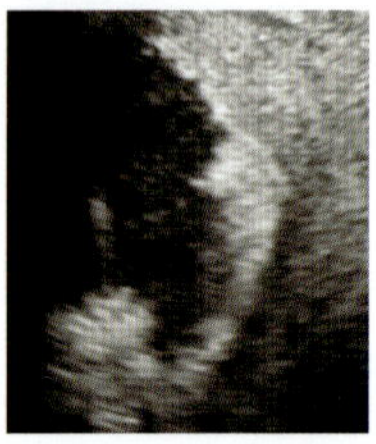	辺縁が斑状に濃染，徐々に中央へ濃染が進むが中心部は造影されないこともある 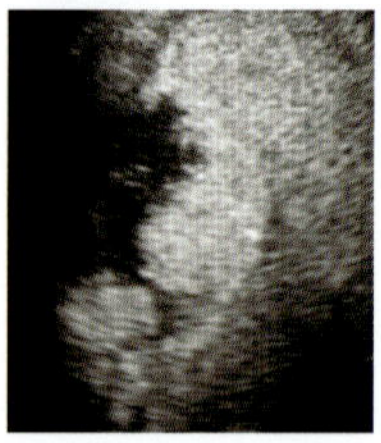	肝実質と同等の染まりが持続あるいは染影低下，線維化を伴う場合は欠損する部分もある 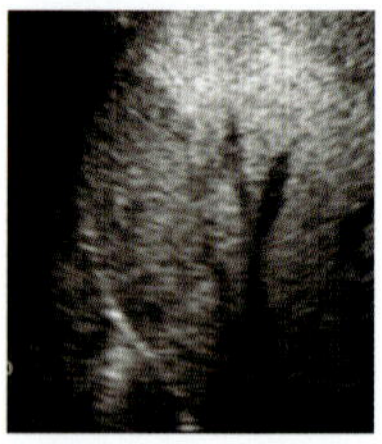
限局性結節性過形成（focal nodular hyperplasia） 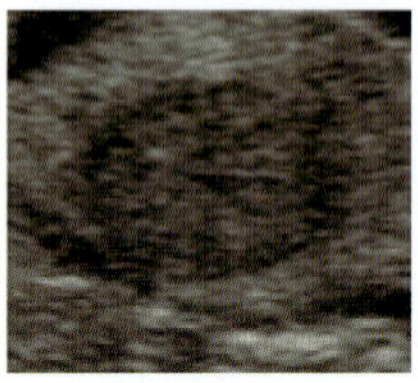	Spoke-wheel pattern，腫瘤の中央から辺縁に向かって瞬く間に短時間で肝実質より濃染する 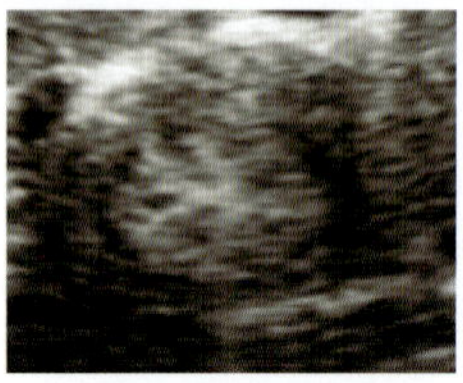	肝実質と同等の染まりが持続，一部中心瘢痕により染影が低下する部分もある 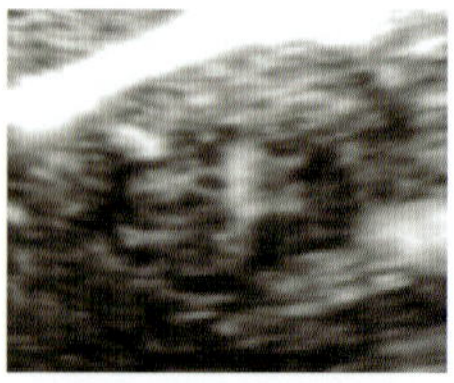	肝実質と同等の染まりが持続，一部中心瘢痕により染影が低下する部分もある 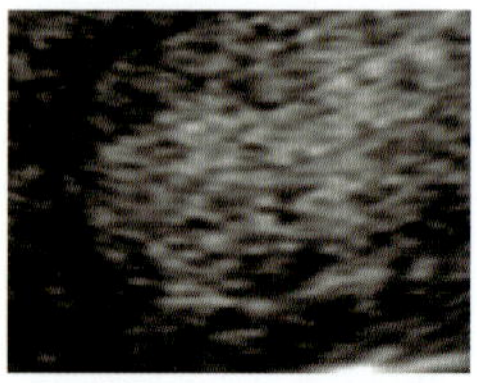

図7.2.10　実臨床において遭遇頻度の高い肝腫瘍の特徴

日本超音波医学会　肝腫瘍の超音波診断基準より・超音波像は筆者が撮像

［工藤岳秀］

📖 参考文献

1）西田　睦，髙梨　昇：Medical Technology別冊　超音波エキスパート13 肝癌の造影超音波検査，医歯薬出版，東京，2012.
2）工藤正俊，他：肝細胞癌 治療支援におけるSonazoid造影エコー法の新技術の提唱―Defect Re-perfusion Imagingの有用性　肝臓，2007：48：299-301.

7.3 | 造影超音波検査におけるタスクシフトの現状

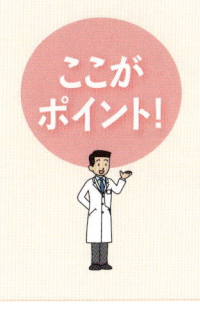

ここがポイント!

- 医療法等の一部が改正された法律を理解する。
- 施設で業務内容を周知し，タスクシフトを実践する。
- 医師の働き方改革と看護業務軽減に貢献する。
- 穿刺，静脈路確保，造影剤調整・注入，超音波検査，抜針等の一連の操作において技術と精度の確保が必要である。

7.3.1 造影超音波検査におけるタスクシフトとは

● 1. はじめに

厚生労働省は，令和元年10月に「医師の働き方改革を進めるためのタスク・シフト／シェアの推進に関する検討会」を設置して業務内容について検討がなされた。その後，厚労省内で調整が行われて法改正が必要な業務について法案化された。令和3年5月28日の参議院本会議（第204回通常国会）において，「良質かつ適切な医療を効率的に提供する体制の確保を推進するための医療法等の一部を改正する法律（令和3年法律第49号）」の成立により，臨床検査技師等に関する法律の一部が改正され，令和3年10月1日から施行されることになった。その中で，臨床検査技師等に関する法律施行規則の一部改正による改正後の臨床検

査技師等に関する法律第20条の2第1項第4号の厚生労働省令で定める行為がある。それは，採血を行う際に静脈路を確保し，当該静脈路に血液成分採血装置を接続する行為，当該血液成分採血装置を操作する行為ならびに当該血液成分採血装置の操作が終了した後に抜針および止血を行う行為が含まれる。さらに，超音波検査のために静脈路に造影剤注入装置を接続する行為，造影剤を投与するために当該造影剤注入装置を操作する行為ならびに当該造影剤の投与が終了した後に抜針および止血を行う行為が規定すると明記された（臨床検査技師等に関する法律施行第10条の2として新設）[1]。そこで，今回は造影超音波検査における一連の行為の実施について概説する[2,3]。

7.3.2 造影超音波の実際

● 1. 医師による検査説明と同意書の受理

診察時に，医師が造影超音波検査の臨床的意義や検査方法，造影剤の使用目的や副作用についての説明を実施する。説明後検査の同意書をとる（図7.3.1，図7.3.2）。同意書，承諾書については各施設での取り扱い運用に準ずるとよい。

造影剤注入の投与禁忌についての内容は十分に理解しておく必要がある（超音波診断用造影剤ソナゾイド注射用16μL添付文書を参照する）。

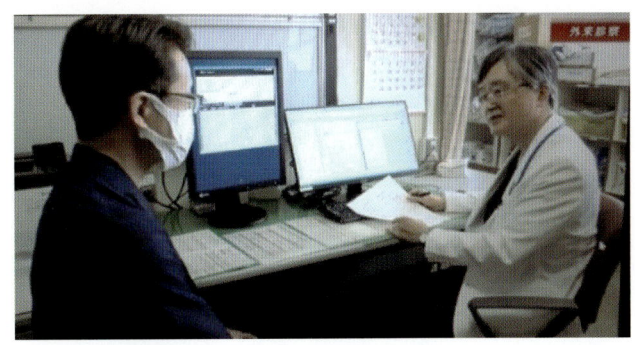

図7.3.1　検査前説明

造影超音波（ソナゾイド）検査の同意書

造影剤の使用目的

今回の造影超音波検査では、造影剤『ソナゾイド』を静脈内に注射して検査を行います。造影剤を使用することで、肝臓内部が明瞭となり診断能力が向上し多くの情報を得ることができます。

副作用について

超音波用の造影剤『ソナゾイド』は、他の造影剤とは成分が異なり非常に安全な造影剤ですので重篤な副作用はほとんど報告されていません。しかし、下記の患者様には慎重に投与することとされております。造影超音波（ソナゾイド）検査を安全に行うために質問にお答え下さい。

※卵アレルギーがありますか？　　　　　　　□はい　　□いいえ

※心臓や肺に動静脈（右左）シャントがありますか？　□はい　　□いいえ

※重篤な心疾患がありますか？　　　　　　　□はい　　□いいえ

※重篤な肺疾患がありますか？　　　　　　　□はい　　□いいえ

●女性の方のみご記入願います。

※現在妊娠中、または妊娠の可能性がありますか？　□はい　　□いいえ

※現在授乳中ですか？　　　　　　　　　　　□はい　　□いいえ

上記の内容につき説明を受け、内容について十分に理解しましたので検査を実施することに同意いたします。また緊急の事態が発生した場合には、それに対する処置を受けることに同意いたします。

　　　年　　月　　日

検査を受けられる方　氏名

※検査を受ける方が未成年または意識障害などがあり、代理人が記入された場合には下記にもご記入下さい。

代理人　氏名　　　　　　　（患者本人との続柄：　　　　　）

説明者　氏名　　　　　　　担当医師名

　　　年　　月　　日

※造影超音波（ソナゾイド）検査に関するお問い合わせは担当医師または下記までお願いいたします。　平日　8：30～17：00　担当医師または生理検査室
済生会松阪総合病院　0598-51-2626（代表）
※夜間・休日に異常症状がみられた場合は救急医療情報センター（0598-26-1199）へお問い合わせください。

作成 2020.3

図7.3.2　同意書（済生会松阪総合病院オリジナル）

● 2. 検査前の準備物

検査を実施するにあたり、静脈路確保から造影剤の調整・投与や検査終了後の抜針などの一連の備品などを確認する（図7.3.3）。生理食塩水、輸液セット、三方活栓、翼状針（21Gなど）、アルコール綿、各種シリンジ、造影剤などを事前にセット化しておくとよいが期限切れには注意が必要である。

● 3. 検査前の同意書確認と検査説明

臨床検査技師等は、検査前に造影剤投与について同意書を確認することが重要である（図7.3.2）。造影超音波検査の目的や検査方法、さらに造影剤の使用目的や副作用についての説明を実施する（各施設での運用に準ずる）（図7.3.4）。

● 4. 造影剤の調製

現時点で日本国内において、臨床検査技師等による注射剤調製に関するガイドラインや指針などは整備されていない。臨床検査技師等による超音波検査用造影剤の投与を開始するにあたっては、造影剤調製についてのマニュアルを作成し手順の統一を図ることが重要である（図7.3.5）。

①調製環境の整備については、調製台は整理整頓がなされ、

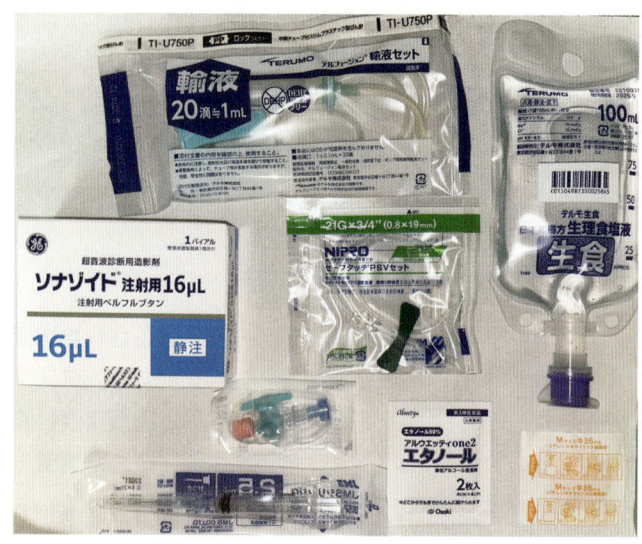

図7.3.3　造影検査の必要物品

調製台の上には空調がないことや近くに不潔なシンクがないようにする。

②清潔操作については、手指衛生をしっかり行う。タイミングは、造影剤の準備前、手袋着用前である。未開封のバイアルや造影剤のゴム栓部は無菌性を保証してはいないためアルコール綿等で清拭してから開封することが必要である。

③調製後の造影剤の衛生的管理などについては、懸濁液調製後の本剤は室温で2時間以内に使用する（添付文書参照）。懸濁液放置時に懸濁液の分離が認められることがあるので、投与直前に確認し、必要に応じて再度振とうするなどして均質な懸濁液としてから投与する。

● 5. 点滴ルート作成

造影剤を注入する際に三方活栓を利用する場合は、翼状針（21G）とシリンジ（2mL）を平行に保つことが重要である。これは造影剤注入時のバブル破壊を可能な限り軽減するためである（図7.3.6）。

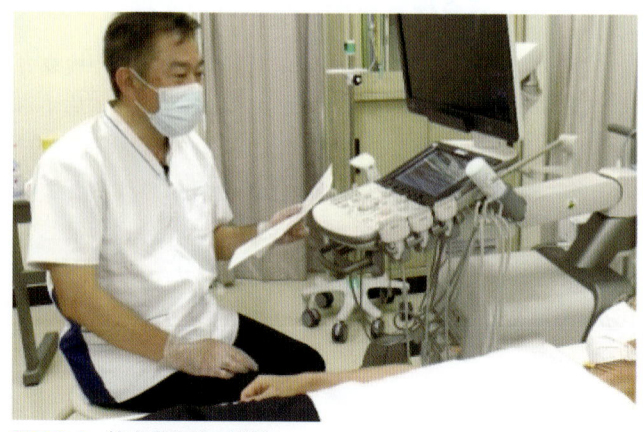

図7.3.4　検査実施前の説明

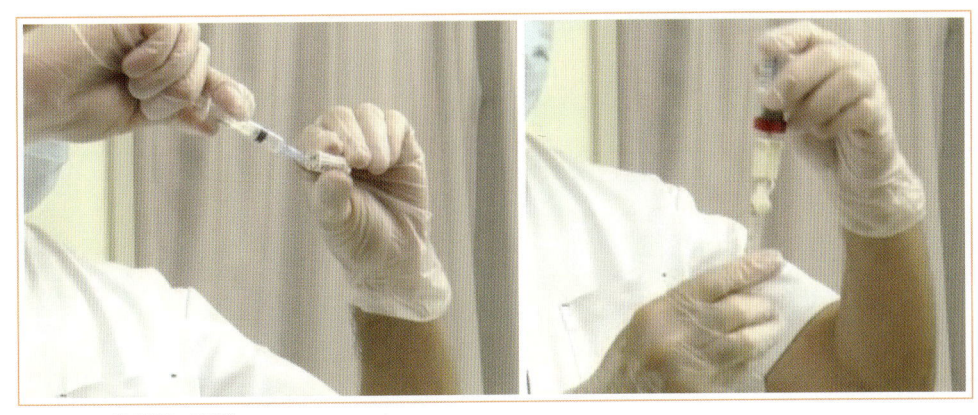

図7.3.5　造影剤の調製

● 6. 静脈穿刺 (図7.3.7)

静脈穿刺については日本臨床検査標準協議会 (JCCLS)「標準採血法ガイドライン」を参照されたい。

● 7. 造影剤の採取と投与

Sonazoidの投与方法は，調製した混濁液をボーラスで静脈内投与を行う。その際の注意点として混濁液が白濁していることを確認する必要がある。調整直後は白濁している

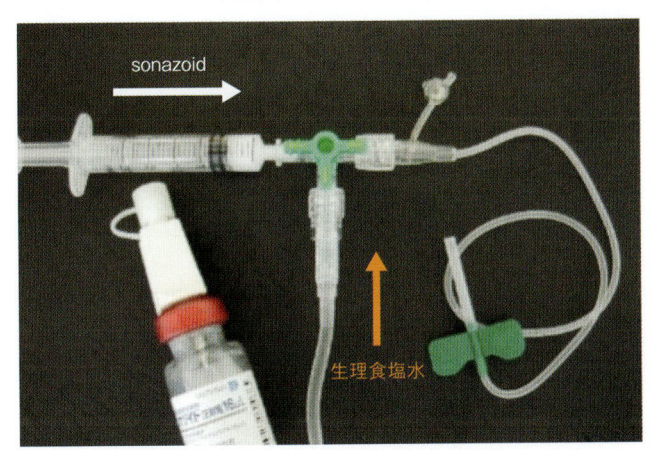

図7.3.6　点滴ルート作成

が放置すると二層に分離してくる。その場合には良好な造影効果を得ることが不可能であることから再度混和し白濁させてから使用することが重要である。さらに，造影剤の注入では三方活栓を利用する場合に翼状針 (21G) とシリンジ (2mL) は平行にすることが重要であり，造影剤注入後に速やかに三方活栓から生理食塩水を全開で滴下させる。シリンジで生理食塩水 (10mL) を静注する場合は一定の速度で注入し，注入時に必要以上に加圧をしない。さらに，超音波検査実施者との連携が必要で，特に息止めや造影剤注入開始するタイミングと血管内に造影剤が入る時点の把握も必要である (図3.7.8，図3.7.9)。

● 8. 血管外漏出について

造影剤投与時に最新の注意を払うことは血管外漏出 (extravasation；EV) である。それは血管内に投与されるはずの薬液が何らかの原因で血管外に浸潤し漏れ出た状態のことである。血管外漏出の徴候として，①刺入部の違和感，②刺入部の疼痛，③滴下不良，④血液逆流なしなどがあり，徴候に気付いたら速やかに対応が必要である。

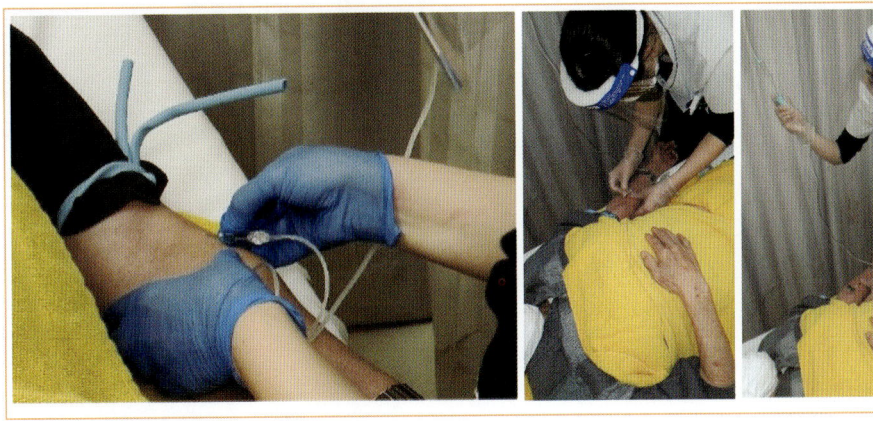

図7.3.7　臨床検査技師における静脈穿刺の一連作業

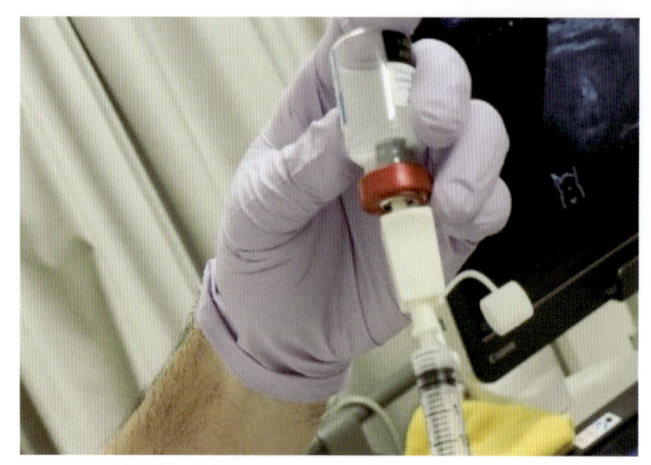

図7.3.8　造影剤の採取

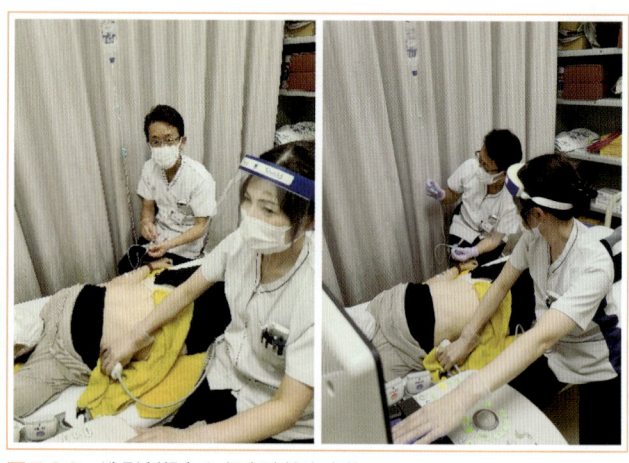

図7.3.9　造影剤投与と超音波検査実施

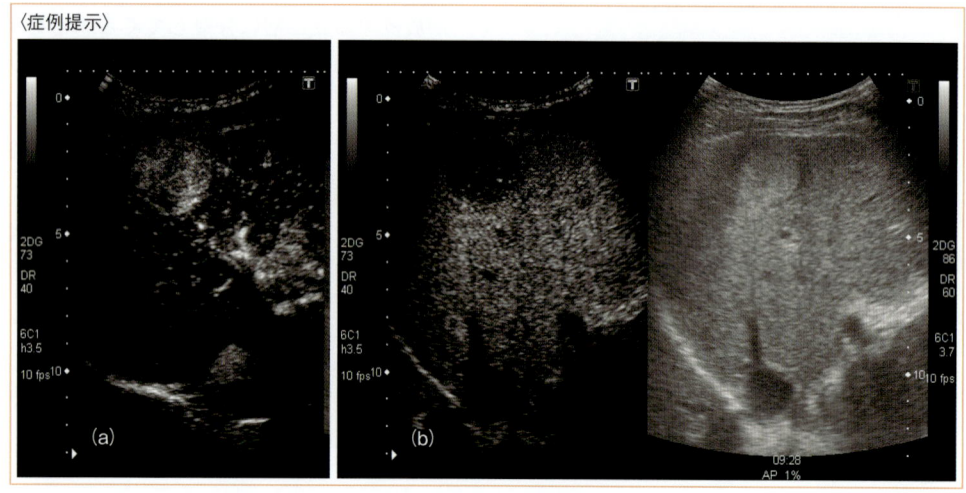

図7.3.10　症例　肝細胞癌　50歳代　男性　腫瘍径　35.5mm
（a）：動脈相（造影剤注入後20〜30秒程度）で腫瘍全体が濃染する。
（b）：後血管相（5分後）では，腫瘍全体が造影剤のwash outがあり染影効果は低下し比較的に明瞭な不染像を呈する。

● 9. 造影超音波検査の実施 [4〜8]

　現在，造影検査ができる超音波診断装置が多くあり，設定条件などが様々であるため目的に合った造影手法が必要となる。自施設での造影超音波検査のマニュアルとプロトコールを作成し，適切な画像保存（静止画・動画）と検査依頼医師に的確なレポート作成をすることが重要である。検査方法などは，前項の7.2.2「造影超音波検査の実施」を参照願いたい（図7.3.10）。

● 10. 造影剤投与後の観察について

　ソナゾイド造影剤投与時の観察を実施する。造影剤投与後（1分），投与後の検査実施中と検査終了時の観察を行い記録する（表7.3.1）。主な副作用としては，下痢1.0%（4件），頭痛1.0%（4件），蛋白尿0.8%（3件），好中球減少0.5%（2件），発疹0.5%（2件），口渇0.5%（2件），注射部疼痛0.5%（2件）が薬事承認時に報告されている。しかし，ショック，アナフィラキシーが発症する可能があるので，観察を十分に行い呼吸困難や喘鳴，血圧低下，意識障害等の異常が認めら

れた場合にはただちに検査を中止し医師に緊急連絡を実施し適切な処置を行うことが重要である。

表7.3.1　造影剤投与後観察シート

ソナゾイド造影剤投与時の観察項目 （サンプル 済生会松阪総合病院）		
検査日　　年　　月　　日　　造影剤投与開始時間　　時　　分		
造影剤投与後1分	造影剤投与後検査中	検査終了時
異常　○無　○あり	異常　○無　○あり	異常　○無　○あり
□穿刺部違和感	□穿刺部違和感	□穿刺部違和感
□疼痛	□疼痛	□疼痛
□皮膚発赤	□皮膚発赤	□皮膚発赤
□膨疹	□膨疹	□膨疹
□しびれ感	□しびれ感	□しびれ感
□発汗	□発汗	□発汗
□悪寒	□悪寒	□悪寒
□滴下不良	□滴下不良	□滴下不良
□その他（下記記載）	□その他（下記記載）	□その他（下記記載）
実施者	実施者	実施者
総合評価　□終了まで異常みとめられず経過　□異常あり		
	実施者	記録時間　時　分

● 11. 検査終了後の抜針と止血 (図7.3.11, 図7.3.12)

①抜針

　抜針には針刺し事故や血液曝露のリスクがつきものであることを認識しておく必要がある。抜針後の注射針や点滴ルートを取り扱う者は最後まで責任をもって感染性廃棄物容器に廃棄するなどの処理を行う。万が一針刺し事故や血液暴露が生じた場合は院内マニュアルに従って冷静に適切に行動することが重要である。

②止血

　止血が不十分だと出血（失血）や皮下血種を生じる可能性がある。抜針後は穿刺部を十分に圧迫止血し止血を確認する。抜針後は，注射部位に当てた消毒綿をそのままテープで止め，その上から5分間程度圧迫止血する。抗凝固薬，抗血小板薬などを服用中の患者では圧迫時間を長めにする（10分程度）。その後消毒綿を外し止血の確認をする。微量でも出血が持続する場合はさらに5分程度圧迫を継続する。その後，止血が確認できたら絆創膏を貼り検査終了とする。万が一止血が確認できない場合は異常事態として主治医に報告し指示を仰ぐ必要がある。なお絆創膏は1時間程度ではがすことも説明する。

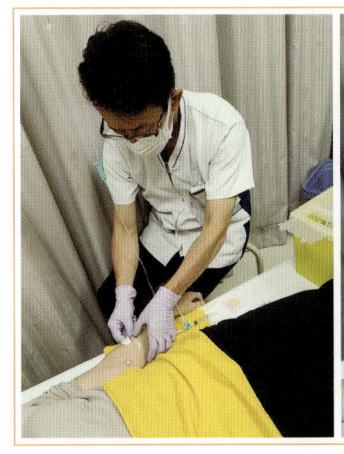
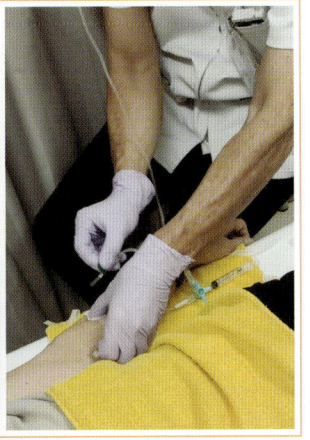

図7.3.11　検査終了後の抜針と止血

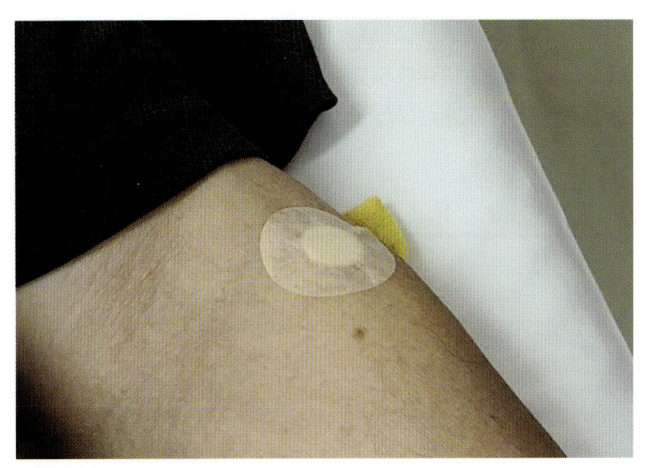

図7.3.12　止血後の絆創膏

Q 臨床検査技師なら誰でも静脈路確保や造影剤投与はできるのでしょうか？

A　現在は厚生労働大臣指定講習会を終了しないと実施できないが，2025年度卒業以降の臨床検査技師は実施可能である。

Q 入院中の患者さんで点滴されているルートを使用して造影剤を投与してもよいのでしょうか？

A　使用することは可能である。中心静脈やシリンジポンプ接続のルートは基本避ける。

Q 血管確保の際に血管が細い場合は翼状針23G以上の細い針を使用してもよいでしょうか？

A　基本は22Gよりも太い注射針・翼状針（22Gを含む）を用いる。これは，微小気泡の破壊を防ぐためである。

7.3.3　今後の展望

　現在，医療現場においては，医療行為に関するタスクシフト・シェアの取り組みが進められつつある時代となってきている。しかしながら，メディカルスタッフ全体で取り組みを実施しないと，「良質かつ適切な医療を効率的に提供する体制」の確保は難しいとされている。医療法の改定により，造影超音波検査を実施する際の静脈路の確保から造影剤の投与，抜針までの一連の検査行為が，臨床検査技師等でも可能となった。

　しかし，現状では医師や看護師の業務である施設が多く，タスクシフトが十分に行われていない状況にある。我々の調査では，造影超音波検査を実施する際に臨床検査技師等が参画している施設は増加してきているが，一連の行為を臨床検査技師等で実施している施設は，調査対象の39施設中2施設にとどまっている状況である。実際に限られた人材で業務を拡大することは困難な状況ではあると思われるが，法改正により実施可能となる業務に従事することで，日常診療における医師や看護師の業務支援を担う医療人としての活躍が期待できると考える。

　最後にタスクシフト・シェアを実施するには，実行力と組織力の強化，さらには技術や精度の担保が必要不可欠である。医師の働き方改革や看護師業務支援に貢献できるよう，病院内で一歩前に踏み出し実践することである。

[山本幸治]

📖 参考文献

1）丸田秀夫．タスク・シフト／シェアに関する法改正の経緯．JAMT magazine 2022；4：2-3
2）山本幸治：「臨床検査技師によるタスク・シフト／シェアの実践－造影超音波検査における一連の行為の実施について」，超音波検査技術，2022；vol.47 No4：611-619.
3）山本幸治：「造影超音波検査における臨床検査技師の役割　―タスクシフト／シェアで変化した技師の業務」，検査と技術，2024；vol.52 No1：38-41.
4）日本超音波医学会用語・診断基準委員会「肝腫瘤の超音波診断基準（1988/11/30）の改訂」小委員会」編．「肝腫瘤の超音波診断基準」．2012年5月15日公示．
5）工藤正俊，畑中絹世，鄭浩柄，他．「肝細胞癌治療支援におけるSonazoid造影エコー方の新技術の提唱－Defect Reperfusion Imagingの有用性」．肝臓 2007；48：299-301
6）山本幸治：「肝腫瘤の造影超音波検査のワンポイントアドバイス」，臨時増刊Medical Technology，2019；47（13）：1346-1348.
7）Yamamoto K, Shiraki K,et al. Corona enhancement in ultrasonographical post-vascular phase images with microbubble contrast agent: a novel specific sign for hepatocellular carcinomas. Oncol Rep. 2006; 15（4）：785-790.
8）山本幸治，他：「肝癌の造影超音波検査－造影超音波検査の実際　検査手法とそのポイント」．Medical Technology別冊．2012；13：12-17

査読者一覧

初版 査読者一覧

索 引

読者アンケートのご案内

本書に関するご意見・ご感想をお聞かせください。

下記二次元コードもしくはURLから
アンケートページにアクセスしてご回答ください
https://form.jiho.jp/questionnaire/book.html

※本アンケートの回答はパソコン・スマートフォン等からとなります。
　まれに機種によってはご利用いただけない場合がございます。
※インターネット接続料、および通信料はお客様のご負担となります。

JAMT技術教本シリーズ

超音波検査技術教本　第2版

定価　本体5,400円（税別）

2015年 7 月31日　初版発行
2025年 3 月31日　第2版発行

監　修　　一般社団法人　日本臨床衛生検査技師会

発行人　　武田　信

発行所　　株式会社 じ ほ う

　　　　　101-8421　東京都千代田区神田猿楽町1-5-15（猿楽町SSビル）
　　　　　振替　00190-0-900481
　　　　　＜大阪支局＞
　　　　　541-0044　大阪市中央区伏見町2-1-1（三井住友銀行高麗橋ビル）
　　　　　お問い合わせ　https://www.jiho.co.jp/contact/

© 一般社団法人　日本臨床衛生検査技師会, 2025

Printed in Japan　　　　　組版　（有）アロンデザイン　　印刷　シナノ印刷（株）

ISBN 978-4-8407-5650-1